U0195779

泌尿外科常见病与手术

MINIAOWAIKE CHANGJIANBING YU SHOUSHU

主编 燕在春 崔延义 周晓波 杨 磊
刘 军 袁 帅 柴 懿 李 锋

上海科学技术文献出版社
Shanghai Scientific and Technological Literature Press

图书在版编目（CIP）数据

泌尿外科常见病与手术 / 燕在春等主编 .-- 上海：
上海科学技术文献出版社,2023
ISBN 978-7-5439-8953-5

Ⅰ.①泌… Ⅱ.①燕… Ⅲ.①泌尿系统外科手术
Ⅳ.① R69

中国国家版本馆CIP数据核字（2023）第194542号

组稿编辑：张 树
责任编辑：王 珺
封面设计：宗 宁

泌尿外科常见病与手术

MINIAOWAIKE CHANGJIANBING YU SHOUSHU

主 编：燕在春 崔延义 周晓波 杨 磊 刘 军 袁 帅 柴 懿 李 锋
出版发行：上海科学技术文献出版社
地 址：上海市长乐路746号
邮政编码：200040
经 销：全国新华书店
印 刷：山东麦德森文化传媒有限公司
开 本：787mm×1092mm 1/16
印 张：19
字 数：486 千字
版 次：2023年8月第1版 2023年8月第1次印刷
书 号：ISBN 978-7-5439-8953-5
定 价：198.00 元

编委会

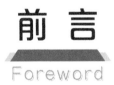
前 言
Foreword

泌尿外科是外科的一个重要分支,是专门研究泌尿系统、男性生殖系统及肾上腺的一门学科。随着科学技术的飞速发展,泌尿外科的基础知识和临床诊疗都取得了长足进步,泌尿外科疾病的病因和发病机制得到了深入研究,临床医师对该疾病的诊断和治疗水平也得到了较大提升。同时,随着医学模式的转变、传统医学观念的更新,泌尿外科的许多诊疗方法、治疗原则和手术技巧等日新月异。为了适应泌尿外科的发展,解决一线工作中遇到的困难和疑惑,编者编写了《泌尿外科常见病与手术》一书。

本书首先简要介绍了泌尿生殖系统的解剖与生理、泌尿生殖系统疾病的病史采集与诊疗技术;然后重点从疾病的病因、发病机制、临床表现、辅助检查、诊断与鉴别诊断、治疗等方面介绍了泌尿生殖系统损伤、泌尿生殖系统结石、泌尿生殖系统感染等疾病;最后介绍了泌尿外科手术护理配合的内容。本书在编写过程中,编者参阅了国内外近十年来泌尿生殖系统疾病的最新诊断与治疗进展,根据国情介绍了已被临床实践验证、得到广泛认可的最新诊断与治疗方法,可以让从事泌尿外科的临床医务工作者能够正确地运用现代医学先进的诊断技术、选择最恰当的诊断方法、选用最合理的治疗技术,使患者能够得到最好的治疗效果,对临床工作有一定的指导意义。本书主要适用于从事泌尿外科的临床医务工作者。

由于各位编者的编写经验及编书风格有所差异,加之时间仓促,书中难免有一些疏漏和错误,恳请读者见谅并予以批评指正,以供今后修订时参考。

《泌尿外科常见病与手术》编委会

2023 年 6 月

目 录

Contents

第一章

泌尿生殖系统的解剖与生理

第一节 肾 上 腺

一、肾上腺的解剖

肾上腺位于腹膜后,左右各一,在肾脏上极上方的前内侧,相当于第 11 胸椎平面。肾上腺与肾脏同被包围在肾周筋膜之内,四周有脂肪组织。肾上腺与肾脏之间有疏松的纤维组织。右侧肾上腺扁平,呈三角形,左侧呈半月形。肾上腺高 40～60 mm,宽 20～35 mm,厚 3～6 mm,重 3～5 g。肾上腺的局部解剖关系,两侧有所不同,右侧前面与肝右叶及下腔静脉贴近,部分肾上腺组织在腔静脉之后,左侧前面与胰尾及脾血管相接,左右两侧后面与横膈紧密相靠。肾上腺外面有一层纤维组织被膜,纤维组织伸入到腺体实质。肾上腺分为内外两层,外层称为皮质,起源于中胚层,占肾上腺重量的 90%。皮质组织致密,细胞排列分三层,最外层在被膜之下,称球状带,细胞较小,排列紧密,为三层中最薄弱的一层;中层为束状带,细胞呈束状排列,此层最宽;内层为网状带,细胞呈不规则的网状排列。此三层的细胞功能各不相同。肾上腺内层称为髓质,起源于外胚层,有两种细胞,交感神经细胞和嗜铬细胞。嗜铬细胞如用铬酸钾或铬酸固定之,细胞质内有棕色颗粒(铬性反应)。实际上,铬酸盐作为氧化剂,在其作用下,儿茶酚胺转为棕色集合体,这种颗粒,就是儿茶酚胺的储藏处,细胞内的儿茶酚胺 80% 是在此颗粒内。

肾上腺的动脉供应是多源性的,肾上腺的血液循环极为丰富。动脉的分支多,变异大。肾上腺动脉最常见有 3 支:肾上腺上动脉来源于膈下动脉分支,可分出 4～30 支的细小动脉进入肾上腺,是肾上腺血液的重要供应者。肾上腺中动脉由腹主动脉直接发出,血管细小常缺如。肾上腺下动脉来自肾动脉分支。这 3 支动脉在肾上腺的上中下侧向肾上腺行走(图 1-1),在进入肾上腺之前又分出许多分支,在肾上腺周围构成一个血管环,进入肾上腺内的小动脉可分三型:①短型,供应肾上腺被膜。②中型,供应肾上腺皮质。③长型,穿过肾上腺皮质,直达髓质。在皮质内循环过的含有高浓度的皮质激素的血液再进入髓质,形成一个类似的门脉系统。因此,肾上腺髓质既要接受少数穿过皮质的长型小动脉的血液供应,又接受来自皮质的静脉血液,这种特殊的血液供应,与嗜铬细胞的功能有关。在儿茶酚胺的合成过程中,促进去甲肾上腺素转变为肾上腺素的苯乙醇胺甲基转移酶的合成,需要有高浓度的氢皮质激素。

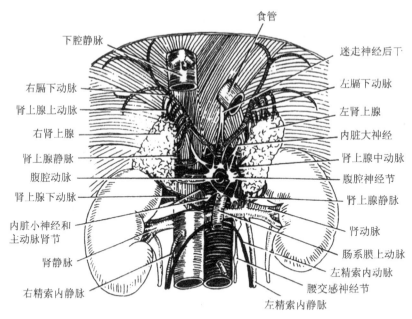

图 1-1 肾上腺

肾上腺静脉分两个系统,即周围浅表的和深部中央的,两系统间有丰富的高交通支。汇入肾上腺静脉后,左侧肾上腺静脉进入左肾静脉,左侧肾上腺静脉长 2~4 cm,直径 0.5 cm。右侧肾上腺左精索内静脉肾上腺静脉进入下腔静脉,右肾上腺静脉长度仅 0.4~0.5 cm。有时右肾上腺静脉流入肝静脉,有时右肾上腺静脉有 2~3 支,进入下腔静脉或右肾静脉。

因此,右侧肾上腺静脉的变异比左侧多,造成手术上的困难。肾上腺淋巴管在被膜下与肾周淋巴管相通,在髓质随静脉入肾蒂淋巴结。

肾上腺神经来自内脏神经,与肾脏和腹膜壁神经相连。

二、肾上腺的生理

肾上腺由中央部的髓质和周围部的皮质两部分组成。肾上腺髓质与皮质在结构、内分泌和功能上均不相同。

(一)肾上腺皮质

1.肾上腺皮质的结构及激素

肾上腺皮质细胞含内脂较多,主要为胆固醇。胆固醇是合成肾上腺皮质激素的原料。在化学结构上以环戊烷多氢菲为基础,统称为类固醇激素。

肾上腺皮质分泌的激素分为三类:盐皮质激素、糖皮质激素和性激素。各类皮质激素是由肾上腺皮质不同层上皮细胞所分泌的。球状带细胞主要分泌盐皮质激素,主要参与电解质特别是 Na^+ 和 K^+ 的代谢。束状带细胞分泌糖皮质激素,主要作用是对糖类及蛋白质的代谢。网状带分泌性激素,主要为雄激素,如脱氢表雄酮,其生理作用较弱,同时也分泌少量的雌激素如雌二醇。

2.盐皮质激素的作用

盐皮质激素主要为醛固酮,其次还有脱氢皮质酮。醛固酮分泌入血液后,一部分与血浆蛋白结合,一部分以游离形势存在,具有生物活性,其半衰期为 $20\sim45$ 分钟。绝大部分在肝脏内灭活,以醛固酮-葡萄糖醛酸的形式从尿中排出。

(1)盐皮质激素的作用:醛固酮的主要生理具有保 Na^+ 排 K^+ 作用,促进肾小管的远曲小管和集合管对 Na^+ 的重吸收和 K^+ 的排泄。因此醛固酮对维持体内 Na^+ 含量的相对恒定,从而对维持细胞外液和血容量起着十分重要的作用。当醛固酮分泌不足时,肾脏对 Na^+ 的重吸收和排 K^+ 减少,伴随大量水分的丢失。

(2)盐皮质激素分泌的调节:醛固酮的分泌主要受肾素血管紧张素-醛固酮系统,以及血 K^+、血 Na^+ 浓度等因素的调节。

肾素血管紧张素-醛固酮系统:肾素主要由肾球旁细胞分泌的一种蛋白水解酶,水解催化血浆中的血管紧张素原(在 α_2 球蛋白中),生成血管紧张素Ⅰ(10 肽)。血管紧张素Ⅰ在血液和组织中,特别是在肺循环中进一步受肺血管内皮细胞的转换酶降解成血管紧张素Ⅱ(8 肽),它不仅有较强的收缩血管作用,还能引起肾上腺皮质球状带分泌醛固酮;同时还可进一步被氨基肽酶分解成 7 肽的血管紧张素Ⅱ,它的作用主要是刺激肾上腺皮质分泌醛固酮。

血浆中 K^+、Na^+ 的浓度:当血浆中 K^+ 离子浓度升高或 Na^+ 浓度降低时,醛固酮的分泌增加,血管紧张素从而促进肾脏保 Na^+ 排 K^+,以恢复血浆中 Na^+ 和 K^+ 的浓度。相反,血浆中 K^+ 的浓度降低或者 Na^+ 的浓度上升时,则抑制醛固酮的分泌,保 Na^+ 排 K^+ 作用减弱,血浆中 Na^+ 和 K^+ 的水平恢复正常。由此可见,血浆中 Na^+ 和 K^+ 浓度与醛同酮分泌的关系甚为密切。

3.糖皮质激素

(1)糖皮质激素的作用分为以下几个方面。①糖代谢:糖皮质激素对于维持体内糖代谢的正常进行,保持血糖相对稳定起着重要作用。它促使肝外组织蛋白质分解,抑制周围组织中蛋白质合成,以提供更多的氨基酸进入肝内合成糖原,并增强肝内糖原异生酶类的活性,使肝糖原合成增多,血糖升高;另一方面对抗胰岛素的作用,降低肌肉与脂肪组织细胞对胰岛素的反应性,以致外周组织对葡萄糖的利用减少,促进血糖升高,如果糖皮质激素分泌过多或临床上糖皮质激素应用量过大时,可使血糖升高,甚至出现糖尿。②蛋白质代谢:糖皮质激素能促进肌肉组织蛋白分解,合成减少,导致负氮平衡,使血氨基酸浓度增高。糖皮质激素对蛋白质的影响,主要是蛋白质的分解和合成过程的平衡失调,分解大于合成。临床上长期大量应用糖皮质激素,可引起机体蛋白的严重消耗,出现肌肉消瘦,皮肤变薄,骨质疏松,延缓伤口愈合和儿童生长发育障碍。③脂肪代谢:糖皮质激素促进脂肪组织分解,增强脂肪酸在肝脏内的氧化过程,有利于糖异生作用。糖皮质激素对身体不同部位的脂肪作用不同,体内的糖皮质激素过多时,引起体内脂肪的重新分布,面部、躯干、特别是腹部和肩胛区的脂肪增多,而四肢脂肪减少,出现"向心性"肥胖。④对循环系统的影响:糖皮质激素可促进血管紧张素原的形成并加强去甲肾上腺素对小动脉的收缩作用,有利于提高血管的张力,有升高血压,抗休克的作用。另外,糖皮质激素可降低毛细血管通透性,减少血浆的渗出,有利于维持血容量。

(2)糖皮质激素分泌与调节:糖皮质激素分泌与调节主要由垂体-肾上腺皮质系统参加,垂体分泌的 ACTH(促肾上腺皮质激素)是调节糖皮质激素合成与分泌的最重要的生理因素。ATCH 分泌减少时,肾上腺皮质的束状带萎缩,氢化可的松、皮质酮的分泌量大为减少。当补充 ATCH 时,氢化可的松、皮质酮的分泌量又可重新恢复。

4.肾上腺性激素的作用

性激素主要有性腺分泌。肾上腺皮质所分泌的雄激素和雌激素量很少,也不受性别的影响。

在肾上腺分泌男性激素超过正常时,则可出现性征方面的改变。在男性可出现性早熟,在女性可根据发病年龄,出现假两性畸形或男性化,有阴蒂肥大、多毛、痤疮、乳房和子宫萎缩等症。

(二)肾上腺髓质

肾上腺髓质是属内分泌腺。肾上腺髓质分泌的激素是儿茶酚胺。儿茶酚胺包括肾上腺素和去甲肾上腺素,它直接进入血液。儿茶酚胺的合成由酪氨酸通过一系列酶的作用,最后形成去甲肾上腺素。

儿茶酚胺的生理作用:儿茶酚胺对多种器官和组织发挥效能。是通过与效应器官和组织中的特异性肾上腺素受体结合,然后发挥作用的。肾上腺素能受体可分为两类:即 α 受体和 β 受体,肾上腺素和去甲肾上腺素虽然都同时有兴奋 α 受体和 β 受体作用,但肾上腺素主要作用于 β 受体,去甲肾上腺素主要作用于 α 受体。两者之间的生理作用有明显的差异。

儿茶酚胺对心脏和血管的影响,是由于它们不同的肾上腺素能受体结合的能力不同。肾上腺素使心肌的收缩力加强,而增加心排血量。心率加快,收缩压上升,舒张压轻度上升。去甲肾上腺素对心排血量无影响,可引起周围血管收缩,阻力增加,使收缩压和舒张压都上升,心率加快,甚至变慢。

肾上腺素可刺激下丘脑和垂体,引起促肾上腺皮质激素和促甲状腺素的分泌,去甲肾上腺素无此作用。创伤后的应激反应是髓质分泌肾上腺素增加,肾上腺素又刺激促肾上腺皮质的分泌,皮质醇、醛固酮的分泌都增加。

肾上腺素增加耗氧量,增加糖原分解,升高血糖,去甲肾上腺素无此作用。

(杨　磊)

第二节　肾　　脏

一、肾脏的大体解剖

肾脏为成对的实质性器官。成人肾脏长 12~15 cm,宽 5~6 cm,厚 3~4 cm,重 120~150 g。左肾较长,右肾较厚。两肾脏位于腹膜后,呈八字形在脊柱两旁浅窝中。肾脏表面有 3 层被膜包绕,肾外缘凸面,内缘凹面;凹面中心部为肾门,肾门向内扩张,形成一个间隙,称为肾窦;肾脏血管、神经和淋巴管均由此进入肾脏,肾盂或输尿管则由此出肾外。肾门部进出组织称为肾蒂。由于肝脏对右肾的压迫,右肾低于左肾,右肾门中心对着第 2 腰椎横突,左肾门中心对着第 1 腰椎横突。两肾上极紧靠着横膈,因而肾脏可随着呼吸移动,移动范围在 4 cm 左右,超出这一范围即可认为肾下垂。肾脏的包膜分为真包膜、脂肪囊和周围筋膜三部分。真包膜是紧贴于肾实质表面上纤维膜。脂肪囊是真包膜外层,是极其丰富的脂肪组织,对肾具有保护和稳定作用。肾周围筋膜在两肾的外侧分为两叶,形成一个间隙,分别包围两个肾脏和肾上腺,两叶在中线及顶部彼此粘连,在下极则开放着形成一缺口。因此有学者认为,这一缺口可能造成肾下垂原因之一。肾脏的稳定依赖着肾周围的脂肪组织、肾周筋膜、肾蒂及邻近器官的紧密排列,腹肌的张力以及胰腺对左肾也起到一定支架的作用(图 1-2)。肾脏是一实质性器官,肾脏实质分为皮质和髓质(图 1-3)。肾皮质主要由肾小球和部分肾曲小管组成。皮质不仅分布在肾表层,而且部分深入到髓质各锥体间形成肾柱。接受尿液的漏斗称为小盏,2～3 小盏汇成 1 个大盏,3～4 个大盏合并为肾盂。髓质为8～15个锥体所组成的,其底部朝外与皮质相连,其尖端(乳头部)朝内对着个小盏。锥体主要的组织为髓袢和集合管,后者彼此结合成为乳头管,每个乳头有12～30 个乳头管向肾小盏开口,尿液经小盏、大盏、肾盂和输尿管排入膀胱。

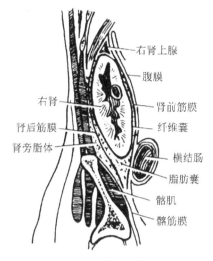

图 1-2　肾的被膜

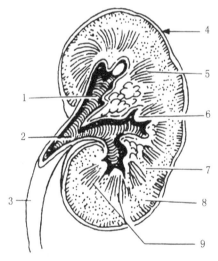

1.肾大盏;2.肾盂;3.输尿管;4.肾包膜;5.肾锥体;6.肾乳头;7.肾柱;8.肾皮质;9.肾髓质

图 1-3　肾的结构

　　肾盂是由输尿管上端的扩张部分形成的一个漏斗状结构,位于肾动脉后,由肾门经肾窦进入肾实质,然后分为 2 个或 3 个大盏。肾盂大部分在肾门内的,称为肾内肾盂,在肾门外的称为肾外肾盂。肾盂容量一般为 8～12 mL。肾脏的血管分布:肾动脉的第一级分支在肾门处通常分两支,即前支和后支,前支较粗,再分成 4 个二级分支与后支一起进入肾实质内。肾动脉的 5 个二级分支在肾内呈阶段性分布,则分为大叶间和小叶间动脉;大叶间动脉由锥体间走向皮质。冠状弯转后再分出肾小球入毛细血管小动脉(图 1-4)。

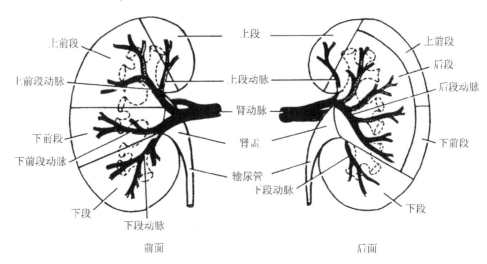

图 1-4　肾段动脉和肾段(右肾)

肾静脉:肾小球输出毛细血管走出肾小球后,联合组成毛细血管丛,供应肾曲小管。这些血管丛经肾叶间静脉汇成肾静脉注到下腔静脉。

肾神经:肾脏有极其丰富的神经供应,腹主动脉和肠系膜下神经节,腰交感神经以及上腹下神经丛等。但神经对肾脏的作用至今尚不清楚,如在手术中肾脏游离后,肾脏神经全被切断,但手术后的肾脏生理活动并未见有任何改变。

肾淋巴管:肾脏内有两种淋巴管道。一种是分布在血管周围,另一种是在肾脏包膜下。两组在肾门汇合,输入侧面主动脉淋巴管道,其他一组则与下腔静脉和腰部淋巴管道沟通,肾周各组淋巴管则与包膜下淋巴丛贯通。

二、肾脏的生理功能

肾脏的生理功能主要是调节人体内水、电解质、酸碱度的平衡,排泄人体代谢废物。维持人体的细胞外液,细胞内液处于一个稳定范围。

(一)肾小球的功能

相对稳定的肾脏血流量是肾脏维持生成尿液的基本条件,而肾脏血流量相对稳定主要是由肾脏自身调节完成的。肾脏的血液循环与其泌尿功能有着极其密切的关系。肾脏的血液供应很丰富,正常成人的两肾,每分钟约有 1 200 mL 血液通过。肾脏,约占心排血量的 1/4,其中约94%是在皮质内循环,供应肾小球,仅 5%～6%达髓质。

肾小球滤过及滤过压:肾小球滤过是肾脏生成尿液的初始阶段。单位时间内两肾生成的滤过液称为肾小球滤过率。正常人两侧肾脏每昼夜从肾小球滤过液总量达 180 L 左右。亦称为原尿。

肾小球的滤过压来自左心室压力的 60%。如果压力为 13.3 kPa(100 mmHg),肾毛细血管压为 8.0 kPa(60 mmHg)。有效滤过压是肾小球滤过作用的动力(图 1-5),由肾毛细血管压、血浆胶体渗透压和囊内压三者构成,其中肾小球毛细血管血压是推动滤过的主要动力,血浆胶体渗透压和囊内压是对抗肾小球毛细血管内物质滤过的阻力。由此,肾小球毛细血管压力必须超过血浆胶体渗透压和囊内压,方能完成过滤作用。如输入毛细血管压＝8.0 kPa(60 mmHg),血浆胶渗压＝3.3 kPa(25 mmHg)，囊内压＝0.7 kPa(5 mmHg)，那么有效滤过压＝8.0－(3.3＋0.7)＝4.0 kPa(30 mmHg)。

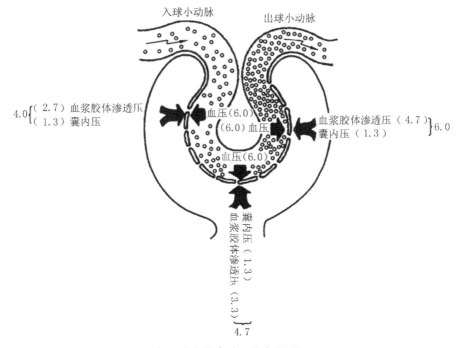

图 1-5　肾小球有效滤过压的变化(单位:kPa)

血液通过肾小球毛细血管时,除了大分子蛋白质和血细胞外,其他物质均可以滤过进入原尿。原尿中含各种晶体物质如葡萄糖、无机盐、氯化物、尿素、尿酸、肌酐等。

(二)肾小管的功能

肾小球滤过的原尿在通过肾小管和集合管时大部分物质被重吸收,最后形成终尿排出体外。成人每天生成原尿约有 180 L,但终尿每天只有 1.5 L 左右,表明肾小管的重吸收量高达 99%,排出量只占原尿的 1% 左右。原尿中葡萄糖和氨基酸的浓度与血浆中的相同,但终尿中几乎没有葡萄糖和氨基酸,表明葡萄糖和氨基酸全部被重吸收。水和电解质,如 Na^+、Cl^-、K^+ 等大部分被重吸收,尿素只有小部分被吸收,肌酐则完全不被吸收。

由于近曲小管、髓袢、远曲小管及集合管的上皮细胞在组织学上存在差别,因此其功能也不尽相同(图 1-6)。

1.近曲小管功能

因为近曲小管上皮细胞的管腔膜上有大量密集的绒毛,增加重吸收的面积,所以与其他各种肾小管相比,近曲小管对各种物质的重吸收能力最强。近曲小管主要功能是重吸收过滤液中的水和钠盐,占 80% 左右。蛋白质和葡萄糖全量被吸收。但近曲小管对葡萄糖的重吸收有一定限度。在正常血糖浓度(5.3～6.7 mmol/L)时,近曲小管可将葡萄糖全部重吸收入血。当血糖浓度过高,超过近曲小管对葡萄糖重吸收极限时,此时尿中即可出现葡萄糖,称为糖尿。

2.髓袢的功能

髓袢的重吸收形式为继发主动重吸收。吸收的主要物质为 Na^+、Cl^-、K^+ 和 H_2O。重吸收量占肾小球滤过液的 15%～20%。该部位的重吸收与尿的稀释与浓缩关系极为密切。

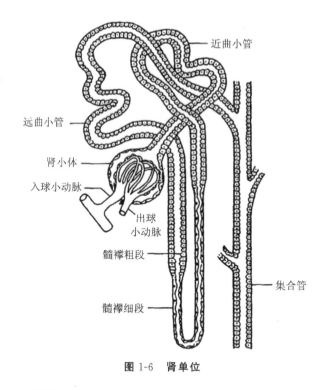

图 1-6　肾单位

3.远曲小管和集合小管的功能

远曲小管和集合小管对 Na^+ 和 Cl^- 的重吸收较少,约占滤过 Na^+ 和 Cl^- 的 12％,并且在重吸收 Na^+ 和 Cl^- 同时多伴有 K^+ 和 H^+ 的分泌。由于远曲小管和集合管对重吸收功能受体液因素调节,所以该处对离子及水的重吸收是依据机体内环境状态而决定的,对终末尿的质和量起决定性作用。

三、肾脏维持机体水电解质和酸碱平衡的作用

(一)肾脏对维持机体水平衡的作用

机体保持水的平衡,就是指机体每天从外界摄入的水量和从体内排出的水量大致相同。正常情况下处于动态平衡之中,这种进出水量的动态平衡是保持机体内环境理化因素相对稳定的必要条件,同时也是保持机体各组织的正常含水量所必需。机体水分的来源主要是从食物和饮料(每天约 2 000 mL)及体内食物氧化代谢所产生(约 500 mL)。机体排出水分有四条途径:①通过肾脏以尿液的形式排出,每天尿液 1 500 mL 左右,肾脏对维持血浆渗透压衡定起着重要的作用,正常血浆渗透压为 300 mmol/L,当体内水分过多,机体渗透压降低,肾脏排出稀释尿,尿量增多而比重下降。相反,当血浆渗透压高时,如机体在脱水状态下,肾脏就可使排出的尿液浓缩,尿比重增高。②肺排出水汽,成人每天排出 300～400 mL。③皮肤蒸发与出汗,冷天皮肤蒸发 300～600 mL 水分。④消化道每天排出水分约 150 mL,由此,每天的摄水量与排出保持着相对平衡。

(二)肾脏维持机体电解质平衡的作用

钠、钾、氯的摄入量和排出量是经常保持动态平衡的。成人每天摄入的氯化钠一般在 3.5～4.5 g,氯化钾为 2～3 g。肾脏在钠、钾、氯的排出过程中特别重要。临床上对尿钠的排出规律概

括为多进多排、少进少排、不进不排。对钾的排出规律概括为多进多排、少进少排、不进也排。氯的排出和摄入,一般是同钠联系在一起的。通过肾脏的有效活动,不仅使血浆和组织间液中的电解质浓度能够保持相对稳定,而且由于细胞外液与细胞内液之间不断地进行水和离子的交换,因而也就使得这两大部分体液之间有可能保持电解质和渗透压的动态平衡。

钙磷代谢:骨组织是钙和无机磷在机体内的最大储藏库。钙和磷的来源主要从食物中摄取。正常人血清钙含量为 $2.25\sim2.75$ mmol/L,血清中磷的含量为 $0.96\sim1.62$ mmol/L。血清中钙约有 1/2 以游离的钙离子形式存在,这是血清钙发挥生理作用的主要形式。钙离子能降低神经肌肉的兴奋性,当钙过低时,则导致抽搐现象,血钙过高时则神经肌肉兴奋性降低,表现为肌肉软弱无力。

钙和磷的排出是由肾脏随尿排出的。钙约占 20%,磷约占 60%,其余 80% 左右的钙和 40% 左右的磷,则由大肠随粪便排出。从数量上来看,肾脏排出的钙和磷百分比虽然并不很高,但对保持血浆钙和磷的正常浓度起着重要作用,特别是尿磷的排泄关系较大。钙磷代谢经常处于激素的调节中;如甲状旁腺素,降钙素和维生素 D 等。

(三)肾在调节体液酸碱平衡中的作用

1.血浆酸碱的产生

正常人血浆 pH 在 $7.35\sim7.45$ 波动,人体组织在代谢过程中,不断地产生大量的酸性物质和少量的碱性物质而释放入血液。血浆中酸性物质,二氧化碳是糖类,脂肪和蛋白质等有机化合物分解代谢的主要产物之一。此外,糖代谢的中间产物丙酮酸和乳酸,脂肪代谢的中间产物乙酰乙酸和β-羟丁酸。机体代谢除了主要产生酸性物质外,也产生一些碱性物质,如氨。另外蔬菜和水果含较多有机盐,如乳酸,柠檬酸和苹果酸的钾盐或钠盐,增加了血浆的碱性。

2.血液缓冲系统的作用

机体酸碱平衡的调节,主要有血液缓冲系统、肺的呼吸和肾脏的调节作用三个方面。

(1)血液缓冲系统的作用:体内每一种缓冲体系都由一种弱酸和其相应的盐所组成,血液中较重要的缓冲对有下列几种。①血浆:$NaHCO_3/H_2CO_3$、Na_2HPO_4/NaH_2PO_4、Na-蛋白质/H-蛋白质。②红细胞:KHb/HHb、$KHbO_2/HHbO_2$、$KHCO_3/H_2CO_3$、K_2HPO_4/KH_2PO_4。

进入血液中的固定酸,主要是由缓冲体系 $NaHCO_3/H_2CO_3$ 所缓冲。对硫酸、磷酸、乳酸、乙酰乙酸、β-羟丁酸等固定酸的缓冲方式如下:

$$NaHCO_3 + 乳酸\text{-}H \rightarrow H_2CO_3 + 乳酸\text{-}Na$$

这样,酸性较强的固定酸就变成了酸性较弱的挥发性酸。由于血浆 $NaHCO_3/H_2CO_3$ 缓冲体系最为重要,因此血浆的 pH 主要取决于此两种物质的浓度比例,已知 H_2CO_3 的 $pK=6.1$,所以血液 pH 为7.4:$pH = pK + \lg(NaHCO_3/H_2CO_3) = 6.1 + \lg 20 = 7.4$

(2)肺的呼吸作用:肺是通过对于 CO_2 的呼出量增减来调节血液 pH 的。肺主要是调节血浆 H_2CO_3 的浓度,肾脏作用主要是调节血浆 $NaHCO_3$ 的浓度,血浆中 $NaHCO_3/H_2CO_3$ 保持 20:1 是两者共同作用的结果。从而维持着血浆正常的 pH 范围。正常人每天呼出 CO_2 约 450 L,可见肺是调节 CO_2 机体酸碱平衡的重要器官之一。

(3)肾脏对酸碱平衡的调节作用:机体组织代谢所产生的固定酸类进入血液时,肾脏排除固定酸保留碱储备方而起着重要作用。$H^+\text{-}Na^+$ 交换和 $NaHCO_3$ 的再吸收作用,正常人血浆和原尿中的 pH 均为7.4,而终尿的 pH 常接近 6,当体内酸的来源增加时,尿 pH 可降低到 4.5 左右。肾小管上皮细胞中含有丰富的碳酸酐酶,能使 CO_2 和 H_2O 结合成 H_2CO_3。H_2CO_3 再电离出

H^+ 和 HCO_3^-。H^+ 分泌入肾小管腔内与原尿中的 Na^+ 进行交换。例如机体代谢产生的固定酸在血浆中被缓冲成固定酸的盐,如碱性磷酸钠,乳酸钠,乙酰乙酸钠和 β-羟丁酸钠等,这些盐经肾小球过滤形成原尿。肾小管上皮细胞所分泌的 H^+ 就与这些固定酸的钠盐进行 H^+-Na^+ 交换,生成的酸性磷酸钠,乳酸、乙酰乙酸和 β-羟丁酸等随尿排出。

此外,血浆中 $NaHCO_3$ 经肾小球滤过进入原尿,但通过肾小管的活动,在尿呈酸性反应的条件下,所滤过的 $NaHCO_3$ 几乎全部回收入血。

肾还有控制血浆酸度的作用,即产生大量的氨,用来中和强酸,一方面保留钠,另一方面排出酸。血液内谷酰胺是氨基酸的主要来源,在脱氨酶的作用下,经过脱氨作用产生氨。氨是在远曲管细胞内产生的。小管内氨很容易透过细胞扩散到在尿中氨产生后吸收一个分子的氢成为铵盐,即 $NH_3 + H^+ \rightarrow NH_4$,使之中和酸而保钠,如硫酸钠被碳酸氢铵中和后,其反应公式如下:

$$NaSO_4 + 2NH_4HCO_3 \rightarrow (NH_4)_2SO_4 + 2NaHCO_3$$

正常肾脏能产生 300～400 mmol 的氨,由于氨中和酸的作用,每天能保留 30～50 mmol 的碱。肾脏有病时,谷氨酰胺酶的含量减少,氨的产量因之不足,在这样的情况下,游离酸在血液中增加,而引起酸中毒。肾小管内氨和尿中有感染时产生的氨是不同的,后者是由细菌分裂尿素所产生的。

综上所述,肾脏在维持体内水和电解质平衡中起着极为重要的作用,肾调节水和电解质的作用是与内分泌的功能分不开的,除神经垂体血管升压素(抗利尿激素)外,还有肾上腺皮质激素,主要是醛固酮,它能促进肾曲小管各段和集合管对钠的重吸收,促进远曲和集合管分泌钾,以与肾小管中的钠交换。

(杨　磊)

第三节　膀　胱

一、膀胱的解剖

(一)膀胱的形态

膀胱是储存尿液的器官,位于耻骨联合后方,盆骨的前部,其形态、大小、位置与储尿量的多少有关。成人排空的膀胱呈扁圆形,经解剖固定的膀胱标本,呈圆锥形,平面向上,两侧面向下,倒立于骨盆腔内。锥体尖顶直对耻骨联合上缘后面,称为膀胱顶,底部膨大,向后下方,称膀胱底,顶和底之间的部分称膀胱体(图 1-7)。

(二)膀胱壁的构成

膀胱壁可分为五层:浆膜层、浆膜下层、肌层、黏膜下层和黏膜层。

浆膜层即盖于膀胱上面的盆底腹膜,浆膜下层是脂肪蜂窝组织,在膀胱顶部仅极薄的一层,使腹膜与肌层疏松地相连。手术时可分离这部分腹膜。在膀胱恶性肿瘤于术可连同腹膜和膀胱一起切除。

膀胱肌层由逼尿肌和膀胱三角部肌肉两部分组成,逼尿肌由网状平滑肌纤维相互连续交叉所构成,在接近膀胱颈部时,肌纤维明确排列为三层,内外层为纵行肌,中层为环行肌,环状肌厚而有力。

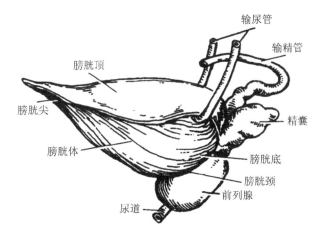

图 1-7 膀胱左侧面观

膀胱三角肌,肌肉较厚,由两侧输尿管纵肌向内向下连续组成。输尿管纵肌纤维向下做扇形展开。内侧肌纤维与对侧输尿管肌纤维形成输尿管间嵴。两侧输尿管口肌肉则沿膀胱三角向下前面伸展到后尿道,这一肌肉称为 Bell 肌,输尿管纵肌左右交叉形成膀胱三角区底部。黏膜下层是有丰富血运的蜂窝组织,使肌层及黏膜层疏松地联合。黏膜层为移行上皮细胞所构成,由于膀胱有伸缩性,因此膀胱的层次和表层的形态因膀胱的伸缩而变化。由于有疏松的黏膜下层的结构,当膀胱空虚时,黏膜可皱褶互相叠起,充盈时皱襞消失。

(三)膀胱三角区

膀胱内腔可分成三角区、三角后区、颈部、两侧壁及前壁。膀胱三角区是膀胱内腔的主要部分,膀胱的大部分病变都发生在三角区两侧壁及颈部。两输尿管口之间连线为三角区底线。膀胱三角区黏膜的特点是在膀胱空虚仍保持光滑状态,此处是肿瘤和结核好发部位。

(四)膀胱与腹膜的关系

腹膜疏松的覆盖在膀胱顶部及其两侧。覆盖在膀胱顶部的腹膜自其两侧向膀胱底部反折到盆底,在男性延伸到精囊和输精管,成为直肠膀胱窝,然后再向直肠反折,在女性则自子宫前壁反折到直肠。

(五)膀胱固定

膀胱的固定,主要的是其底部固定在前列腺和尿道上,而后者又紧密地同尿道生殖膈相连。膀胱前面有耻骨前列腺韧带,其侧面有肛提肌的反褶,这些肌腱对膀胱均起到支架作用。

(六)膀胱的血供、淋巴回流和神经支配

膀胱的动脉来自髂内动脉前支的上下动脉、闭孔动脉,以及痔中、阴部内动脉分支等。膀胱上动脉供应膀胱上侧壁,膀胱下动脉供应其底部,前列腺以及下 1/3 尿道。在女性有子宫动脉、阴道动脉分支供应膀胱。膀胱静脉不伴随动脉,膀胱静脉网分布在膀胱壁层,主干走向底部静脉丛。在男性膀胱和前列腺之间静脉丛汇合,回流到髂静脉内。膀胱淋巴回流到髂外、髂内和骶部淋巴结。膀胱神经支配由交感神经、副交感神经和躯干神经均参与膀胱生理性排尿活动。交感神经来自第 12 胸椎和第 2 腰椎髓段腹下神经,它是由骶前神经和腹下神经丛联合组成内盆神经入膀胱。副交感神经起源于第 2、3、4 骶脊髓段,彼此联合成为盆神经进入膀胱。

二、膀胱的排尿功能

膀胱是一个中空的肌性器官,主要由平滑肌构成。膀胱平滑肌称为逼尿肌,膀胱的逼尿肌具有稳定性、顺应性和节律性、收缩性等生理特征。膀胱的功能是储存尿液和间歇性排尿。在正常情况下,尿液在膀胱内积存到一定程度时,才引起反射性排尿活动,将尿液排出体外。膀胱的排尿活动是受意识控制的。

膀胱与尿道连接处为内括约肌,属平滑肌,其外部为外括约肌,属骨骼肌。膀胱和括约肌的功能是受神经系统支配的,有三对传出神经与排尿活动有关:腹下神经(交感神经),起自脊髓胸段第12节和腰段第1~2节的侧柱,支配膀胱、前列腺和尿道内括约肌;当腹下神经兴奋时,其传出冲动能使膀胱逼尿肌松弛,尿道内括约肌收缩,从而阻止排尿。盆神经(副交感神经),起自脊髓底段第2~4节的侧角,支配膀胱逼尿肌和内括约肌,当该神经兴奋时,其传出冲动使膀胱逼尿肌收缩,尿道内括约肌松弛,从而促使排尿。阴部神经(躯体神经),起自脊髓底段第2~4节的前角细胞支配会阴的骨骼肌和尿道外括约肌,其活动受意识控制。当它兴奋时,能使外括约肌收缩阻止排尿。在这些神经中,还混合有起自膀胱和尿道的感觉纤维。

正常的排尿活动受到神经的调节,排尿是一反射动作,但排尿的初级中枢是受大脑控制的,故排尿活动可以随意进行。如在正常情况下,成人有尿意时,可引起排尿动作,而排尿动作亦可随意被抑制。排尿开始后亦可以因外括约肌收缩而被中断,直到有适当的排空机会时,抑制被解除,排尿活动才自动发生。

排尿反射是当膀胱储尿达到一定程度时,膀胱内压显著上升,膀胱被动扩张,于是刺激了膀胱壁内牵张感受器,冲动经盆神经感觉纤维传入,引起脊髓骶段的排尿中枢兴奋,脊髓排尿中枢的兴奋则经运动纤维传出,从而引起膀胱逼尿肌强有力的收缩。膀胱内压增加使尿液驱出膀胱。

(刘　军)

第四节　输　尿　管

输尿管是一对扁而细长的肌性管道,起自肾盂末端,终于膀胱,成人长25~30 cm,右侧比左侧短约1 cm。解剖学上将输尿管分为腹段、盆段和壁内段,腹段和盆段以骨盆上口平面为界限。临床常将输尿管分为上段(骶髂关节上缘以上)、中段(骶髂关节上下缘之间)和下段(骶髂关节下缘以下),其分段并非以解剖结构为依据,而与选择手术路径有关。

一、输尿管的分段及毗邻

(一)输尿管腹段

起自肾盂,沿腰大肌前面斜行向外下走行,内侧为脊柱,外侧为侧后腹壁。输尿管开始走行于精索或卵巢血管的后外侧,抵达腰大肌中点的稍下方处(相当于 L_3 椎体水平),以锐角转向精索或卵巢血管的后内侧,在相当于 L_5 横突水平与之以锐角交叉。以该交叉点为分界,交叉点以上的称为输尿管腰段,以下的部分为输尿管髂段。左输尿管上部位于十二指肠空肠曲右端、降结肠的后面,左侧结肠血管由其前方越过;在骨盆上口附近,经过乙状结肠及其系膜的后方向下走行;进入骨盆腔时,经过左髂总血管下端的前面。右侧输尿管的上部走行于十二指肠的血管前方;在骨盆上口的附近,经过肠系膜根部的下方和回肠末端的后方下行;进入骨盆时,经过髂外动脉的前方。

(二)输尿管盆段

输尿管盆段较腹段短,起自骨盆上口相当于其与髂血管交叉处的稍上方,沿盆腔侧壁向下后外方走行,经过髂内血管、腰骶干和骶髂关节的前方或前内侧,跨过闭孔神经和血管,在坐骨棘水平转向前内方,离开盆侧壁,经盆底上方的结缔组织直达膀胱底。以坐骨棘为分界点,以上部分称输尿管壁部,以下部分为脏部。男性与女性的输尿管脏部走行有明显的不同:男性的输尿管先向前、内和下方,经直肠前外侧壁与膀胱后壁之间,贴近直肠侧韧带,在输精管的后外侧与其呈直角相互交叉,然后至输精管的内下方、经精囊腺顶端的稍上方,从外上向内下方斜穿膀胱壁,开口于膀胱三角的外侧角;女性的输尿管向前、内下方,行经子宫阔韧带基底附近的结缔组织,至子宫颈和阴道穹隆的两侧,距子宫约 2.5 cm 处,从子宫动脉的后下方绕过,在子宫颈阴道上部外侧 2 cm 处向前行进,然后斜向内侧,经阴道前面至膀胱底。输尿管经阴道前面时两侧的走行有一定的差异。由于子宫多向一侧倾斜,因此输尿管与阴道前壁接触的范围更广泛。

(三)输尿管壁内段

指斜行在膀胱壁内的输尿管,长约 1.5 cm(图 1-8)。当膀胱充盈时,壁内段与膀胱逼尿肌在输尿管末端形成的 Waldeyer 鞘有阻止尿液反流的作用。如果输尿管壁内部过短、肌组织发育不良、壁内部发生炎症水肿,或脊髓损伤影响其神经支配时,可发生尿液反流。儿童由于输尿管壁内部较短,易发生膀胱输尿管反流现象。随着生长发育,壁内部输尿管的延长,肌层的不断增厚,大部分儿童膀胱输尿管反流现象会逐渐消失。

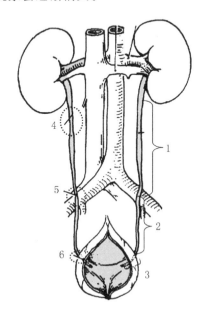

1.腹段;2.盆段;3.壁内段;4.第一狭窄:输尿管起始处;
5.第二狭窄:跨过髂血管处;6.第三狭窄:膀胱壁内

图 1-8 输尿管分段及狭窄

二、输尿管的形态

输尿管的直径粗细不均,有明显的生理性狭窄和膨大,平均直径为 0.5~1.0 cm。存在三个明显的生理性狭窄:肾盂与输尿管移行处、输尿管跨过髂血管处或越过小骨盆上缘处、输尿管膀胱壁内段。

输尿管的走行并非垂直下行,其全长有三个弯曲。第一个弯曲称肾曲,位于输尿管的上端。第二个弯曲称界曲,在骨盆的上口处呈 S 形,由向下的方向斜转向内,过骨盆上口后转向下方。第三个弯曲称盆曲,由斜向内下方,转向前下方,突向后下方。

三、输尿管的组织结构

输尿管管壁分为 3 层,最外为筋膜组织,包围着整个肾盂和输尿管,其中有丰富的血管和神经纤维;中间为肌层,有 3 层肌肉,最外层为纵行肌、中层为环状肌;最内层为黏膜层,和肾盂及膀胱黏膜相延续。

四、输尿管的血管

(一)输尿管的动脉

输尿管的动脉来源较广,不同区段的输尿管接受供血的动脉不同。输尿管腹段主要接受肾动脉的分支供血,右侧略多左侧;除肾盂附近以外,动脉分支大多经输尿管的内侧进入输尿管壁。输尿管盆段的动脉分支男女来源有所不同,除了来源于附近动脉(如腹主动脉、髂总动脉的分支)以外,男性还可来自睾丸动脉,而女性则可来自卵巢动脉和子宫动脉的分支,大部分供血动脉从输尿管内侧或外侧进入输尿管壁,从输尿管前面或后侧进入者较少。输尿管壁内段血供常来源于膀胱下动脉的分支。

(二)输尿管的静脉

输尿管的静脉汇入上述的同名动脉,最后一般回流入肾静脉、睾丸静脉(女性则为卵巢静脉)和髂内静脉等。

五、输尿管的淋巴回流

输尿管的淋巴回流始于黏膜下、肌层和外膜的淋巴丛,彼此间存在吻合。输尿管腰段淋巴管与肾淋巴管相连,或直接注入主动脉旁(腰)淋巴结,腹段输尿管的其余部分注入髂总淋巴结,输尿管盆部则注入髂总、髂外和髂内淋巴结。

六、输尿管的神经支配

输尿管神经丛由肾丛、主动脉丛、肠系膜上丛和肠系膜下丛的神经纤维组成,中枢位于第 10 胸髓～第 1 腰髓水平和第 2~4 骶髓水平。输尿管神经为自主神经,起源于交感神经与副交感神经,输尿管的蠕动可由类似交感神经及副交感神经的药物来改变。

(周晓波)

第五节 尿 道

一、男性尿道的局部解剖

男性尿道成人的长 16～20 cm,呈乙字状弯曲,全长分为三个部分:前列腺部、膜部及海绵体部。海绵体部又可分为尿道球部和尿道阴茎体部,临床上将海绵体部尿道称为前尿道,将膜部及前列腺部尿道称为后尿道(图 1-9)。

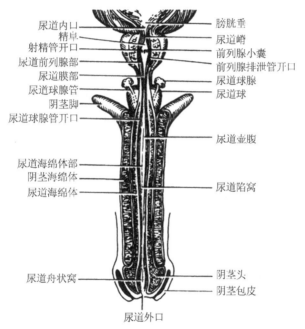

左侧标注(自上而下):
尿道内口
精阜
射精管开口
尿道前列腺部
尿道膜部
尿道球腺管
阴茎脚
尿道球腺管开口
尿道海绵体部
阴茎海绵体
尿道海绵体
尿道舟状窝

右侧标注(自上而下):
膀胱垂
尿道嵴
前列腺小囊
前列腺排泄管开口
尿道球腺
尿道球
尿道壶腹
尿道陷窝
阴茎头
阴茎包皮

尿道外口

图 1-9 男性尿道额状切面(前面观)

(一)尿道的前列腺部
自尿道内口穿过前列腺,达尿生殖膈上筋膜,其侧壁上有一凹起,即精阜,其上正中有一隐窝,称前列腺囊。囊的两侧有射精管开口,前列腺管开口于精阜两旁的沟中。

(二)膜部
在会阴深袋中,为尿道外括约肌所围绕,是三部分中的固定部。

(三)海绵体部
海绵体部或称阴茎部,自尿生殖膈下筋膜至尿道外口处,与膜部相接处管腔最大,称尿道球部,有尿道球腺的导管通入其中,在接近尿道外口处,管腔又复扩大,称舟状窝。在此段尿道黏膜及黏膜下层中有利特来(Littre)腺存在。

尿道内径不一,为 5～7 mm,全长有三个狭窄、三个膨大和两个弯曲,狭窄部分分别是尿道内口、尿道膜部及尿道外口,膨大部分分别是前列腺部、尿道球部及尿道舟状窝。膨大部位是结石易于停留之处,成人正常的尿道可通过直径 10 mm 的器械。

尿道全程有两个弯曲,第一个弯曲位于尿道膜部,即自尿道内口至耻骨联合下方,所形成的一个凹面向上的固定弯曲,称为耻骨下弯,其弯不能人为地将其拉直;第二个弯曲位于耻骨前部,即阴茎体(可动部)与阴茎根(固定部)的移行处,呈一凹面向下的可变弯曲,称为耻骨前弯,当阴茎向前提向腹壁时,耻骨前弯即消失。在导尿或经尿道将器械插入膀胱时,应注意上述弯曲,轻缓操作,不可粗暴,以免损伤尿道。

尿道在不同的部位损伤,可在相应部位引起尿外渗。当尿道外伤在尿生殖膈以上发生破裂时,尿液将渗于腹膜外间隙内,若尿道膜部破裂,尿液遂渗入会阴深袋内,该处筋膜坚强且无裂隙与周围相通,故尿液不易向外扩散。如尿道球部破裂时,尿液即渗入会阴浅袋内,由于会阴浅筋膜向上包绕阴囊、阴茎并越过耻骨联合与腹下部浅筋膜的深层相续,因此尿液渗入浅袋内后,除向阴囊、阴茎蔓延外,并可向上扩散至腹前壁。假如尿道破裂在海绵体部,由于阴茎筋膜仅包被所有海绵体,故渗出的尿液可以局限于阴茎的范围内。

二、女性尿道的局部解剖

女性尿道短而直,位于耻骨联合的下缘水平,平均 3~5 cm,较男性易于扩张,尿道起始部较男性为低,其走行方向几乎成直线,向前下方穿过尿生殖膈而开口于阴道前庭。女性尿道的前面,在尿生殖膈以上的部分有阴部静脉丛,在尿生殖膈以下的部分,是两侧阴蒂会合之处,尿道后面贴近阴道前壁,二者之间借尿道阴道隔紧密结合。

(袁　帅)

第六节　男性生殖系统

一、阴囊的解剖与生理

(一)阴囊的解剖

1.阴囊

阴囊是一个袋形物,借阴囊隔(由肉膜形成)分为左右两囊每侧有睾丸附睾及精索的阴囊段(图 1-10)。在胚胎发育过程中,阴囊是腹壁的延续部,因此阴囊的层次与腹前壁各层相当,对比如表 1-1。

阴囊的皮肤薄而柔软,富有弹性,肉膜直接位于皮下,以代替皮下组织,含有许多平滑肌纤维,使阴囊热弛冷缩,Colles 筋膜在阴囊内与肉膜相结合。睾提肌包绕精索;轻划大腿内侧皮肤,可使睾提肌收缩,即为提睾肌反射。睾丸固有鞘膜来自胚胎时的腹膜鞘突,出生后,鞘突与腹膜腔相通的部分闭锁形成鞘韧带,鞘突下端围绕睾丸和附睾形成睾丸固有膜,亦分为壁层和脏层,脏层紧密与睾丸及附睾的白膜相贴,并向上包被精索下端的两侧和前面,壁层则衬托于阴囊内面,两层之间形成鞘膜腔。若出生后腹膜鞘突与腹膜腔之间相交通,即形成交通性鞘膜积液或先天性腹股沟疝,如已闭锁,由于某种原因致鞘膜腔内积液过多,即为睾丸鞘膜积液。

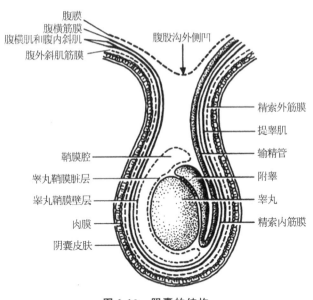

图 1-10　阴囊的结构

表 1-1　阴囊的层次与腹前壁各层

阴囊层次	相当于腹前壁的层次
皮肤	皮肤
肉膜	腹部浅筋膜脂肪层
Colles 筋膜	腹壁浅筋膜深层
精索外筋膜	腹外斜肌腱膜
睾提肌	腹内斜肌、腹横肌
精索内筋膜	腹横筋膜
睾丸固有鞘膜(壁脏两层)	腹膜

2.阴囊的血管淋巴管神经

阴囊的血供很丰富,主要来自阴部外动脉,阴囊后动脉和精索外动脉。阴囊静脉与动脉并行,汇入阴部内静脉和阴茎背静脉。阴囊的淋巴引流至腹股沟淋巴结。阴囊的神经为腰丛和来自阴部神经分支及生殖股神经的生殖支。

(二)阴囊的生理

1.调节温度

阴囊可随外界的温度变化而舒张和收缩,以调节阴囊内的温度,有利于精子的发育与生存。

2.阴囊中隔

肉膜在正中线上向深部发出中隔,将阴囊分为左右两个腔,分别容纳两侧的睾丸、附睾及部分精索。

3.吸收功能

肉膜具有强大的吸收功能,为鞘膜翻转术提供理论依据。

二、睾丸的解剖与生理

(一)睾丸的解剖

1.睾丸

睾丸位于阴囊内,左右各一,成年后,每个睾丸的容积约有 4.0 cm×3.0 cm×2.5 cm,重量为 10～20 g,平均 15 g。除阴囊壁的各层外,睾丸本身尚有一层纤维膜,即白膜。睾丸上半部白膜增厚形成睾丸系膜并向睾丸内延伸,形成放射状睾丸纵隔,将睾丸分为 200～300 睾丸小叶,每个睾丸小叶内有 3～4 根精直小管盘曲在一起,每根精直小管,直径为 150～250 μm,长 30～70 cm,最长可达 150 cm,如果把整个睾丸的精曲小管连接起来,总长度约为 260 m,每个睾丸小叶内的精曲小管相互汇集成一条精直小管,各睾丸小叶的精直小管交织构成睾丸网,发生 10～15 条睾丸输出小管,穿出睾丸,最后汇成一根总的管道,称为附睾管,4～6 m 的长度盘转曲折成为附睾。精曲小管又叫生精小管,内壁衬有生精上皮,主要有两种细胞,一种是生殖细胞,另一种是支持细胞。在睾丸小叶间,精曲小管周围有疏松的结缔组织叫作间质,内有间质细胞(图 1-11,图 1-12)。

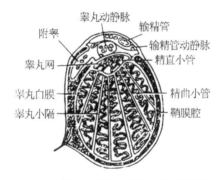

图 1-11 睾丸和附睾内部结构(横切面)

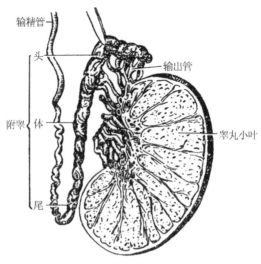

图 1-12 睾丸和附睾内部结构(矢状切面)

2.睾丸的血管淋巴管神经

睾丸的血供主要来自睾丸动脉,亦接受输精管的血液,睾丸动脉分别起自腹主动脉前壁,至腹股沟内环口处进入精索。输精管动脉分支主要供应睾丸。供应阴囊的动脉也供应睾丸,各动脉间相互吻合,建立侧支循环。睾丸静脉在精索内汇合成蔓状静脉丛,向上在腹股沟内环口汇合成一条精索内静脉,在阴囊内蔓状静脉丛与输精管、阴囊的静脉有丰富的吻合。睾丸的淋巴与静脉伴行,在精索内上行,通过腹股沟管,沿精索内静脉向上汇入主动脉旁淋巴结,并与纵隔淋巴管、颈部淋巴管分支吻合。睾丸的神经纤维沿精索内动脉走行,通过腹腔丛及腰上部或胸下部交感干,进入骨髓第 10～12 胸节,传导睾丸痛觉。

(二)睾丸的生理

1.生精功能

精曲小管内的生殖细胞,是一个由各个不同发育阶段的各级生精细胞组合,包括精原细胞、精母细胞、精子细胞、精子各个类型。精原细胞紧贴在精曲小管的基底膜上,能不断分裂、分化,并逐渐从基底部移向管腔。生殖细胞最终生成精子的过程:精原细胞→初级精母细胞→次级精母细胞→精子细胞→精子。由于精子的性染色体是 XY 配对,所以随着上述演变过程,每个精原细胞最终可形成两个 X 型精子和两个 Y 型精子。成人男子两个睾丸总重量平均可达 30 g 左右,每克睾丸组织每天能生产 1 000 万个左右精子,每天总共产生 2 亿～3 亿个精子。

2.精子的运输功能

新生成的精子释入精曲小管管腔后,本身并没有运动能力,而是靠小管外周肌样细胞的收缩和管腔液的移动被运送到附睾内。

3.内分泌功能

(1)睾丸的间质细胞:又叫 Leydig 细胞,是分泌男性雄激素的主要细胞,雄激素是一类含 19 个碳原子的类固醇激素,睾丸每天总共向人体供应 7 mg 睾酮,平均每毫升血液含有 0.6 μg。睾酮生理作用很多,包括如下几个方面。①对生理系统的影响。阴茎、附睾、精囊、前列腺、Cowper 腺和 Littre 腺的生长和功能,有赖于睾酮,并能促使阴囊生长和阴囊皮肤色素沉着,增加精液内果糖、枸橼酸和酸性磷酸酶;促使睾丸本身精曲小管发育和精子的发生,保证性欲和性功能的完成。②对第二性征的影响。睾酮可增厚皮肤,增加皮肤循环和色素沉着,促使阴毛生长,促进男性第二性征的发育,包括胡须、喉结发育、皮脂腺分泌旺盛,声调低沉,骨骼肌肉发达、骨盆狭小等特征。③对新陈代谢的影响。增加蛋白质合成,特别是肌肉和生殖器官的蛋白质合成,促使水与钠潴留,提高血浆内低密度脂蛋白浓度,促进骨髓造血功能,增加红细胞与血红蛋白的数量。

(2)睾丸的支持细胞:又叫 Sertoli 细胞,它们是组成血-睾屏障的一个主角,能分泌抑制素,参与血-睾屏障的生理活动;是睾丸支持细胞分泌的糖蛋白激素,由 α 和 β 两个亚单位组成,分子量为 31 000～32 000。有浓缩睾酮作用,抑制素对腺垂体 FSH 的分泌又有很强的抑制作用,而生理剂量的抑制素对 LH 的分泌却无明显影响。另外,性腺还存在与抑制素结构近似的物质,是由抑制素的两个 β 亚单位组成的二聚体,成为激活素,它的作用与抑制素相反,可促进腺垂体的 FSH 分泌。又能将睾酮芳香化成雌二醇等。支持细胞既支持生殖细胞的功能,又促进间质细胞的功能,起到协调睾丸生理功能和保障血-睾屏障功能的作用。

4.血-睾屏障

血-睾屏障位于间质毛细血管腔和精曲小管腔之间,两腔间隔有毛细血管淋巴管的内皮细胞基底膜,肌样细胞,精曲小管基底膜和支持细胞等结构。血-睾屏障发挥作用如下。

（1）形成免疫屏障。精子是一种抗原,血-睾屏障可阻挡精子的抗原物质,不让身体产生自身免疫作用。

（2）防止有害物质干扰精子发生和损害已形成的精子。

（3）保证精子发生在一个正常的微环境,为精子形成创造条件。

三、附睾的解剖与生理

（一）附睾的解剖

1.附睾

附睾位于睾丸的后缘,由睾丸网发出的睾丸输出管,曲折盘绕构成附睾的头部,这些输出管最终汇合成一条附睾管,最后形成附睾的体与尾部,其上端膨大而钝圆的部分为附睾头,下端为附睾尾,中部为附睾体。然后附睾尾与输精管连接。附睾紧挨着睾丸生长,外表呈半月形,头大,尾小,是储存精子与精子进一步成熟的场所;一般睾丸产生的精子,需要进入附睾并继续逗留21天左右,精子才能成熟。

2.附睾的血管淋巴管神经

附睾的动脉血供主要是输精管动脉的分支,供应阴囊的动脉也供应附睾。附睾的静脉在精索内汇合成蔓状静脉丛,向上在腹股沟内环口汇合成一条精索内静脉。附睾的淋巴很丰富,并与静脉伴行,在精索内上方,通过腹股沟管,沿精索内静脉向上汇入主动脉旁淋巴结。附睾的神经来自腹腔丛,及腰上部或胸下部交感干,进入第10～12胸段。

（二）附睾的生理

1.吸收功能

将来自睾丸支持细胞分泌的睾网液吸收,因为进入附睾的睾网液有时反而会阻碍精子的正常运行。

2.分泌功能

附睾产生甘油磷酸胆碱、肉毒毒素、糖蛋白、酸性磷酸酶、磷酸核苷酶、α-甘露糖苷酶和β-半乳糖苷酶等,都具有促进精子成熟作用,尤其是肉毒素碱,是精子成熟过程中脂肪酸和辅酶I代谢中的一种重要辅助因子。

3.集中雄激素作用

来自血液循环和睾丸睾网液中的雄激素,都在附睾里集中,而且附睾上皮本身也有微量合成雄激素的作用,这种集中雄激素的生理功能也保证了精子的成熟。

4.免疫屏障

（1）附睾上皮分泌多种蛋白质,可附着在精子表面,掩盖精子的固有抗原性。

（2）附睾上皮细胞表面发达的微绒毛及其覆盖的带负电荷的糖蛋白,构成免疫屏障,可以阻止精子穿入。

（3）附睾上皮的淋巴细胞和巨噬细胞所发挥的免疫功能。

5.附睾保障精子的成熟功能

附睾液是精子成熟的微环境,不仅保障精子逐渐发育成熟,而且有利于精子处于静息状态,积蓄能量。精子具备获能的能力,是在附睾内形成的,在获能过程中精子膜要产生多种变化,需要钾,同时亦需要多种蛋白、脂质和生物活性介质等,这些必备条件均由附睾提供。

6.转运功能

精子在附睾内转运,通过附睾管内的静水压梯度变化和附睾上皮细胞的纤毛沿管壁输出方向的摆动,所产生的动力导致附睾液的流动,以及附睾管有节律性的蠕动,可以输送精子到输精管。

四、精索与输精管的解剖与生理

(一)精索与输精管的解剖

精索是悬吊睾丸和附睾的索带,自睾丸后上缘开始,终于腹股沟内环口,其主要内容物是输精管、精索内动脉(或称睾丸动脉,来自腹主动脉,主要营养睾丸及附睾)、精索外动脉(来自腹壁下动脉,主要营养提睾肌及其筋膜)、输精管动脉(来自膀胱下动脉营养输精管)、蔓状静脉丛(形成精索内静脉,右侧直接注入下腔静脉,左侧呈直角方向与左肾静脉连接,回流不甚通畅)、淋巴管、提睾肌、神经以及包围精索的被膜。输精管是精索中的重要内容物,是连接附睾管和射精管的管道,长 36~45 cm,内腔直径约 3 mm,灰白色,质地坚硬,输精管通过腹股沟内环口,越过腹部,在腹膜下跨过输尿管,到达膀胱底部和前列腺上缘,约在精囊上端平面以下膨大的部分为输精管壶腹部,其末端逐渐变细,且两侧输精管相互靠近,在膀胱底部稍上方,与精囊的排泄管以锐角的形式汇合成射精管,长约 2 cm,向前下穿前列腺底的后部,开口于尿道前列腺部。

(二)精索和输精管的生理

1.精索悬吊睾丸和附睾

下端从阴囊内的附睾与输精管连接处开始,向上进入腹股沟内环口,然后精索内的各种内容物分别循各自途径而互相分离。

2.输精管

输精管不仅是附睾与射精管的连接管道,而且具有储存精子的功能。

五、精囊的解剖与生理

(一)精囊的解剖

精囊又叫精囊腺,左右各一,长约 5 cm,横径 1.5~2.5 cm 是一种分叶状长形袋状结构,前后扁平,壁相当菲薄,肉眼观呈乳白色、半透明状态,位于前列腺底的后上方,输精管壶腹部的外侧,膀胱底与直肠之间。其排泄管与输精管末端会合,形成射精管,穿过前列腺,进入尿道的前列腺部,开口于精阜上。精囊并非是一个有空腔的囊性体,其实质为卷曲的管道及其分支,管道如果张开与伸直,长度可达 10~15 cm,管道一端封闭,另一端开放通向射精管(图 1-13)。

(二)精囊的功能

1.分泌功能

精囊的内层上皮细胞能分泌精囊液,是一种淡黄色黏稠的碱性液体,是精液的组成部分,约占精液量 30%,其中主要成分是果糖和前列腺素,精囊液中有凝固因子,是一种特殊的酶类物质,可使精液处于凝固状态。

2.收缩功能

尽管精囊壁很薄,但壁的中层为很薄的平滑肌,仍然具有一定的收缩功能,射精时能将分泌的液体输送出去。

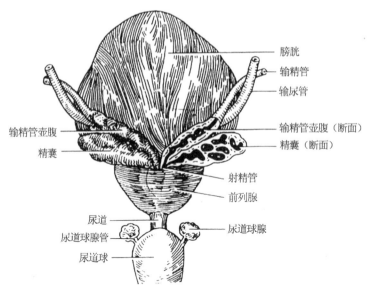

膀胱
输精管
输尿管
输精管壶腹（断面）
精囊（断面）
输精管壶腹
精囊
射精管
前列腺
尿道
尿道球腺管
尿道球腺
尿道球

图 1-13　精囊和前列腺

六、前列腺的解剖与生理

（一）前列腺的解剖

1.前列腺

前列腺位于膀胱颈与尿生殖膈之间,重量约为 20 g,底部横径约 4 cm,纵径约 3 cm,前后径约 2 cm,上部宽大为前列腺底,与膀胱颈部邻接,其前部有尿道穿过,后部有左右射精管向前下穿入,下端尖细,为前列腺尖部,与尿生殖膈接触,两侧有前列腺提肌绕过,尿道从尖部穿出,尖与底之间为前列腺体,通常正中有一浅沟(前列腺沟),前面有耻骨前列腺韧带,使前列腺鞘与耻骨盆面相连。前列腺可分为五个叶,即前叶、中叶、后叶和左右两个侧叶,中叶增生凸向尿道内口,压迫尿道;左右两个侧叶增生可从两侧压迫尿道。后叶是前列腺癌的好发部位。前列腺实质表面包裹着薄而坚韧的固有膜,与前列腺鞘之间有静脉丛、动脉及神经的分支,前列腺是由管泡状的腺体组织和前列腺导管组成,前列腺的腺泡共 30~50 个,它们总共汇集成 15~30 条前列腺导管,又叫前列腺排泄管,开口于尿道的精阜两侧(图 1-14)。

2.前列腺的血管淋巴神经

动脉主要是膀胱下动脉、阴部内动脉、直肠下动脉,主要由膀胱下动脉供血,在膀胱和前列腺交界处,分为前列腺被膜上动脉和下动脉,上动脉沿着两侧壁向上前分布于被膜上部,下动脉由侧面 5 点与 7 点部位,分别进入腺体;前列腺静脉与阴茎背深静脉在耻骨前列腺韧带下汇合,形成网状静脉丛,此静脉丛和前列腺被膜内静脉汇合,经膀胱下静脉流入髂内静脉,前列腺静脉与直肠静脉、骶椎、腰椎及骨骼有吻合支,故前列腺癌可转移到肝、骶骨及髂骨。前列腺淋巴回流主要有三个途径:①前列腺淋巴经膀胱后到髂内动脉和髂外动脉淋巴结。②后组前列腺淋巴和前列腺动脉伴随到髂内动脉淋巴结。③淋巴通过直肠上升,横过骶部,在 S_2、S_3 前终止于髂内动脉淋巴结。前列腺神经由 S_3、S_4 发出的骶神经进入骨盆丛,由此发出膀胱下神经,再发出许多小束即前列腺神经,自背侧进入前列腺,支配前列腺分泌和运动的交感神经来自腹下神经丛。

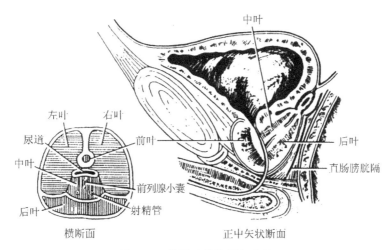

图 1-14 前列腺的位置与分叶

(二)前列腺的功能

1.分泌抗菌因子

前列腺液中含有钠、钾、钙,以及丰富的酸性磷酸酶和淡黄色的卵磷脂小体,还有大量锌和镁,对引起泌尿生殖系统感染的致病菌有杀菌作用,已经证明这种因子是锌的化合物或锌盐。

2.分泌液化因子

前列腺液是一种乳白色浆性液体,是精液组成成分,约占精液的 2/3,其中蛋白水解酶和纤维蛋白酶有促进精液液化的作用,是让射出的处于凝固状态的精液转化成液体状态,精子才能活动,同时前列腺液中含有蛋白质、精胺、脂族多肽等,具有营养精子的作用。

3.分泌 5-α 还原酶

其酶可将睾酮转化为更有生物活性的双氢睾酮。

4.具有控制排尿功能

前列腺包绕尿道,其环状平滑肌纤维围绕尿道的前列腺部,参与构成尿道内括约肌。

5.具有运输功能

前列腺实质内有尿道和两条射精管通过,当射精时前列腺和精囊腺的肌肉收缩,可将输精管和精囊内容物经射精管压入尿道。

七、阴茎的解剖与生理

(一)阴茎的解剖

阴茎成人平均长 7～10 cm,勃起时可增长增粗,由两个阴茎海绵体和一个尿道海绵体组成,由浅入深为皮肤、浅阴茎筋膜、深阴茎筋膜及白膜,各层间有血管、淋巴管和神经等结构穿行,由前向后可分为头、体和根三部分,阴茎根藏于阴囊和会阴部皮肤的深面,固定于耻骨下支、坐骨支和尿生殖膈上。阴茎体呈圆柱状,悬于耻骨联合的前下方。阴茎头为前端膨大部分,其尖端有呈矢状位的尿道外口,阴茎头和体交界处较细部分,称阴茎颈,临床称冠状沟(图 1-15,图 1-16)。

1.皮肤

薄而柔软向阴茎头延伸,形成双层的皮肤皱襞,即阴茎包皮,其内、外层反折处的游离缘围成包皮口,包皮与阴茎头之间为包皮腔,在阴茎头的腹侧中线上,包皮与尿道外口相连的皱襞称包皮系带。

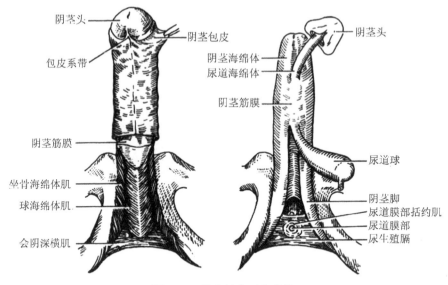

图 1-15　阴茎的外形和结构

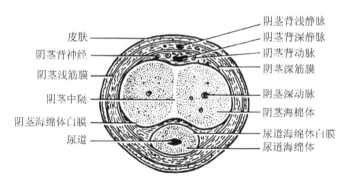

图 1-16　阴茎横切面

2.浅阴茎筋膜

浅阴茎筋膜或称 Colles 筋膜为阴茎的皮下组织,疏松无脂肪,易使皮肤滑动,该筋膜向周围分别移行于阴茎肉膜、浅会阴筋膜及腹前外侧的浅筋膜深层,内有阴茎背浅动、静脉及淋巴管等穿行。

3.深阴茎筋膜

深阴茎筋膜或称 Buck 筋膜,共同包裹阴茎的三条海绵体,其前端与阴茎的冠状沟附近逐渐变薄消失,后端至阴茎根部上续腹白线,在耻骨联合前面有弹性纤维参与形成阴茎悬韧带,该筋膜的深层与阴茎背侧中线上,又一条阴茎背深静脉穿行,此静脉的两侧各有一条阴茎背动脉及阴茎背神经伴行。

4.白膜

白膜分别包裹阴茎的三条海绵体,在阴茎海绵体部略厚,而在尿道海绵体部较薄,白膜在左右阴茎海绵体之间形成阴茎中隔,阴茎海绵体中央各有一条阴茎深动脉穿行。

5.海绵体

阴茎海绵体为两条,是两端较细的圆柱体,位于阴茎的背侧,左右各一,互相紧密结合。其前端嵌入阴茎头后面的凹陷内,后端左右分离,称阴茎脚,分别附着于两侧的耻骨下支和坐骨支。尿道海绵体位于阴茎的腹侧,尿道贯穿其全长,其中部呈细长的圆柱形,前端显著扩大成阴茎头,后端稍膨大成尿道球,位于两阴茎脚之间,附着于尿生殖膈下筋膜上,每个海绵体的外面都包有一层坚厚的纤维膜,分别称阴茎海绵体白膜和尿道海绵体白膜,海绵体内部由许多海绵体小梁和腔隙构成,腔隙与血管相同。

(二)阴茎的血管、淋巴、神经

阴茎的血供非常丰富,主要来自阴茎背动脉及阴茎深动脉,它们均为阴茎动脉在尿生殖膈内的分支。阴茎背动脉穿行于深筋膜与白膜之间,阴茎深动脉则由阴茎脚进入阴茎海绵体。阴茎的静脉有阴茎背浅静脉及阴茎背深静脉,前者收集阴茎包皮及皮下的小静脉,经阴部外静脉汇入大隐静脉,后者收集阴茎海绵体及阴茎头部的静脉,分左右支汇入前列腺静脉丛。阴茎的淋巴管分浅、深两组,浅组与阴茎背浅静脉伴行,注入两侧的腹股沟浅淋巴结,深组与阴茎背深静脉伴行,注入腹股沟深淋巴结和/或注入髂内淋巴结。阴茎的感觉神经主要是阴茎背神经,分布于阴茎的皮肤、包皮、阴茎头及海绵体,阴茎的内脏神经来自盆丛,交感神经包括阴茎海绵体大、小神经,分布于阴茎;副交感神经来自盆内神经,分布于海绵体的勃起组织,为阴茎勃起的主要神经,故名勃起神经。

(三)阴茎的生理

阴茎是男性性交器官,也是泌尿生殖系统的排泄器官,阴茎的自主勃起是完成男性性欲的主要部分。阴茎勃起的机制:①阴茎海绵体中的毛细血管在性冲动时大量充血,使海绵体膨胀。②海绵体充血后,阴茎静脉血管一时性阻塞。③阴茎海绵体外层有皮肤和两层筋膜包围,限制海绵体的无限膨胀,因此阴茎充血即勃起。

(崔延义)

第二章

泌尿生殖系统疾病的病史采集

第一节　泌尿生殖系统疾病的症状

一、全身症状

发热是泌尿生殖道感染时最常见的全身症状。临床上急性发热最常见于急性肾盂肾炎、急性前列腺炎和急性附睾睾丸炎。慢性反复低热可见于慢性尿路感染、泌尿生殖道特异性感染、泌尿系统肿瘤等。

二、尿液异常

(一)血尿

血尿即尿液中含有过多红细胞,按程度分为肉眼血尿和镜下血尿。血尿的程度和病变的潜在后果无相关性。无论出现何种程度的血尿均应引起足够的重视。在血尿原因分析过程中应首先考虑以下问题:①肉眼血尿还是镜下血尿;②是内科血尿还是外科血尿,即肾小球性血尿还是非肾小球性血尿;③血尿在排尿过程中出现的时间,即尿初、尿末,还是全程血尿;④是否伴有疼痛或其他症状;⑤是否伴有血块,以及血块的性质;⑥是否伴有其他系统、器官或全身性疾病。

1.肉眼血尿和镜下血尿

绝大部分的肉眼血尿可以找到明确的病因。但许多镜下血尿的原因并不十分清楚,需要定期监测。年轻人的血尿多由泌尿系统结石、感染、畸形、外伤引起;老年人的血尿则可能是泌尿系统肿瘤或前列腺增生的表现之一;女性血尿可能由急性膀胱炎、尿道外口病变、妇科疾病或月经污染引起;男性患者一般很少出现血尿,一经出现应予充分重视,排除恶性病变可能。某些药物和食物可使尿液呈红色,如利福平、氨基比林、胡萝卜等,尿液镜检可明确诊断。血尿还应与血红蛋白尿、肌红蛋白尿区别,后两者常见于溶血反应、挤压伤、大面积烧伤,尿液镜检提示隐血阳性但无红细胞。

2.内科血尿和外科血尿

内科血尿大多为肾小球性血尿,由肾前性疾病或肾小球疾病引起,尿红细胞相位检查提示异形红细胞增多,伴有管型和尿蛋白≥＋＋;外科血尿为非肾小球性血尿,由肾小球后疾病引起,尿红细胞相位检查提示为正常形态红细胞,无管型,尿蛋白＜＋。B超、CT、KUB＋IVP等影像学检查如有阳性发现可有助鉴别。

3.血尿出现的时间

根据排尿过程中血尿出现的时间可对病变进行初步定位,常采用尿三杯试验来帮助区别。初段血尿提示尿道或膀胱颈部病变;终末血尿提示膀胱三角区、膀胱颈部及前列腺部尿道病变;全程血尿通常提示病变位于膀胱或上尿路。血尿发作时,特别是间歇性血尿发作时应及时做膀胱镜检查。如发现输尿管开口喷血,则可初步诊断血尿来源于该侧上尿路。

4.血尿伴随症状

血尿伴腰腹部绞痛应考虑上尿路梗阻的可能,常见因素有结石、血块、乳糜凝块、输尿管息肉等;血尿伴单侧上腹部肿块可见于巨大肾肿瘤、肾积水、肾囊肿或肾下垂;血尿伴膀胱刺激症状多为下尿路感染,也可见于结核性膀胱炎和膀胱肿瘤侵犯三角区等;血尿伴下尿路梗阻症状常见于前列腺增生、膀胱结石和尿道结石;全程性、间歇性、无痛性肉眼血尿应高度警惕膀胱肿瘤,也可见于肾盂肿瘤及晚期肾肿瘤。膀胱内灌注化学治疗(简称化疗)药物及盆腔肿瘤的放射治疗(简称放疗)均可导致血尿发生。

5.血块的形状

血块的形状和颜色通常提示病变及出血的部位,如肾或输尿管出血常伴有条形、暗红色血块;大小不等、形态不规则、鲜红色血块常提示病变位于膀胱或尿道前列腺部。大量血块可伴下尿路梗阻症状。

6.其他系统或器官引起的血尿

血液病如白血病、血友病、再生障碍性贫血可引起全身出血倾向,引发血尿。高血压、系统性红斑狼疮、皮肌炎等均可出现血尿。邻近器官如急性阑尾炎、急慢性盆腔炎、后腹腔或盆腔恶性肿瘤也可引发血尿。糖尿病、静脉化疗药物、止痛药滥用也可引起镜下或肉眼血尿。

原因不明的血尿称为特发性血尿,约占血尿患者的20%,可能与肾血管畸形(如动脉瘤、动静脉瘘、血管瘤、肾梗死、胡桃夹综合征)、微结石、肾乳头坏死有关。

(二)脓尿

脓尿可分为肉眼脓尿和镜下脓尿。肉眼脓尿为乳白色,混浊,严重时伴有脓块。镜下脓尿指离心尿液中白细胞≥10个/高倍镜视野,或普通尿白细胞≥5个/高倍镜视野。脓尿多见于尿路感染,包括非特异性感染和特异性感染两种。非特异性感染以大肠埃希菌最常见,其次为变形杆菌、葡萄球菌、肠球菌。特异性感染主要指由结核分枝杆菌和淋病奈瑟菌引起。

根据排尿过程中脓尿出现的时间及伴发症状可对病变进行初步定位。初始脓尿为尿道炎;脓尿伴膀胱刺激征而无发热多为膀胱炎;全程脓尿伴膀胱刺激征、腰痛和发热提示肾盂肾炎。

(三)乳糜尿

乳糜尿是指尿液中混有乳糜液而使尿液呈乳白色或米汤样,内含大量脂肪、蛋白质、红细胞及纤维蛋白。经乳糜试验可确诊。如其中红细胞较多,可呈红色,称为乳糜血尿。乳糜尿应与脓尿、结晶尿相鉴别。乳糜尿的常见病因是丝虫病,其次为腹膜后肿瘤、结核或外伤等。

(四)气尿

尿液中出现气体称为气尿,多见于尿路与肠道之间有瘘管相通时。除常见于手术或外伤引起外,还见于结核、炎性肠病、放射性肠炎、乙状结肠癌等。气尿也可见于泌尿道产气细菌感染。

（五）尿量异常

正常成人每天尿量为 700～2 000 mL，平均 1 500 mL，尿比重波动在 1.003～1.030。通常情况下，尿量增多，尿比重则应下降，以维持体液平衡。

1.多尿

多尿指每天尿量＞2 500 mL，典型的患者每天尿量＞3 500 mL。常见于急性肾后性肾功能不全的多尿期，由肾浓缩功能减退或溶质性利尿所致。

2.少尿

临床上将每天尿量＜400 mL 定义为少尿。突发性少尿是急性肾衰竭的重要标志。肾前性、肾性和肾后性因素都可引起少尿，如休克、脱水、尿路梗阻、尿毒症等。

3.无尿

临床上将每天尿量＜100 mL 定义为无尿。持续性无尿见于器质性肾衰竭，表现为氮质血症或尿毒症，称为真性无尿症；泌尿系统梗阻引起的无尿称假性无尿症，如结石、肿瘤引起的输尿管或膀胱出口梗阻等。急性血管内溶血、挤压综合征引起的血红蛋白尿和肌红蛋白尿可引起急性肾小管堵塞，导致无尿。

三、排尿异常

下尿路症状概括了所有排尿异常症状，包括储尿期症状（如尿频、夜尿增多、尿急、急迫性尿失禁等）和排尿期症状（如排尿困难、尿不尽感、尿末滴沥等）。

（一）尿频

尿频指排尿次数明显增加。即 24 小时排尿＞8 次，夜尿＞2 次，每次尿量＜200 mL，伴有排尿不尽感。生理情况下，排尿次数与饮水量、温度高低、出汗多少等有关。病理性尿频特点是排尿次数增加，夜尿增加，而每次尿量少。主要见于膀胱炎症、结石、异物、肿瘤或周围器官病变引起的膀胱激惹；结核性膀胱炎所致的膀胱挛缩；精神、心理因素所致的排尿次数增加。也可见于糖尿病、尿崩症及肾浓缩功能障碍等疾病。

（二）尿急

尿急是一种突发且迫不及待要排尿的感觉，严重时引起急迫性尿失禁。尿急见于下尿路炎症（如急性膀胱炎）、膀胱过度活动症，也可以由焦虑等精神因素引起。

（三）尿痛

尿痛指排尿时或排尿后尿道内烧灼样、针刺样痛感，与尿频、尿急合称为膀胱刺激征。排尿初痛见于尿道炎；排尿中或排尿后痛见于膀胱炎；前列腺炎、膀胱或输尿管下段结石及尿道嵌顿性结石也可伴有尿痛。

（四）排尿困难

排尿困难指膀胱内尿液排出受阻引起的一系列症状，表现为排尿等待且费力、排尿间断或变细、尿线无力、尿线射程变短、排尿末滴沥状等。男性多见于前列腺增生症和尿道狭窄；女性常由膀胱颈硬化症或心理因素所致；儿童可能与神经源性膀胱和后尿道瓣膜有关。

（五）尿潴留

尿潴留表现为膀胱内充满大量尿液，不能排出致下腹部膨隆和/或胀痛，是排尿困难的最终结果，分为急性与慢性两类。急性尿潴留多见于下尿路机械性梗阻，如尿道狭窄和前列腺增生症突然加重，或药物所致一过性尿潴留；慢性尿潴留是指膀胱内尿液长期不能完全排空，有残余尿存留,多见于神经源性膀胱或渐进性的机械性梗阻。

(六)尿失禁

尿失禁指无意志控制的流尿。分为以下四种类型。

1.真性尿失禁

真性尿失禁指尿液不受意识控制的自尿道口持续流出。大多由尿道外括约肌缺陷、严重损伤或尿道支配神经功能障碍引起。表现为膀胱空虚、持续流尿,几乎没有正常的排尿,多见于女性尿道产伤及前列腺手术等引起的尿道外括约肌损伤。

2.压力性尿失禁

压力性尿失禁指平时能控制排尿,但在腹腔内压突然升高时,发生尿失禁的现象。多见于经产妇或绝经后妇女,也可见于男性前列腺手术后,表现为咳嗽、喷嚏、大笑或增加腹压的运动时有尿液突然自尿道口流出。病因包括尿道肌肉本身缺陷;阴道前壁的支撑力减弱;肛提肌、尿道外支持组织和盆底肌肉功能障碍。

3.充盈性尿失禁

充盈性尿失禁又称假性尿失禁,是由于膀胱内大量残余尿所致。患者不时地滴尿,无成线排尿,多见于慢性下尿路梗阻疾病。

4.急迫性尿失禁

急迫性尿失禁指因强烈尿意而至的尿液流出。分为两类:①运动性急迫性尿失禁,是逼尿肌无抑制性收缩,使膀胱内压超过尿道阻力所致,见于膀胱以下尿路梗阻和神经系统疾病;②感觉急迫性尿失禁,是由膀胱炎性刺激引起的一个症状。精神紧张、焦虑也可引起急迫性尿失禁。急迫性尿失禁和压力性尿失禁常混合存在。

(七)漏尿

漏尿是指尿液从尿道外的其他通道流出,如阴道或肠道,也称为尿道外性尿失禁。常见于膀胱阴道瘘、尿道阴道瘘、尿道直肠瘘、脐尿管瘘、先天性异位输尿管开口和膀胱外翻等疾病。

(八)遗尿

遗尿指儿童在睡眠时发生不自主排尿。3岁以内儿童出现遗尿多属正常,大部分可以自愈。6岁以上遗尿时应视为异常。女性儿童遗尿应排除异位输尿管可能。常见病因有大脑皮质发育迟缓、睡眠过深、遗传或泌尿系统疾病等。

(九)排尿中断

尿流中断指在排尿过程中出现不自主的尿线中断。多见于膀胱结石患者,改变体位后可继续排尿,常伴有阴茎头部剧烈的放射性疼痛及尿道滴血。也可见于前列腺增生症患者。

四、疼痛

泌尿男性生殖系统病变引起的疼痛多见于梗阻和炎症,与病变的空腔脏器内压升高、实质器官包膜张力增加或平滑肌痉挛有关。由于泌尿男性生殖系统多受自主神经支配,疼痛定位不准确。

(一)肾区痛

一般位于一侧肋脊角,呈持续性钝痛或阵发性绞痛。钝痛多见于肾或肾周感染、积水或巨大占位病变等。绞痛多见于结石、血块、肿瘤等引起的上尿路急性梗阻,表现为腰腹部突发性剧痛,呈阵发性。绞痛常放射至下腹部、腹股沟处、睾丸或大阴唇及大腿内侧。肾脏剧烈胀痛多见于肾脓肿、肾梗死、肾周围炎等急性炎性疾病,常伴寒战、高热。肾恶性肿瘤早期不引起疼痛,晚期可因梗阻和侵犯受累脏器周围神经而造成持续性疼痛。肾区剧痛时可合并消化道症状,如恶心、呕吐等。右侧肾绞痛应与急性胆囊炎、胆绞痛、急性阑尾炎等疾病鉴别。

(二)输尿管疼痛

输尿管疼痛表现为输尿管走行区的钝痛或绞痛,多因剧烈蠕动、管腔急性扩张及平滑肌痉挛引起。绞痛多由结石或血块堵塞输尿管所致,可向患侧腰部、下腹部、股内侧和外生殖器等部位放射。钝痛多由慢性尿路梗阻引起。

输尿管绞痛常伴发血尿,应仔细询问两者出现的时间顺序:绞痛先于血尿者,多见于上尿路结石;当血尿先于绞痛时,则可能由血块阻塞输尿管所致,应排除肾肿瘤等疾病。

(三)膀胱区疼痛

细菌性或间质性膀胱炎患者表现为间歇性耻骨上区疼痛,膀胱充盈时更显著,同时伴有尿频、尿急或排尿困难,排尿后疼痛感可部分或完全缓解。膀胱颈口或后尿道结石引起急性梗阻时可出现耻骨上、阴茎头及会阴部放射性剧烈疼痛。膀胱肿瘤晚期或原位癌患者也可出现膀胱区疼痛,提示肿瘤已侵犯盆腔内组织,多伴有严重的膀胱刺激征。

急性尿潴留引起膀胱过度膨胀时,可导致膀胱区胀痛不适,此时下腹部能扪及包块。慢性尿潴留患者尿潴留和膀胱膨胀呈缓慢进展,即使残余尿超过 1 000 mL,也很少有膀胱疼痛不适。

(四)前列腺、精囊疼痛

疼痛主要集中于会阴部或耻骨上区,向后背部、腹股沟、下腹、阴囊、睾丸及阴茎头等处放射。急性炎症引起的疼痛较重且伴有寒战、发热,同时合并膀胱刺激症状,直肠指诊时前列腺、精囊部位有明显触痛。慢性炎症引起的疼痛程度较轻,部位多变,且病史长,全身症状少见。严重的前列腺肿胀可造成急性尿潴留。

(五)阴囊区疼痛

阴囊区疼痛可分为原位痛和牵涉痛。前者多见于睾丸附睾炎症、创伤和扭转等,疼痛范围局限,可沿精索向同侧腰部放射;后者可由输尿管、膀胱三角区、膀胱颈及前列腺等部位的疼痛放射而致,但阴囊内容物无触痛。肾脏、腹膜后或腹股沟的疼痛也可放射至睾丸。此外,对任何阴囊区疼痛患者还应排除嵌顿性或绞窄性腹股沟斜疝。

(六)阴茎疼痛

疲软状态下感阴茎痛多见于尿道、膀胱及前列腺的炎症或结石,表现为排尿或排尿后尿道内刺痛或烧灼感。阴茎勃起时疼痛多见于阴茎海绵体硬结症、尿道下裂和/或阴茎异常勃起。阴茎头或尿道病变引起的阴茎疼痛,应排除特异性感染,如性传播疾病。

五、尿道分泌物

尿道分泌物是指在无排尿动作时经尿道口自然流出黏液性、血性或脓性分泌物。

(一)脓性分泌物

脓性分泌物最多见于淋病奈瑟菌性尿道炎,表现为尿道流脓,并伴有急性尿道炎症状及尿道口红肿,挤压尿道近端后可见淡黄色脓液自尿道外口流出。大肠埃希菌、链球菌、沙眼衣原体、解脲支原体感染所致的分泌物多呈稀薄状或水样黄色。

(二)黏液性分泌物

黏液性分泌物见于性兴奋及慢性前列腺炎。患者如果在大小便后,发现有少量乳白色、黏稠分泌物流出尿道外口时,俗称"滴白",显微镜下检查可见较多的白细胞和脓球。

（三）血性分泌物

血性分泌物包括尿道出血和血精。尿道出血多来自尿道外伤或尿道、精阜肿瘤。血精是前列腺、精囊疾病的特征性表现，多见于炎症，也可见于肿瘤或结核。

六、男性性功能相关症状

（一）阴茎勃起功能障碍

勃起功能障碍是男性最常见的性功能障碍，指阴茎不能达到和维持足以进行满意性生活的勃起。临床上分为器质性、心理性和混合性勃起功能障碍。器质性勃起功能障碍约占50%，病因主要有糖尿病、心血管疾病、脑脊髓病变、服用药物等。

（二）性欲障碍

性欲障碍包括性欲低下和性欲亢进，前者表现为对性交的欲望冷淡或根本无要求，后者指性冲动过分强烈。

（三）射精异常

1.早泄

早泄是射精障碍中最常见的疾病，发病率占成人男性的35%～50%，是指阴茎能勃起，性交时当阴茎插入阴道前或接触阴道后，即出现射精。

2.不射精

不射精是指性欲正常的男子在性交过程中，勃起的阴茎插入阴道后，始终达不到性高潮且不能产生节律的射精动作，也没有精液射出尿道外口的一种异常现象。分为功能性不射精、器质性不射精、药物性不射精和混合性不射精。

3.逆向射精

逆向射精是指患者性生活随着性高潮而射精，但是射精时精液全部自后尿道逆向流入膀胱，不从尿道口流出。原发性逆行射精较为罕见，继发性逆行射精可见于前列腺电切术后、尿道外伤等。逆向射精的诊断依据是射精后尿液中含大量精子。

4.射精痛

射精痛指性兴奋或射精时患者感阴茎根部或会阴部疼痛，被迫中止性交，或遗精时痛醒。常见于精囊炎、前列腺炎、前列腺结石、附睾炎、尿道狭窄等。

（四）血精

血精是男科临床最常见的症状之一，指精液中混有血液。血精可呈鲜红色、咖啡色或暗红色，含血凝块，或仅在显微镜下有少量的红细胞。血精的常见病因有：精囊及前列腺的炎症、肿瘤或结核性病变；血液系统病；精囊静脉曲张、精阜旁后尿道上皮下静脉扩张破裂等其他疾病。

（燕在春）

第二节 泌尿生殖系统疾病的体征

完整而全面的体格检查是对泌尿外科患者进行评估的重要组成部分。许多泌尿生殖系统疾病对全身有一定的影响，因此在进行泌尿专科检查之前，应对患者的重要生命体征及全身状态进行客观评价。

一、全身状态检查

视诊可以观察到患者的一般状态和许多全身体征。能够判断患者的皮肤是否有黄染、苍白、营养状态如何等。向心性肥胖的表现是"水牛背"和腹纹,这是肾上腺皮质功能亢进的特征。而虚弱和色素沉着可能为肾上腺功能低下的表现。男性乳腺增生可能是由于内分泌疾病所导致,也可能是乙醇中毒的表现,还可能是前列腺癌激素治疗的不良反应。外生殖器和下肢水肿可能由于心功能失代偿、肾衰竭、肾病综合征或盆腔、腹膜后淋巴回流受阻。锁骨上淋巴结肿大可能是任何一种泌尿系统肿瘤转移所致,常见于前列腺癌和睾丸癌;腹股沟淋巴结肿大可能继发于阴茎或尿道肿瘤。

二、泌尿系统的体征检查

泌尿器官位于腹膜后,相对位置深,故局部体征较少。

(一)肾脏

1.视诊

首先应观察两侧肾区是否对称,有无隆起,脊柱是否侧弯等。

2.触诊

可取仰卧位,屈髋屈膝,使腹肌松弛。采用双手合诊,左手置于腰背脊肋角区,右手置于腹部肋缘下,嘱患者深呼吸,亦可采用侧卧位、坐位或立位。正常情况下肾脏常不能触及,偶可触及右肾下极。当肾脏肿大、下垂或异位时,则可被触及。应注意部位、大小、质地、活动度及表面情况。

3.叩诊

了解有无肾区叩击痛。以左手掌贴于肋脊角区,右手握拳用轻到中等力量叩击左手背,引发疼痛者提示可能存在肾或肾周炎症、肾结石或肾积水。叩诊不宜过度用力,肾外伤时禁做叩诊检查。

4.听诊

肾动脉狭窄者可在腹部或背部听到血管杂音。

异常表现:肾脏查体最常见的异常是肾脏肿物。对于成年人,尤其是肥胖患者,除非肿物很大,否则很难触及。可以触及的肾脏肿物多为囊肿或恶性肿瘤,单依靠体格检查不能对两者进行鉴别。儿童的肾脏肿物较易触及,常见的可为囊肿(多囊肾、肾积水)或恶性肿瘤(肾母细胞瘤、神经母细胞瘤)。

(二)输尿管

由于输尿管位置深,于体表不能触及,很少有阳性发现。着重检查输尿管压痛点:上输尿管压痛点位于腹直肌外缘平脐水平;中输尿管点位于髂前上棘与脐连线中外 1/3 交界内下 1.5 cm 处;下输尿管点,直肠指诊时位于直肠前壁、前列腺外上方处,女性行阴道双合诊,位于阴道前壁穹隆部侧上方。输尿管点压痛,提示输尿管病变。

异常表现:当有结石或其他炎性病变时,沿输尿管径路可能有深压痛,但无反跳痛。

(三)膀胱

1.视诊

患者取仰卧位,充分暴露全腹部。下腹正中可看到明显的隆起时,膀胱容量通常已经超过 500 mL。

2.触诊

多采用双合诊,即检查者一手放于膀胱区,另一手经直肠或阴道进行触诊。该方法可了解膀胱肿瘤或盆腔肿瘤大小、浸润范围、膀胱活动度,以及判断手术切除病灶的可能性。

3.叩诊

膀胱叩诊应从紧邻耻骨联合上缘开始,逐渐向上,直到叩诊音由浊音变为鼓音为止,此时为膀胱的上缘。

异常表现:最常见的膀胱异常为尿潴留,在男性由良性前列腺增生或尿道狭窄引发的膀胱出口梗阻所致。另外,男女均可见各种神经源性因素导致的膀胱排空障碍。耻骨上痛提示膀胱炎症。先天性膀胱外翻时,在下腹部正中可见腹前壁及膀胱前壁缺损,并可见双输尿管口间歇性喷尿,尿道上裂及阴茎畸形。

(四)尿道

男性尿道位于阴茎腹侧,其外口位于阴茎头中央。观察尿道外口的位置与大小。

女性尿道外口为不规则的椭圆小孔,介于耻骨联合下缘及尿道口之间的阴道前庭。检查尿道外口有无分泌物、处女膜伞及新生物等,还可以了解是否在咳嗽时尿外流。

异常表现:尿道下裂的尿道外口位于阴茎腹侧。从阴茎根部开始依次触压阴茎腹侧的尿道至尿道外口,如有尿道结石,可触及局部硬物,如有脓性分泌物,应收集检验。

三、男性生殖系统的体征检查

男性生殖系统体检极为重要,由于解剖位置外在,许多疾病仅靠体检即可作出初步诊断。

(一)阴茎

观察阴毛分布、阴茎发育和包皮情况。

阴茎的皮肤在阴茎头处向内翻转覆盖于阴茎表面称为包皮。翻开包皮检查阴茎头或冠状沟有无溃疡、肿物,大多数的阴茎癌发生于未经环切的包皮或阴茎头。应注意尿道开口的位置,尿道口可位于阴茎头的腹侧(尿道下裂),也有极少数会位于背侧(尿道上裂)。检查完毕后应将包皮复位,以免造成包皮嵌顿。

异常表现:小阴茎表现为阴茎短小但外形正常,常温下短于 3 cm,多见于先天性睾丸发育不良等。包皮过长是指包皮覆盖尿道口,但能上翻露出阴茎头;包茎是指包皮口狭小,使阴茎头不能露出,但 4 岁以前小儿的包皮不能退缩至冠状沟属正常。阴茎头的肿物及新生物常为阴茎癌或尖锐湿疣,糜烂或溃疡可能为疱疹或梅毒。

阴茎触诊时,可用拇指或示指触捏背侧阴茎海绵体,如有结节及压痛,提示阴茎海绵体硬结症可能。

(二)阴囊

1.视诊

观察阴囊的颜色及两侧的对称性,注意有无溃疡、炎症、结节、瘘管及湿疹样病变。阴囊肿块或精索静脉曲张也能在视诊中被发现。

有阴囊内肿物的患者,均应行透光试验。用手电筒紧抵阴囊后侧并向肿物照射,检查者透过纸筒在阴囊前壁观察,如有光线透过为阳性。

2.触诊

阴囊内容物触诊时首先检查睾丸,然后是附睾及索状结构,最后是腹股沟外环。

异常表现:对于阴囊内肿物,均应行透光试验。透光试验阳性表明肿块为鞘膜积液;如不透光则为实性肿块,提示睾丸炎症或肿瘤。精索静脉曲张时,阴囊皮下的静脉曲张成团,使阴囊呈"蚯蚓袋"样外观,多见于左侧。

(三)睾丸

检查时一手固定睾丸,另一手触诊,并进行双侧对比。注意睾丸的体积、形状、硬度以及有无结节和压痛等。

异常表现:正常成人的睾丸体积为15～25 mL。小儿软的睾丸表示其功能不良;睾丸肿大伴沉重感,应怀疑睾丸肿瘤;阴囊空虚则提示睾丸下降不全。

(四)附睾

附睾纵向贴附于睾丸的后外侧。检查者应自上而下依次触及其头、体和尾部,两侧对比注意有无结节、肿物及压痛。

异常表现:急性附睾炎所致的附睾肿大多以附睾头部为重。患者常因疼痛而抗拒触诊;附睾结核肿块常位于附睾尾部,质硬,呈结节状无压痛硬块,输精管可呈串珠样改变。精液囊肿位于附睾头部,触之有囊性感,但张力较低。

(五)精索

检查时一手向下牵拉睾丸,用另一手拇指和示指依次自下而上滑行触摸精索和输精管,注意有无精索静脉曲张与输精管结节。精索鞘膜积液的肿块位于精索,与睾丸分离,透光试验阳性。

牵拉睾丸时,如感精索疼痛,即为精索牵拉痛征阳性,提示精索炎。精索扭转时,睾丸常上提至外环处并呈横位,精索增粗并有肿痛。睾丸托举试验亦有助于鉴别诊断,方法是检查者用手向上托起患者睾丸时,如果痛感加重,则提示睾丸扭转,这是由于托举睾丸时,扭转的精索受进一步的挤压所致;如果痛感减轻,则表明睾丸炎的可能性大。

(六)前列腺

通过直肠指诊来进行检查,主要评估前列腺大小、质地及有无压痛和结节等,同时还可检查肛门括约肌张力。

检查前患者应排空膀胱,取膝胸位、侧卧位和直立弯腰位。检查者戴上橡皮手套,润滑后将示指缓缓滑入肛门。首先注意肛门括约肌的功能,在直肠前壁依次触摸前列腺的左侧沟、左侧叶、中央沟、右侧叶和右侧沟及前列腺尖部下方的膜部尿道,尽量检查前列腺上方的精囊。检查前列腺的大小、形态、质地、表面是否光滑、是否有结节及压痛、中央沟是否存在及变浅。正常前列腺栗子形大小,表面平滑,质地柔韧似橡皮。检查完毕时注意有无指套染血,慢性前列腺炎必要时可按摩前列腺液送检。

异常表现:前列腺增生时两侧叶通常呈对称性增大,质韧,中央沟变浅、消失或隆起;前列腺癌的特征性表现是质硬,腺体内有坚硬不平的结节;前列腺炎则有明显的压痛和肿胀。前列腺如有波动感时,应考虑前列腺脓肿。

四、女性外生殖器及尿道外口检查

男性泌尿外科医师为女性患者实施检查时应有女护士或其他医务人员陪同。应在充分保护患者隐私的情况下进行。采用截石位进行检查,首先检查外阴和阴唇,要特别注意外阴的萎缩性变化、分泌物和溃疡等。尿道口检查是否有囊肿、黏膜脱垂、黏膜增生、肿瘤和肉阜等。接着嘱患者腹部加压,观察是否有膀胱或直肠脱垂。然后嘱患者咳嗽,此时可能诱发压力性尿失禁。双合诊可以用来检查膀胱、子宫和附件。

异常表现：触诊可发现尿道憩室，憩室有感染时，可从尿道挤压出脓性分泌物。女性尿道旁腺囊肿表现为尿道口肿物，肿大疼痛，腺管开口红肿，挤压有脓性分泌物。前庭大腺感染为淋病最常见的并发症。各种盆底脏器脱垂，如膀胱脱垂、子宫脱垂、直肠脱垂亦可探及。

神经检查：对患有泌尿系统疾病的患者进行神经系统检查十分有必要。阴茎、阴唇、阴囊、阴道及会阴区的感觉缺失常提示骶神经根或骶神经病变。除了感觉检查外，也对生殖器区域进行神经反射检查，其中最重要的为球海绵体反射。该反射主要通过将手指置于直肠并挤压阴茎头或阴蒂引起，主要检测脊髓 $S_2 \sim S_4$ 截段的反射弧。若球海绵体反射正常，则会感觉到肛门括约肌收缩，表明无骶髓或周围神经受损。球海绵体反射阴性，提示支配勃起功能的神经受损。

轻轻向下划大腿上内侧可以引起提睾反射。正常男性的提睾反射是提睾肌收缩，使同侧阴囊及睾丸快速上提。临床上浅表反射检查（如提睾肌反射）并不常用。

（燕在春）

第三节 泌尿生殖系统疾病的实验室检查

实验室检查对于泌尿生殖系统疾病的诊断具有重要意义，按照标本不同可将泌尿及男性生殖系统的实验室检查分为尿液检查、血液检查、精液检查、前列腺液检查及尿道分泌物检查。

一、尿液检查

通过尿液检查，可帮助以下疾病的诊断：尿路感染、泌尿系统结核、泌尿系统结石、泌尿系统肿瘤、肾功能异常及肾上腺病变等。

（一）尿液常规检查

在泌尿系统疾病中，大多需要收集新鲜尿液进行检查，以中段尿为宜。尿液常规检查包括颜色、透明度、比重、pH、蛋白和葡萄糖定性及离心沉淀后显微镜检查，后者包含尿中细胞成分（红细胞、白细胞、上皮细胞及相应管型）、各种微生物和结晶等。

正常新鲜尿液呈淡黄色、清晰透明，比重在 1.003～1.030，pH 为 6.5 左右（5.0～8.0），定性检查中蛋白、葡萄糖、酮体、胆红素及亚硝酸盐等均阴性，镜检中红细胞 0～3 个/HP，白细胞 0～5 个/HP，一般不含管型。尿液常规异常可初步提示病变情况，如白细胞增多常见于尿路感染，红细胞增多常见于泌尿系统肿瘤、泌尿系统结石、肾小球肾炎等，病理性蛋白尿提示肾小球或肾小管病变，尿糖阳性常见于糖尿病等。

（二）尿三杯试验

该试验根据排尿过程中红细胞或白细胞在尿中出现的时段不同，从而初步判断泌尿系统疾病的病灶部位。方法是将一次排尿过程的开始、中间和终末三部分的尿液分别置于三个容器内送检。如第一杯尿液异常而且程度最重，说明病变可能在前尿道；第三杯尿液异常而且程度最重，说明病变在膀胱颈或后尿道；三杯均异常，说明病变部位在膀胱、输尿管或肾脏。

（三）尿病原学检查

尿病原学检查包括定量培养、涂片检查和 DNA 鉴定等。标本留取需做无菌处理及准备，采集中段尿。男性应上翻包皮,女性应清洁外阴部,也可经导尿获取。在尿细菌培养的同时一般应加做药物敏感试验,为针对性治疗提供依据。疑有真菌、结核菌、厌氧菌等感染时,应做相应的特殊培养。尿液涂片检查是一种快速定性诊断方法,检出率低于定量培养。一般采用革兰染色后镜检,检查结核菌时做抗酸染色。此外,还可通过聚合酶链反应(PCR)进行结核菌 DNA 鉴定。

(四)尿脱落细胞检查

标本应留取新鲜中后段排空尿液 30~50 mL,离心沉淀后立即涂片染色检查找肿瘤细胞。主要用于诊断泌尿系统上皮细胞肿瘤,包括肾盂、输尿管、膀胱及尿道的上皮细胞肿瘤,阳性率可达 60%~70%。而对于肾实质肿瘤或前列腺癌,其阳性率则较低。

(五)尿液生化检查

1.尿肌酐及尿素氮

正常值分别为尿肌酐 0.7~1.5 g/24 h、尿素氮 9.5 g/24 h。当急性肾炎或肾功能不全时,尿肌酐含量降低;尿素氮增高表示体内组织分解代谢增加,降低见于肾功能不全、肝实质病变。

2.尿钾、钠

尿钠正常值 3~6 g/24 h,尿钾 2~4 g/24 h,肾功能不全、肾上腺皮质功能异常及钾钠摄入不足等均可引起尿钾、钠异常。

3.尿钙、磷

尿钙正常值为 0.1~0.3 g/24 h,尿磷为 1.1~1.7 g/24 h,尿钙磷排出量增高主要见于甲状旁腺功能亢进,可引起多发性尿路结石。

(六)膀胱癌肿瘤标志物检查

目前膀胱癌的肿瘤标志物多用尿液进行检测,简单、快速、无创,可用于膀胱癌的诊断、疗效观察和预后评估。但迄今为止,尿液肿瘤标志物还不能完全代替膀胱镜和尿细胞学检查。

1.荧光原位杂交技术

荧光原位杂交技术是利用膀胱肿瘤中发生的染色体异常来检测膀胱肿瘤,探测尿脱落细胞的第 3、7、17 号染色体数目异常和 9 号染色体短臂缺失的畸变。其敏感性为 73%~90%,特异性为 65%~100%。

2.膀胱肿瘤抗原

膀胱肿瘤抗原是一种快速诊断膀胱肿瘤的方法,其原理是应用单克隆抗体与膀胱肿瘤抗原相结合胶体金技术。平均灵敏度 60%,特异性 77%。可作为初筛或随访,应避免血尿严重时使用。

3.核基质蛋白

核基质蛋白是细胞核内的一种网状结构蛋白,其功能主要参与 DNA 的复制、RNA 的合成和基因表达的调节等。膀胱癌患者核基质蛋白蛋白表达明显增高,由于癌细胞的脱落和凋亡使核基质蛋白大量释放于尿中。其诊断膀胱癌的敏感性为 47%~100%,特异性为 60%~90%,核基质蛋白诊断 G1、G2 级膀胱癌优于尿细胞学,也是目前唯一被 FDA 批准可用于膀胱癌高危人群筛查的肿瘤标志物,而且对膀胱癌术后是否复发有很高的预测性。

(七)尿激素测定

1.尿 17-羟类固醇、17-酮类固醇

17-羟类固醇和 17-酮类固醇均为类固醇激素的代谢产物,测定其尿中的含量,有助于肾上腺疾病的诊断。正常值分别为 17-羟类固醇 8~12 mg/24 h(男)、7~10 mg/24 h(女),17-酮类固醇

10~20 mg/24 h(男)、8~18 mg/24 h(女)。升高见于肾上腺皮质功能亢进,如库欣综合征;降低见于肾上腺皮质功能不全,如艾迪生病等。

2.尿儿茶酚胺和香草扁桃酸

儿茶酚胺包括去甲肾上腺素、肾上腺素和多巴胺;香草扁桃酸是肾上腺髓质激素的代谢产物,即 3-甲氧基-4-羟基-苦杏仁酸。正常 24 小时尿中含肾上腺素为 $(4.1\pm2.3)\mu g/24$ h,去甲肾上腺素为 $(28.7\pm12)\mu g/24$ h,多巴胺为 $(225.8\pm104.8)\mu g/24$ h,香草扁桃酸为 1.7~15.1 mg/24 h。尿中含量增高见于嗜铬细胞瘤等。

3.尿醛固酮

醛固酮为肾上腺皮质球状带分泌,调节电解质和水的平衡。尿中正常值为 2.0~13.3 $\mu g/24$ h,含量增高见于原发性醛固酮增多症,充血性心力衰竭、腹水型肝硬化及肾病综合征等引起的继发性醛固酮增多症。

二、血液检查

血液检查主要包括血液生化、血激素水平及肿瘤标志物等检查,有助于肾功能异常、肾上腺疾病及泌尿系统肿瘤等疾病的诊断。

(一)血液生化检查

1.尿素氮

尿素是蛋白质代谢产物的主要成分,在正常情况下尿素氮经肾小球滤过后有 1/3 又经肾小管重吸收,其余 2/3 随尿排出,故作为判断肾小球滤过功能的指标。正常值 9~12 mg/dL(3.2~7.0 mmol/L)。测定目的在于了解有无氮质潴留,以判断肾脏对蛋白质代谢产物的排泄能力。由于"健存"肾单位的代偿作用,当肾小球滤过率下降至正常的 25% 以下时才出现尿素氮升高,因此不是一项敏感的指标,但对确定尿毒症的诊断有临床意义。

2.血清肌酐(Scr)

肌酐主要由肾小球滤过,不被肾小管重吸收,肾小管在血肌酐升高时也可少量分泌,但量微不足道,故临床上用此法测定肾小球滤过功能。正常人血肌酐 1~2 mg/dL(88~177 mmol/L);血肌酐越高,肾功能越差,两者成正比。

3.尿酸

尿酸是来自体内和食物中嘌呤代谢的终末产物,大部分经肾脏排泄。血液中的尿酸全部由肾小球滤过,在近端小管 98%~100% 被重吸收,一部分被远端小管所分泌。正常值为 140~420 $\mu mol/L$,肾脏早期病变,血清尿酸浓度首先增加,故有助于早期诊断,但其特异性不高。血尿酸升高多提示痛风。

4.胱抑素 C

胱抑素 C 是一种分泌性蛋白,广泛存在于各种体液中,能够自由通过肾小球,并且由肾小管重吸收后降解。胱抑素具有产生速率恒定,只能通过肾小球滤过排泄,在肾小管内完全被重吸收降解。胱抑素 C 不受年龄、性别、肌肉容积、炎症状态等因素的影响,是一种理想的反映肾小球滤过率(GFR)变化的内源性标志物,具有较高的敏感性和特异性,是比肌酐更为敏感的 GFR 的检测指标。血清胱抑素 C 的正常值为 0.59~1.15 mg/L(52~102 mmol/L)。

5.钠、钾、氯、钙、磷

肾脏对维持机体电解质平衡起着重要作用,当肾脏有病变时,可引起电解质紊乱。正常血清钠为 135～145 mmol/L,钾为 3.5～5.5 mmol/L,氯为 98～106 mmol/L,钙为 2.2～2.7 mmol/L,磷为 1.0～1.6 mmol/L。

6.其他肾功能相关检查

(1)内生肌酐清除率(Ccr):清除率是指肾脏在单位时间(分)将多少血浆(毫升)中的某物质完全清除出去,由于内生肌酐比较恒定,因此常用内生肌酐清除率来代替肾小球滤过率。Ccr(mL/min)=尿肌酐浓度(mg/dL)×每分钟尿量(mL)/血清肌酐浓度(mg/dL),正常值为 90～110 mL/min。

(2)GFR:GFR 指单位时间内从肾小球滤过的血浆容量,直接反映肾脏的滤过功能。放射性核素法是检测 GFR 的金标准,临床上也可通过血清肌酐粗略计算 GFR(eGFR)。目前公认的包括以下两个公式:

Cockcroft-Gault 公式:eGFR(mL/min)=[(140-年龄)×体重(kg)]×0.85(女性)/(72×SCr)

MDRD 公式:eGFR[mL/(min·1.73 m²)]=186×SCr(mg/dL)-1.154×年龄-0.203×0.742(女性)×1.21(非裔美国人)

适合中国人的改良形式:eGFR[mL/(min·1.73 m²)]=175×SCr(mg/dL)-1.154×年龄-0.203×0.79(女性)

(3)钠排泄分数(FENa):钠排泄分数是鉴别肾前性氮质血症和急性肾小管坏死的敏感指标。计算公式:FENa(%)=(尿钠/血钠)/(尿肌酐/血肌酐)×100%。肾前性氮质血症 FENa<1,急性肾小管坏死 FENa>2。

(4)自由水清除率(CH_2O):自由水清除率是对肾浓缩稀释功能更为精确的测定,是评价肾髓质功能的良好方法。计算公式:CH_2O=V×(1-Uosm/Posm)(注:V:尿量(mL/h),Uosm:尿渗透压,Posm:血浆渗透压)。正常值为-30,负值越大,肾功能越好。

(二)血液中激素测定

1.皮质醇与促肾上腺皮质激素(ACTH)

血浆皮质醇浓度有明显的昼夜节律变化,晨 6～8 时最高,晚 10 时至凌晨 2 时最低。正常人血浆皮质醇为 10～25 μg/dL(上午 8:00),2～5 μg/dL(晚上 24:00)。肾上腺皮质功能减退者血浆皮质醇浓度减低,且对 ACTH 兴奋无反应。库欣综合征、异位产生 ACTH 肿瘤者皮质醇浓度升高,且昼夜分泌节律消失。

唾液皮质醇:血浆中游离的皮质醇在血液与唾液中迅速平衡,两者具有很强的相关性,因此,唾液皮质醇可作为反映同一时间内具有生物活性的血清游离皮质醇的方法,其优点是简单、方便、准确、成本-效益比高。受检者禁饮禁食 15～20 分钟,清水漱口后,静息,弃去第一口唾液,将唾液收集器中的棉棒置于舌下,待唾液自然流入,防止混入水、血和痰,只需 5 分钟,即可收集 3～5 mL 唾液进行检查。正常深夜唾液皮质醇<145 ng/dL。

2.醛固酮与肾素、血管紧张素

正常人血浆醛固酮为(8.37±2.9)ng/dL(上午 8:00 卧位基础值)及(13.64±7.51)ng/dL(上午 10:00 立位刺激值)。原发性醛固酮增多症醛固酮含量超过正常值的 2.8～4.2 倍,肾素活性降低,血浆醛固酮/肾素活性比值≥40 提示醛固酮过多分泌为肾上腺自主性;继发性醛固酮增多症血浆醛固酮增高,肾素活性、血管紧张素Ⅱ含量也增加 4 倍以上。

3.儿茶酚胺

包括去甲肾上腺素(NE)、肾上腺素(E)和多巴胺(DA)三种。正常参考值 NE 为 0.7～

2.4 nmol/L,E<0.27 nmol/L,DA<0.19 nmol/L。无论在生理还是病理情况下波动均较大,嗜铬细胞瘤一般分泌大量的去甲肾上腺素和少量的肾上腺素,血浆水平仅仅反映肿瘤的瞬间释放状态。

4.睾酮

睾酮是人体内主要的雄激素,其分泌存在昼夜节律,夜间(20～22 时)分泌最少,早晨(6～8 时)分泌最多,但波动幅度较小。正常人血清睾酮,男(570±156)ng/mL,女(59±22)ng/mL。继发性或原发性睾丸功能减退时睾丸水平减低。前列腺癌行内分泌治疗时,睾酮应达去势水平(<50 ng/dL)。

(三)肿瘤标志物检查

理想的肿瘤标志物应满足以下要求:①特异性较高;②敏感性较高;③方法简便、重复性好,成本-效益比相宜。目前尚无全部符合上述标准的肿瘤标志物。

1.前列腺癌肿瘤标志物

前列腺癌的肿瘤标志物中最重要的是前列腺特异性抗原(PSA),目前在前列腺癌的诊断、分期以及检测和随访中均广泛应用。

(1)PSA:PSA 检查应在前列腺按摩后 1 周,膀胱镜检查、导尿等操作 48 小时后,射精 24 小时后,前列腺穿刺 1 个月后进行,尿潴留、急性前列腺炎等也可使 PSA 升高。血清 PSA 正常值为 0～4 ng/mL,如 PSA>10 ng/mL,应高度怀疑前列腺癌。此外,PSA 密度(PSAD)及游离 PSA(fPSA)与总 PSA(tPSA)的比值也有助于鉴别良性前列腺增生和前列腺癌。

(2)前列腺癌基因 3:是目前已知前列腺癌最具特异性的标志物之一,有助于解决 PSA 诊断前列腺癌特异性不足的问题,减少不必要的前列腺穿刺活检。但因认识时间尚短,许多问题仍未解决,使其在临床的应用有待进一步研究和评估。

2.睾丸肿瘤的肿瘤标志物

主要包括甲胎蛋白、人绒毛膜促性腺激素及乳酸脱氢酶等,用于术前评估、根治术后 1～2 周及术后随访中,观察治疗效果及有无复发等。

甲胎蛋白在进展的非精原细胞瘤患者中阳性率达 80%～90%。人绒毛膜促性腺激素在绒毛膜上皮癌患者血中阳性率 100%,非精原细胞瘤阳性率 66.6%～90.0%,精原细胞瘤阳性率 7.6%～10.0%。乳酸脱氢酶是一种特异性不高的血清肿瘤标志物,与肿瘤体积有关,在 80%进展性睾丸肿瘤中升高,主要用于转移性睾丸肿瘤患者的检查。

三、精液检查

精液检查用于分析不育的原因或观察输精管结扎后的效果。通常用手淫法取精或性交时将精液射入干燥的玻璃瓶内,应立即送检,最好不超过 1 小时。检查前要求 1 周内停止排精。内容包括精液量、颜色、稠度、酸碱度、活动力、计数及形态等。

四、前列腺液检查

前列腺液是男性精液的主要组成成分之一,该检查主要用于前列腺炎的诊断和治疗。一般采用按摩法采取标本,放置在洁净玻片上,立即送检。检查内容包括颜色、红细胞、白细胞、卵磷脂小体等,必要时做细菌培养。正常前列腺液呈乳白色,较稀薄,涂片镜检可见多量卵磷脂小体,白细胞<10 个/高倍视野。

五、尿道分泌物检查

尿道分泌物可用消毒棉签采取,立即做直接涂片及细菌培养检查。此外,还可通过 DNA 探针进行衣原体、支原体、淋病奈瑟菌等病原体 DNA 定性检查。尿道分泌物有脓性、血性及黏液性,可因非特异性尿道炎、淋病性尿道炎、滴虫性尿道炎等引起。

(燕在春)

第四节　泌尿生殖系统疾病的放射影像学检查

一、泌尿系统平片检查及其正常表现

(一)泌尿系统平片

泌尿系统平片(kidney ureter bladder,KUB)又称腹部平片,是泌尿系统 X 线检查中的基本方法。摄片范围上界包括两侧肾上腺区域,下达膀胱和前列腺。腹部平片可以独立应用,也是静脉尿路造影术前的常规摄片。检查前应常规使用缓泻剂清洁肠道,以减少肠道积气和粪块影,避免其与结石或钙化灶混淆。

(二)正常表现

在肾周脂肪组织和肾脏形成的天然对比下,腹部平片可显示略高密度肾影(图 2-1),呈蚕豆形,外缘隆突光滑,内缘平直,位于脊柱两侧,常界于第 1~3 腰椎体间,左肾较右肾至少高 0.5 cm以上。两侧肾影大小大致相同,长度 9~13 cm,左侧平均为 11.2 cm,右侧 10.9 cm。肾影的长度也可粗略地用其第 2 腰椎体高度的 4 倍来估计。肾脏长轴和腰大肌平行,上极略靠内,倾斜角一般为 15°~20°。

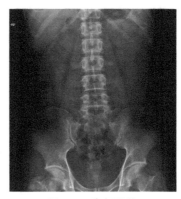

图 2-1　腹部平片

两肾呈略高密度肾影,呈蚕豆形,外缘隆突光滑,位于脊柱两侧

婴幼儿和消瘦者缺乏肾周脂肪,平片难以显示肾影。输尿管、膀胱、尿道和前列腺平片不显示。

二、泌尿系统的造影及其正常表现

(一)排泄性尿路造影

排泄性尿路造影(excretory urography,IVU)又称静脉肾盂造影,是含碘对比剂静脉注射后,经肾小球过滤、肾小管浓缩、集合管排泄后显影,间接显示含对比剂的尿液经过的肾盏、肾盂、输尿管和膀胱的内壁和内腔形态,也可了解双肾的排泄功能(图 2-2)。方法为首先压迫输尿管,减缓尿液排入膀胱速度,于对比剂注射后 7 分钟、15 分钟、30 分钟后各摄片一次,肾积水患者尿路显影不满意,可延长时间摄片。优点为无创,无年龄限制。缺点为对比剂显影程度与肾功能相关、对比剂具有潜在肾脏毒性。

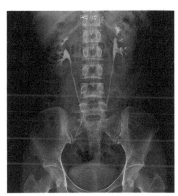

图 2-2 IVU 检查

30 分钟后摄片,肾大盏、肾盂和输尿管显影。肾小盏表现为短柱状,其侧面因肾乳头突入呈杯口状凹陷。肾大盏连接肾小盏和肾盂,呈一长管状结构。肾盂多呈喇叭状或三角形。

(二)逆行肾盂造影

逆行肾盂造影:经膀胱将导管插入输尿管和肾盂内后注射含碘对比剂,使肾盏、肾盂和输尿管显影。优点为对比剂充盈好,有利于细微结构的观察,显影不受肾功能影响,可了解肾功能不良患者的尿路情况。缺点:为有创检查,需要膀胱镜下插管,存在尿路上行性感染风险。适应证:应用于无法进行 IVU 或 IVU 显影不满意患者。禁忌证:急性下尿路感染、膀胱内大出血、心肺功能严重不全的患者。继发尿道狭窄和输尿管膀胱再植术者,因插管困难,列为相对禁忌证。并发症为疼痛、血尿、感染、造影剂逆流、输尿管肾盂穿孔等。

(三)膀胱尿道造影

膀胱尿道造影:检查前患者需排空尿液,经导尿管或膀胱造瘘管注入 100～200 mL 含碘对比剂后摄片。对比剂浓度多稀释成 20%～30%,避免浓度太高而掩盖一些病变。摄片包括仰卧位、左右斜位片和排尿期片,可观察膀胱和尿道形态、大小异常。如需了解膀胱输尿管反流,摄片范围还应包括双肾、输尿管。尿道也可通过经导管尿道内逆行注射对比剂而显影。

(四)正常尿路造影表现

静脉肾盂造影对比剂注射后 2～3 分钟肾小盏开始显影,15～30 分钟肾大盏、肾盂和输尿管显影最浓。肾小盏表现为短柱状,其侧面因肾乳头突入而呈杯口状凹陷,冠状面呈中空环形影。肾大盏连接肾小盏和肾盂,呈一长管状结构。正常每肾各有 2～4 个肾大盏和 4～16 个肾小盏,形状和数目差异较大,两侧也多不对称。肾盂多呈喇叭状结构,形状变异大,可表现为三种基本形态：①壶腹型肾盂，肾盂较大，直接和肾小盏相连，肾大盏不明显；②分支型肾盂：肾盂较小，肾大盏狭长；③中间型：介于上两型之间。

逆行肾盂造影时，由于对比剂直接注入，肾盂肾盏内对比剂充盈较多，压力升高，外形可略为扩大，同时产生一种逆回流现象，即对比剂逆行进入肾盂肾盏以外区域。回流现象分为两类。

1.穹隆回流

穹隆回流又可分三种：①肾盂肾窦及肾盂肾盏旁回流，对比剂自肾盏边缘外溢入肾窦或沿肾盏和肾旁组织到达输尿管周围；②肾盏血管回流，即静脉周围回流，表现为肾盏附近弓状或弧形线条影；③肾盂淋巴管回流，表现为肾间质内一条或多条线状影。

2.肾小管回流

肾小管回流表现为肾小盏外方刷状影或扇状影。①输尿管：表现为两侧各一条宽3～4 mm的线条状影，外形光滑，同时可见轻度弯曲或波浪状外观，为其本身蠕动所致。输尿管存在三个生理性狭窄处，需注意辨别。②膀胱：膀胱的形态和大小随内充盈的对比剂量的多少而改变。可为圆形、椭圆形等，密度均匀，边缘光滑。

（五）选择性肾动脉造影

选择性肾动脉造影：通常经皮股动脉穿刺，将导管选择性或超选择性插入肾动脉主干或其分支内，快速注射对比剂后行连续数字减影造影。主要适应证：肾血管性病变、肾肿瘤诊断和术前栓塞、肾创伤诊断和栓塞止血等。

（六）正常选择性肾动脉造影表现

注射含碘对比剂后，动脉期肾动脉主干及其分支迅速显影，从主干到分支逐渐变细，走行自然，边缘光滑；实质期肾实质渐渐显影变浓，肾轮廓外形大小清楚可辨；静脉期肾静脉和下腔静脉显影并见对比剂回流。

三、泌尿系统的CT检查及正常表现

（一）CT检查

CT是目前泌尿系统的主要检查手段。随着硬件的发展和技术的进步，多排螺旋CT已能获得覆盖整个泌尿系统范围的薄层扫描图像数据，这样不仅明显改善了小病灶的检测，而且可以后处理出高质量的多平面重建图像；由于扫描时间短，它还可以完成肾脏多期相动态增强扫描。CT的主要适应证：腹部平片上可疑或阴性结石、肾肿块定位定性、泌尿系统创伤、不明原因血尿和肾供体或肾部分切除术前的检查。

CT检查包括平扫和静脉注射含碘对比剂后的增强扫描，不同的检查指征应选择不同的CT技术。

1.CT平扫检查

扫描范围为肾脏等所需检查的脏器所在区域，如需观察整个尿路，应同时包括输尿管和膀胱。平扫仅适用于泌尿系统结石、肾囊肿或多囊肾和后腹膜血肿等。

2.CT增强检查

肾脏增强扫描采用多期扫描方案，即快速注射含碘对比剂后30秒内皮质期、100～120秒实质期和5～10分钟肾盂期扫描，主要应用于肾脏肿块的定位、定性和鉴别诊断。

3.CT血管造影（CTangiography，CTA）

将肾动脉期和实质期薄层扫描采集的图像，行容积数据后处理三维重建，可获得类似于X线肾动脉插管造影效果的肾动脉和肾静脉 CT 血管造影图像。CTA 为无创性血管造影技术,可评价肾血管狭窄、动脉瘤、动脉夹层、血栓和瘤栓以及动静脉畸形等,了解血管异位起源和走行,明确术前血管径路等。

4.CT 尿路成像(CTurography,CTU)

将从肾脏到盆腔范围内的排泄期薄层扫描采集图像行三维容积数据重建而获得类似于 IVU 检查效果的图像(图 2-3)。经典的 CTU 检查采用多期扫描,首先行肾上腺至耻骨联合范围内平扫,观察有无尿路结石,单次注射含碘对比剂后行皮质期、实质期和排泄期扫描。多期扫描辐射量大,可行含碘对比剂分次团注后一次扫描一站式获得肾皮质期、实质期和排泄期图像,以减少患者接受的辐射剂量。CTU 主要用于尿路上皮肿瘤的诊断和术前分期,对于尿路结石、尿路先天异常和其他原因引起的血尿也较超声和静脉肾盂造影具有较大的优势,故目前其开始逐步替代 IVU 等 X 线尿路造影。

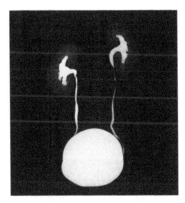

图 2-3 CTU 检查

三维 MIP 重建,显示两肾集合系统、输尿管和膀胱

(二)正常 CT 表现

平扫 CT,肾脏表现为圆形或椭圆形软组织密度影,边缘光整,肾中部可见内凹肾门。肾皮质和髓质密度接近,类似于肝脏密度,CT 值为 27~47 Hu。肾窦位于肾实质的前内侧,由于含脂肪组织容易和肾实质区分。集合系统起始于肾窦内,可见少量液性密度影,通常呈塌陷状态。注射含碘对比剂后,不同的期相,肾脏的表现不同,皮质期:高强化的肾皮质和低强化的髓质平行排列,对比明显,肾皮质和髓质分界线明显。含碘对比剂注射后肾脏皮质的 CT 值即可达 70 Hu,40 秒后可达 145 Hu,而肾髓质 50 秒后 CT 值也不足 70 Hu。实质期:肾实质和髓质强化达到平衡,呈均匀一致强化,CT 值至少达 120 Hu,和肾窦脂肪对比明显。排泄期:肾实质强化下降,由于排泄的含碘对比剂肾小管内积聚,肾髓质较肾皮质强化明显,这时肾集合系统、输尿管可见高密度对比剂充盈,最后到达膀胱。

输尿管 CT 检查,由于横断图像不连续,常需要曲面重建和三维重建显示完整成像。

膀胱大小和外形因充盈程度而异。正常膀胱厚度一般为 2~3 mm,增强后可适度强化。

四、泌尿系统的 MRI 检查和正常表现

(一)MRI 检查

MRI 多应用于泌尿系统超声和 CT 检查之后,对泌尿系统疾病的诊断和鉴别诊断具有十分

重要的价值。随着 MRI 硬件和扫描技术的发展,已有很多新技术不仅已能进行快速成像,并且具有较高的软组织分辨力。如采用呼吸门控技术可减轻呼吸运动伪影,快速自旋回波序列和快速多平面毁损梯度技术可明显缩短成像时间,三维容积采集技术可提供两肾高分辨的 T1WI 图像。另外,灌注和弥散成像,MR 波谱分析等肾功能成像的应用也逐渐普及。接触辐射及辐射剂量在 CT 检查中是个需要关注的问题,而 MRI 中则不存在。

1.平扫检查

常规进行轴面 T_1 加权、T_2 加权成像,必要时可辅助行冠状面、矢状面和其他任意平面成像。采用脂肪抑制技术有利于含脂肪组织的病变诊断。

2.增强检查

MRI 平扫后,静脉内注射 Gd-DTPA 等对比剂后使用快速毁损梯度技术行增强 MRI 扫描,获得和 CT 类似的多期相泌尿系统增强图像。适应证和 CT 类似,对碘过敏患者可用 MRI 增强检查来替代 CT。肾功能不全患者由于对比剂中的钆滞留于肾内有继发肾纤维化的危险,应禁行增强检查。对动脉期增强的薄层图像容积数据行后处理重建,可获得类似于 CTA 的 MR 肾血管造影图像(MR angiography,MRA)。

3.MR 泌尿系统成像(MRU)

通过重 T_2 成像技术,使含尿液的肾盂肾盏、输尿管和膀胱呈高信号,周围背景组织信号抑制,产生类似于 IVU 的图像(图 2-4)。MRU 主要用于检查尿路梗阻,因无须注射对比剂,适合于肾功能不全的积水患者的检查。

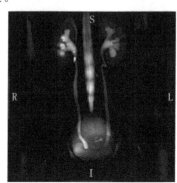

图 2-4　MRU 检查

呈高信号的两肾肾盂肾盏、输尿管和膀胱。肾盂肾盏和输尿管积水和扩张

4.灌注加权成像

灌注加权成像指静脉注射对比剂后,短时间内通过改变组织的磁化率,进而改变磁共振的信号强弱来反映组织的血流动力学改变,通过计算出组织血流量、血容量、对比剂平均通过时间和对比剂峰值时间等参数,可以了解组织器官的血流灌注状态和血管生成情况等,有助于泌尿系统肿瘤的诊断并评价其生物学行为。

5.弥散加权成像

弥散加权成像可反映活体组织器官内的水分子不规则随机运动即布朗运动,其组织中的对比信号强度取决于水分子的布朗运动。如水分子不受限可自由移动,由于失相位多导致信号降低;反之如水分子运动受限,因失相位少而信号较高,故其对病变的诊断和鉴别诊断非常有价值。

6.磁共振波谱

前列腺特有的代谢功能决定了 1 H MRS 能够用于其病变的检测和诊断。前列腺主要的是枸橼酸盐代谢,枸橼酸盐、总胆碱和肌酸是最易观察到的代谢物,研究表明也是最有价值的指标。

(二)正常 MR 表现

T_1WI 序列肾脏皮质表现为中等信号,较肾周的肌肉信号略高,髓质信号较皮质略低,肾窦和脂肪囊的脂肪表现为高信号,与肾组织形成良好对比。T_2WI 序列肾皮质和髓质呈中等信号,髓质信号略高于皮质,存在天然的皮质髓质分辨现象。肾盂内少量尿液表现为长 T_1 长 T_2 信号。肾周围大血管表现为低流空信号,在冠状面显示更为清晰。注射 Gd-DTPA 对比剂后,增强表现和 CT 类似。输尿管呈细线状或不能显示。膀胱呈圆形、卵圆形等各种形态,膀胱壁均匀光滑,尿液呈长 T_1 长 T_2 信号。

(王 勇)

第三章

泌尿生殖系统疾病的诊疗技术

第一节 导 尿 术

一、适应证

(一)诊断目的

(1)膀胱容量、残余尿的测定。

(2)无菌法取尿标本做细菌学检查。

(3)危重患者的尿量监测。

(4)膀胱测压、尿流动力学检查。

(5)膀胱、尿道造影检查。

(6)膀胱注水测漏试验,检查膀胱是否破裂。

(7)探测尿道有无狭窄及狭窄程度,尿道长度测定。

(二)治疗目的

(1)各种原因引起的急慢性尿潴留:包括尿道外伤、尿道狭窄、尿道结石、前列腺疾病、神经源性膀胱、先天性后尿道瓣膜等所致的尿潴留。

(2)膀胱药物灌注。

(3)手术前留置导尿管:大型外科手术、产科手术前留置导尿管,以便术中监测尿量,防止膀胱过度充盈。

(4)顽固性尿失禁。

(5)尿道外伤。

(6)膀胱、尿道手术后放置尿管引流尿液,促进切口愈合。

(7)前列腺手术后放置三腔气囊导尿管压迫止血及膀胱冲洗。

二、禁忌证

(1)急性尿道炎、前列腺炎、附睾炎等下尿路感染急性期。

（2）女性月经期。

（3）严重的尿道狭窄、严重尿道损伤后。

三、操作前准备

（1）告知患者做到知情同意，做好必要的解释工作，消除顾虑以取得患者配合，并告知患者做好外阴清洁工作。

（2）准备物品：导尿管、镊子、纱布、碘伏棉球、无菌单、液状石蜡、局麻药物、20 mL 针筒、生理盐水等。

四、操作方法

（1）男性患者平卧位，女性患者屈髋、屈膝，双大腿外旋、外展。一般操作者站在患者右侧。

（2）严格按照无菌原则，打开导尿包，用无菌镊子取碘伏棉球，以尿道口为中心进行常规会阴部消毒（男患者消毒顺序：尿道口、龟头、阴茎，大腿上 1/3；女患者：尿道口、大小阴唇、阴阜），男性翻转包皮消毒、女性分开大小阴唇消毒，消毒 3 遍，然后铺无菌孔巾。

（3）左手垫无菌纱布后夹持阴茎，拇指和示指分开尿道口，沿尿道注入 2% 利多卡因或利多卡因胶浆，阴茎夹夹闭片刻。

（4）根据患者实际情况选择合适大小导尿管，左手按上述方法夹持阴茎，分开尿道口（女患者一手分开大小阴唇充分暴露尿道口），左手提直阴茎伸直尿道前弯曲，右手持无菌镊夹持导尿管（一般夹持在气囊远端），轻柔地将充分润滑的导尿管插入尿道至导尿管根部，见尿液流出后注入导尿管水囊约 10 mL，轻柔退出尿管至膀胱颈部，再次确认尿液引出，保证导尿管气囊位置合适，然后接集尿袋逐步排尽尿液，将导尿管固定于右侧大腿根部。

五、注意事项

（1）严格遵循无菌操作规范：消毒，由内向外螺旋式消毒。方纱覆盖阴茎底部，提起阴茎消毒；再消毒；消毒尿道口、龟头、冠状沟。无菌纱布裹住阴茎将包皮向后推，以显示尿道口，由内向外螺旋式消毒，每个棉球只能用一次。尽量不要触碰进入尿道和膀胱部分的近段导尿管，注意导尿过程中手法姿势。

（2）尽量遵循无痛原则：首先操作尽量轻柔，其次可使用局部麻醉药物辅助，最后保证充分润滑导尿管，减少尿道摩擦引起的不适和顺利插管。

（3）事先尽量充分了解病情（年龄、前列腺增生与否、尿道是否狭窄、尿道操作史，以及是否需要冲洗等），根据不同尿道粗细选择不同类型及型号的导尿管进行操作。如果尿道狭窄患者可以事先准备尿道扩张器后再插管。

（4）应根据不同患者的病情，决定注入水囊的水量。小儿导尿管一般注入 5 mL 水囊，成人导尿管水囊的量一般 10～15 mL，经尿道前列腺电切术后的患者，需要气囊压迫牵拉的，根据前列腺体积大小注入水量）。

（5）强调见尿再注入水囊 若未见尿液或水囊注入有阻力，需注射 50～100 mL 无菌生理盐水，并回抽，证实导尿管在膀胱内才注射水囊。

（6）对膀胱高度膨胀且又极度虚弱的患者，第一次放尿不应超过 1 000 mL，放尿速度控制在 10～15 分钟。因为大量放尿，使腹腔内压力突然降低，血液大量滞留腹腔血管内，导致血压下降而虚脱;又因为膀胱内突然减压,引起膀胱黏膜急剧充血而发生严重血尿。

(7)对于复查的导尿操作需要及时调整操作方法。前列腺增生患者,有时因膀胱颈部过高,可行直肠指检将前列腺往腹侧推,辅助导尿操作。也可以用导引钢丝支撑导尿管,使导尿管变成根据需要的弯曲角度,在耻骨下弯处向下压,向里推,通过该弯曲后缓慢将导尿管送入膀胱。常规导尿不成功者,也可在膀胱镜、输尿管镜等指引下进行操作。切记,不要盲目强行多次重复操作,耻骨上膀胱造瘘引流也可达到引流尿液的目的。否则损伤尿道引起尿道狭窄,会给患者带来无限的痛苦。

(8)包皮过长且包皮口狭窄的患者,导尿术后应及时将包皮复位,防止包皮嵌顿。

(9)导尿操作结束要有记录;记录操作时的特殊情况,如特殊操作方法、尿道情况、损伤程度,以及当时导尿的量和颜色,以备其他医师参考。

(10)告知导尿管护理,特别是急诊导尿,患者导尿结束后需自己护理。引流管应放置,导尿管清洁,如何排空集尿袋,如何预防留置导尿管后感染以及下次随访时间。

六、并发症

并发症:①留置导尿管失败;②尿道损伤、假道形成、尿道狭窄;③尿道出血;④尿路感染、菌血症、败血症、尿道热;⑤导尿管气囊破裂、碎片残留;⑥膀胱痉挛;⑦尿液侧漏;⑧肠道损伤;⑨膀胱穿孔。

(杨　磊)

第二节　尿道扩张术

一、适应证

(一)男性

(1)预防和治疗尿道狭窄与膀胱颈挛缩。

(2)经尿道手术器械外径大于尿道管腔时扩张尿道。

(3)其他:如利用尿道扩张的局部按摩作用促进局部的血液循环,以达到治疗慢性前列腺炎、慢性尿道炎等局部炎症的目的;探测尿道内结石及金属异物。

(二)女性

(1)治疗排尿功能障碍。

(2)治疗反复尿路感染。

(3)预防和治疗尿道狭窄与膀胱颈挛缩。

二、禁忌证

(一)绝对禁忌证

(1)怀疑尿道扩张通路中存在急性炎症者禁忌尿道扩张术,如急性尿道炎、急性前列腺炎或慢性尿道炎急性发作伴有较多脓性分泌物者,行尿道扩张术会导致局部感染扩散。

（2）怀疑有尿道损伤的患者禁忌行尿道扩张术。存在尿道损伤的情况下行尿道扩张术可能造成局部撕裂的尿道完全断裂或形成假道,造成局部大出血等。

（3）怀疑有尿道肿瘤的患者禁忌行尿道扩张术。此类患者行尿道扩张可能造成肿瘤的局部播散种植,且造成局部损伤的风险高。

（二）相对禁忌证

（1）近期多次行尿道扩张手术但排尿困难症状反而加重,或一次尿道扩张术后短期内（如24小时）排尿困难症状再次出现的患者。

（2）多次尿道扩张术后均有尿道热的患者。

（3）存在尿路感染的患者。

三、术前准备

（一）器械准备

1.普通尿道扩张术

一套直径号码完整的尿道探条;局部麻醉药,如丁卡因胶浆;无菌铺巾;导尿管准备以备必要时行导尿术,如尿道出血、尿道损伤等情况。

2.丝状探条扩张术

丝状探条;尿道扩张导管;局部麻醉药,如丁卡因胶浆;无菌铺巾;导尿管。

（二）患者准备

尿道扩张术通常在门诊完成,一般患者无须特殊准备。如存在尿路感染的患者一般需要术前控制感染后择期行尿道扩张手术。

四、体位与麻醉

尿道扩张体位选择截石位。尿道扩张术多在局部表面麻醉后进行。麻醉药物可以选择4%丁卡因、2%利多卡因、5%哌罗卡因或5%普鲁卡因,亦可以选择含丁卡因的润滑止痛胶。润滑止痛胶是目前临床上被广泛采用的尿道扩张术前局部麻醉药品。使用润滑止痛胶进行尿道灌注应注意在整个灌注过程中保持低的灌注压力,以避免因灌注压力高而使局部细菌透过尿道黏膜入血导致菌血症、毒血症甚至败血症。使用方法是先涂抹少量润滑止痛胶于尿道口,再将润滑止痛胶头部插入尿道,边轻柔挤入胶浆边进入尿道,直至胶浆头部完全进入尿道。如患者较敏感或不配合行尿道扩张术,可在镇静或全身麻醉下进行尿道扩张术。

五、手术步骤

（一）普通尿道扩张术

（1）患者取截石位或平卧位,消毒铺巾。消毒范围一般为会阴部、阴茎、阴囊及双侧大腿根部。

（2）检查尿道探子号码是否齐全并按照大小顺序排列,探子涂以无菌润滑剂。术者立于患者两大腿之间,见图3-1,左手拇指及中指分开固定患者尿道外口,并提拉阴茎部,使其向上伸直并与腹壁垂直,将探子柄对向患者头端并与腹壁呈平行状态,轻柔插入尿道口内。

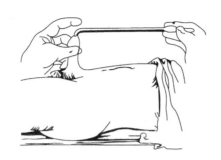

图 3-1 探子柄对向患者头端并与腹壁呈平行状态轻柔插入尿道口内

（3）保持阴茎部与腹壁垂直状态，尿道探子越过阴茎海绵体部后，探子尖端滑入至球部尿道内。

（4）术者左手握持阴茎，右手示指与拇指轻握尿道探子柄，缓慢轻柔地将探子由与腹壁平行向前推进至与腹壁垂直位，使尿道探子尖端由球部尿道滑入至膜部尿道中，当探子进入膜部尿道时，术者右手有落空感，见图 3-2。

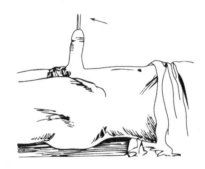

图 3-2 探子由与腹壁平行向前推进至与腹壁垂直位，使尿道探子尖端由球部尿道滑入至膜部尿道中

（5）感觉到落空感后，术者右手缓慢轻柔地将探子由垂直位继续下压使其逐渐与腹壁呈平行位，这时，尿道探子顺其自身弯曲会滑入前列腺部尿道内，术者右手会有落空感，并感到向前推进的阻力消失，见图 3-3。

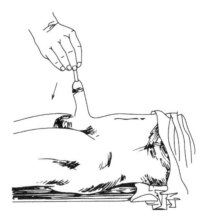

图 3-3 探子由垂直位下压使其逐渐与腹壁呈平行位，尿道探子顺其自身弯曲滑入前列腺部尿道内

（6）感到落空感后继续推进探子,使探子尖部进入膀胱并保持 10 秒左右。这时可自由转动尿道探子,见图 3-4。

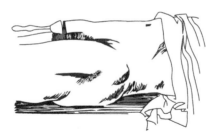

图 3-4 继续推进探子使探子尖部进入膀胱

（7）拔出探子,换大号尿道探子重复上述操作进行下一轮尿道扩张操作。

（二）丝状探条扩张术

（1）患者取截石位或平卧位,消毒铺巾。消毒范围一般为会阴部、阴茎、阴囊及双侧大腿根部。

（2）术者立于患者两大腿之间,润滑丝状探条后,左手指及中指分开固定患者尿道外口,并提拉阴茎部,使其向上伸直并与腹壁垂直,右手将丝状探条送至尿道口内。

（3）继续推进丝状探条,当丝状探条遇到阻力时,边旋转丝状探条边向下试探,如多次试探均不能通过,可改变丝状探条头端弧度继续试探,直至通过狭窄段。

（4）连接尿道扩张导管并润滑,术者左手固定患者阴茎,右手握持尿道扩张导管向尿道内推进,直至导管进入膀胱并保持 10 秒左右。

（5）拔除导管,换大号尿道扩张导管重复上述操作进行下一轮尿道扩张操作。

六、注意要点

（1）一般进行普通尿道扩张术时不选用小于 F12 号尿道探条,因小号码探条容易造成尿道穿孔或假道形成。在初次进行尿道扩张时,应避免使用头端较尖的探条,头端较尖的探条同样易损伤尿道。如 F12 号尿道探条,无法通过狭窄段的病例,应改用丝状探条尿道扩张术。

（2）行尿道扩张术时每次最多增加 3 个号码,需要循序渐进进行,一般扩张到 F24 号时不再加大号码。

（3）行普通尿道扩张术时,每次退出尿道探条均需要检查探条头端有无血染,如有明显血染,则应在下次扩张时小心操作,或考虑停止加大探条号码进行进一步扩张。

（4）如小号码探条或丝状探条均无法通过,切不可暴力操作,可借助尿道镜或膀胱镜直视下观察局部尿道病变情况,视情况进行处理。

（5）行普通尿道扩张术通过膜部尿道时,切不可暴力向前推进尿道探条,应单纯轻柔缓慢地向下压探条,使探条自然滑入。如临床实践中情况复杂不易判定时,术者可在直肠指检辅助下,在前列腺尖部触及尿道探子,并触清前列腺中央沟位置,在一手的辅助下引入尿道探条,见图 3-5。

（6）患者接受一次尿道扩张术后,应至少间隔 1 周方可行下一次尿道扩张术。如多次尿道扩张术后短期内(2～3 天)患者即出现排尿困难症状,应重新评估局部病变情况,并考虑改用其他治疗方式。

（7）患者行尿道扩张术的间隔时间应逐渐延长,直至病情稳定后,不再行尿道扩张术。

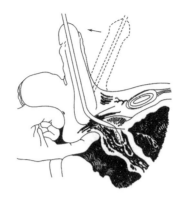

图 3-5　必要时助手手指肛门内抬起探子引导进入膀胱

（8）发生尿道出血的患者应嘱留院观察 1 小时以上，观察其局部出血情况和有无排尿困难，如出现出血加重，应及时行止血措施，必要时手术治疗；如出现排尿困难，应立即试行留置导尿管 2～3 天，如留置失败，应行尿道镜检查，并必要时留置耻骨上膀胱造瘘管。

七、并发症及处理

（一）尿道损伤

尿道损伤是尿道扩张术最常见的并发症，主要为尿道出血和疼痛。少量的尿道出血多是由于尿道探条扩张狭窄段时，局部瘢痕组织被扩张撕裂造成局部小血管破裂或渗血。少量尿道出血无须特殊处理，术后嘱患者多饮水多可自愈。大量的尿道出血多是由于暴力操作造成局部尿道黏膜或全层尿道撕裂、尿道穿孔或断裂。大量尿道出血可能造成患者失血性休克，因此需要立即处理。处理步骤：首先试行留置三腔导尿管，如留置成功，则注入约 40 mL 水并稍微向外牵拉，其原理是通过球囊封闭膀胱颈避免血液反流入膀胱，从而增加局部压力并使局部形成血凝块压迫止血。如留置导尿管失败，则多可能发生严重的尿道穿孔或断裂。这时，应该参考男性尿道损伤处理原则视情况进行进一步治疗，如行耻骨上膀胱造瘘后二期处理、急诊行尿道会师术或一期行局部修补。尿道扩张术中发生尿道穿孔或断裂的部位多是球膜交界部尿道远端，特别是患者本身存在球膜交界部狭窄，而术者经验不足并暴力操作（图 3-6）。球膜交界部尿道穿孔可破入直肠，造成尿道直肠瘘等严重并发症的发生。如膀胱内有较多血凝块时可考虑行耻骨上膀胱造瘘及血凝块清除术。

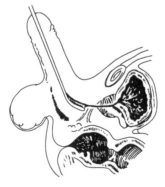

图 3-6　尿道扩张致球膜交界部尿道损伤

（二）泌尿生殖系感染

尿道扩张术可引起泌尿生殖系感染的机制可能有局部高压造成尿路细菌入血;局部损伤造成尿道细菌入血;尿道穿孔进入直肠造成肠道细菌入血等。主要全身临床表现同菌血症、败血症或毒血症,局部临床表现可能有局部脓肿。针对全身性感染治疗主要为敏感抗生素的使用和对症处理。对于局部脓肿可待脓肿成熟后行切开引流。

（柴　懿）

第三节　冲击波碎石术

冲击波碎石(shockwave lithotripsy,SWL)是利用在体外产生的聚焦冲击波冲击体内的结石,使之粉碎后继而将其排出体外,从而达到治疗目的。

一、冲击波碎石的设备与原理

（一）冲击波碎石机的主要部件

主要包括冲击波波源和定位系统。

1.冲击波波源

冲击波波源产生聚焦冲击波。商品化冲击波波源共有三种。

(1)液电式波源:是利用水中放电原理产生冲击波,由电能直接转变成机械能;液电式冲击波源原理简单,实现容易,爆发力强,冲击波形成充分,较易导致结石的破碎。缺点是:焦点易发生漂移;冲击波的各波之间的均一性差;在 SWL 过程中,随着电极间隙逐渐扩大,明显影响焦区的几何形状。

(2)电磁式波源:是电能先转变成磁能,再从磁能转化成冲击波。其优点是冲击波的焦点不会发生漂移,对器官和组织损伤较轻;冲击波源的工作寿命大为提高,无更换电极之烦。电磁式冲击波的能量介于液电式和压电式之间。该波源的损耗成本相对降低,操作及维护更为方便。

(3)压电式波源:是将压电元件置于一特定曲面,聚焦冲击波,达到碎石的目的。此波源能量及焦点控制是最为理想的、具有较高的安全系数。皮肤入射点的能量密度极低,很少引起痛感或不适。缺点是能量较低,因而碎石效率较低,临床复震率较高。

2.定位系统

通过影像技术将结石定位于冲击波的焦区。定位系统包括 X 线定位、B 超定位和 X 线/B 超双定位。

(1)X 线定位系统:最大优点是能够透视整个泌尿系统的含钙结石,其定位和跟踪方法易于掌握。缺点是潜在的 X 线辐射性损伤,不能定位 X 线透光性结石。

(2)B 超定位:最大优点是可检测出"阴性"结石,可以全程实时监控,而且无 X 线辐射性损伤。但由于超声诊断技术较难掌握,泌尿外科医师熟悉和掌握 B 超二维图像的切割方法通常需要一个过程。同时 B 超定位也存在一些难以克服的缺点:输尿管结石的定位较为困难;肥胖患者超声波衰减较大,结石影像可能不够清晰,有碍判断。

（3）X线/B超双定位：是一台碎石机同时拥有两套定位系统，两者可取长补短，但其往往是在X线定位系统的基础上增加B超定位功能，故B超定位的灵活性不如单一B超定位的碎石机。

（二）冲击波碎石的作用机制

冲击波主要通过应力效应和空化效应粉碎结石。

1.应力效应

当冲击波在结石中传播时，结石随着波动而被压缩和拉伸，当结石分子所受到的压缩力和拉伸力超过自身应力的极限时，结石就会受到破坏。应力效应碎石特点是可将结石整体粉碎成较大碎块。

2.空化效应

冲击波在水中传导时会产生大量的空化气泡。这种空化气泡破裂导致的"微喷射"反复捶击结石，可使结石表面发生剥蚀。空化效应的碎石特点是可将较大结石碎块进一步粉化。

二、适应证

（一）肾结石

直径≤2 cm的肾盂或肾盏单发结石，或总体积与之相当的多发性结石是SWL的最佳适应证。直径2～3 cm的结石一般仍可选择SWL，但往往需要多期治疗，且术前常需放置输尿管导管或支架。对于难碎结石（胱氨酸结石等）或直径在3 cm以上的巨大结石，SWL只作为PCNL或开放手术的辅助方法。

（二）输尿管结石

全程输尿管结石均可用SWL治疗。其最佳适应证是结石直径≤1.0 cm，停留时间不超过半年，患肾功能良好。

（三）膀胱结石

≤2 cm的原发性膀胱结石是SWL治疗最佳适应证。

（四）尿道结石

较少采用。可原位SWL，亦可通过插导尿管或用尿道探子将结石推回膀胱再行SWL。

三、禁忌证

包括绝对禁忌证和相对禁忌证。SWL的绝对禁忌证是妊娠期结石。相对禁忌证有两种含义，一是指在无充分准备的情况下不应行SWL，只有在控制或纠正基础疾病后方可慎行SWL；二是在SWL后出现并发症时有相应的补救措施。常见的相对禁忌证包括：①结石远端尿路梗阻；②少尿期慢性非梗阻性肾功能不全；③泌尿系统感染；④出凝血功能障碍；⑤泌尿系统结核；⑥结石＞2.5 cm；⑦严重心律失常。

四、SWL技术

（一）术前准备

1.术前检查

目的是明确结石的诊断，评定SWL的适应证，排除SWL的禁忌证，评估患者耐受SWL的条件。首先要关注出血性疾病史和尿路感染史的询问，对育龄期女性患者应注意了解月经史和妊娠史。实验室检查包括尿常规、血常规、凝血三项和肝肾功能。对有尿路感染者应行尿培养。B超、KUB、IVU是常规性影像学检查项目,螺旋CT平扫、逆行尿路造影、MRU等是选择性检查项目。对于急性肾绞痛患者,可只检查血、尿常规和出凝血时间,KUB和B超结合应用可对多数结石做出定性和定位诊断,亦可行螺旋CT检查,而IVU已不再是必要的检查项目。

2.术前用药

(1)抗生素的应用:SWL前无泌尿系统感染者没有必要预防性使用抗生素,对泌尿系统感染者,SWL前有必要给予足量有效抗生素。

(2)镇痛与麻醉:一般无须镇痛。对个别疼痛敏感者常用的镇痛药有:哌替啶和曲马朵。儿童SWL常用氯胺酮进行基础麻醉。

(3)输液:碎石过程中静脉输入生理盐水500 mL及呋塞米20~40 mg有助于定位和提高碎石效率,并且具有保护肾脏的作用。

(二)定位技术

1.X线定位技术

(1)定位技术操作:根据KUB、IVU结果在相应的体表投影区做一标记(大致定位)。然后利用碎石机的定位系统,通过上下、左右、前后及斜形运动移动人体,最后将结石准确定位在焦点上(细致定位)。

(2)结石的辅助定位:对X线透光结石,B超定位仍不奏效时,可选择以下辅助定位。①大剂量IVU法:碎石前5~10分钟静脉注射76%复方泛影葡胺或碘普罗胺注射液40~80 mL,待集尿系统显影后将冲击波焦点定位于尿路充盈缺损处进行碎石。除上述方法外,有些患者在常规IVU检查后,其透光结石可被造影剂"染色"并保持1~2天,在此期间结石"变"为不透光性,可利用X线透视进行定位碎石。②输尿管插管法:方法是将带金属头的输尿管扩张条经膀胱镜逆行插入输尿管,受阻后即以金属头紧邻的上方为冲击标志。

(3)结石粉碎程度判断:①结石完整性的改变,结石分裂成小的碎块。②结石密度的改变:表现为结石的X线密度不断降低。③结石几何形状的改变或结石体积增大。④结石位置的改变:结石击碎后有的在原位不动,或一部分碎块分布到其他部位。同时有以上四种改变或前三种改变时,碎石效果良好。仅有结石密度改变时碎石效果一般,无结石密度改变则碎石效果不理想。

2.B超定位技术

(1)定位前准备:术前应适度饮水和充盈膀胱。术前由操作者再次进行常规的泌尿系统B超检查非常重要,一为复核诊断,二可避免定位时的盲目性。

(2)术中结石粉碎程度的判断:治疗过程中应密切监控影像系统,当发现结石粉碎程度并不理想时需要检查定位是否准确、波源与皮肤接触面是否紧密、水囊内是否有气体、冲击频率是否过快,这些疗效的影响因素都是可以及时纠正的。①良好:可见结石被震动,结石分裂,形态完全改变。②一般:可见震动,但形态改变不明显。③差:结石震动不明显也无形态改变。

(三)治疗参数

1.脉冲能量

液电式碎石机单次脉冲能量为≤25 J,可通过输入电能计算,公式为:

$$E = \frac{1}{2}CV$$

式中，E——单次脉冲能量，单位是焦耳（J）；C——电容，单位是法拉（F）；V——电压，单位是伏特（V）。

由于电磁式冲击波碎石机在产生冲击波时的能量转换过程更为复杂，所需的输入电能要大得多，因此其电压值与液电式碎石机的电压值并无可比性。目前磁式碎石机的脉冲能量多使用厂家推荐的能级或强度水平。

2.冲击次数

冲击次数是指单期碎石的脉冲次数。国产冲击波碎石机的冲击次数上限应≤2 500次。

3.治疗期数

同一部位肾结石SWL的治疗一般不宜超过3期；同一部位输尿管结石SWL不宜超过4期。

4.脉冲频率

碎石效率与脉冲频率成反比。脉冲频率以1 Hz（60次/分）为宜。

五、术后处理及随访

（一）一般处理

1.止痛

4%～9%的患者术后可出现肾绞痛。可使用麻醉性镇痛药哌替啶（1 mg/kg）联用阿托品。吲哚美辛之类的非甾体抗炎药可诱发出血，应慎用。

2.排石

SWL术后12小时内，多数患者可开始排出结石碎粒。SWL后服用枸橼酸盐可防止含钙结石的结晶及残石重新聚集，有利于结石的排出；α受体阻断剂，如坦索罗辛和萘哌地尔有助于输尿管下段碎石的排出。

3.抗生素的应用

不必常规使用抗生素。对原有感染的患者和有潜在感染因素的患者，应继续控制和预防感染。

（二）近期随访与复治

术后2～3周应常规随访，随访内容主要包括排石情况、影像学检查、收集结石标本进行结石分析。其中影像学检查是随访的主要手段，包括B超和KUB，必要时需要复查IVU了解肾功能恢复情况。SWL术后不良反应严重者应缩短随访时间、增加随访次数。需复治者，两期SWL的间隔期限以2～3周为宜。

（三）疗效评定

末期SWL术后3个月内结石排尽即可完成近期随访，若结石未排尽，国际上一般以3个月为限对患者进行疗效评定。疗效判定标准：①结石排净：KUB和B超显示体内无碎石颗粒；②完全粉碎：KUB和/或B超显示残石长径<4 mm；③部分粉碎：KUB和/或B超显示残石长径≥4 mm；④未粉碎：KUB和/或B超显示结石主体变化不大。成功率是结石排净率与完全粉碎率之和，失败率是结石部分粉碎率与未粉碎率的总和。临床上SWL失败的常见原因是：①结石停留时间过长，导致嵌顿和息肉形成；②结石过大或结构致密；③结石下方输尿管梗阻；④肾功能严重受损。

六、影响冲击波碎石疗效的因素及对策

影响冲击波碎石疗效的因素较多，主要有三个方面。

(一)设备因素

多因冲击波源和定位系统的自身局限性或质量不佳所致,可造成碎石效率下降。

(二)技术因素

术前检查不完善和 SWL 指征掌握不严,可致治疗失败。

(三)结石因素

结石因素:①结石体积过大;②结石嵌顿;③结石太硬或太韧,例如二水磷酸氢钙结石极硬,胱氨酸结石属韧性结石,均难粉碎。

七、并发症及其防治原则

(一)近期并发症

1.出血性并发症

出血性并发症包括:肾脏出血,常表现为包膜下血肿;肾外脏器出血,如肺出血、胃肠道出血肝、胆、脾出血。其防治原则是:①SWL 前应询问、查明和纠正患者的出凝血功能障碍,停用抗凝血药物两周以上;②SWL 中使用的脉冲能量不应过高;③SWL 复震间期不能过短;④在对肾上盏结石患者(特别是小儿)进行治疗时,可用泡沫塑料或海绵遮挡肺下界以保护肺脏,并嘱患者术中不做深呼吸等动作。

2.“石街”

“石街”是 SWL 后大量碎石屑在短时间内沿输尿管腔堆积所致,因在 KUB 上宛如一条碎石铺就的街巷而得名。其严重程度取决于结石的体积及其粉碎后粉末的粒度和数量。通常,直径≥2.5 cm 的肾结石 SWL 后,30%~50%可形成输尿管“石街”,最长者可堵塞整段输尿管。其主要危险是引起尿路的持续性梗阻,进而因肾积水和肾内压增高导致肾损伤。“石街”形成 3 周,可致肾功能严重受损。此外,梗阻还可能诱发尿路感染,甚至尿源性败血症。

“石街”的预防措施包括:巨大肾结石(≥2.5 cm)不宜单用 SWL,宜用 SWL 和 PCNL 联合治疗。SWL 后不宜过早和剧烈活动。对于长度≤5 cm 的粉末型石巷,大量饮水、活动有助于碎石排出;较长或嵌顿型输尿管上段石巷,可令患者体位倒置,并叩击同一水平的脊柱部位,争取使石巷倒流回肾内;合并肾绞痛或发热者,应急诊行 SWL,或行经皮肾穿刺引流。

3.尿路感染

SWL 后肾结石患者出现尿路感染的可能性显著大于输尿管结石患者;有尿路感染史、畸形肾结石以及直径≥2 cm 的肾结石患者,碎石后菌尿症的发生率也较高。感染性结石本身往往含有大量细菌,碎石后细菌从结石中释放,成为尿菌的来源,极易造成术后尿路感染。防治原则:①结石伴有急性尿路感染者应先行抗菌治疗,待尿白细胞消失和细菌转阴后方可行 SWL;②一旦发生尿路感染,应按急性肾盂肾炎的处理原则进行治疗。

(二)远期并发症

(1)高血压 SWL 有导致高血压的潜在可能。

(2)慢性肾功能不全:冲击波引起的微血管损伤可能是导致慢性肾损害的主要原因,过度冲击可造成肾脏永久性损伤,如肾小球硬化、肾间质纤维化和肾萎缩。

(3)对儿童身高和肾发育的影响:SWL 对儿童肾脏的生长是否有潜在影响,至今尚无定论。

(4)输尿管狭窄:输尿管对冲击波耐受力强,一般损伤较轻。但如果输尿管同一部位短时间内被反复超量冲击,则可能造成局部不可逆损伤,主要表现为输尿管黏膜被覆上皮增生、管腔狭窄甚至闭塞。

(燕在春)

第四节　经皮肾镜碎石术

一、适应证

(一)诊断性
上尿路疾病的诊断,如顺行尿路造影、Whitaker试验。

(二)治疗性
(1)各种原因梗阻所致上尿路梗阻的尿液直接引流。

(2)上尿路梗阻所致严重感染的引流,如肾积脓。

(3)各种疾病需行上尿路尿流改道。

(4)顺行肾内药物灌注。

(5)肾内手术通道的建立。

二、禁忌证

(1)严重的重要器官功能障碍。

(2)未能纠正的出血性疾病。

(3)严重的脊柱畸形。

(4)极度肥胖。

(5)活动性肾结核。

(6)同侧肾脏并发肿瘤。

三、术前准备

(1)术前常规检查:全面评估患者的全身状况及重要器官功能,接受抗凝治疗的患者,术前需停药10～14天。

92KUB、IVU和CT检查:了解结石形状、大小、数目、位置以及集尿系统的形态,其与结石的相互关系,与肾脏周围器官的解剖关系。为设计手术方式、穿刺通道的选择提供依据。

(3)尿液常规及尿液培养:术前常规进行尿液培养检查,并选择敏感抗生素控制感染,降低尿源性脓毒败血症的发生。

(4)术前严重感染诊断为脓肾或者严重梗阻导致肾功能不全的患者,可先行肾穿刺造瘘引流,待感染控制或者肾功能改善之后,再行二期取石治疗。

四、器械准备

（一）C 型臂 X 线机或 B 超设备

用于术中穿刺辅助定位。

（二）穿刺针

18G 穿刺针，长度为 15 cm，由尖端呈三面菱形的针芯和针鞘组成，针鞘内径为 4F，可通过 0.035 英寸或 0.038 英寸的导丝。

（三）导丝

常用的金属导丝直径 0.035 英寸或 0.038 英寸，具有头端柔软，主体质硬，不易弯曲变形等特点，充分保持扩张时的方向性。

（四）通道扩张器

常用的有筋膜扩张器、套叠式金属扩张器和气囊导管扩张器。

筋膜扩张器：为头端成锥形的聚乙烯扩张管，扩张时，扩张管可在导丝的引导下，可从 8F 起，以 2F 逐级递增扩张，最大可至 30F。对于 12F 以上的扩张管配有柔韧的 Peel-away 外鞘，易于经扩张导管置入集尿系统并作为工作通道保留，是目前最为常用的扩张系统。

套叠式金属同轴扩张器：为不锈钢材质的硬质扩张器，同样由 8F 的硬质金属引导管起始，其他扩张管按直径大小逐级套入至所需口径，最后套入外鞘。与单根扩张器相比，无须抽出前次扩张管，形如拉杆天线。可将通道扩张至 24F 或 26F。

气囊导管扩张器：由气囊导管和外鞘组成。气囊长度为 10～15 cm，直径 10～12 mm，可经由导丝置入集尿系统，充气后可一次性扩张至 24F 或 26F，然后经由充气的气囊导管置入外鞘并留作工作通道。

（五）内镜及成像系统

根据通道大小可选择输尿管镜或肾镜作为手术内镜，并配有相应的冷光源、摄像头和监视器。

（六）碎石设备

常用的碎石设备包括钬激光和超声联合气压弹道碎石机。

（七）取石设备

常用取石设备包括各种型号的取石钳和套石篮。

（八）液压灌注泵

用于将等渗冲洗液灌注入集尿系统，以保持术中视野清晰，并将碎石从经皮肾通道冲出。

五、麻醉方式

（一）连续硬膜外麻醉

连续硬膜外麻醉是常用的麻醉方法。

（二）全麻插管

对于无法进行硬膜外麻醉或者预计手术难度大、时间长的患者，可采用全麻插管的方式，以保证手术的安全性和良好的麻醉效果。

(三)局部麻醉

预计手术时间短、操作简单的患者,也可在局麻下完成。

六、手术体位

(一)俯卧位

俯卧位为最常用的体位,软枕适当垫高腹部,以减少肾盏的活动度。

(二)斜卧位

患侧垫高 30°,可使后组肾盏更接近垂直线,穿刺针与手术床垂直方向进针即可穿入后组肾盏。

(三)其他体位

侧卧位、仰卧位等,对呼吸和循环系统影响较小,适用于部分不能俯卧的患者,并未作为常规体位。

七、手术步骤

(1)截石位,膀胱镜或输尿管镜下,患侧逆行插入 5F 或 6F 输尿管导管至肾盂或结石梗阻部位,有以下几个目的:①对于积水少的患者,可以逆行注入生理盐水,制造人工肾积水,便于穿刺;②对于重度积水,寻找输尿管困难时,可通过输尿管导管推注亚甲蓝,作为寻找输尿管的标示;③碎石过程中,防止结石碎屑落入输尿管。

(2)更换体位为俯卧位,在 X 线或者超声定位的引导下,经皮穿刺至目标肾盏,拔出针芯见有尿液流出即说明穿刺成功。

(3)经针鞘将导丝置入肾盏,拔出针鞘,可测量针鞘穿入深度,作为扩张深度的参照。

(4)沿导丝,用筋膜扩张器逐级扩张经皮肾通道至所需大小,退出扩张导管,并保留 Peel-away 外鞘作为工作通道。

(5)经工作通道置入肾镜或输尿管镜,检查各个肾盂肾盏,寻找结石并用碎石器击碎结石,将碎石经工作通道冲出。

(6)检查各肾盏、肾盂及输尿管上段,取净所见结石,拔出输尿管导管,将斑马导丝顺行插入输尿管至膀胱,顺行置入双 J 管至膀胱,退出斑马导丝,置入肾造瘘管至肾盂,拔出外鞘,固定肾造瘘管,结束手术。

八、穿刺点的选择

一般选取第 11 肋间或第 12 肋下,肩胛下角线和腋后线之间的范围作为穿刺区域。穿刺点需根据结石的情况选择。一般第 11 肋间常用作穿刺中盏,通过这一路径,常能到达肾盂、输尿管上段及大多数上下组肾盏,因此是最常用的穿刺范围。第 12 肋下多用来穿刺下盏。

九、目标肾盏的选择

目标肾盏选择需根据结石分布和肾盂肾盏的解剖关系来确定。原则上是以能最大范围取净结石的肾盏作为穿刺的目标肾盏。在 C 型臂 X 线机或超声辅助定位下,穿刺针应从肾脏后外侧 Brodel 线平面,沿肾盏轴线方向通过肾盏穹隆,穿刺进入肾盏,这样才能保证最大程度避免叶间血管的损伤,并减少窥镜摆动时引起的盏颈撕裂伤,以减少术中及术后的出血。

十、X 线定位法

通过输尿管导管注入造影剂，显示集尿系统。首先使 C 型臂 X 线机位于垂直方向，沿身体长轴移动，确定目标肾盏位于 X 线透视中央。再将 C 型臂 X 线机向患侧转动 30°～60°，使 X 线和目标肾盏的轴线完全一致。将穿刺针于目标肾盏体表投影处刺入皮肤，当穿刺针和目标肾盏完全处于同一轴线上时，可以见到所谓的"牛眼征"，则说明穿刺方向正确。再将 C 型臂 X 线机回调至垂直方向，检测穿刺针进入的深度，以保证穿刺针恰好进入肾盏。到达后拔出针芯，如有尿液或造影剂从针鞘中流出，表明穿刺成功。肾盏被结石填充，无尿液流出时，若 X 线下见穿刺针推移结石，同时术者感知针尖与结石撞击感时，同样表明穿刺成功。

十一、超声波定位法

同样需要根据结石部位、肾盏解剖形态和积水程度确定穿刺点及目标肾盏。一般来说，同样需要在超声波监测下，实时了解穿刺针的位置和深度。对于初学者，超声波定位穿刺最好选择积水程度超过 2 cm 的患者，也可借助穿刺支架来提高穿刺的稳定性和精确性，必要时需有丰富超声经验的医师配合完成。

十二、工作通道建立

穿刺成功并置入导丝后，可用筋膜扩张器逐级扩张直至所需通道直径。扩张过程中需注意以下几点：①助手稍带张力固定导丝的方向和深度，这是手术成败的关键点之一，否则对于初学者来说，极易扩张失败；②术者扩张时，应根据穿刺的方向，在导丝引导下以旋转和突破式的手法进行扩张，避免角度的偏差和肾脏过多推移；③穿刺深度不确定时，应掌握"宁浅勿深"的原则，避免穿过肾盏而损伤对侧肾实质。

十三、碎石和取石

需注意以下几点：①寻找结石过程中，内镜摆动避免暴力操作，尽量减少盏颈撕裂伤；②对于初学者，术中易发生通道丢失的状况，必要时工作通道内保留一根斑马导丝并插入输尿管，作为安全导丝；③碎石过程中，应尽量保证肾内低压，窥镜移动困难时，需拔出镜体，冲出结石碎片，以免碎石堵塞工作通道而导致肾内压力过高。

十四、引流管放置

术后常规放置双 J 管作为内引流，肾造瘘管作为外引流，目的是充分引流尿液，避免尿外渗，同时压迫肾实质以减少出血，若需要二期手术还可保留经皮肾通道。双 J 管注意要在无阻力状况下置入输尿管，以确保插入膀胱。若肾盏颈较为狭窄时，肾造瘘管一定要通过狭窄的肾盏到达肾盂，并保留两周，以减少术后肾盏颈狭窄甚至闭锁的发生。

十五、术中和术后发生尿源性脓毒血症的原因

术中和术后发生尿源性脓毒血症常与下列因素有关：①结石合并梗阻感染时，未及时肾造瘘引流和抗感染治疗，而是一期直接行 PNL；②感染石的患者，术前及术中未合理使用敏感抗生素；③巨大肾结石行 PNL 术时手术时间太长，术中未及时发现肾盂内压过高；④抵抗力差的结石

患者,术前高血压、血糖未控制好。以上情况应尽量避免。

十六、常见并发症及其处理

主要的并发症是出血及肾周脏器损伤。如果术中出血较多,则需停止操作,并放置肾造瘘管,择期行二期手术。当肾造瘘管夹闭后,静脉出血大多可以停止。临床上持续的、大量的出血一般都是由于动脉性损伤所致,往往需行血管造影继而进行超选择性栓塞。若出血凶险难以控制,应及时改开放手术,以便探查止血,必要时切除患肾。迟发性大出血多数是由于肾实质动静脉瘘或假性动脉瘤所致,血管介入超选择性肾动脉栓塞是有效的处理方法。

(燕在春)

第四章

泌尿生殖系统损伤

第一节 肾 损 伤

一、肾脏损伤的分类与发生机制

(一)病因与分类

1.闭合性损伤

造成肾脏闭合性损伤的外力因素可以是直接外力,也可以是间接外力。直接外力引起的闭合性损伤往往是钝性外力直接撞击腹部、腰部或背部造成的肾实质损伤。由交通事故、体育活动撞击或暴力冲突等产生的外力挤压肾脏,并导致肾脏与脊柱、肋骨相撞引起肾实质损伤或裂伤。

间接外力引起的闭合性损伤主要是指身体剧烈运动或体位变化导致的肾实质损伤。机动车突然减速、高处坠落等可以诱发瞬间的肾脏过度活动,进而导致肾实质裂伤、肾血管内膜撕脱或肾盂输尿管连接部断裂等。由于轻微外力引起肾损伤的患者往往提示其肾脏可能存在某种先天性或病理性改变如肾盂输尿管连接部狭窄导致的肾积水、肾肿瘤等。

2.开放性损伤

开放性肾脏损伤主要以刀刺伤、枪击伤多见。刀刺伤引起的肾损伤往往为肾脏贯通伤,严重时可以同时穿透肾实质、集合系统及肾血管。此外,肾损伤的程度与刀具或匕首的长短、粗细、刺入部位和深度密切相关。枪击伤引起的肾脏贯通伤通常伴有延迟性出血、尿外渗、感染及脓肿形成等表现。这是由于子弹穿过肾脏可产生放射性或爆炸性能量,其气流冲击作用使软组织呈洞状损坏,其组织破坏程度与发射子弹的速度相关,并易出现延迟性组织坏死。

3.医源性损伤

医源性损伤是指在疾病诊断或治疗过程中发生的肾损伤。如体外冲击波碎石、肾盂输尿管镜、经皮肾镜及腹腔镜检查或治疗时造成的损伤。常见的医源性肾损伤是肾血管损伤引起的大量出血、肾实质损伤引起的肾周血肿、肾裂伤及肾脏集合系统损伤引起的尿外渗等。

4.自发性肾破裂

自发性肾破裂是指在无明显外伤情况下突然发生的肾实质、集合系统或肾血管的损伤,临床较罕见。自发性肾破裂的发生往往由肾脏本身病变所致,如巨大肾错构瘤或肾癌、肾动脉瘤、肾积水及肾囊肿等疾病引起。

(二)发病机制

肾损伤的发生机制和肾损伤的分类密切相关。

对于闭合性肾损伤的患者来讲,直接外力和间接外力引起损伤的机制也有所不同。直接外力引起的闭合性肾损伤是由于肾脏局部承受的压力突然增加导致肾脏移位并撞击邻近骨骼,或肾被膜破裂而产生。间接外力引起的闭合性肾损伤主要是由于肾脏随呼吸正常活动的范围突然加大导致肾脏过度活动而产生。

显而易见,开放性肾损伤的发生就是肾脏直接受到外界创伤的结果。一般认为贯通性肾损伤约80%同时合并多处脏器的损伤。肾损伤的发生机制也与是否发生泌尿系统以外的脏器损伤相关,腹部贯通伤涉及肾脏的占6%～17%。文献报道贯通性肾损伤合并胸腔或腹腔脏器损伤的比例为85%～95%。而贯通性肾损伤的发生与体表受伤的部位相关。当刀刺入部位在腋前线或腋后线时,肾损伤同时合并其他脏器损伤的仅占12%。

肾蒂血管损伤的发生主要见于开放性肾损伤的患者,但是也有20%左右闭合性肾损伤的患者可以表现为肾血管损伤。国内外的文献报道显示在肾蒂血管损伤的患者中,肾动脉、肾静脉均损伤者占47%,肾静脉损伤者占34%,而肾动脉损伤者仅占19%。

二、肾脏损伤的诊断与分级

(一)诊断

在肾损伤的诊断中最主要的一项内容就是创伤或外伤史的了解,同时配合全面的体格检查和各种辅助检查对患者进行全面的评估,获得明确的诊断。

1.创伤史

创伤史的了解应该首先考虑患者的受伤程度和病情的危急状况,尽可能在较短的时间内了解外伤或创伤现场的情况,有无体表创伤的发生,体表创伤的部位、深度和利器的种类。无论损伤是来自钝器直接暴力或刀刺贯通伤,根据体表解剖特点,如果受伤部位是从后背、侧腰部、上腹部或下胸部,均可能导致肾损伤。贯通伤的利器或子弹类型等也是询问并记录的重要内容,这不仅可评估损伤程度,也有助于考虑对失去血供组织清创术的范围。如因机动车交通事故所致,需了解机动车车速,伤者是司机、乘客还是行人。高处坠落伤应了解坠落高度及坠落现场地面情况。无论是机动车或高处坠落突然减速致伤,虽然未出现血尿也不能忽略有肾损伤的可能,必须进一步检查以明确有无肾损伤和是否需要外科治疗。

2.临床表现

患者受到各种创伤后的临床表现非常复杂,同时临床表现会随时发生变化,因此在了解创伤史的同时应该掌握其临床表现的特征,做到不延误治疗时机的目的。

(1)休克:患者受到各种创伤后发生的休克分为创伤性休克和失血性休克。创伤性休克是由于创伤后腹腔神经丛受到创伤引起的强烈刺激,导致血管张力下降和心排血量下降出现暂时性血压下降所致,一般情况下经输液治疗后可以获得恢复。而失血性休克是因为肾损伤伴随的大量出血和血容量的减少导致血压下降,需要及时输血补充患者的血容量,并同时采用各种方法止血,迅速达到救治目的。

(2)血尿:尽管血尿被认为是肾损伤最常见,也是最重要的临床表现,但是不能忽略的是有

5%～10%肾损伤的患者可以暂时没有血尿的表现。出现肉眼血尿通常预示患者有较严重的肾损伤,但是血尿的严重程度并不完全和损伤机制及肾损伤的程度相关。某些重度肾损伤如肾血管断裂、肾盂输尿管连接部破裂、输尿管断裂或血块阻塞输尿管,可能表现为镜下血尿,甚至无血尿。而在受到创伤前明确有肾脏疾病的患者如肾肿瘤、肾血管畸形、肾囊肿等,有时较轻的创伤也会出现不同程度的血尿。

(3)疼痛:疼痛往往是患者受到外伤之后的第一个症状。一般情况下,疼痛部位和程度与受创伤的部位和程度是一致的。疼痛症状可以由肾被膜下出血导致的张力增加引起,表现为腹部或伤侧腰部的剧烈胀痛等疼痛症状。输尿管血块梗阻引起的疼痛常表现为钝痛。血块在输尿管内移动可导致痉挛,出现肾绞痛症状。肾损伤后出现的肾周血肿和尿外渗通常伴随明显的进行性的局部胀痛,在部分患者可以触及腰部或侧腹部肿块。

如果肾损伤引起的出血仅局限于腹膜后,疼痛症状以腰肌紧张、僵直及较剧烈的疼痛为主。如果腹膜后血肿或尿液刺激腹膜或后腹膜破裂,血肿进入腹膜腔就会出现明显的腹痛和腹膜刺激征。同时合并腹腔脏器损伤的患者也会表现为明显的腹膜刺激征,但是应该注意的是出现腹膜刺激征并非一定有腹腔脏器损伤。在我国一项250例肾损伤中有腰痛症状者占96%,有腹膜刺激者占30%,而合并有腹腔脏器损伤者仅占8.8%。

(4)多脏器损伤:肾损伤合并其他脏器损伤的发生率和创伤部位与创伤程度有关。与肾损伤同时出现的合并伤主要涉及与肾相邻的脏器,如肝、脾、胰腺、胸腔、腔静脉、主动脉、胃肠道、骨骼及神经系统等。有合并伤的肾损伤患者其临床表现更为复杂。合并腹腔内脏器损伤者主要表现为急腹症及腹胀等症状。合并胸腔脏器损伤者多表现为呼吸循环系统症状。合并大血管损伤的患者可以表现为失血性休克,合并不同部位骨折及神经系统损伤的患者也会出现相应的临床表现。国内近期多篇报道肾损伤合并其他脏器损伤占14%～41%,而国外报道明显高于国内,闭合性损伤合并其他脏器损伤者44%～100%。贯通性肾损伤合并腹腔胸腔脏器损伤者80%～95%,其中枪伤全部合并其他脏器损伤。

3.体格检查

对所有创伤患者首先应该积极监测各项生命体征的变化。定时监测患者的血压、脉搏、呼吸及意识等。如果患者的收缩压<12.0 kPa(90 mmHg)应该考虑有发生休克的可能。在进行全面体格检查时,注意观察创伤的部位和创伤程度。如果受伤部位在下胸部、上腹部、腰部并伴随有血尿等症状时,应考虑有肾损伤的可能。腰部或腹部触及肿块表明有严重肾损伤和腹膜后出血的可能。对于体表或体内有利器残留的患者,应该观察利器扎入体内的深度,是否伴随有出血或尿液样体液的流出,以及利器是否随呼吸移动等特征。因肾损伤同时合并腹部脏器损伤发生率高达80%,临床检查时要除外是否合并腹部脏器损伤。对于已经明确有腹部脏器损伤的患者,应该注意有无同时发生肾损伤的可能。

4.尿液检查与分析

对于疑有肾损伤的患者应尽早获取尿液标本进行检测,判断有无血尿的发生。血尿的判断分为肉眼血尿和镜下血尿两种,出现肉眼血尿的患者同时还应该通过血尿的状况,如有无血块等初步判断出血量的多少,以及是否需要留置尿管进行膀胱冲洗等。尿液标本收取过程中应该特别注意收集伤后第一次尿液进行检测,因为有些伤者在受伤后第一次排尿为血尿,而之后的几次排尿由于输尿管血块堵塞的原因出现暂时性血尿消失的现象。

5.影像学检查

影像学检查包括腹部平片、静脉尿路造影、计算机断层扫描(CT)、肾动脉造影、超声检查、磁共振成像(MRI)及逆行造影等各种类型检查手段。

(1)B超检查:由于B超检查的普及和快捷方便的特点,对于怀疑有肾损伤,尤其是闭合性损伤的患者应该尽早进行B超检查。必要时可以反复进行B超检查进行动态对比,目的就是对肾损伤获得早期诊断。由于方便可靠的特点,在肾损伤的影像学检查中B超检查被认为是首选检查手段。

B超检查可以判断肾脏体积或大小的变化,有无严重肾实质损伤的存在,肾血管的血流是否正常等,同时也能够对肾脏有无积水,肿瘤占位等病变作出判断。对造影剂过敏、不能接受X线检查的患者(如妊娠妇女)及有群体伤员时可以作为一种筛查性手段。

(2)腹部平片与静脉尿路造影:腹部平片应包括双肾区、双侧输尿管及膀胱区。在获得腹部平片后应该首先观察骨骼系统有无异常、伤侧膈肌是否增高等泌尿系统之外的变化,及时判断有无多脏器损伤的可能。对于开放性肾损伤的患者,通过腹部平片还可以了解体内有无金属利器、断裂刀具及子弹或碎弹片的残留。

静脉尿路造影通常采用大剂量造影剂快速静脉推入后连续观察的手段。当静脉尿路造影显示患肾不显影表明功能严重受损,可能为肾损伤严重或肾动脉栓塞,而肾动脉栓塞的可能性约占50%。

(3)CT检查:CT检查对肾周血肿及尿外渗范围的判断能力均优于静脉尿路造影。采用增强扫描可观察肾实质缺损部位、程度,辨别有无肾动脉或分支的损伤和栓塞。采用螺旋CT可更清晰地显示复杂肾损伤的生理解剖学图像。CT检查应包括全腹及盆腔,必要时口服对比剂或灌肠以排除胃肠道的破裂,达到了解腹膜内脏器有无合并伤的目的,为重度肾损伤患者是否能采用非手术治疗提供更多信息,避免过多开放手术导致肾切除的风险,尤其是孤立肾及双肾损伤患者。

CT平扫对创伤部位、深度、肾血管损伤,有无尿外渗及肾功能的判断效果差,常需增强扫描补充。临床经验认为无论是闭合性还是贯通性损伤常常以CT作为首选,减少过多地搬动患者,并能为医师对病情判断提供更快更有价值的信息。

(二)分级

肾损伤的分级在肾损伤的诊断与治疗中意义重大,对肾损伤严重程度的正确评估是制订合理的进一步检查和处理措施的基础。而根据肾损伤的分级判断患者能否进行进一步检查,选择何种治疗手段,最大限度地达到救治患者及保护患肾的目的。

最初肾损伤按其损伤机制进行分类,即分为闭合性损伤及贯通性损伤,其中包括医源性损伤及自发性肾破裂等。肾创伤有多种分类,而其中被广泛接受和使用的分类是美国创伤外科协会提出的(表4-1)。

表4-1　美国创伤外科协会肾创伤分级

级别	分型	临床表现
I	挫伤	肉眼或镜下血尿,其他泌尿系统检查正常
	血肿	无肾实质裂伤的包膜下血肿
II	血肿	腹膜后肾周血肿

续表

级别	分型	临床表现
	撕裂伤	<1 cm 的肾皮质裂伤,无尿外渗
Ⅲ	撕裂伤	>1 cm 的肾皮质裂伤,无尿外渗及集合系统裂伤
Ⅳ	撕裂伤	肾皮质、髓质及集合系统全层裂伤
	血管	肾动脉或静脉主干损伤,伴出血
Ⅴ	撕裂伤	肾碎裂
	血管	肾蒂撕脱伤,肾无血供

为了临床诊治的方便,有学者提出肾损伤只分轻度和重度。轻度损伤为肾挫伤、被膜下少量血肿、肾浅表裂伤。重度损伤为肾深层实质裂伤、裂伤深达髓质及集合系统、肾血管肾蒂损伤、肾破碎、肾周大量血肿。并认为轻度损伤占70%,破碎肾和肾蒂损伤占10%~15%。也有学者将肾损伤分为轻度、中度、重度。轻度为肾挫伤和小裂伤占70%,中度为较大裂伤,约占20%,重度为破碎伤及肾蒂损伤,约占10%。

然而,这些分级及分类方法只是根据肾脏本身的损伤程度限定的,并不完全反映伤者的整体状况。创伤患者的特点和整体状况密切相关,如肾损伤常常同时合并多脏器的损伤。然而,目前关注更多的问题是对肾损伤的评估应该建立在对患者全身状况正确评估的基础上,尤其是合并多脏器损伤的患者,在进一步的临床检查和治疗过程中常常需要多个科室医师的密切配合。因此,不论何种肾损伤的分级方法都不能替代对患者全身状况的评估。

三、肾脏损伤的治疗

在肾损伤的临床治疗中,如何选择手术时机和手术方法一直都是泌尿外科医师关注的问题。在决定治疗方式之前,更重要的一点就是需要判断患者是否具有手术适应证。而手术适应证的判断主要是根据患者的创伤史、损伤的种类与程度、送入急诊室后的临床表现及全面检查的结果决定。

(一)急诊救治

实际上,对送入急诊室的创伤患者来讲,临床治疗和检查是同步进行的。通过对血压、脉搏、呼吸及体温等生命体征的监测,需要立即决定患者是否需要输血、输液或复苏处理。在询问创伤史的同时,完成各项常规检查。根据创伤的分类即闭合性或开放性损伤,初步判断患者是单纯肾损伤还是多脏器损伤。对于仅怀疑为单纯肾损伤的患者,应该根据患者有无血尿及血尿常规检查和B超等辅助检查的结果决定患者进一步的治疗计划。如果是多脏器损伤需要与相关科室的医师取得联系,共同决定下一步临床检查的内容和救治方案。

(二)保守治疗

肾脏闭合性损伤的患者90%以上可以通过保守治疗获得治疗效果。近年来随着影像技术的进展与普及,尤其是CT检查,对闭合性肾损伤患者肾脏损伤的程度能够获得明确的判断,手术探查发生率明显下降。手术探查往往会出现难以控制的出血而导致患肾切除,因此,需要严格把握手术探查的适应证。一般认为接受保守治疗的患者应该具备以下条件:①各项生命体征平稳。②闭合性损伤。③影像学检查结果显示肾损伤分期为Ⅰ、Ⅱ期的轻度损伤。④无多脏器损伤的发生。

在保守治疗期间应密切观察各项生命体征是否平稳,采取输液,必要时输血补充血容量和维持水电解质平衡等支持疗法,并给以抗生素预防感染。注意血尿的轻重腹部肿块扩展及血红蛋白、血细胞比容的改变。患者尿量减少,要注意患者有无休克或伤后休克期过长发生急性肾衰竭可能。患者有先天性畸形或伤前有病理性肾病如先天性孤立肾,对侧肾有病理性肾功能丧失而发生肾血管栓塞,尿路血块梗阻等均可导致尿量减少或无尿。必要时进行影像学检查或复查,随时对肾损伤是否出现进展或并发症进行临床判断和救治。在观察期间病情有恶化趋势时应及时处理或手术探查。

接受保守治疗的患者需要绝对卧床2周以上,直到尿液变清,并限制活动至镜下血尿消失。因伤后损伤组织脆弱,或局部血肿,尿外渗易发生感染,因此往往在伤后1~3周因活动不当常可导致继发出血。

(三)介入治疗

随着血管外科介入治疗的发展,越来越多的肾损伤患者可以通过介入治疗获得明确的效果。当肾损伤合并出血但血流动力学平稳,由于其他损伤不适合开腹探查或延迟性再出血,术后肾动静脉瘘及肾动脉分支损伤,均可采用选择性动脉插管技术,在动脉造影的同时栓塞出血的肾动脉。由于介入治疗失败后还存在外科治疗的可能,因此对暂时不具备外科治疗适应证,同时存在出血风险的患者可以考虑进行血管造影及介入治疗。目前介入治疗可以达到超选择性血管栓塞的效果,对止血及保护肾功能都具有临床意义。介入治疗尤其适用于对侧肾缺如,或对侧肾功能不全的肾损伤患者。肾损伤患者介入治疗后需要卧床休养和观察,在此期间一旦病情发生变化需要外科治疗时应该积极准备下一步外科治疗的实施。

(四)外科治疗

对于肾损伤患者,在决定外科治疗时应该考虑的几个问题是该患者是否需要手术治疗,手术治疗的目的是外科探查还是目标明确的肾修补术。在外科治疗之前一定要明确对侧肾脏的状况,同时要告知患者及其家属伤侧肾脏有切除的可能。因为不论是手术探查还是肾修补术,手术前都很难判断伤侧肾脏的具体情况,必要时术者需要术中和向患者家属交代病情,决定手术方式。

1.外科探查

外科探查主要见于下列几种状况。

(1)难以控制的出血:由于肾外伤导致大量的持续性显性出血或全身支持疗法不能矫正休克状态的患者,应立即手术止血挽救生命。可以在手术中进行静脉尿路造影了解双肾功能。

(2)腹部多脏器损伤:腹部脏器损伤是手术适应证。肾损伤往往伴有腹部多脏器损伤。腹部多脏器损伤采用CT、超声波等综合诊断后可以进行手术,同时探查肾脏损伤状况。

(3)大量尿外渗:尿外渗是由于肾损伤导致肾脏集合系统包括肾盂、输尿管连接部损伤断裂所致。少量的尿外渗大部分可以自然愈合,大量的尿外渗可形成尿性囊肿,若继发感染后导致脓肿及肾出血。肾损伤后出现大量尿外渗的患者,应该积极进行手术探查尽早修补集合系统的损伤。

2.外科探查原则

(1)外科探查前或打开腹膜后血肿前未做影像学检查者应手术中行大剂量静脉尿路造影,了解肾损伤严重程度及对侧肾功能。对侧肾脏有病理性改变及先天缺如者应尽力保留伤肾。对侧肾功能正常者原则上也需尽力保留,不能轻易切除伤肾。

(2)在打开后腹膜清除肾周血肿暴露肾脏前必须控制肾脏的血液循环,以避免出现难以控制的出血而导致生命危险及患肾切除。

(3)探查时肾血管控制温缺血时间不应超过60分钟,如超时需用无菌冰降温并给予肌苷以保护肾功能的恢复。

(4)暴露整个肾脏并仔细检查肾实质、肾盂、输尿管及肾血管,并评估损伤程度,注意有无失去活力组织及尿外渗。

(5)需彻底清创,尤其是因枪伤所致的肾损伤。清除因子弹爆炸效应出现的组织缺血坏死,可减少术后感染、出血及高血压等并发症。

(6)腹膜后留置导管引流。因肾损伤常累及集合系统,术后尿外渗及渗血可经引流管导出,避免术后尿性囊肿及感染等并发症。

3.外科探查手术入路

(1)急性肾创伤的手术探查最好采取经腹途径,以便探查腹腔脏器和肠管。通常取剑突下至耻骨的腹正中切口,此入路能在打开肾周筋膜清理血肿前较易游离并控制双肾的动脉及静脉。

(2)迅速进入腹腔,在出血不严重时探查腹腔脏器并可修补。在探查肾脏之前,如有必要,应先对大血管、肝脏、脾脏、胰腺和肠管创伤进行探查及处理。当出血证实主要来自肾脏时,应尽快暴露肾血管及肾脏控制出血。

(3)由于腹膜后有大量血肿使正常解剖关系破坏变形,需仔细辨别标志。可提起小肠暴露后腹膜,在肠系膜下动脉、主动脉前壁向下剪开后腹膜。血肿过大难以辨认主动脉时,可以肠系膜静脉作为标志,祛除血肿找到主动脉前壁向下剪开后腹膜。

(4)从左肾静脉与下腔静脉连接处提起左肾静脉较易暴露双侧肾动脉和腹主动脉。游离双肾的动脉静脉,注意约25%患者双侧有多个肾动脉而15%患者有多个肾静脉。多个肾静脉者约80%发生在右侧肾脏。

(5)将游离的肾脏血管分别用橡皮带提起或用无损伤血管钳夹住。确保肾血管已得到控制后,提起伤肾侧结肠,剪开侧腹膜并打开肾周筋膜清理肾周血肿并完全暴露肾脏,观察肾脏损伤程度及范围。也可分别从升结肠或降结肠外侧腹膜处剪开上至肝区或脾区,将结肠推向中线,暴露肾脏血管。

4.肾修补缝合术和肾部分切除术

当肾裂伤比较局限时可行肾脏修补缝合术控制出血。在肾上极或下极有严重裂伤也可采用肾部分切除术。在控制肾血管及暴露肾脏之后,剥离肾包膜并尽可能保留肾包膜,锐性清除破碎及无活力组织。肾创伤断面有撕裂肾盏或肾盂及较大血管可用蚊式钳夹住并以4-0可吸收铬制线间断缝扎关闭破碎集合系统及止血。再以2-0铬制缝线通过肾包膜贯穿褥式缝合裂开肾实质,以游离的包膜遮盖肾裂伤处,避免术后出血。结扎缝线时应松紧适度,于裂伤及缝线处置垫备好的脂肪或可吸收的吸收性明胶海绵,避免结扎缝线用力过度,撕裂肾实质。包膜短缺也可用带蒂网膜或邻近裂伤处腹膜遮盖创面并缝合止血。网膜中间切开勿损伤主要血管。将其网膜片由外侧裹向前方,可用1-0可吸收肠线绑扎数道避免大网膜滑脱。开放肾循环观察无出血后,冲洗伤口并腹膜后留置引流管一根,缝合伤口。大网膜包裹伤肾,取材方便,能增加伤肾血供,可促进其恢复。

肾脏损伤后的修复技术可影响损伤的愈合。过多的缝合肾实质可能导致局部压迫性坏死,破坏肾实质的结构。因此尽可能缝合肾包膜而少缝肾实质。包膜不够时可用腹膜或大网膜移植皮片或特殊结构网套(聚乙醇酸网)包绕肾脏。应用该网套 60 天可完全吸收。肾被膜重建完整而用肠线缝合 3 个月仍有肠线残留且伴炎性反应。因此采用合成缝线较铬制肠线更佳。

5.肾切除术

术中发生难以控制的出血、肾蒂损伤、集合系统断裂无法修复与吻合,或肾栓塞时间过长、功能难以恢复时,在对侧肾功能良好的情况下可考虑肾切除术。以肾蒂钳双重钳夹肾蒂,剪断肾蒂血管,用 10 号丝线双重结扎及缝扎肾蒂血管,钳夹及剪断上段输尿管,以 7 号丝线结扎输尿管远端。切除伤肾后清除血肿并冲洗肾窝,如止血充分可不置引流管。如放置引流可于术后 1～3 天祛除。

6.肾切除术的适应证

肾创伤修补术受很多因素影响。体温低、凝血功能差的病情不稳定患者,如果对侧肾脏功能良好则不应冒险进行肾修补术。如前所述,24 小时内有计划的紧急处理(包扎伤口、控制出血和纠正代谢和凝血异常)为治疗提供了选择机会。对于广泛肾创伤,如行肾修补术危及患者生命时,应立即采取完整肾切除术。Nash 和同伴回顾由于肾创伤行肾切除术的病例时发现,77％的肾切除是因为肾实质、血管创伤和严重的复合伤,其余的 23％是在肾修补术中因血流动力学不稳定而被迫施行肾切除术。

7.肾损伤外科治疗术后观察要点

(1)注意观察生命体征,包括血压、脉搏、体温、尿量、尿颜色、伤口出血、血红蛋白、血细胞比容等变化,必要时可用止血药物。

(2)保持卧床 2 周以上,直到尿液变清。

(3)引流管无血性液体或尿外渗等分泌物排出可于术后 5～10 天祛除。

(4)采用抗感染治疗一个月。

(5)定期检测肾功能及影像学检查。

(6)观察可能发生的并发症,如延迟性出血、局部血肿、尿性囊肿、脓肿形成及高血压等,必要时应用超声及 CT 检查。根据不同情况选用穿刺引流,选择性肾动脉栓塞或再次手术肾切除等方法治疗。

(五)医源性损伤的救治

在医源性损伤的救治过程中,及时明确诊断非常重要。由于医源性损伤主要是由于各种腔镜操作不当引起,因此规范化的腔镜操作是预防医源性损伤的唯一途径。一旦发生医源性损伤,应该及时进行治疗,以免延误最佳治疗时机。

1.肾血管损伤引起的大量出血

腔镜操作引起肾血管或腔静脉损伤并继发的大量出血往往来势迅猛,突然之间腔镜的视野全部被出血掩盖。这时就需要迅速判断可能的出血部位。经过迅速地腔内处理仍然达不到止血效果时应该及时改开放手术,在清晰的视野下完成损伤血管的修复手术。腹腔镜操作引起肾静脉或腔静脉损伤的另一个特点是由于气腹的高压状态,即使发生了损伤也有可能无明显的出血。当解除或降低气腹压力后,才能表现出明显的出血。对于这类状况最好的处理也是及时发现出血,可以在降低气腹压力后再次观察,或及时观察引流管的引流液,一旦确认有活动性出血应该积极处理。

2.肾周血肿、肾裂伤或尿外渗

腔镜操作引起的肾周血肿、肾裂伤或尿外渗一般通过手术中的缝合处理都能够达到救治的目的,但是需要引起重视的是手术后应该按照肾外伤的处理原则观察引流液的状况、必要的卧床休息和追加的抗感染治疗。

四、肾脏损伤的并发症

(一)尿外渗和尿性囊肿

国外报道闭合性肾损伤尿外渗发生率为 $2\%\sim18\%$,而贯通伤为 $11\%\sim26\%$。未处理的尿外渗一般伤后 $2\sim5$ 天可在腹膜后脂肪组织蓄积,随着尿液蓄积增多,周围组织纤维化反应,形成纤维包膜或囊壁而成尿性囊肿。尿性囊肿可在伤后数周内形成,也可在数年后形成,尿外渗或尿性囊肿的出现表明肾的集合系统损伤,也可能因血块、输尿管壁及周围血肿压迫导致尿液引流不畅而外渗。持久的尿外渗可以导致尿囊肿、肾周感染和肾功能受损。这些患者应早期给予全身抗生素治疗,同时严密观察病情。在多数情况下,尿外渗会自然消退。如果尿外渗持续存在,那么置入输尿管支架常常可以解决问题。尿性囊肿可采用在超声或 CT 引导下的穿刺引流,将 22 号穿刺针,经腰部皮肤进入囊腔,抽取液体标本做常规检查、培养,用扩张器逐个扩张通道,使 F12～F16 导管等进入囊内,排空渗出的尿液。长期引流尿液不能减少或消失,应考虑损伤严重或远端输尿管有狭窄或梗阻因素。尿性囊肿长期刺激和梗阻可使肾周组织纤维化,影响肾脏功能,当肾已失去功能,破坏严重,在对侧肾功能良好情况下可考虑肾切除术。

(二)延迟性出血

迟发的肾脏出血在创伤后数周内都有可能发生,但通常不会超过 3 周。最基本的处理方法为绝对卧床和补液。迟发性出血的处理应该根据患者全身状况,出血严重程度及影像学检查结果而定,大量出血危及生命应急诊手术。如果表现为持续性的出血,可以进行血管造影确定出血部位后栓塞相应的血管。

(三)肾周脓肿

肾创伤后肾周脓肿极少发生,但持续性的尿外渗和尿囊肿是其典型的前兆。肾周脓肿可有急性及慢性表现两种。急性表现可在伤后 $5\sim7$ 天出现高热、腰背疼痛、叩击痛,甚至腹胀、肠梗阻症状。慢性特点仅表现为低烧、盗汗、食欲下降、体重下降,出现感染迹象时应特别注意有可能发生继发性出血。其诊断主要根据超声与 CT 检查。

早期可以经皮穿刺引流,必要时切开引流。应注意肾周脓肿往往是多房性,当引流不畅时,应手术将其间隔破坏,保证引流通畅,或切除已破坏的肾脏。根据感染细菌类型及敏感性选用相应抗生素控制感染。

(四)肾性高血压

创伤后早期发生高血压很少有报道,多数患者出现肾损伤后高血压一般在伤后一年内。然而临床发现有早在伤后一天内就有高血压表现,也有在 20 年后才出现高血压。创伤后发生肾性高血压的机制如下:①肾血管外伤直接导致血管狭窄或阻塞。②尿外渗压迫肾实质。③创伤后发生的肾动静脉瘘。在以上因素的作用下,肾素-血管紧张素系统由于部分肾缺血而受到刺激,进而引起高血压。

(崔延义)

第二节 膀 胱 损 伤

一、病因

膀胱位于盆腔深部,耻骨联合后方,周围有骨盆保护,通常很少发生损伤。究其受伤原因大体分为以下三种。

(一)外伤性

最常见的原因为各种因素引起的骨盆骨折,如车祸、高处坠落等;其次为膀胱在充盈状态下突然遭到外来打击,如下腹部遭受撞击、摔倒等;少见原因尚有火器、利刃所致穿通伤等。

(二)医源性

最常见于妇产科、下腹部手术,以及某些泌尿外科手术,如 TURBT、TURP 及输尿管镜检查等均可导致膀胱损伤。尤其是近年来随着腹腔镜手术的日益开展,医源性损伤更加不容忽视。

(三)自身疾病

比较少见,可由意识障碍引起,如醉酒或精神疾病;病理性膀胱如肿瘤、结核等可致自发性破裂。

二、临床表现

无论何种原因,膀胱损伤病理上大体分为挫伤及破裂两类。前者伤及膀胱黏膜或肌层,后者根据破裂部位分为腹膜外型、腹膜内型及两者兼有的混合型,从而有不同的临床表现。轻微损伤仅出现血尿、耻骨上或下腹部疼痛等;损伤重者可出现血尿、无尿、排尿困难、腹膜炎等。

(一)血尿

可表现为肉眼或镜下血尿,其中肉眼血尿最具有提示意义。有时伴有血凝块,大量血尿者少见。

(二)疼痛

疼痛多为下腹部或耻骨后的疼痛,伴有骨盆骨折时,疼痛较剧。腹膜外破裂者,疼痛主要位于盆腔及下腹部,可有放射痛,如放射至会阴部、下肢等。膀胱破裂至腹腔者,表现为腹膜炎的症状及体征:全腹疼痛、压痛及反跳痛、腹肌紧张和肠鸣音减弱或消失等。

(三)无尿或排尿困难

膀胱发生破裂,尿液外渗,表现为无尿或尿量减少,部分患者表现为排尿困难,与疼痛、恐惧或卧床排尿不习惯等有关。

(四)休克

休克常见于严重损伤者。由创伤及大出血所致,如腹膜炎或骨盆骨折。

三、诊断

膀胱损伤的病理类型关系到治疗效果,因而应尽量做出准确诊断。和其他疾病一样,需结合病史(如外伤、手术史等)及症状、体征,以及辅助检查,综合分析,做出诊断。

膀胱损伤常被腹部、骨盆外伤引起的症状干扰或被其所掩盖。当患者诉耻骨上或下腹部疼痛,排尿困难,结合外伤、手术史,耻骨上区触疼,腹肌紧张,以及肠鸣音减弱等,应考虑膀胱损伤的可能。

(一)导尿检查

一旦怀疑膀胱损伤,即应马上给予导尿,如尿液清亮,可初步排除膀胱损伤;如尿液很少或无尿,应行注水试验:向膀胱内注入 $200\sim300$ mL 生理盐水,稍待片刻后抽出,如出入量相差很大,提示膀胱破裂。该方法尽管简便,但准确性差,易受干扰。

(二)膀胱造影

膀胱造影是诊断膀胱破裂最有价值的方法,尤其是对于骨盆骨折合并肉眼血尿的患者。导尿成功后,经尿管注入稀释后的造影剂(如 $15\%\sim30\%$ 的复方泛影葡胺),分别行前后位及左右斜位摄片,将造影前后 X 线片比较,观察有无造影剂外溢及其部位。腹膜内破裂者,造影剂溢出至肠系膜间相对较低的位置或到达膈肌下方;腹膜外破裂者可见造影剂积聚在膀胱颈周围。亦有人采用膀胱注气造影法,向膀胱内注气,观察气腹症,以帮助诊断。需要指出的是,由于 $10\%\sim29\%$ 的患者常同时出现膀胱和尿道损伤,故在发现血尿或导尿困难时,尚应行逆行尿道造影,以排除尿道损伤。

(三)CT 及 MRI

临床应用价值低于膀胱造影,不推荐使用。但患者合并其他伤需行 CT 或 MRI 检查,有时可发现膀胱破口或难以解释的腹部积液,应想到膀胱破裂的可能。

(四)静脉尿路造影

在考虑合并有肾脏或输尿管损伤时,行 IVU 检查,同时观察膀胱区有无造影剂外溢,可辅助诊断。

四、治疗

除积极处理原发病及危及生命的并发症外,对于膀胱损伤,应根据不同的病理损伤类型,采用不同的治疗方法。

(一)膀胱挫伤

一般,仅需保守治疗,卧床休息,多饮水,视病情持续导尿数天,预防性应用抗生素。

(二)腹膜外膀胱破裂

钝性暴力所致下腹部闭合性损伤,如患者情况较好,不伴有并发症,可仅予以尿管引流。主张采用大口径尿管(22Fr),以确保充分引流。2 周后拔除尿管,但拔除尿管前推荐行膀胱造影。同时应用抗生素持续至尿管拔除后 3 天。

以下情况应考虑行膀胱修补术:①钝性暴力所致腹膜外破裂,有发生膀胱瘘、伤口不愈合、菌血症的潜在可能性时;②因其他脏器损伤行手术探查时,如怀疑膀胱损伤,应同时探查膀胱,发现破裂,予以修补;③骨盆骨折在行内固定时,应对破裂的膀胱同时修补,防止尿外渗,从而减少内固定器械发生感染的机会。而对于膀胱周围血肿,除非手术必需,否则不予处理。

(三)腹膜内膀胱破裂

腹膜内膀胱破裂其裂口往往比膀胱造影所见要大得多,往往难于自行愈合,因而一旦怀疑腹膜内破裂,即应马上手术探查,同时检查有无其他脏器损伤。术中发现破裂,应用可吸收线分层修补,并在膀胱周围放置引流管。根据情况决定是单纯行留置导尿管,还是加行耻骨上膀胱高位造瘘,但最近观点认为后者并不优于单独留置导尿管。术后应用抗生素。有时,膀胱造影提示膀胱裂口很小,或患者病情不允许,可暂时行尿管引流,根据病情决定下一步是否行手术探查或修补。

以下两点需注意:①术中在修补膀胱裂口前,应检查输尿管有无损伤,通过观察输尿管口喷尿情况,静脉注射亚甲蓝或试行逆行插管来判定。输尿管壁内段或邻近管口的损伤,放置双J管或行膀胱输尿管再植术。②术中如发现直肠或阴道损伤,应将损伤的肠壁或阴道壁游离,重叠缝合加以修补,同时在膀胱与损伤部位之间填塞有活力的邻近组织,或者在修补的膀胱壁处注入生物胶,尽量减少膀胱直肠(阴道)瘘的发生;但结肠或直肠损伤时,如粪便污染较重,应改行结肠造瘘,二期修补。

(四)膀胱穿通伤

应马上手术探查,目的有二:①观察有无腹内脏器损伤;②观察有无泌尿系统损伤。发现膀胱破裂,分层修补;同时观察有无三角区、膀胱颈部或输尿管损伤,视损伤情况做对应处理。当并发直肠或阴道损伤时,处理同上。

对于膀胱周围的血肿,应予以清除。留置的引流管需在腹壁另外戳洞引出。术后应用抗生素。

(崔延义)

第三节　输尿管损伤

一、病因

输尿管是位于腹膜后间隙的细长管状器官,位置较深,有一定的活动范围,一般不易受外力损伤。输尿管损伤多为医源性。

(一)外伤损伤

1.开放性损伤

外界暴力所致输尿管损伤率约为 4%,主要是由刀伤、枪伤、刃器刺割伤引起。损伤不仅可以直接造成输尿管的穿孔、割裂或切断,而且继发感染,导致输尿管狭窄或漏尿。

2.闭合性损伤

闭合性损伤多发生于车祸、高处坠落及极度减速事件中,损伤常造成胸腰椎错位、腰部骨折等。损伤机制有两方面:一方面由于腰椎的过度侧弯或伸展直接造成输尿管的撕脱或断裂;另一方面由于肾脏有一定的活动余地,可以向上移位,而相对固定的输尿管则被强制牵拉,造成输尿管的断裂,最常见的就是肾盂输尿管连接处断裂。

(二)手术损伤

医源性损伤是输尿管损伤最常见的原因,常见于外科、妇产科的腹膜后手术或盆腔手术,如子宫切除术、卵巢切除术、剖宫产、髂血管手术、结肠或直肠的肿瘤切除术等。临床上尤以子宫切除术和直肠癌根治术损伤输尿管最为常见。

(三)器械损伤

随着腔内泌尿外科的发展及输尿管镜技术的不断进步,输尿管镜引起输尿管损伤率也由7%下降至1%～5%。

1.输尿管插管损伤

在逆行肾盂造影、PCNL术前准备、留置肾盂尿标本等检查或操作时需行输尿管插管,若输尿管导管选择不当、操作不熟练会引起输尿管损伤,尤其是在狭窄段和交界段。轻者黏膜充血水肿,重者撕裂穿孔。

2.输尿管镜检查损伤

输尿管扭曲成角或连接、交界处处于弯曲时,行硬性输尿管镜检查,如果操作不当或输尿管镜型号选择不当,就会损伤输尿管,形成假道或穿孔,甚至输尿管完全断裂。

3.输尿管碎石损伤

无论是选择取石钳、套石篮还是输尿管镜下钬激光碎石,较大的结石长期嵌顿刺激,结石周围黏膜水肿,甚至形成息肉,对于这种情况如果强制通过输尿管镜或导丝可能损伤输尿管。

4.其他碎石损伤

腔镜下使用激光或体外冲击波碎石治疗输尿管结石,可能会发生不同程度的管壁损伤。

(四)放疗损伤

宫颈癌、前列腺癌等放疗后,输尿管管壁易水肿、出血、坏死,进而形成纤维瘢痕或尿瘘。

二、临床表现

输尿管损伤的临床表现复杂多样,有可能出现较晚,也有可能不典型或者被其他脏器损伤所掩盖。常见的临床表现如下。

(一)尿外渗

开放性手术所致输尿管穿孔、断裂,或其他原因引起输尿管全层坏死、断离者,都会有尿液从伤口中流出。尿液流入腹腔会引起腹膜炎,出现腹膜刺激征;流入后腹膜,则引起腹部、腰部或直肠周围肿胀、疼痛,甚至形成积液或尿性囊肿。

(二)血尿

血尿在部分输尿管损伤中会出现,可表现为镜下或肉眼血尿,具体情况要视输尿管损伤类型而定。输尿管完全离断时,可以表现为无血尿。

(三)尿瘘

溢尿的瘘口一周左右就会形成瘘管。瘘管形成后常难以完全愈合,尿液不断流出,常见的尿瘘有输尿管皮肤瘘、输尿管腹膜瘘和输尿管阴道瘘等。

(四)感染症状

输尿管损伤后,自身炎症反应、尿外渗及尿液聚集等很快引起机体炎症反应,轻者局部疼痛、发热、脓肿形成,重者发生败血症或休克。

(五)无尿

如果双侧输尿管完全断裂或被误扎,伤后或术后就会导致无尿,但也要与严重外伤后所致休克、急性肾衰竭引起的无尿相鉴别。

(六)梗阻症状

放射性或腔内器械操作等所致输尿管损伤,由于长期炎症、水肿、粘连等,晚期会出现受损段输尿管狭窄甚至完全闭合,进而引起患侧上尿路梗阻,表现为输尿管扩张、肾积水、腰痛、肾衰竭等。

(七)合并伤表现

表现为受损器官的相应症状,严重外伤者会有休克表现。

三、诊断

(一)病史

外伤、腹盆腔手术及腔内泌尿外科器械操作后,如果出现伤口内流出尿液或一侧持续性腹痛、腹胀等症状时,均应警惕输尿管损伤的可能性。

(二)辅助检查

1.静脉尿路造影

部分输尿管损伤可以通过静脉尿路造影显示。

(1)输尿管误扎:误扎的输尿管可能完全梗阻或者通过率极低,因而造影剂排泄障碍,出现输尿管不显影或造影剂排泄受阻。

(2)输尿管扭曲:输尿管可以表现为单纯弯曲,也可以表现为弯曲处合并狭窄引起完全或不完全梗阻。前者造影剂可以显示扭曲部位,后者表现为病变上方输尿管扩张,造影剂排泄受阻。

(3)输尿管穿孔、撕脱、完全断裂:表现为造影剂外渗。

2.逆行肾盂造影

在受损段输尿管插管比较困难,通过受阻。造影剂无法显示,自破裂处流入周围组织。该检查可以明确损伤部位,了解有无尿外渗及外渗范围,需要时可以直接留置导管引流尿液。

3.膀胱镜检查

膀胱镜不仅可以直视下了解输尿管开口损伤情况,观察有无水肿、黏膜充血,而且可以观察输尿管口有无喷尿或喷血尿,判断中上段输尿管损伤、梗阻的情况。

4.CT 检查

CT 检查可以良好显示输尿管的梗阻、尿外渗范围、尿瘘及肾积水等,尤其配合增强影像可以进一步提高诊断准确率。

5.B超检查

B超检查简易方便,可以初步了解患侧肾脏、输尿管梗阻情况,同时发现尿外渗。

6.放射性核素肾图

对了解患侧肾功能及病变段以上尿路梗阻情况有帮助。

(三)术中辨别

手术中,如果高度怀疑输尿管损伤时,可以应用亚甲蓝注射来定位诊断。方法是将 $1\sim2$ mL 亚甲蓝从肾盂注入,仔细观察输尿管外是否有蓝色液体出现。注射时不宜太多太快,因为过多亚甲蓝可以直接溢出或污染周围组织,影响判断。

四、治疗

输尿管损伤的处理既要考虑输尿管损伤的部位、程度、时间及肾脏膀胱情况,又要考虑患者的全身情况,了解有无严重合并伤及休克。

(一)急诊处理

(1)首先抗休克治疗,积极处理引起输尿管损伤的病因。

(2)术中发现的新鲜无感染输尿管伤口,应一期修复。

(3)如果输尿管损伤24小时以上,组织发生水肿或伤口有污染,一期修复困难时,可以先行肾脏造瘘术,引流外渗尿液,避免继发感染,待情况好转后再修复输尿管。

(二)手术治疗

1.输尿管支架置放术

对于输尿管小穿孔、部分断裂或误扎松解者,可放置双J管或输尿管导管,保留2周以上,一般能愈合。

2.肾造瘘术

对于输尿管损伤所致完全梗阻不能解除时,可以肾脏造瘘引流尿液,待情况好转后再修复输尿管。

3.输尿管成形术

对于完全断裂、坏死、缺损的输尿管损伤者,或保守治疗失败者,应尽早手术修复损伤的输尿管,恢复尿液引流通畅,保护肾功能。同时,彻底引流外渗尿液,防止感染或形成尿液囊肿。手术中可以通过向肾盂注射亚甲蓝,观察术野蓝色液体流出,来寻找断裂的输尿管口。输尿管吻合时需要仔细分离输尿管并尽可能多保留其外膜,以保证营养与存活。

(1)输尿管-肾盂吻合术:上段近肾盂处输尿管或肾盂输尿管连接处撕脱断裂者可以行输尿管-肾盂吻合术,但要保证无张力。若吻合处狭窄明显时,可以留置双J管做支架,2周后取出。近年来,腹腔镜下输尿管-肾盂吻合术取得了成功,将是一个新的治疗方式。

(2)输尿管-输尿管吻合术:若输尿管损伤范围在2 cm以内,则可以行输尿管端端吻合术。输尿管一定要游离充分,保证无张力的吻合。双J管留置2周。

(3)输尿管-膀胱吻合术:输尿管下段的损伤,如果损伤长度在3 cm之内,尽量选择输尿管-膀胱吻合术。该手术并发症少,但要保证无张力及抗反流。双J管留置时间依具体情况而定。

(4)交叉输尿管-输尿管端侧吻合术:如果一侧输尿管中端或下端损伤超过1/2,端端吻合张力过大或长度不足时,可以将损伤侧输尿管游离,跨越脊柱后与对侧输尿管行端侧吻合术。尽管该手术成功率高,但也有学者认为不适合泌尿系统肿瘤和结石的患者,以免累及对侧正常输尿管,提倡输尿管替代术或自体肾脏移植术。

(5)输尿管替代术:如果输尿管损伤较长,一侧或双侧病变较重,无法或不适宜行上述各种术式时,可以选择输尿管替代术。常见的替代物为回肠,也有报道应用阑尾替代输尿管取得手术成功者。近年来,组织工程学材料的不断研制与使用,极大地方便并降低了该手术的难度。

4.放疗性输尿管损伤

长期放疗往往会使输尿管形成狭窄性瘢痕,输尿管周围也会纤维化或硬化,且范围较大,一般手术修补输尿管困难,且患者身体情况较差时,宜尽早行尿流改道术。

5.自体肾脏移植术

当输尿管广泛损伤,长度明显不足以完成以上手术时,可以将肾脏移植到髂窝中,以缩短距离。手术要将肾脏缝在腰肌上,注意保护输尿管营养血管及外膜。不过需要注意的是,有8%的自体移植肾者术后出现移植肾无功能。

6.肾脏切除术

损伤侧输尿管所致肾脏严重积水或感染,肾功能严重受损或肾脏萎缩者,如对侧肾脏正常,则可施行肾脏切除术。另外,内脏严重损伤且累及肾脏无法修复者,或长期输尿管瘘存在无法重建者,也可以行肾脏切除术。

(崔延义)

第四节　阴茎损伤

一、病因

(一)直接暴力

阴茎勃起时,受到直接暴力(如打击、骑跨、被踢和挤压等)时,阴茎被挤于体外硬物或耻骨弓之间,易损伤,严重者可发生阴茎折断。

(二)锐器切割

阴茎被各种锐器切割而致。

二、分类

按有无皮肤损伤,可分为闭合性损伤和开放性损伤两种类型。

(一)闭合性损伤

1.阴茎挫伤

各种暴力均可造成阴茎挫伤,引起皮下组织或海绵体损伤,皮下组织淤血,皮肤水肿,严重时出现纺锤形血肿,多不伴有尿道损伤。

2.阴茎折断

阴茎折断又称阴茎海绵体破裂,是严重的阴茎闭合性损伤。阴茎勃起时,受到直接外力作用,造成阴茎海绵体周围白膜及阴茎海绵体破裂,可伴发尿道损伤。多见于 20～40 岁的青壮年,在手淫、粗暴性交(以女性上位性交时多见)等情况易发生。

阴茎折断一般为单侧阴茎海绵体白膜横行破裂,左右侧发生率相近,一般不超过海绵体周径的 1/2,最常见的损伤部位是阴茎远端 1/3。10％～20％同时伴有尿道破裂,20％～30％可波及两侧甚至尿道海绵体。尿道海绵体破裂往往与阴茎海绵体损伤部位在同一水平。

3.阴茎绞窄伤

阴茎绞窄伤常因好奇、性欲异常、精神失常或恶作剧等,将金属环、大号螺丝帽、线圈和橡皮筋等环状物套扎在阴茎上没有及时取下,或阴茎包皮上翻后没有及时复位,引起阴茎缩窄部末梢血液循环障碍,致组织水肿、缺血,严重时发生阴茎远端组织坏死。

4.阴茎脱位伤

阴茎脱位伤是指男性会阴部遭到挤压、阴茎在勃起时扭曲或在疲软时遭钝性暴力打击、过度牵拉或骑跨伤等时,或外力继续不停,可造成阴茎、尿道海绵体在冠状沟外与包皮发生环形撕裂,引起阴茎、耻骨韧带以及周围组织撕裂,阴茎脱离其皮肤,脱位到腹股沟、耻骨下部、大腿根部或阴囊会阴部的皮下,与存留原位的包皮分离,空虚无物。

(二)开放性损伤

开放性阴茎损伤多数发生于刀割伤、刺伤、枪弹伤、卷入机器、牲畜咬伤及其他意外损伤;精神病患者的自伤或他伤亦偶有发生。有时,因粗暴的性行为发生包皮及其系带撕裂伤,造成包皮裂口和出血。

1.阴茎离断伤

临床少见,Ehrich 于 1929 年首次报道。较常见的原因是受到性伴侣的报复,或牲畜咬伤,致使阴茎远端往往缺损。按其损伤程度,阴茎离断伤可分成阴茎部分离断伤或阴茎完全离断伤。

2.阴茎皮肤损伤

阴茎皮肤损伤类型有阴茎干全部皮肤撕脱伤、阴茎部分皮肤撕脱伤、阴茎皮肤刺伤、切割裂伤、烧灼伤等。

阴茎头表面皮肤菲薄,无移动性,很少发生撕脱伤。而阴茎体皮肤薄而松弛,有疏松的皮下组织,其移动性很大,较易发生撕脱伤。阴茎皮肤撕脱伤发生于机器损伤时,阴茎皮肤可同衣裤一起被转动的机器拉扯,从 Buck 筋膜外分离撕裂甚至撕脱,常发生于阴茎根部,止于冠状沟,又称之筒状撕脱伤。常伴有阴囊皮肤撕脱,由于阴茎深筋膜的保护,阴茎海绵体及尿道多不易受伤。

利器切割或弹片可造成阴茎皮肤切割伤或阴茎贯穿伤。

包皮系带撕裂的主要原因是阴茎皮肤受力超负荷,如手淫时动作过于剧烈;其次在新婚之夜,在性交时过于急躁而又凶猛,或因处女膜坚韧,或因阴道痉挛,在阴茎强行插入时,由于阻力的关系造成包皮牵拉包皮系带而引起包皮系带撕裂、包皮裂口和出血。包皮系带断裂多见于包皮系带过短或包皮过长者。

三、阴茎损伤的临床表现

阴茎损伤随外力作用方向、作用力大小和损伤类型而各有特点,主要的临床表现包括疼痛、肿胀、局部出血、尿血、排尿障碍等,甚至有休克表现。

(一)阴茎挫伤

患者感觉阴茎疼痛且触痛明显,能自行排尿。轻者皮下组织淤血形成青紫色瘀斑、阴茎肿胀,重者海绵体白膜破裂,形成皮下、海绵体或龟头肿胀,皮下出血及大小不等的血肿,使阴茎肿大呈纺锤形,疼痛难忍。若合并尿道损伤,则可见尿道流血或排尿障碍。

(二)阴茎折断

阴茎折断多发生于阴茎根部,可为一侧或双侧海绵体破裂。患者自己可感到局部组织破裂,在受伤的瞬间可听到阴茎部发出的响声,勃起的阴茎随即松软,血液由海绵体喷出至阴茎皮下,形成局部血肿,剧痛于活动时加重。局部肿胀,阴茎血肿,皮肤呈青紫色,若为一侧海绵体破裂,阴茎弯曲变形偏向健侧或扭曲,状如紫茄子。若出血形成较大的血肿压迫尿道时,可发生排尿困难。由于受阴茎筋膜限制,肿胀只限于阴茎部,若阴茎筋膜破裂,则血肿可扩至阴囊、会阴及下腹部。若并发尿道损伤,可有排尿困难,排尿疼痛,尿道口可见有血液流出,或发生肉眼性血尿。

(三)阴茎绞窄伤

可见阴茎上有套扎物,轻症者仅出现套扎物远端阴茎水肿、胀痛;如不解除病因,远端阴茎肿胀加重,继而发生缺血、坏死改变,如远端阴茎表面皮肤色泽变化、厥冷,疼痛加剧,感觉迟钝。当感觉神经坏死后,痛觉减弱。嵌顿处皮肤糜烂,同时伴有排尿障碍。

(四)阴茎脱位伤

一般表现为阴茎疼痛,周围软组织肿胀。局部特异体征有阴茎、尿道海绵体在冠状沟外与包皮发生环形撕裂,阴茎、耻骨韧带以及周围组织撕裂,阴茎脱离其皮肤,于腹股沟、耻骨下部、大腿根部或阴囊会阴部的皮下可发现或触及脱位阴茎,存留原位的包皮分离,空虚无物,伤后可出现尿失禁。阴茎脱位伤多伴有尿道外伤及尿外渗,有时即使无尿道撕裂或断裂,因尿道挫伤较重,亦可有尿外渗及会阴部血肿。

(五)阴茎离断伤

阴茎离断后,因失血较多,患者面色苍白、四肢冰凉、血压下降,出现休克现象。离断阴茎残端出血明显,且不易止血。离断远端如为外伤或动物咬伤则创面不整齐,挫伤明显。如为刀剪切割伤,则创面整齐,切割伤患者皮肤及皮下组织受伤不会出现大出血,仅局限血肿;若深达海绵体组织可导致严重出血甚至休克。

(六)阴茎皮肤损伤

阴茎皮肤损伤若发生于衣裤连同阴茎皮肤一起被卷入各种类型机器,由转动的机器绞缠而撕脱皮肤时,则表现为撕脱伤呈脱手套式,常同时累及会阴部皮肤。受累皮肤表现有部分撕脱或阴茎干全周皮肤撕脱。部分撕脱的皮片特点多以会阴部皮肤为顶点,阴茎根部或耻骨联合为基边的三角形,深达会阴浅筋膜与白膜之间,一般不累及较深的阴茎海绵体等;完全撕脱则导致阴茎体裸露。

阴茎皮肤切割伤患者表现为局部皮肤、皮下组织或海绵体裂开或断裂,切口呈多种形态,伤口整齐,如仅累及阴茎皮肤及皮下组织时一般不会发生大出血,仅有局限血肿。

包皮系带撕裂伤最常见的部位在靠近龟头前端处,这是由于系带前端固定在龟头,后端连于阴茎皮肤,可移动。包皮系带撕裂伤可导致痛性勃起、性快感下降等严重后果,同时出现包皮裂口。

四、阴茎损伤的诊断

对阴茎损伤的诊断,一般根据外伤史及阴茎局部损伤情况,如皮肤瘀斑、裂口、出血、皮肤撕脱、阴茎肿胀和弯曲变形等表现,做出诊断一般不难。

(一)病史

有明确直接暴力史或锐器切割伤史,可出现阴茎局部疼痛、出血、肿胀畸形和缺损,严重者可出现休克。阴茎受到暴力打击以及骑跨伤时,阴茎被挤压于硬物和耻骨之间,常引起不同程度的阴茎损伤,特别是在阴茎勃起时受暴力打击或粗暴性交,闻及明显响声,为白膜破裂所致,且有剧痛感,阴茎随之软缩,继而出现肿胀,此即发生阴茎折断。阴茎折断常合并排尿困难,尿道海绵体损伤时可于排尿时发现尿瘘。阴茎脱位伤时根据受伤情况及阴茎形状,即可判断。阴茎绞窄伤应根据阴茎上的环状物及皮肤缺血、肿胀、坏死,即可判断。开放性阴茎损伤时,阴茎可见创面。

(二)辅助检查

B超可确定阴茎白膜缺损处及阴茎折断者的破裂位置。阴茎海绵体造影可见海绵体白膜破损处有造影剂外溢。但是,该检查属有创性,且由于造影剂外渗,可引起严重的海绵体纤维化,及一定假阴性率和假阳性率,目前已较少应用。

对于有明确病史和体征,即使 B 超不能明确诊断,也不可轻易行海绵体造影,而应手术探查。

当患者出现尿道滴血或排尿困难时,应想到尿道损伤的可能,应行逆行尿道造影检查,造影剂外溢可明确诊断。

五、阴茎损伤的治疗

阴茎损伤的治疗,应尽量保存有活力的组织,特别是海绵体,以利再植或再造,考虑性功能的恢复和排尿功能。术后应加强抗感染治疗,给予适量的雌激素,防止术后阴茎勃起。

(一)阴茎挫伤

无尿道损伤的轻度阴茎挫伤仅需适当休息、止痛和阴茎局部抬高如用丁字带兜起阴囊和阴茎、预防感染、辅以理疗。

急性期仍有渗血时,可冷敷,出血停止后,用热敷促进血肿吸收。给予抗生素,以防止感染。

较严重的挫伤,如皮下继续出血,血肿增大,应穿刺或切开引流,放出积血,必要时结扎出血点,并轻轻挤压阴茎海绵体,以防止血肿机化。如就诊较晚,血肿液化或合并感染形成脓肿或气肿时,可切开引流或穿刺放脓。

(二)阴茎折断

阴茎折断治疗原则是恢复阴茎海绵体的连续性,彻底清创,控制出血,防止海绵体内小梁间血栓形成。治疗上目前主张早期手术,以免血肿扩大,继发感染,形成纤维瘢痕,导致疼痛和阴茎成角畸形而影响性生活。治疗方法包括手术和保守治疗。

1.保守治疗

20 世纪 70 年代前,多采用非手术治疗,包括镇静止痛、留置导尿管和阴茎加压包扎。局部先冷敷,24 小时后改热敷,并给予口服雌激素,静脉输注或口服抗感染药治疗;为防止纤维化,有些医师还给患者链激酶或胰蛋白酶,口服羟基保泰松等。然而,这些治疗方法的效果却难以评价,而且阴茎肿胀消退缓慢,患者住院时间长,并发症高达 $29\%\sim53\%$,主要包括血肿扩大、继发感染形成脓肿、阴茎成角畸形、阴茎纤维化、局部遗留有瘢痕硬结及阴茎勃起不坚、阴茎勃起疼痛、性交困难、ED 等。因非手术治疗所导致勃起功能障碍等并发症发生率较高,目前,多主张手术治疗。对于阴茎弯曲不明显、血肿轻微的患者或只有尿道海绵体损伤的患者,可以采取保守治疗。

2.手术治疗

不仅可以降低损伤后并发症的发生率,而且可以使患者阴茎功能早日恢复,一般术后 10 天内阴茎肿胀消退,术后性功能恢复良好。手术有传统的修复术式和改良的修复术式。

传统的修复术式采用距冠状沟 1 cm 处阴茎皮肤环形一周切口,并使其翻转至阴茎根部,清除血肿,术中可充分探查 3 条海绵体情况,显露损伤部位,有效清除血肿,结扎出血点,以免血肿机化形成纤维瘢痕导致阴茎勃起功能障碍、阴茎成角畸形而影响性生活。白膜破裂处用丝线或可吸收线间断缝合修补。该手术方法具有暴露充分、利于寻找白膜破口、同时修补双侧阴茎海绵体及尿道等优点,故对不能确诊的、合并尿道损伤的患者采用此种方法较好。

改良的阴茎折断修复术式即在阴茎根部结扎橡皮筋阻断血流后,在折断部位行半环形切开阴茎皮肤,挤出积血,清除血肿,找到白膜及海绵体破裂处,应用 3-0 可吸收线间断缝合修补。手术的关键是确定海绵体破裂的具体部位,方法包括阴茎血肿最明显处;阴茎弯曲变形的凸出处;

触诊阴茎有明确、孤立包块或硬结处;术前彩超检查结果。术后往往会形成阴茎向折断缝合处背侧的弯曲。手术处理时间越晚,越难恢复阴茎原状,甚至导致阴茎勃起功能障碍。本术式克服了传统的环形冠状沟切口术式手术创伤大、时间长的缺点,值得推广应用。

(三)阴茎绞窄伤

阴茎绞窄伤治疗原则是尽快去除绞窄物而不附加损伤,改善局部循环。处理的关键是尽快去除绞窄物。

对软性绞窄物如丝线、橡皮筋和塑料环等可剪断去除,如被皮肤包埋,可在局麻下从正常皮肤开始到水肿区做一纵行切口,即可切断之。对绞窄物为钢圈、螺丝帽等硬性环圈可采取台钳夹碎或钢丝剪锯裂等措施,对于阴茎包皮嵌顿环可采用手术松解。绞窄时间长,皮肤极度水肿出血坏死者,可将坏死皮肤切除,创面用带蒂阴囊皮瓣移植或游离中厚皮片移植。对已造成阴茎坏疽者,则考虑择期行阴茎再造术。

金属环阴茎绞窄伤是常见的一种,根据金属材料和形状特征以及嵌顿的严重程度,所选方法有所不同。

1.断环取出法

对薄而较软的金属环,可以采用专门剪刀将环切断两处。但是,金属越硬越不易切断。常有的工具有线锯、牙科砂轮等。操作时,由于金属切割金属要产生高温,故必须同时给予生理盐水降温,避免局部烧伤。

2.减压取环法

消毒阴茎包皮,用一次性针头多处刺入包皮,再用纱布包好阴茎握在手中轻轻按摩,使包皮内积液经小孔渗出,包皮萎缩。然后,用粗针头直刺阴茎海绵体内,抽吸出阴茎海绵体内的积血50~80 mL,阴茎体积明显缩小。最后,涂上液状石蜡,一手固定金属环,一手在环上方,牵拉阴茎包皮向上移,即可取下完整的金属环。

3.带子缠绷取环法

带子缠绷取环法适用于阴茎水肿不严重者。首先在水肿处切许多小切口,使组织中液体排出;然后取长而窄的布条,紧贴环之远端向龟头方向缠绕2~3 cm,将布条近端从环和阴茎皮肤间送至环的近侧。此时,在缠好的布带表面涂润滑剂,术者边向远端缠绕,边向远端滑动金属环,并边松开近端之布条,直至环由远端脱下为止。

4.手术法

如已有嵌顿远端阴茎皮肤坏死者,或金属环既不能摘除也不能切断,则应将金属环至冠状沟之间 Buck 筋膜表面的阴茎皮肤和皮下组织切除,这样金属环即可滑出。去除环状物后,必须估计阴茎体的坏死程度。行耻骨上造瘘引流尿液,局部彻底清洁,再涂抹磺胺米隆醋酸酯和磺胺嘧啶,每天两次。这种处理持续到坏死区分界线清楚为止。必要时,可行阴茎部分切除术。

全身使用抗生素抗感染。局部可注射透明质酸酶、肝素等,以防血栓形成。

(四)阴茎脱位伤

阴茎脱位伤应及早清创、止血,去除血肿,将阴茎复位,并固定于正常位置。有尿道损伤者按尿道损伤处理,必要时行耻骨上造瘘。如阴茎复位困难或支持组织撕裂严重时,可进行手术复位,缝合支持韧带。

预后取决于早期发现和及时处理。因为这类患者常在严重挤压伤后发生,由于体检的疏忽,常未能及时发现,得不到及时处理。如能及时发现并明确诊断,将阴茎、尿道海绵体复位到袖筒式的包皮内,并行修复包皮,则预后良好。

(五)阴茎皮肤损伤

治疗方法根据阴茎皮肤损伤的范围、损伤程度和邻近皮肤状况而定。原则上伤后应立即修补,因延期修补会导致瘢痕形成、挛缩和生殖器畸形。处理前需仔细检查损伤范围、深度、阴茎海绵体、尿道海绵体是否完整,阴囊及阴囊内容物是否受累等。

首先应彻底清创,剪除无活力的组织。对阴茎皮肤缺损近侧有活力的组织要尽量保留,但远侧皮肤及包皮则须切除,即使有活力也要剪除至距阴茎头 2～3 cm 处,以防术后淋巴水肿。

1.刺伤及切割伤

因其伤口不大,彻底清创后一期缝合,多可愈合。对于较少阴茎皮肤缺损者,清创后创缘皮肤稍做游离行无张力缝合。因阴茎皮肤血循环丰富,有利于伤口的愈合,故凡有活力的组织应尽可能保留。

2.阴茎皮肤撕脱伤

对于阴茎皮肤部分撕脱伤者,先彻底清洗创面,尽可能清除污染坏死组织,保留有生机的皮肤及组织。若撕脱皮肤与正常组织相连,且色泽无明显变化者,可在清创时尽量保留,并将皮肤与皮下组织缝合。术后包扎要求恰到好处,不宜过紧,数天后撕脱皮肤便可以复活。因此,对于阴茎皮肤缺损<2/3、撕脱皮肤血液循环良好者,特别是年轻人,最好采用直接缝合。

如果创面已经发生感染,应将丧失生机的感染组织清除,每天更换两次湿敷料。待感染被控制,创面长出健康肉芽组织之后,于 5～7 天行成形手术。

阴茎皮肤缺损时,无论皮片移植还是将近侧皮肤延长覆盖创面,阴茎远端残留之皮肤必须切除直达冠状沟 3～5 mm 处,否则将来会形成象皮肿,影响外形及功能。

皮肤缝于阴茎背侧还是腹侧,尚无统一意见。缝于腹侧者外形近似于正常,唯恐日后瘢痕收缩产生腹曲;缝于背侧时,虽然外观差些,但却无上述之虑。术后阴茎保持背侧位,第 5 天换敷料,检查伤口。若阴囊完好,也可用阴囊皮肤做隧道状阴茎包埋,露出龟头,过 3 周后再与阴囊分离成形。也可采取带血管蒂阴囊皮瓣修复阴茎皮肤缺损,使其一期愈合。尿道内需留置导尿管引流尿液,防止尿液浸湿敷料而发生感染。

阴茎皮肤完全撕脱者,多伴有阴囊皮肤损伤或撕脱,则应切除后采用其他部位皮肤植皮。可采取大腿内侧、腹股沟区或下腹部带蒂皮瓣植皮,亦可采取中厚皮片游离植皮。其中,以下腹部皮瓣较好。该处皮瓣具有移动性好、抗感染力强及成活率高,术后半年即可恢复感觉。皮肤移植者皮肤对接处不宜对合成直角,以利于愈后的性生活,如皮片移植处位于海绵体缝合处,则应放置引流物,同时合理地使用抗生素控制感染,提高移植皮肤的存活率。

皮肤撕脱伤的患者如伴有尿道损伤,应尽可能吻合尿道并保持阴茎形态,必要时施行耻骨上膀胱穿刺造瘘。

如同时伴有阴囊皮肤缺损者,因组织顺应性强,弹性大,即使缝合时有张力,也应将所剩皮肤缝于一起,包裹其内容。数月之后,阴囊即可恢复正常大小。阴囊皮肤全部丧失时,可暂时把两侧睾丸置于股内侧皮下浅袋内。据观察该处温度低于腹腔和腹股沟部位的温度,不会影响精子生成。尽管如此,对年轻患者仍应尽量行阴囊成形术为宜。

3.阴茎皮肤烧灼伤

原则上先采取保守治疗,在组织活力未能明确判断之前,积极预防或控制感染,待丧失生机组织分界明显后,可切除坏死组织,并立即植皮,必要时可行带蒂皮瓣植皮。

4.阴茎切割伤

切伤浅且未伤及海绵体白膜者按一般软组织切割伤处理;切割深累及海绵体时,对因严重出血而致休克者,应及时采取防治措施,动脉出血者应立即缝合止血,海绵体渗血者,可连同白膜一起缝合压迫止血,并积极纠正休克。

5.包皮系带撕裂伤

如包皮裂口不大、系带撕裂不严重及出血不多者,经局部清洗,包扎即可愈合。如裂口较大、系带撕裂严重、出血不止者应急诊手术缝合止血,术后一部分人伤口愈合良好;一部分人可能愈合不佳,使系带处形成瘢痕或系带过短,可能造成以后阴茎勃起时弯曲或疼痛。

(六)阴茎离断伤

阴茎离断伤的治疗包括阴茎的修复、恢复排尿功能及性功能等。其治疗效果因受伤部位、程度、缺血时间和治疗方法而异,迄今尚无统一的治疗方案,但均强调吻合血管的再植术。

对于出血性休克者,需立即给予输血补足血容量,纠正休克后再行手术处理。

牲畜咬伤所致阴茎损伤,远端往往缺失,而不能行再植术,对于此类患者由于阴茎血运丰富,愈合能力较强,应尽量保留残端尚有生机的组织,尤其是保存海绵体,以备做阴茎再造术。妥善处理尿道,可行耻骨上膀胱穿刺造瘘。对牲畜咬伤者还应注意对破伤风及狂犬病的防治。

1.阴茎再植术

对所有阴茎离断伤,都应考虑行阴茎再植术。进行清创处理后,若阴茎离断时间短,边缘整齐,切下的阴茎未遭到进一步的破坏时,可及时施行阴茎再植手术。

应用显微外科技术吻合阴茎动脉及阴茎浅、深静脉、白膜和尿道,效果确切。阴茎离断后距再植的时间以6小时为"临界点",但国内已有许多超过6小时再植成功的报道,故目前认为对阴茎离断伤,只要不是外伤严重或远端丢失,都应争取再植,不应随意放弃。如有尿道海绵体、部分皮肤或阴茎海绵体相连,则再植的成功机会明显增加。

手术时对离体部分阴茎应妥善处理,最好能在入院途中将离体部分保存于抗生素冰盐水中。患者入院后,应争取尽早手术,远端用盐水或林格液加抗生素肝素冲洗液灌洗,不健康皮肤尽量清除,尽量用近侧皮肤或皮瓣行皮肤修复。仔细清创,尽量避免盲目结扎血管,行耻骨上造瘘,通过离断远端尿道插入一根 Foley 导尿管,再通过断离近端进入膀胱,使阴茎结构形成一直线。以尿管为支架,首先用 3-0 肠线间断吻合尿道海绵体 4～6 针,勿穿透尿道黏膜,以促进肠线吸收,防止感染及尿漏,吻合后拔除尿管。其次缝合阴茎海绵体,为下一步吻合血管提供必要的稳定性。再应用显微外科技术用 10-0 尼龙线显微吻合海绵体动脉,再吻合白膜,继而吻合阴茎背动脉、静脉及神经、浅筋膜和皮肤。可不必结扎或吻合阴茎深动脉,手术成功的关键是要保证一支海绵体动脉及阴茎背静脉吻合成功。常规行耻骨上膀胱造瘘,术后阴茎背伸位宽松包扎,有利于静脉和淋巴回流,必须把吻合好的阴茎固定在身体的适当位置,避免受压和痛性勃起,术中及术后需广谱抗生素和抗凝血治疗。口服雌激素防止阴茎勃起。

如伤口血管遭到进一步的破坏,无法进行动静脉吻合,单纯行清创缝合阴茎海绵体和尿道海绵体、Buck 筋膜和皮肤。虽然可以借助于远近两端海绵体来沟通血运使 3 个海绵体可能存活,但龟头和阴茎远端皮肤可能坏死。如阴茎远端皮肤缺损较多,而海绵体能得到再植,可于吻合后将阴茎包埋在阴囊皮下或行中厚皮片植皮。如阴茎缺失,创口应清创,一期缝合创面或用断层皮肤封闭创面。在伤后 1～3 个月再行带蒂管形皮瓣阴茎再建手术。可使患者站立排尿,如安装软骨或假体,还可性交。行阴茎再植术后可能发生一些并发症,其发生率由高到低依次为皮肤坏死、尿道狭窄、阴茎远端感觉不良、尿瘘、尿道坏死和阳痿。对于手术失败者,只能进行阴茎再造术。

由于阴茎的血液供应特点,未经吻合血管的再植阴茎是可以成活的。不完全离断的病例,即使仅有少数皮肤相连,其术后皮肤坏死发生率偏低;而完全离断的病例,较易发生皮肤坏死。手术吻合血管可以使皮下血液循环很快恢复,因此可以减少皮肤坏死;而不吻合血管者,其远端阴茎皮肤血供主要靠血流透过海绵体及皮下组织来提供,增加了皮肤缺血时间,导致皮肤坏死。另外,行血管吻合的病例其并发症发生率明显低于吻合海绵体和尿道的病例。所以,在阴茎再植术中应采用显微外科技术行血管吻合,减少皮肤坏死等情况。

对于婴幼儿阴茎离断伤,是否行血管神经吻合,尚无一致意见。由于婴幼儿血管神经纤细,吻合特别困难,一定程度增加了显微技术的难度。有报道,未行血管神经吻合的婴幼儿阴茎再植术,术后阴茎勃起,皮肤感觉无异常,无排尿困难,效果较好,但缺乏远期随访报道。

2.清创缝合术

于阴茎损伤严重,损伤时间太长,就诊医院的医疗技术力量确实不能实施阴茎再植术,则应先行清创缝合术,待以后择期行阴茎再造术。

3.阴茎再造术

阴茎再造术可分为传统阴茎再造术和现代阴茎再造术两类。

传统阴茎再造术包括利用腹部皮管阴茎再造、腹中部皮瓣阴茎再造、大腿内侧皮管阴茎再造等。传统阴茎再造术是一种技术复杂,需要分期完成的手术,其中某一次手术的失败都可能前功尽弃,因此,这类手术需要由有经验的整形外科医师来完成。目前,可应用显微外科进行的阴茎再造,体表许多游离皮瓣的供区都可游离移植进行阴茎再造。可以进行游离移植或岛状移植阴茎再造的皮瓣很多,如前臂游离移植阴茎再造、下腹部岛状皮瓣移植阴茎再造、脐旁岛状皮瓣移植阴茎再造及髂腹股沟皮瓣移植阴茎再造等。

腹部双皮管阴茎再造术属于传统阴茎再造术,一般需历经皮管成形、皮管转移、尿道及阴茎体成形、支撑物植入等几个阶段,历时较长。但对于不适合用皮瓣法移植的病例,仍不失为是一种可供选择的方法。该术式分四期完成。

(1)第一期皮管成形术:第一期皮管成形术于两侧腹壁各设计一皮管。左侧腹壁制备一条较大的斜形皮管,切口长 17～20 cm,宽约 8.5 cm;右侧腹壁制备一条较小的皮管,长 12～15 cm,宽约 4.5 cm。两条皮管的下端靠近耻骨联合部位,以便后期转移。

(2)第二期皮管转移术:第二期皮管转移术在第一期手术后 3～4 周,切断大皮管上端,缝合腹壁创面。在距尿道外口 0.5 cm 处做一与皮管横截面相应大小的创面,将大皮管扭转一定角度并与尿道外口上方所做创面缝合。注意缝合后应使皮管缝合处位于侧方。

(3)第三期阴茎体和尿道成形术:第三期阴茎体和尿道成形术于第二期手术后 5～8 周,经皮管夹压训练,确定有充分的血供建立后进行。切断大小皮管的下端,将两皮管靠拢,在两皮管的对合面上,从尿道口开始各做两条平行切口,直达皮管的游离端,大皮管平行切口宽约 1.5 cm,小皮条宽约 1.1 cm,做成尿道,使缝合后能包绕 16～18 号导尿管。将切口边缘两侧皮下略做分离并剪除多余的皮下组织,将相对的切口内侧缘以 3-0 线做真皮层的缝合,形成新尿道。再将大小皮管的外侧缘各做相对缝合,形成阴茎。

(4)第四期阴茎头成形及支撑物植入术:第四期阴茎头成形及支撑物植入术于第三期手术后 3 个月进行。在修复再造阴茎末端做阴茎头时,可在阴茎背部及两侧,距末端约 4 cm 处做 3/4

环状切口,并削除宽约 0.5 cm 的表层皮肤,游离远端创缘,重叠于切除表皮部的创面上进行缝合。也可在阴茎体远端两侧各切除 1.0～1.5 cm V 形皮肤,缝合后呈圆锥形酷似龟头。于再造阴茎根部一侧做一切口,在再造阴茎和尿道皮管之间分离一隧道,将阴茎海绵体残端劈开,以自体肋骨和硅胶作为支撑物,插入劈开的海绵体残端纵隔内并缝合固定。

对于阴茎损伤的预防,应尽可能避免暴力和锐器损伤阴茎。若系精神患者应积极治疗好精神病,这是唯一的预防措施。

(崔延义)

第五节　睾丸、附睾和输精管损伤

睾丸由于其活动度较大及其坚韧的白膜存在,因而发生损伤的机会较少。睾丸损伤多发生于青少年,直接暴力损伤是常见原因,往往伴有附睾、精索及鞘膜组织损伤。

睾丸损伤可由于劳动意外、交通事故和外伤等引起,而且损伤程度亦轻重不等。轻度挫伤仅有睾丸内毛细血管小出血灶、曲细精管破裂等;重者有睾丸破裂、睾丸严重挫裂伤,甚至发生睾丸脱位。

一、睾丸挫伤

(一)诊断

患者感到局部剧痛,疼痛可放射到下腹、腰部或上腹部,可发生痛性休克。偶尔疼痛并不严重,而以局部肿胀或阴囊胀痛为主,伴有恶心或剧烈呕吐。

查体多有阴囊肿大,阴囊皮肤有瘀斑。睾丸肿胀明显,触之有剧烈疼痛,疼痛向下腹部和腹部放射。因睾丸白膜的限制,触诊时睾丸质硬。

彩色多普勒超声检查:睾丸外伤后,由于受伤血管痉挛,组织水肿,特别是坚韧白膜的压迫等因素,睾丸血供减少是本病的特征表现。

CT 检查如下。①白膜下血肿:睾丸白膜完整,其下方与睾丸实质间见弧形高密度影;②单纯睾丸实质血肿:表现为睾丸内类圆形高密度影,不伴有鞘膜积血和白膜破裂,睾丸仍保持为正常的卵圆形;③睾丸挫伤:睾丸实质因受到打击或挤压而挫伤,CT 上显示睾丸增大,密度增高,睾丸实质内血肿表现为低密度(图 4-1)。

(二)治疗

睾丸损伤如为轻度挫伤可卧床休息、阴囊抬高及局部冷敷。严重损伤伴有休克者,应先抗休克治疗。开放性损伤应行清创缝合术。当有较大的阴囊血肿或鞘膜积血时,应尽早手术探查。

二、睾丸破裂

(一)诊断

受伤后睾丸疼痛剧烈,疼痛向同侧下腹部放射,可伴有恶心、呕吐,阴囊逐渐肿大,皮下出现瘀血。查体见阴囊局部肿胀,压痛明显,睾丸界限不清。睾丸破裂应与睾丸扭转、睾丸挫伤和阴囊血肿相鉴别。

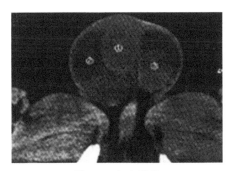

图 4-1　睾丸挫伤

1.彩色超声检查

受损睾丸无固定形态,内部回声不均,睾丸白膜线连续性中断,其裂口深入睾丸实质深部,部分睾丸完全断离。残存睾丸实质内部彩色血流分布稀少,走行紊乱,阻力指数明显高于健侧。

2.放射性核素睾丸扫描

睾丸破裂时可见睾丸图像有缺损,诊断准确率达100%。

3.CT 检查

睾丸失去正常的卵圆形结构,白膜连续性中断,睾丸组织突出或睾丸断片分离,睾丸实质中散在分布不规则的低密度影。如为睾丸广泛裂伤,形成多发断片,则漂浮于大量阴囊血肿中(图 4-2)。

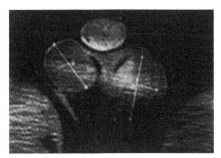

图 4-2　睾丸破裂

(二)治疗

睾丸破裂诊断明确后应立即手术治疗。手术应尽早进行,时间拖得愈长,手术后感染机会就愈大,睾丸功能的恢复就愈差。在睾丸破裂诊断可疑时,亦应尽早进行手术探查;即使术中未发现睾丸破裂,也可同时进行血肿清除及时引流,预防感染。术后托起阴囊,应用抗生素治疗。

手术时可取阴囊切口,清除血肿,对破裂的睾丸用可吸收缝线间断缝合睾丸白膜。对突出白膜外的睾丸组织应切除后再缝合。在睾丸肿胀严重时,可在睾丸其他部位切开减张后缝合裂口。缝合张力过大时可引起睾丸缺血而致睾丸萎缩。睾丸鞘膜内放置引流皮片。

三、外伤性睾丸脱位

当睾丸受暴力打击,脱离阴囊而至附近皮下时,称为睾丸脱位。睾丸脱位临床上较少见,脱位类型依暴力方向而定。浅部脱位时,睾丸被推至腹股沟、耻骨前、阴茎、会阴或大腿内侧皮下;深部脱位时,睾丸则被推向腹股沟管、腹部或股管。

（一）诊断

睾丸脱位多数发生在青年人。症状是会阴部外伤后剧痛、呕吐，检查发现阴囊空虚，脱位睾丸触痛，可扪及睾丸。此时，应与隐睾鉴别，后者往往有明确病史。偶尔伤处血肿误认为是睾丸脱位，但阴囊内有睾丸存在。

彩色超声检查：患侧阴囊内空虚，于腹股沟管外环口外上方软组织内探及脱位睾丸回声。其轮廓清晰完整，但内部回声不均匀，血流分布稀少。

（二）治疗

睾丸脱位应尽早行睾丸复位，恢复睾丸的血液循环。对浅部脱位者可采取闭合手法复位；对深部脱位者，则手术复位，复位时应注意精索的位置，并作睾丸固定。对受伤当时未做出睾丸脱位诊断的晚期就诊者，外环达阴囊的通道已闭合消失，则需游离精索，使精索达到足够长度，重新建立到达阴囊底部的通道，并作睾丸固定。术后应定期随访，了解患者的睾丸情况。

睾丸脱位的同时可发生睾丸扭转或睾丸破裂，伤后常致睾丸萎缩，甚至有恶变的报道，必须引起重视。

临床上创伤性睾丸脱位常漏诊、误诊，主要有以下原因：①本病少见，临床医师对其认识不足，尤其非泌尿外科医师只注意了其他严重复合伤，往往不会仔细检查阴囊、睾丸情况；②伤后阴囊血肿致睾丸触诊不清。因此，对于有会阴部损伤或骨盆骨折者，尤其伴有会阴部剧烈疼痛、恶心、阴囊淤血肿胀而无尿道损伤时，应考虑创伤性睾丸脱位的可能，仔细检查阴囊。不能明确诊断者，可借助 B 超检查确诊，必要时 CT、放射性核素扫描检查。

四、附睾和输精管损伤

附睾和输精管位于腹股沟管与阴囊内，位置隐蔽且位于皮下环至睾丸后缘。附睾损伤常合并睾丸损伤，而输精管活动度大，极少发生闭合性损伤，临床上常见为医源性输精管损伤。究其原因：①疝囊与精索的解剖关系密切，疝修补时易造成输精管的损伤；②腹股沟区手术操作时术者往往只注重防止精索动、静脉损伤以免出血和术后睾丸萎缩而忽视了对输精管的保护；③小儿患者输精管纤细，不易辨认，易与疝囊一并切除；④特别是复发性斜疝再次修补术，解剖结构不清，更易损伤输精管。

输精管损伤占斜疝修补术的 $1\% \sim 5\%$，隐睾固定术的 0.8%。同时，损伤双侧输精管者，会引起不育。

（一）诊断

单纯附睾损伤临床少见，主要见于合并睾丸损伤者，所以睾丸损伤患者应注意检查附睾的情况。对睾丸发育正常，儿时施行过腹股沟或盆腔手术，成年后无精子症或少精子症者，应考虑输精管损伤的可能。

体格检查时发现，伤侧睾丸正常，附睾增大、肥厚，近睾丸端输精管增粗，部分患者可在外环附近扪及输精管残端或结节。

经皮的输精管造影可清楚地显示造影剂中断，远端输精管不显影。彩色多普勒近年来应用于医源性输精管损伤的诊断，发现伤侧附睾增大，近端输精管增粗，管腔充盈，睾丸输出小管扩张，提示为精道梗阻声像。

（二）治疗

医源性输精管损伤一旦确诊，应行再通术。若输精管丢失段不长，可将睾丸上提精索缩短，行同侧或交叉的输精管或输精管附睾管吻合术。由于输精管损伤多发生在幼年,远端输精管发育滞后并有回缩倾向,因而断端通常在内环处。从外环到内环输精管走向固定、无伸缩性,采用常规吻合法较困难,可通过改变输精管行程予以修复,使输精管不经内环直接从外环引出,裁弯取直,节省了长段输精管,从而达到吻合目的。有学者通过尸体测量计算采用该通路可缩短输精管 5～9 cm。

关于医源性输精管损伤再通术的预后,文献报道再通率为 65.0%～88.9%,妊娠率为 33.3%～39.0%。对于不能手术复通的患者可采用人工辅助生育技术。

(崔延义)

第六节　前列腺和精囊损伤

一、前列腺损伤

前列腺深藏于盆腔、膀胱下面,单独损伤极为少见。通常由会阴或直肠开放性外伤引起,如刺伤、枪弹穿透伤,或骨盆骨折,造成膀胱、后尿道撕裂伤时,同时合并前列腺损伤。此外,膀胱-尿道镜检查、腔内镜手术、尿道扩张等经尿道器械操作时,因操作失误或用力过大可致前列腺损伤,有时合并直肠损伤。

(一)临床表现

1.疼痛

表现为耻骨上区或会阴部剧烈疼痛,由于前列腺损伤多伴有邻近器官损伤,往往被其他症状掩盖。

2.出血

出血多为持续性尿道口滴血,与排尿无关或与排尿伴随。前列腺部尿道断裂时,血液可流入膀胱周围间隙,引起大出血,严重时可出现休克。

3.排尿困难

前列腺损伤常合并后尿道部分或全部断裂,以及局部血肿、水肿等均可导致排尿困难或急性尿潴留。

4.尿外渗及感染

如前列腺损伤伴有后尿道或膀胱颈损伤时,可有尿外渗到前列腺与膀胱周围间隙,引起炎症反应及继发性感染。

(二)诊断

应仔细询问病史,如果有骨盆骨折、会阴部外伤或经尿道器械操作史,同时出现尿道滴血或排尿困难、会阴和阴囊出现血肿时,应考虑前列腺损伤。直肠指检可发现前列腺浮动或碎裂感,或前列腺触及不清且有波动感。CT 等影像学检查可明确诊断。

(三)治疗

(1)患者多急诊入院,应积极抗休克治疗,包括补液、镇痛和输血等。

(2)可以先尝试经尿道能否顺利插入 Foley 导尿管,气囊注水 20～40 mL,持续牵引压迫止血,并保持 1 周以上。如导尿失败,出血量大时,应急症手术。如出血难以控制,危及生命时,可行髂内动脉结扎术。

(3)出现急性尿潴留,如导尿失败,则行耻骨上膀胱造瘘术。

(4)合并伤的处理清除会阴和阴囊血肿,预防和控制感染,同时处理直肠和会阴部的损伤。

常见并发症。①尿瘘:前列腺部尿道损伤后,如伴有尿外渗而未能充分引流,继发感染时将会发生尿瘘;②尿失禁:多为尿道括约肌受损的原因;③前列腺尿道部狭窄:当前列腺部尿道损伤修复时,局部炎症及纤维化可形成瘢痕,引起尿路梗阻。治疗上可以行尿道扩张术或经尿道冷刀切开术。

二、精囊损伤

精囊损伤临床极少见。精囊损伤多继发于周围脏器损伤,如膀胱、直肠和尿道等,故出血较多。盆腔手术时也可能损伤精囊。

精囊损伤往往是复合伤,表现为其他脏器损伤,很难在术前明确诊断,通常是在手术探查过程中发现的。

治疗上,如果是开放性损伤,则在处理邻近脏器损伤的同时进行精囊止血及修补,对于闭合性损伤,常规保守治疗,予以止血、镇痛和抗炎等药物。

（崔延义）

第五章

泌尿生殖系统结石

第一节 肾 结 石

尿路结石是泌尿系统的常见疾病之一。随着我国经济的发展和饮食结构的改变,我国尿路结石的发病率呈逐年上升的趋势。近 20 年来,微创技术的发展使得尿路结石的治疗发生了革命性的进步。尿路结石按部位可分为上尿路(肾和输尿管)结石和下尿路(膀胱和尿道)结石。其中上尿路结石约占 80%。肾结石是尿路结石中最常见的疾病,本节重点介绍肾结石。

我国尿路结石总的发病率为 1%～5%。结石的发生率与患者的性别、年龄、种族、体重指数、职业、水的摄入量、水质、气候和地理位置有关。

尿路结石多发于中年男性,男女比为(2～3)∶1。男性的高发年龄为 30～50 岁,女性有两个发病高峰,35 岁和 55 岁,近年来女性的尿路结石发病率有增高趋势。肥胖患者容易患尿酸结石和草酸钙结石,可能与胰岛素抵抗造成低尿 pH 和高尿钙有关。从事高温作业的人员尿路结石的发病率高,与其出汗过多、机体水分丢失有关。南方地区和沿海诸省市区的发病率可达 5%～10%,在这些地区,尿路结石患者可占泌尿外科住院患者的 50% 以上,这与日照时间长、机体产生较多维生素 D_3 和高温出汗水分丢失有关。水的硬度高低与尿路结石的发生率之间没有定论,但大量饮水确实可以降低尿路结石发生的风险。经济发达地区居民饮食中蛋白和碳水化合物比例较高,其肾结石的发生比例较高。

一、肾结石的种类

肾结石由基质和晶体组成,晶体占 97%,基质只占 3%。由于结石的主要成分为晶体,通常按照结石的晶体成分将肾结石主要分为含钙结石、感染性结石、尿酸结石和胱氨酸结石四大类。不同成分的结石的物理性质、影像学表现不同。结石可以由单一成分组成,也可以包含几种成分。

二、肾结石的病因

肾结石的形成原因非常复杂。包括 4 个层面的因素:外界环境、个体因素、泌尿系统因素及尿液的成石因素。外界环境包括自然环境和社会环境,流行病学中提到的气候和地理位置属于自然环境,而社会经济水平和饮食文化属于社会环境。个体因素包括种族和遗传因素、饮食习惯、代谢性疾病和药物等。泌尿系统因素包括肾损伤、泌尿系统梗阻、感染、异物等。上述因素最终都导致尿液中各种成分过饱和、抑制因素的降低、滞留因素和促进因素的增加等机制,导致肾结石的形成。

与肾结石形成有关的各种代谢性因素包括尿 pH 异常、高钙血症、高钙尿症、高草酸尿症、高尿酸尿症、胱氨酸尿症、低枸橼酸尿症等。其中常见的代谢异常疾病有甲状旁腺功能亢进、远端肾小管酸中毒、痛风、长期卧床、结节病、皮质醇增多或肾上腺功能不全、甲状腺功能亢进或低下、急性肾小管坏死恢复期、多发性骨髓瘤、小肠切除、克罗恩病、乳-碱综合征等。

药物引起的肾结石占所有结石的 1% 左右。药物诱发结石形成的原因有两类。一类为能够诱发结石形成的药物,包括钙补充剂、维生素 D、维生素 C(每天超过 4 g)、乙酰唑胺(利尿剂)等,这些药物在代谢的过程中导致了其他成分结石的形成。另一类为溶解度低的药物,在尿液浓缩时析出形成结石,药物本身就是结石的成分,包括磺胺类药物、氨苯蝶啶、茚地那韦(抗病毒药物)等。

尿路梗阻、感染和异物是诱发肾结石的主要局部因素,而梗阻、感染和结石等因素可以相互促进。各种解剖异常导致的尿路梗阻是肾结石形成的重要原因,临床上容易引起肾结石的梗阻性疾病包括机械性梗阻和非机械性梗阻两大类。其中机械性梗阻原因包括肾小管扩张(髓质海绵肾)、肾盏盏颈狭窄(包括肾盏憩室、肾盏扩张)、肾盂输尿管连接部狭窄、马蹄肾及肾旋转不良、重复肾盂输尿管畸形、输尿管狭窄(包括炎症性、肿瘤、外压性因素)、输尿管口膨出等。非机械性梗阻原因包括神经源性膀胱、膀胱输尿管反流和先天性巨输尿管等。反复发作的尿路感染、肾盂肾炎是导致感染性肾结石的常见原因。

了解结石的成分和病因,对于肾结石的治疗和预防有重要的指导意义。

三、症状

肾结石的临床表现多样。常见症状是腰痛和血尿,部分患者可以排出结石,此外还可以出现发热、无尿、肾积水、肾功能不全等表现。不少患者没有任何症状,只在体检时偶然发现。应当注意,无症状并不意味着患者的肾功能正常,临床上常发现症状与疾病的严重程度不成正比。

(一)疼痛

40%～50% 的肾结石患者有腰痛症状,发生的原因是结石造成肾盂梗阻。通常表现为腰部的酸胀、钝痛。如肾结石移动造成肾盂输尿管连接部或输尿管急性梗阻,肾盂内压力突然增高,可造成肾绞痛。肾绞痛是上尿路结石的典型症状,表现为突然发作的脊肋角和腰部的刀割样疼痛,常伴有放射痛,受累部位为同侧下腹部、腹股沟、股内侧,男性可放射到睾丸和阴茎头,女性患者放射至阴唇。发作时,患者表情痛苦、坐卧不宁、辗转反侧、排尿困难、尿量减少,可以出现面色苍白、出冷汗、恶心、呕吐、低热等症状,甚至脉搏细速、血压下降。肾绞痛发作持续数分钟或数小时,经对症治疗可缓解,也可以自行缓解,缓解后可以毫无症状。肾绞痛可呈间歇性发作。部分患者疼痛呈持续性,伴阵发性加重。

(二)血尿

血尿是肾结石的另一常见临床表现,常常在腰痛后发生。血尿产生的原因是结石移动或患者剧烈运动导致结石对集合系统的损伤。约 80% 的患者可出现血尿,但大多数患者只表现为镜下血尿,其中只有10%左右的患者表现为全程肉眼血尿。部分患者可以只出现无痛性全程肉眼血尿,需要与泌尿系统肿瘤等其他疾病进行鉴别诊断。

(三)排石

患者尿中排除结石时,可以确诊尿路结石诊断。应收集排出的结石并进行成分分析,以发现可能的代谢因素,利于结石的治疗和预防。排石常在肾绞痛发作后出现,也可以不伴有任何痛苦。

(四)发热

肾绞痛时可能伴或不伴低热。由于结石、梗阻和感染可互相促进,肾结石造成梗阻可继发或加重感染,出现腰痛伴高热、寒战。部分患者可表现为间断发热。感染严重时可造成败血症。出现发热症状时,需要引起高度重视,以及早进行抗感染、引流尿液处理,以预防全身严重感染的发生。

(五)无尿和急性肾功能不全

双侧肾结石、功能性或解剖性孤立肾结石阻塞造成尿路急性完全性梗阻,可以出现无尿和急性肾后性肾功能不全的表现,如水肿、恶心、呕吐、食欲缺乏等。出现上述情况,需紧急处理,引流尿液。无尿患者可以伴或不伴腰痛。

(六)肾积水和慢性肾功能不全

单侧肾结石造成的慢性梗阻常不引起症状,长期慢性梗阻的结果可能造成患侧肾积水、肾实质萎缩。孤立肾或双侧病变严重时可发展为尿毒症,出现贫血、水肿等相应临床表现。对于有肾结石病史,特别是孤立肾伴肾结石患者,一定要定期检查,早发现、早治疗,从而避免恶化为终末期肾病。

四、体征

肾结石造成肾绞痛、钝痛时,临床表现为"症状重、体征轻"。典型的体征是患侧肾区叩击痛。脊肋角和腹部压痛可不明显,一般不伴腹部肌紧张。肾结石慢性梗阻引起巨大肾积水时,可出现腹部包块。

五、肾结石的诊断原则

(一)诊断依据

为病史、症状、体征、影像学检查和实验室检查。

(二)通过诊断需要明确

是否存在结石、结石的位置、数目、大小、形态、可能的成分、肾脏功能、是否合并肾积水、是否合并尿路畸形、是否合并尿路感染、可能的病因及既往治疗等情况。这些因素都在肾结石的治疗和预防方法选择中起重要作用。

(三)鉴别诊断

肾结石应当与泌尿系统结核、各种可能出现肾脏钙化灶的疾病、各种引起上尿路梗阻的疾病相鉴别。

六、病史

对于所有怀疑尿路结石诊断者,都应当全面采集病史,包括家族史、个人史和既往结石症状的发作和治疗等。25%的肾结石患者存在结石家族史。了解患者的居住和工作环境、饮食习惯、水摄入量，以及是否存在痛风、甲状旁腺功能亢进、远端肾小管性酸中毒、长期卧床、结节病、维生素D中毒、皮质醇增多或肾上腺功能不全、甲状腺功能亢进或低下、急性肾小管坏死恢复期、多发性骨髓瘤等各种代谢性疾病。既往结石发作情况、排石情况、治疗方法及结局、结石成分分析结果等。

七、影像学检查

明确肾结石的主要影像学检查为 B 超、泌尿系统平片(plain film of kidneys ureters and bladder，KUB)及静脉尿路造影(intravenous urography，IVU)和腹部 CT。通过影像学检查不但要明确是否存在肾结石，还需明确肾结石的位置、数目、大小、形态、可能的成分、是否合并肾积水、是否合并尿路畸形等情况。当然，诊断肾结石的同时，还应当明确尿路其他部位是否存在结石。磁共振成像、逆行造影、顺行造影和放射性核素检查在肾结石及其相关诊断中也有一定的作用。

(一)B 超

由于 B 超简便、快捷、经济、无创，对肾结石的诊断准确性较高，是《CUA 尿路结石诊疗指南》推荐的检查项目。B 超可以发现 2 mm 以上的肾结石，包括透 X 线的尿酸结石。B 超还可以了解是否存在肾积水。肾结石的 B 超表现为肾脏集合系统中的强回声光团伴声影，伴或不伴肾盂肾盏扩张(图 5-1)。肾结核的钙化在 B 超上的部位在肾实质，同时可能发现肾实质的破坏和空洞。但 B 超检查的不足之处是对于输尿管结石的诊断存在盲区，对肾功能的判断不够精确，对肾脏的钙化和结石的鉴别存在一定困难。

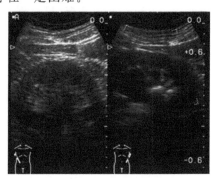

图 5-1　肾结石伴肾盂肾盏积水

(二)泌尿系统平片

KUB 是《CUA 尿路结石诊疗指南》推荐的常规检查方法。摄片前需要排空肠道，摄片范围包括全泌尿系统，从 11 胸椎至耻骨联合。90%左右的肾结石不透 X 线，在 KUB 平片上可显示出致密影。KUB 平片可初步判断肾结石是否存在，以及肾结石的位置、数目、形态和大小，并且初步地提示结石的化学性质(图 5-2)。在 KUB 平片上，不同成分的结石显影程度从高到低依次为草酸钙、磷酸钙和磷酸镁铵、胱氨酸、含钙尿酸盐结石。纯尿酸结石和黄嘌呤结石能够透过X 线，在 KUB 平片上不显影，称为透 X 线结石或阴性结石。胱氨酸结石的密度低，在 KUB 平片上的显影比较浅淡。应当注意，KUB 片上致密影的病因有多种，初诊时不能只根据 KUB 平片确诊肾结石，更不能只凭 KUB 就进行体外碎石、手术等治疗。需要结合 B 超、静脉尿路造影或CT 等与肾结核钙化、肿瘤钙化、腹腔淋巴结钙化、胆囊结石等其他致密影相鉴别。KUB 可用于肾结石治疗后的复查。

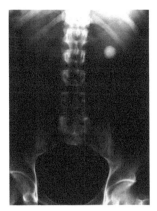

图 5-2 左肾结石

(三)静脉尿路造影

静脉尿路造影又称静脉肾盂造影(intravenous pyelography,IVP)。IVU 是《CUA 尿路结石诊疗指南》推荐的检查方法。在非肾绞痛发作期,KUB 和 IVU 是诊断尿路结石的金标准。IVU 应与 KUB 平片联合进行(图 5-3),通常在注射造影剂后 10 分钟和 20 分钟摄片。通过 IVU 可了解肾盂肾盏的解剖结构,确定结石在集合系统的位置,还可以了解分侧肾功能,确定肾积水程度,并与其他 KUB 平片上可疑的致密影相鉴别。KUB 平片上不显影的尿酸结石在 IVU 片上表现为充盈缺损。如一侧肾脏功能受损严重而不显影时,延迟至 30 分钟以上拍片常可以达到肾脏显影的目的,也可应用大剂量造影剂进行造影。应当注意,肾绞痛发作时,急性尿路梗阻可能会导致患侧尿路不显影或显影不良,对分肾功能的判断带来困难,应尽量避免在肾绞痛发作时行 IVU。

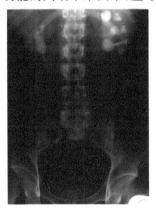

图 5-3 IVU

在使用造影剂时,应当注意以下问题:①使用前应进行造影剂过敏试验,对于有过敏史或可能存在造影剂过敏风险时,可在检查前应用糖皮质激素和/或抗组胺药物,并且避免使用离子型造影剂。②静脉使用造影剂可能导致肾脏灌注减低和肾小管损害。使用造影剂 3 天内血清肌酐增高超过 44 μmol/L,如无其他合理解释,则考虑出现造影剂损害。危险因素包括血清肌酐异常、脱水、超过 70 岁、糖尿病、充血性心力衰竭、应用非甾体抗炎药物或氨基糖苷类药物(应停药 24 小时以上)等。应当避免在 48 小时内重复使用造影剂。③糖尿病患者如服用二甲双胍,造影剂可能会加重其乳酸酸中毒。应在造影后停服二甲双胍 48 小时,如肾功能异常,还应在造影前停服 48 小时;如怀疑出现乳酸酸中毒,应检测血 pH、肌酐和乳酸。④未控制病情的甲状腺功能亢进者,禁用含碘造影剂。

(四)逆行造影

通过膀胱镜进行输尿管逆行插管进行造影,为有创检查,不作为肾结石的常规检查手段。在 IVU 尿路不显影或显影不良、或对造影剂过敏、不能明确 KUB 片上致密影的性质又无条件行 CT 检查时,可行逆行造影。逆行造影可以清晰直观地显示上尿路,判定是否同时存在肾盂输尿管连接部狭窄等解剖因素。传统的逆行插管双曝光已很少应用。

(五)顺行造影

已行肾穿刺造瘘者,可通过造瘘管顺行造影了解集合系统的解剖及与结石的关系。

(六)CT

CT 是《CUA 尿路结石诊疗指南》可选检查方法。CT 在尿路结石诊断中的应用越来越普及。螺旋 CT 平扫(图 5-4)对肾结石的诊断准确、迅速,其准确率在 95% 以上,高于 KUB 和 IVU,能够检出其他影像学检查中可能遗漏的小结石。而且不需要肠道准备、不必使用造影剂、不受呼吸的影响。CT 片上结石的不同的 CT 值可以反映结石的成分、硬度及脆性,可以为体外碎石、经皮肾镜取石术、逆行肾内输尿管软镜碎石术等治疗方法的选择提供参考。增强 CT 能够显示肾脏积水的程度、观察肾实质的血供和造影剂的排泌情况、测算肾实质的体积,从而反映肾脏的形态和功能。CT 还能明确肾脏的解剖、结石的空间分布和周围器官的解剖关系,指导经皮肾镜等治疗。此外,CT 还可以发现其他腹腔内的病变。CT 增强及三维重建可以进行 CT 尿路显像(CT urography,CTU,图 5-5),可以代替 IVU。由于 CT 的诸多优势,有逐步代替 KUB/IVU 成为尿路结石的首选检查方法的趋势。

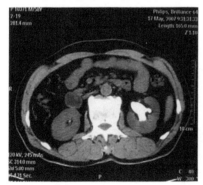 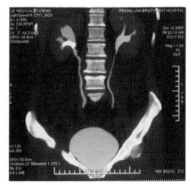

图 5-4　螺旋 CT 平扫　　　　　　　　　　图 5-5　CT 尿路显像

(七)MRI

MRI 对尿路结石的诊断不敏感,结石在 MRI 的 T_1、T_2 加权像上都表现为低信号。但磁共振尿路成像(MR urography,MRU)能够了解上尿路梗阻的形态(图 5-6),而且不需要造影剂即可获得与静脉尿路造影同样的效果,不受肾功能改变的影响。适合于对造影剂过敏者、肾功能受损者、未控制的甲亢患者及儿童和妊娠妇女等。

(八)放射性核素检查

肾图和肾动态显像可以评价肾功能,并不受肾功能异常的影响,在肾功能异常时可以进行该检查。肾动态显像可以了解肾脏血流灌注状况、测定分肾肾小球滤过率及判断是否存在尿路梗阻及梗阻性质等信息,因此对手术方案的选择及手术疗效的评价具有一定价值。此外,甲状旁腺 ^{99m}Tc-MIBI(^{99}锝-甲氧异丁基异腈)显像是甲状旁腺功能亢进的定位诊断的最佳检查方法。

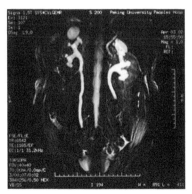

图 5-6　左肾结石

八、实验室检查

通过实验室检查可以辅助结石的诊断、了解患者的肾功能、是否合并感染、是否合并代谢性疾病等。

(一)尿常规

尿常规可以提供多种信息,在肾结石诊断中具有非常重要的意义。全部结石患者都应行尿常规检测。肾结石患者在绞痛发生后和运动后常出现镜下血尿。尿 WBC 增多和亚硝酸盐阳性表明结石合并细菌感染。尿 pH 与某些结石有关,如尿酸和胱氨酸在酸性尿中容易产生,用碱化尿液的方法进行溶石治疗时需要监测尿 pH;感染性结石患者的尿液呈碱性;如晨尿 pH 过高超过 5.8,应怀疑远端肾小管酸中毒的可能。尿中出现各种成分的结晶有助于结石的诊断。

(二)尿培养及细菌敏感药物试验

尿 WBC 增多者,应行此项检查,以指导临床进行敏感抗生素的选择。

(三)血常规

肾绞痛时可伴血 WBC 短时轻度增高。结石合并感染或发热时,血 WBC 可明显增高。结石导致肾功能不全时,可有贫血表现。

(四)血生化检查

血清肌酐、尿素氮和肾小球滤过率反映总肾功能。肾功能不全时可出现高血钾或二氧化碳结合力降低。远端肾小管酸中毒时,可出现低钾血症和血氯增高。甲状旁腺功能亢进时骨溶解增加,可导致血碱性磷酸酶增高。

(五)尿液代谢因素的检测

24 小时尿的尿量、钙、磷、镁、钠、钾、氯、草酸、枸橼酸、磷酸、尿酸、尿素、胱氨酸等。标本最好留两次。标本中加入适量盐酸可以预防尿液储存过程中析出草酸钙和磷酸钙沉淀,避免维生素 C 氧化成草酸,并预防尿液中细菌生长而改变尿液某些成分。在酸化尿液中尿酸和胱氨酸发生沉淀,如需检测其中的尿酸和胱氨酸,则必须加碱使其尿酸盐沉淀溶解。添加了叠氮化钠的尿液可以进行尿酸盐分析;由于尿液存放一段时间后其 pH 可能发生改变,检测尿 pH 时需要收集新鲜晨尿。

(六)血液代谢因素的有关检查

包括血钙、磷、钾、氯、尿酸、清蛋白等。测定血钙可以发现甲状旁腺功能亢进或其他导致高钙血症的原因,测定清蛋白可以矫正结合钙对血钙浓度的影响。如血钙浓度$\geqslant 2.60$ mmoL/L,

应怀疑甲状旁腺功能亢进的可能,可以重复测定血钙并测定甲状旁腺激素(parathyroid hormone, PTH)水平。尿酸结石患者血尿酸可能增高。肾小管酸中毒可以表现为低钾血症、高氯性酸中毒。

(七)尿酸化试验

早餐后服用氯化铵 0.1 g/kg 体重,饮水 150 mL,上午九点开始每小时收集尿液测定 pH 并饮水150 mL,共进行 5 次。如尿 pH≤5.4 则不存在肾小管酸中毒。

(八)结石成分分析

自发排出的结石、手术取石和体外碎石排出的结石应进行结石成分分析,以明确结石的性质,为溶石治疗和预防结石复发提供重要依据,还有助于缩小结石代谢异常的诊断范围。结石成分分析方法包括物理方法和化学方法两类。物理分析法比化学分析法精确,常用的物理分析法是 X 线晶体学和红外光谱法。红外光谱法既可分析各种有机成分和无机成分,又可分析晶体和非晶体成分,所需标本仅为 1 mg。化学分析法的主要缺点是所需标本量较多,而且分析结果不很精确,但该法简单价廉,可以基本满足临床需要。

九、肾结石的治疗原则

(1)肾结石治疗的总体原则:解除痛苦、解除梗阻、保护肾功能、有效去除结石、治疗病因、预防复发。

(2)保护肾功能是结石治疗的中心。

(3)具体的治疗方法需要个体化,根据患者的具体情况选择适宜的治疗方法。

影响肾结石治疗的因素多样,包括患者的具体病情和医疗条件两大类。其中患者的病情包括结石的位置、数目、大小、形态、可能的成分、发作的急缓、肾脏功能、是否合并肾积水、是否合并尿路畸形、是否合并尿路感染、可能的病因、患者的身体状况及既往治疗等情况,都影响结石治疗具体方法的选择。此外,医疗因素包括医师所掌握的治疗结石的技术和医院的医疗条件、仪器设备,也影响了结石的治疗方法的选择。

肾结石的治疗主要包括以下内容:严重梗阻的紧急处理、肾绞痛的处理、合理有效去除结石、病因治疗等方面。

十、严重梗阻的紧急处理

结石引起的梗阻,如果造成肾积脓、肾功能不全、无尿等严重情况,危及患者生命,需要紧急处理。

梗阻合并感染可造成肾积脓、高热、甚至感染中毒性休克。体外冲击波碎石后输尿管"石街"形成时,容易造成急性梗阻感染。患者具有明显的腰部疼痛,体征出现明显肾区叩痛、腰大肌压迫征阳性,血白细胞明显增高。如广谱抗生素不能控制感染,需要紧急行超声或 CT 引导下经皮肾穿刺造瘘,充分引流,同时根据血培养或脓液的细菌培养、药物敏感试验结果,选择敏感抗生素。此时留置输尿管导管或双猪尾管亦有一定效果,但由于脓液黏稠,引流可能不充分,甚至脓液堵塞管腔。如未能留置双猪尾管,或留置双猪尾管 3 天体温仍得不到有效控制,此时需行肾穿刺造瘘。如引流及时充分,感染通常可以得到控制。待病情稳定后,再处理结石。

孤立肾或双肾肾后性完全梗阻,可造成少尿、无尿、甚至肾功能不全及尿毒症。有时患者并无明显疼痛,以无尿、恶心呕吐等症状就诊,影像学检查发现肾积水,如患者无感染表现,可行留置输尿管双猪尾管引流,如逆行插管失败,行超声引导肾穿刺造瘘。如病变为双侧,通常急诊只需处理肾实质好的一侧即可。如为急性肾后性梗阻,影像学显示肾实质厚度正常,梗阻解除后肾功能可能恢复,不必行急诊血液透析,待肾功能恢复后再处理结石。如为慢性梗阻,影像学显示肾脏萎缩、肾实质结构紊乱,则肾功能是否能恢复及恢复的程度,需要持续引流观察,而且,在这种情况下,通常需要行双侧肾脏引流。如充分持续引流肾功能不恢复,则按照慢性肾功能不全处理。应当注意,在急性肾后性梗阻解除后,可出现多尿期,一般持续 2~4 天,尿量可能每天超过 4 000 mL,需要注意维持水电解质平衡。

十一、肾绞痛的治疗

肾绞痛是泌尿外科的常见急症,需紧急处理。结石导致肾绞痛的原因通常为较小结石移动到肾盂输尿管连接部或进入输尿管所导致的上尿路急性梗阻。肾绞痛治疗前应与其他急腹症相鉴别。肾绞痛的主要治疗方法为药物镇痛、解痉。

肾绞痛急性发作期可以适当限制水的入量,利尿剂的应用和大量饮水可以加重肾绞痛的发作。

肾绞痛的镇痛药物的使用遵循三级镇痛原则。一级镇痛药物为非甾体抗炎药。常用药物有双氯芬酸钠(扶他林 50 mg,口服)、布洛芬(芬必得 0.3 g,口服)和吲哚美辛栓(消炎痛 100 mg,肛塞)等,具有中等程度的镇痛作用。双氯芬酸钠还能够减轻输尿管水肿,双氯芬酸钠 50 mg 口服每天 3 次可明显减少肾绞痛的反复发作。但双氯芬酸钠会影响肾功能异常者的肾小球滤过率,但对肾功能正常者不会产生影响。二级药物为非吗啡类中枢镇痛剂,常用药物有曲马朵(50 mg,口服),该药无呼吸抑制作用,无便秘,耐受性和依赖性很低。三级镇痛药物为较强的阿片类受体激动剂,具有较强的镇痛和镇静作用,常用药物有布桂嗪(50~100 mg,肌内注射)、盐酸哌替啶(50 mg,肌内注射)、盐酸吗啡(5 mg,皮下或肌内注射)等。阿片类药物具有眩晕、恶心、便秘、呼吸抑制等不良反应,对于慢性肺通气功能障碍、支气管哮喘患者禁用。该类药物可加重肾绞痛患者的恶心呕吐,在治疗肾绞痛时避免单独使用阿片类药物,一般需要配合硫酸阿托品、氢溴酸山莨菪碱(654-2)等解痉类药物一起使用。

常用解痉药物如下。①M 型胆碱受体阻滞剂:常用药物有硫酸阿托品(0.3~0.5 mg,皮下、肌肉或静脉注射)和氢溴酸山莨菪碱(654-2 10 mg,口服、肌内或静脉注射),可以松弛输尿管平滑肌、缓解痉挛。青光眼患者禁用该类药物。②黄体酮(20 mg,肌内注射):可以抑制平滑肌的收缩而缓解痉挛,对止痛和排石有一定的疗效,尤其适用于妊娠妇女肾绞痛者。③钙通道阻滞剂:硝苯地平(10 mg,口服或舌下含化),对缓解肾绞痛有一定的作用。④α 受体阻滞剂(坦索罗辛 0.2 mg 口服、多沙唑嗪 4 mg 口服等):近期国内外的一些临床报道显示,α 受体阻滞剂在缓解输尿管平滑肌痉挛,治疗肾绞痛中具有一定的效果。

此外,针灸也有一定解痉止痛效果,常用穴位有肾俞、京门、三阴交或阿是穴等。

如经上述治疗肾绞痛不缓解,则可进行留置输尿管引流或急诊体外碎石、输尿管镜手术取石等处理。

十二、排石治疗

去除肾结石的方法包括排石、溶石、体外冲击波碎石(extracorporeal shock-wave lithotripsy,ESWL)、输尿管镜碎石、经皮肾镜取石(percutaneous nephrolithotomy,PCNL)、腹腔镜或开放手

术取石等方法。由于各种微创方法的不断发展和推广,ESWL、输尿管镜碎石、PCNL等技术的应用越来越普及,大多数肾结石可以通过上述微创方法得到有效治疗。传统的开放手术在肾结石的治疗中应用已逐步减少,但对那些需要同时解决解剖异常的结石患者,仍为一种有效治疗。具体采用何种方法治疗肾结石,主要取决于结石的大小、位置、数目、形态、成分。对于某位患者来说,应选择损伤相对更小、并发症发生率更低的治疗方式。此外,还要考虑肾脏功能、是否合并肾积水、是否合并尿路畸形、是否合并尿路感染、可能的病因、患者的身体状况及既往治疗等情况。

(一)排石

排石治疗的适应证:肾结石直径≤6 mm、未导致尿路梗阻或感染、疼痛症状可以得到有效控制。直径≤4 mm 的结石自然排石率为80%,再辅以排石药物,可进一步提高排石率。直径≥7 mm 的结石自然排石率很低。

排石治疗的措施:①每天饮水3 000 mL 以上,保持24 小时尿量2 000 mL,且饮水量应24 小时内均匀分配。②服用上述非甾体药物或α受体阻滞剂、钙通道阻滞剂。③服用利湿通淋的中药,主要药物为车前子,常用成药有排石颗粒、尿石通等;常用的方剂如八正散、三金排石汤和四逆散等。④辅助针灸疗法,常用穴位有肾俞、中腕、京门、三阴交和足三里等。

较小肾盏结石可长期滞留,无临床表现。应严密观察,定期复查。如果结石增大、或引起的严重症状、或造成肾积水或肾盏扩张、继发感染时,应行其他外科治疗。

(二)溶石

溶石治疗是通过化学的方法溶解结石或结石碎片,以达到完全清除结石的目的,是一种有效的辅助治疗方式,常作为体外冲击波碎石、经皮肾镜取石、输尿管镜碎石及开放手术取石后的辅助治疗。主要用于尿酸结石和胱氨酸结石的治疗。溶石手段包括口服药物、增加尿量、经肾造瘘管注入药物等。其他结石也可尝试溶石治疗。

1.尿酸结石

(1)碱化尿液:口服枸橼酸氢钾钠6～10 mmoL,每天3 次,使尿液 pH 达到6.5～7.2。尿液 pH 过高可能导致感染性结石的发生。

(2)大量饮水,使24 小时尿量超过2 500 mL。

(3)口服别嘌醇300 mg,每天1 次,减少尿酸排出。

(4)减少产生尿酸的食品的摄入,如动物内脏等,每天蛋白质入量限制在0.8 g/(kg·d)。

(5)经皮溶石可选用三羟甲基氨基甲烷(tris hydroxymethyl aminomethane,THAM)液。

2.胱氨酸结石

(1)碱化尿液:口服枸橼酸氢钾钠或 $NaHCO_3$,使尿液 pH 维持在7.0以上。

(2)大量饮水,使24 小时尿量超过3 000 mL,且饮水量在24 小时内保持均匀分配。

(3)24 小时尿胱氨酸排出高于3 mmoL 时,可应用硫普罗宁(α-巯基丙酰甘氨酸)或卡托普利。

(4)经皮溶石可选用0.3 mol/L 或0.6 mol/L 的三羟甲基氨基甲烷(tris hydroxymethyl aminomethane,THAM)液,以及乙酰半胱氨酸。

3.感染性结石

磷酸镁铵和碳酸磷灰石能被10%的肾溶石酸素(pH 3.5～4.0)及 Suby 液所溶解。具体的方法是在有效的抗生素治疗的同时,溶石液从一根肾造瘘管流入,从另一根肾造瘘管流出。溶石时间的长短取决于结石的负荷,完全性鹿角形结石往往需要比较长的时间才能被溶解。冲击波碎石后结石的表面积增加,增加了结石和溶石化学液的接触面积,有利于结石的溶解。该疗法的最大优点是不需麻醉即可实施,因此,也可作为某些高危病例或者不宜施行麻醉和手术的病例的治疗选择。口服药物溶石的方案:①短期或长期的抗生素治疗。②酸化尿液,口服氯化铵 1 g,每天 2～3 次,或者甲硫氨酸 500 mg,每天 2～4 次。③对于严重感染者,使用尿酶抑制剂,如乙酰羟肟酸或羟基脲。建议使用乙酰羟肟酸 250 mg,每天 2 次,服用3～4 周。如果患者能耐受,则可将剂量增加到 250 mg,每天 3 次。

(三)有效去除结石

去除结石适应证包括结石直径≥7 mm、结石造成尿路梗阻、感染、肾功能损害等。去除结石的方法包括体外冲击波碎石 ESWL、输尿管镜碎石、经皮肾镜取石 PCNL、手术取石等。CUA 尿路结石诊疗指南对这些方法的选择提出了推荐性意见。下面分别对这些方法进行介绍。

1.体外冲击波碎石(extracorporeal shock wave lithotripsy,ESWL)

20 世纪 80 年代初体外冲击波碎石的出现,为肾结石的治疗带来了革命性变化。其原理是将液电、压电、超声或电磁波等能量,会聚到 1 个焦点上,打击结石,实现不开刀治疗肾结石。曾经 ESWL 几乎用于治疗全部肾结石,包括鹿角形肾结石。但随着经验积累,人们发现了 ESWL 的各种并发症,如肾被膜下血肿、肾破裂、肾萎缩、输尿管"石街"形成、肾积脓、大结石的治疗时间长等。多年来,随着临床经验的积累和碎石机技术的发展,对 ESWL 的适应证、治疗原则及并发症的认识有了新的改变。第 3 代碎石机与早期碎石机相比,碎石效率提高,更安全,费用降低,而且更灵巧,还实现了多功能化。现代体外碎石机可具备 X 线定位和 B 超定位双重方式。由于 ESWL 具有创伤小、并发症少、可门诊进行等优点。

(1)ESWL 的适应证:直径≥7 mm 的肾结石。对于直径 7～20 mm 的各种成分的肾结石,并且不合并肾积水和感染者,ESWL 是一线治疗。对于直径>20 mm 的肾结石,ESWL 虽然也能够成功碎石,但存在治疗次数多时间长、排石问题多等缺点,采用 PCNL 能够更快更有效地碎石。ESWL 可与 PCNL 联合应用于较大肾结石。

(2)ESWL 的禁忌证:妊娠妇女、未纠正的出血性疾病、未控制的尿路感染、结石远端存在尿路梗阻、高危患者如心力衰竭和严重心律失常、严重肥胖或骨骼畸形、腹主动脉瘤或肾动脉瘤、泌尿系统活动性结核等。

(3)治疗过程和复查:现代碎石机都采用干式碎石方式,患者平卧在碎石机上碎石。对于痛觉敏感或精神紧张者,可给予静脉镇痛药物。儿童患者,可给予全身麻醉。碎石后患者可出现血尿。可给予排石药物进行辅助。应收集尿液中的结石,进行结石成分分析。患者停止排石 2～3 天复查 KUB,以观察碎石效果,严密观察是否形成输尿管"石街"。残余结石较大者,可再次行 ESWL。残余结石较小者,应进行跟踪随访。

(4)ESWL 治疗次数和治疗时间间隔:ESWL 治疗肾结石一般不超过 3～5 次(具体情况依据所使用的碎石机而定),如结石较大或硬度较大,应该选择经皮肾镜取石术。ESWL 治疗肾结石的间隔时间目前无确定的标准,公认不能短于 1 周。通过研究肾损伤后修复的时间,现认为两次 ESWL 治疗肾结石的间隔以 10～14 天为宜。

(5)影响 ESWL 效果的因素:碎石效率除了与碎石机的效率有关,还与结石的大小、数目、位置和硬度有关。①结石的大小:结石越大,需要再次治疗的可能性就越大。直径<20 mm 的肾结石应首选ESWL治疗;直径>20 mm 的结石和鹿角形结石可采用 PCNL 或联合应用 ESWL。

若单用 ESWL 治疗,建议于 ESWL 前插入双 J 管,防止"石街"形成阻塞输尿管。②结石的位置:肾盂结石容易粉碎,肾中盏和肾上盏结石的疗效较下盏结石好。对于下盏漏斗部与肾盂之间的夹角为锐角、漏斗部长度较长和漏斗部较窄者,ESWL 后结石的清除不利。可结合头低脚高位进行体位排石。③结石的成分:磷酸铵镁和二水草酸钙结石容易粉碎,尿酸结石可配合溶石疗法进行 ESWL,一水草酸钙和胱氨酸结石较难粉碎。④解剖异常:马蹄肾、异位肾和移植肾结石等肾脏集合系统的畸形会影响结石碎片的排出,可以采取辅助的排石治疗措施。⑤ESWL 的效果还与操作医师的经验有关:由于通常碎石治疗需要持续 30 分钟左右,患者可以发生体位的变化,所以在碎石过程中,操作者需要经常校正碎石机焦点以对准结石,并且根据监测的碎石效果,调整碎石机的能量输出和打击次数。ESWL 是一项非常专业的技术,需要经过培训的泌尿外科医师进行操作。

(6)ESWL 并发症:ESWL 可能出现肾绞痛、肾被膜下血肿、肾破裂、局部皮肤瘀斑、输尿管"石街"形成、肾积脓、败血症等。长期并发症有肾萎缩。①对于出现肾绞痛的患者,按前述药物治疗方法进行治疗。局部皮肤瘀斑可以自愈,一般不需处理。②如患者出现较剧烈的腰部胀痛,怀疑肾被膜下血肿、肾破裂时,行 CT 检查明确。确诊者,严密监测腰部症状、体征、血红蛋白和影像学,通常卧床休息 1～2 周,对症治疗好转。对于不能控制的出血,可行选择性肾动脉栓塞。③输尿管"石街"形成、肾积脓、败血症者,应紧急行肾穿刺造瘘,同时应用敏感抗生素,输尿管"石街"的处理见输尿管结石章节。为避免这几种并发症,重点在于预防。尽量不对直径＞20 mm 的肾结石行 ESWL 治疗,如需进行 ESWL,事先留置输尿管支架管。对于感染性结石,有发热历史、或尿 WBC 增高者,ESWL 前预防性应用抗生素,并持续到碎石后至少 4 天。

2.经皮肾镜取石

经皮肾镜取石术(percutaneous nephrolithotomy,PCNL)于 20 世纪 80 年代中期开始在欧美一些国家开展。它是通过建立经皮肾操作通道,击碎并取出肾结石。由于可以迅速有效地去除肾结石,很快得到推广。但是,早期的 PCNL 由于并发症较多、碎石效率低,经历了数年的低谷。随着各种肾镜的改进、激光、超声气压弹道碎石技术的开发,PCNL 在 20 世纪 90 年代以来,得到了更广泛的应用。1997 年国外学界提出微创经皮肾镜取石术(minimally invasive percutaneous nephrolithotomy,MPCNL),以减少手术并发症与肾实质的损伤,但仅用于治疗直径＜2 cm 的肾结石、小儿肾结石或需建立第 2 个经皮肾通道的病例。我国学者从 1992 年开始采用"经皮肾微造瘘、输尿管镜碎石取石术",随着手术技巧日趋熟练与腔镜设备的改进,1998 年提出有中国特点的微创经皮肾镜取石术(Chinese mPCNL),并逐步在全国推广应用,使经皮肾镜取石技术的适应证不断扩大,并应用于大部分 ESWL 和开放手术难以处理的上尿路结石。近年来大宗回顾性临床报道表明此方法较标准 PCNL 更易掌握和开展,成功率高,并发症较国外技术低。现在,经皮肾镜取石技术在肾结石的治疗中发挥着越来越重要的作用。

(1)PCNL 适应证:各种肾结石都可经 PCNL 治疗,对于直径＞2 cm 的肾结石和＞1.5 cm 的肾下盏结石是一线治疗(无论是否伴有肾积水)。还包括 ESWL 难以击碎的直径＜2 cm 的肾结石、肾结石合并肾积水者,胱氨酸结石,有症状的肾盏或憩室内结石,蹄铁形肾结石,移植肾合并结石,各种鹿角形肾结石等。

(2)禁忌证。①凝血异常者:未纠正的全身出血性疾病;服用阿司匹林、华法林等抗凝药物者,需停药 2 周,复查凝血功能正常才可以进行手术。②未控制的感染:合并肾积脓者,先行肾穿刺造瘘,待感染控制后,行Ⅱ期 PCNL。③身体状态差,严重心脏疾病和肺功能不全,无法承受手术者。④未控制的糖尿病和高血压者。⑤脊柱严重后凸或侧凸畸形、极度肥胖或不能耐受俯卧位者为相对禁忌证,可以采用仰卧、侧卧或仰卧斜位等体位进行手术。⑥盆腔异位肾:无安全穿刺区域。⑦左侧患肾被脾脏遮挡,或右侧患肾被肝脏遮挡,无安全穿刺区域。⑧肾后位结肠,无安全穿刺区域。⑨造影剂过敏者,考虑术中使用 X 线定位穿刺。⑩造影剂过敏且无法接受大出血者,可选择数字减影血管造影(DSA)下的选择性动脉栓塞治疗。

(3)PCNL 技术特点:PCNL 技术的核心是建立并维持合理的经皮肾通道。合理的经皮肾通道的基本组成:皮肤-肾皮质-肾乳头-肾盏-肾盂。皮肤穿刺点多选在腋后线,经肾的背外侧少血管区域(Brodel 线)进入肾实质,出血的风险较低。至于穿刺肾的上、中、下盏,要便于操作、能最大限度地取出肾结石。

PCNL 分为 Ⅰ 期和 Ⅱ 期。Ⅰ 期 PCNL 是建立通道后马上进行碎石,适用于各种肾结石;Ⅱ 期 PCNL 是在建立通道 5~7 天后再行碎石,适用于合并感染、肾后性肾功能不全者需要引流者;Ⅰ 期操作出血明显或残余结石者。Ⅰ 期的优点是一次操作、患者痛苦小、住院时间短、费用低,结石是否合并肾积水都可进行;缺点是容易出血、视野不清,由于窦道未形成,操作鞘脱出后容易失败。Ⅱ 期手术的优点是窦道已经形成,出血少、视野清晰;缺点是患者治疗时间长,对于不积水的肾结石不易建立通道,而且由非手术医师建立的皮肾通道可能不是最佳通道,不利于术者操作。

通道的大小可以 F14~F30。一般将 F14~F20 称为微造瘘 mPCNL,F22~F24 称为标准通道,F26~F30 称为大通道。大多数肾结石可以通过单个通道治疗,对于复杂肾结石可以建立两个或多个通道。

(4)术前准备。①影像学检查:术前需要进行必要的影像学检查,包括 KUB/IVP 加 CT 平扫,或 KUB 加 CT 增强。术前需要明确肾结石的数目、大小、分布,并对肾脏及周围器官的解剖进行仔细评估,以选择最佳穿刺通道,以避免并发症的发生。②控制感染:尿常规异常、与结石有关的发热者,需要控制感染。治疗前应根据尿培养药敏试验选择敏感的抗生素,即使尿培养阴性,手术当天也应选用广谱抗生素预防感染。③签署患者知情同意书:虽然 PCNL 是一种微创手术,但它仍然存在一定风险,手术前应将残余结石、出血、周围器官损伤、情况严重时需中转开放手术、甚至需要行肾切除等情况以书面的形式告知患者及其家属。

(5)Ⅰ 期 PCNL 手术步骤如下。①麻醉:连续硬膜外麻醉,或蛛网膜下腔麻醉联合连续硬膜外麻醉,或全麻。②留置输尿管导管:膀胱镜下留置 F5~F7 输尿管导管,作用是向肾盂内注水造成人工"肾积水",利于经皮肾穿刺,对于不积水的肾结石病例更有作用;注入造影剂使肾盂肾盏显影,指导 X 线引导穿刺针;指导肾盂输尿管的位置;碎石过程中防止结石碎块进入输尿管;碎石过程中,通过输尿管导管加压注水,利于碎石排出。③体位:多采用俯卧位,但俯卧位不便于施行全麻。也可采用侧卧位、斜侧卧位。④定位:建立经皮肾通道需要 B 超或 X 线定位。X 线的优点是直观;缺点是有放射性,而且不能观察穿刺是否损伤周围脏器。B 超的优点是无辐射、可以实时监测穿刺避免周围脏器损伤、熟练掌握后穿刺成功快;术中还能明确残余结石位置,指导寻找结石,提高结石取净机会;缺点是不够直观,需要经过特殊培训才能掌握。⑤穿刺:穿刺点可选择在 12 肋下至 10 肋间腋后线到肩胛线之间的区域,穿刺经后组肾盏入路,方向指向肾盂。对于输尿管上段结石、肾多发性结石及合并输尿管肾盂的接合处 UPJ 狭窄需同时处理者,可首选经肾后组中盏入路,通常选 11 肋间腋后线和肩胛下线之间的区域做穿刺点。穿刺上、下组肾盏时,须注意可能会发生胸膜和肠管的损伤。穿刺成功后,有尿液溢出。将导丝经穿刺针送入肾盂。该导丝在 PCNL 中具有重要作用,在随后的操作中,必须保持导丝不脱出。撤穿刺针,记住穿刺针的方向和穿刺深度。⑥扩张:用扩张器沿导丝逐级扩张至所需要的管径。扩张器进入的方向要与穿刺针进入的方向一致。扩张器进入的深度不能超过穿刺针进入的深度。否则,进入过深容易造成肾盂壁的损伤、或穿透对侧肾盂壁,造成出血,而且无法用肾造瘘管压迫止血。扩张器可使用筋膜扩张器、Amplatz 扩张器、高压球囊扩张器或金属扩张器扩张,具体使用哪种扩张器及扩张通道的大小,必须根据医师的经验及当时具备的器械条件决定。扩张成功后,将操作鞘置入肾盏。⑦腔内碎石与取石:较小结石可直接取出,较大结石可利用钬激光、气压弹道、超声、液电器械等击碎。碎石过程中需保持操作通道通畅,避免肾盂内压力增高,造成水中毒或菌血症。碎石可用冲洗和钳取方式取出。带吸引功能的超声气压弹道碎石器可在碎石同时吸出结石碎片,使肾内压降低,尤其适用于体积较大的感染性结石患者。根据情况决定是否放置双J管。手术结束时留置肾造瘘管可以压迫穿刺通道、引流肾集合系统、减少术后出血和尿外渗,有利于再次处理残石,而且不会增加患者疼痛的程度和延长住院的时间。有些医师尝试术后不留置造瘘管,对于初学者不适用。⑧术后处理:监测生命体征和引流液颜色,防治水中毒、感染等。术后 1 天复查 KUB,如无残余结石,可于术后 1～2 天拔除肾造瘘管。如存在残余结石,根据情况进行Ⅱ期 PCNL、或多通道 PCNL、或联合ESWL、残余尿酸胱氨酸结石可通过造瘘管进行溶石治疗。

(6)常见并发症及其处理如下。①肾实质出血:是Ⅰ期经皮肾镜操作的常见并发症。通常为静脉性出血。术中肾实质出血常可通过操作鞘压迫控制,如术中出血严重,应停止手术,用气囊导管压迫控制,择期行Ⅱ期手术。术后出血可夹闭肾造瘘管,通常出血可得到控制。如出血较多,需要及时输血。动脉性出血较严重,如出血不能得到控制、血红蛋白进行性下降者,可行动脉造影检查,必要时行选择性肾动脉栓塞,若出血凶险难以控制,应及时改开放手术,以便探查止血,必要时切除患肾。②邻近脏器损伤:肋间穿刺可能损伤胸膜、肝、脾,利用超声引导穿刺可以避免。一旦发现患者出现胸痛、呼吸异常、怀疑气胸或液气胸,应立即停止手术,留置肾造瘘管并保持引流通畅,留置胸腔闭式引流。穿刺位点偏下或偏前,可能损伤肠管。重在预防和及时发现,并作出符合外科原则的处理。③集合系统穿孔:操作中器械移动幅度过大、碎石器械损可造成集合系统穿孔,如保持操作通道通畅,小的穿孔可不必处理。如穿孔造成出血、水吸收等应停止手术,放置输尿管支架管及肾造瘘管,充分引流。择期行Ⅱ期手术。④稀释性低钠血症:手术时间过长、高压灌注造成水吸收过多所致。停止手术,急查电解质,给予高渗盐水、利尿、吸氧等治疗可缓解。⑤感染和肾周积脓:重在预防,术前控制尿路感染,肾积水明显者予充分引流。手术后保持输尿管导管、肾造瘘管通常非常重要,并予抗生素治疗。

(7)开展 PCNL 注意事项:PCNL 是一项技术要求很高的操作,需要术者具有相当的专业技术和经验,应在有条件的医院施行。开展 PCNL 前,应利用模拟器械、动物手术等进行模拟训练。开展手术早期宜选择简单病例,如单发肾盂结石合并中度以上肾积水,患者体形中等,无其他伴随疾病。复杂或体积过大的肾结石手术难度较大,应在经验丰富的医师指导下手术。合并肾功能不全者或肾积脓先行经皮肾穿刺造瘘引流,待肾功能改善及感染控制后再Ⅱ期取石。完全鹿角形肾结石可分期多次多通道取石,但手术次数不宜过多(一般单侧取石不超过 3 次),每次手术时间不宜过长,需视患者耐受程度而定。

3.逆行肾内输尿管软镜碎石术

输尿管软镜碎石术(retrograde intrarenal surgery,RIRS)最早出现在 20 世纪 80 年代后期,

用来治疗 ESWL 后的残留结石。这些被 ESWL 击碎的结石通常零散停留在肾下盏,RIRS 可通过套石篮或抓钳取出下盏残留结石。后来,一些肾盏憩室结石(多数在上盏和中盏)患者在行 ESWL 失败后,也选择了 RIRS,并获得成功。随着镜体设计的小型化(7.5 F 替代 10.4 F),新碎石能源(钬激光)的发展,以及更适合于在肾内操作的取石工具(无尖端套石篮、输尿管送达鞘)的出现,使得 RIRS 成为越来越多肾结石患者的一种常规术式。

随着设备和技术的进步,输尿管软镜在治疗上尿路结石方面具有以下优势:①能在直视下粉末化结石;②能同时处理合并的上尿路梗阻;③在碎石的同时能取尽结石碎片;④能将肾下盏结石移至肾上盏,以利于碎石取石;⑤能用钬激光击碎任何成分的结石。关于输尿管软镜碎石术的具体内容可参考本书第五章第五节。

4.开放手术或腹腔镜手术取石

近年来,随着体外冲击波碎石和腔内泌尿外科技术的发展,特别是经皮肾镜和输尿管镜碎石取石术的广泛应用,开放性手术在肾结石治疗中的运用已经显著减少。在某些医院,肾结石病例中开放手术仅占 1%～5.4%。但是,开放性手术取石在某些情况下仍具有极其重要的临床应用价值。

(1)适应证:①ESWL、PCNL、URS 手术或治疗失败,或上述治疗方式出现并发症须开放手术处理。②骨骼系统异常不能摆 ESWL、PCNL、URS 体位者。③肾结石合并解剖异常者,如肾盂输尿管连接部狭窄、漏斗部狭窄、肾盏憩室等,这些解剖异常需要在取石同时进行处理。④异位肾、马蹄肾等不易行 ESWL、PCNL、URS 等手术者。⑤同时需要开放手术治疗其他疾病。⑥无功能肾需行肾切除。⑦小儿巨大肾结石,开放手术简单,只需一次麻醉。

(2)手术方法包括肾盂切开取石术、肾盂肾实质联合切开取石术、无萎缩性肾实质切开取石术、无功能肾切除术和肾脏部分切除术、肾盂输尿管连接部成形术等。这些手术方式现在基本可以通过腹腔镜手术来完成。一般来说,腹腔镜手术比开放手术出血少、并发症少、住院时间短、恢复快,但手术时间较长。腹腔镜手术需要经过专门培训,还需要完善的设备支持。

(四)特殊情况的治疗

1.鹿角形肾结石

鹿角形肾结石是指充满肾盂和至少 1 个肾盏的结石。部分性鹿角状结石仅仅填充部分集合系统,而完全性鹿角状结石则填充整个肾集合系统。新发的鹿角形肾结石都应该积极地治疗,患者必须被告知积极治疗的益处与相关的风险。在大多数的情况下,PCNL 应作为首选的治疗手段;若肾解剖正常,体积小的鹿角形肾结石可考虑单用 ESWL 治疗,碎石前应先保证充分的引流;若结石无法通过合理次数的微创技术处理,可考虑采用开放手术。

鹿角形肾结石以单通道的经皮肾取石术有时无法清除所有结石,可以建立第 2、第 3 条微创经皮肾通道,进行多通道碎石取石术。多通道的建立时间,通常在第一通道变为成熟通道的基础上才可以进行,一般在 I 期手术后 5～7 天。对于操作熟练者如手术顺利,可一期进行多通道穿刺。由于第 2、3 通道仅需扩张至 F14～F18,损伤和出血的危险较小,安全性较高。多通道形成后可加快取石的速度,提高对鹿角形肾结石的清除能力。

完全性鹿角形肾结石可分期多次取石,对巨大的结石可采用多通道取石,但手术的次数不宜过多(一般单侧取石≤3 次),每次手术的时间不宜过长。必要时需视患者的耐受程度和医师的经验,联合应用 ESWL 辅助或 PCNL-ESWL-PCNL"三明治疗法"。

若无很好的条件和经验开展 PCNL,鹿角形肾结石可采用开放性手术治疗。可以选择的手术包括扩大的肾盂肾盏切开取石术、无萎缩性肾实质切开取石术、复杂的放射状肾实质切开术和低温下肾脏手术。

2.马蹄肾肾结石

马蹄肾肾结石可采用 PCNL,也可采用开放手术取石。马蹄肾的两肾下极多在脊柱前方融合成峡部,输尿管与肾盂高位连接,伴有肾旋转不良,各组肾盏朝向背侧。因肾脏位置较正常低,肾上极更靠后外侧,故穿刺时多从背部经肾上盏或中盏入路。由于输尿管上段在峡部前侧位跨越行走并与肾盂连接,UPJ 处成坡状,肾盏漏斗部狭长,造成术后残石很难自行排出,尤其是肾下盏结石,所以手术中应尽量清除所有结石,必要时进行多通道碎石取石术。如果 UPJ 的高位连接未造成明显的功能性梗阻,一般可不予处理。

马蹄肾结石如需行 ESWL,应根据肾在体表的投影,取俯卧位行 ESWL 治疗(即冲击波从前腹进入体内)。

3.孤立肾肾结石

孤立肾肾结石孤立肾患者由于代偿性肾增大,肾皮质厚,在 PCNL 手术中,穿刺、扩张时容易出血。可采用微造瘘 mPCNL,建立 F14～F18 皮肾通道,对肾皮质的损伤减少、出血的概率较低。另外,分两期手术较安全。手术的关键在于解除梗阻,改善肾功能,采用合理的通道大小和取石次数。对于难以取净的残石可术后结合 ESWL 治疗。每次治疗后必须监测肾功能的变化,治疗间隔的时间适当延长。

若无很好的条件和经验开展 PCNL,也可采用开放手术取石。

4.移植肾肾结石

移植肾为孤立功能肾,患者长期服用免疫抑制剂,抵抗力低下,合并肾结石时应采取创伤小、效果确切的治疗方法。推荐肾移植伴肾结石的患者采用 ESWL 和 PCNL 治疗。由于移植肾位于髂窝,位置表浅,经皮肾穿刺容易成功。

移植肾及输尿管均处于去神经状态,因此,可以在局麻＋静脉镇痛下进行手术。一般来说,患者采用仰卧位。但是,如果合并输尿管狭窄,则采用截石位。

移植肾的输尿管膀胱吻合口多位于膀胱顶侧壁,输尿管逆行插管不易成功。术中可先 B 超定位,穿刺成功后注入造影剂,然后在 X 线定位下穿刺目标肾盏。

手术时间不宜过长,出血明显时应待 Ⅱ 期手术取石。

5.肾盏憩室结石

肾盏憩室结石可采用 PCNL 或逆行输尿管软镜来处理。后腹腔镜手术也可用于治疗肾盏憩室结石。通常不采用 ESWL 治疗,因为肾集合系统和憩室之间的连接部相对狭窄,即使碎石效果较好,结石仍有可能停留在原处而无法排出。

mPCNL 治疗时,术中经预置的导管逆行注入亚甲蓝帮助寻找狭小的漏斗部开口,取石后将狭窄部切开或扩张,并放置一根 F6 双 J 管,并留置 30 天。

腹侧的肾盏憩室可以经腹腔镜下切除,去除结石、缝合憩室口。

6.盆腔肾肾结石

对于肾脏位于盆腔的患者,推荐使用 ESWL 治疗。PCNL 的难度大,一般不宜采用,必要时可采取开放手术或腹腔镜手术。

7.髓质海绵肾结石

海绵肾表现为部分肾髓质集合管的囊状扩张,形成的结石一般位于肾乳头的近端,结石细小呈放射状分布。只要结石不引起梗阻,一般不需处理其肾结石。经皮肾取石术难以处理此类结石,而且极易损伤肾乳头,日后形成的瘢痕会造成集合管的梗阻。较大的结石或结石排至肾盂或肾盏引起梗阻时,可采用ESWL、RIRS或PCNL治疗。口服枸橼酸制剂及维生素 B_6、增加液体的摄入以抑制结石的生长。

8.小儿肾结石

小儿肾结石一般可用ESWL治疗,因小儿的代偿能力较强,排石能力较成人强,单纯碎石的指征较成人稍宽。若结石较大而梗阻不严重,应先置双J管后碎石;如碎石效果不佳或结石梗阻严重,则可采取微创经皮肾取石解决。一般情况下不宜双侧同时碎石或经皮取石。

9.过度肥胖的患者

对于过度肥胖的患者,患者皮肤至结石的距离过大,ESWL定位困难,因而不易成功,推荐选用PNL或开放手术。标准经皮肾取石术使用的肾镜太短,不适合这类患者的手术操作,过去曾被认为是手术的禁忌证。但是,微创经皮肾取石术由于使用了长而纤细的内镜,只需在扩张通道时使用加长的工作鞘。

肥胖患者对俯卧位耐受差,易发生通气障碍,体位可采用患侧垫高45°的斜仰卧位,患者相对更易耐受手术。必要时可采取气管插管全麻。

由于皮肾通道较长,留置的肾造瘘管术后容易脱出,可以放置F14~F16的末端开口的气囊导尿管,向外轻轻牵引后皮肤缝线固定。X线透视下注入造影剂,确保气囊位于肾盏内。

(五)结石治疗的注意事项

1.双侧上尿路结石的处理原则

双侧上尿路同时存在结石约占结石患者的15%,传统的治疗方法一般是对两侧结石进行分期手术治疗,随着体外碎石、腔内碎石设备的更新与泌尿外科微创技术的进步,对于部分一般状况较好、结石清除相对容易的上尿路结石患者,可以同期微创手术治疗双侧上尿路结石。

双侧上尿路结石的治疗原则:①双侧输尿管结石,如果总肾功能正常或处于肾功能不全代偿期,血肌酐值<178.0 $\mu mol/L$,先处理梗阻严重一侧的结石;如果总肾功能较差,处于氮质血症或尿毒症期,先治疗肾功能较好一侧的结石,条件允许,可同时行对侧经皮肾穿刺造瘘,或同时处理双侧结石。②双侧输尿管结石的客观情况相似,先处理主观症状较重或技术上容易处理的一侧结石。③一侧输尿管结石,另一侧肾结石,先处理输尿管结石,处理过程中建议参考总肾功能、分肾功能与患者一般情况。④双侧肾结石,一般先治疗容易处理且安全的一侧,如果肾功能处于氮质血症或尿毒症期,梗阻严重,建议先行经皮肾穿刺造瘘,待肾功能与患者一般情况改善后再处理结石。⑤孤立肾上尿路结石或双侧上尿路结石致急性梗阻性无尿,只要患者情况许可,应及时外科处理,如不能耐受手术,应积极试行输尿管逆行插管或经皮肾穿刺造瘘术,待患者一般情况好转后再选择适当治疗方法。⑥对于肾功能处于尿毒症期,并有水、电解质和酸碱平衡紊乱的患者,建议先行血液透析,尽快纠正其内环境的紊乱,并同时行输尿管逆行插管或经皮肾穿刺造瘘术,引流肾脏,待病情稳定后再处理结石。

2.合并尿路感染的结石的处理原则

由于结石使尿液淤滞并发感染,同时结石作为异物促进感染的发生,两者可相互促进,对肾功能造成严重破坏。在未去除结石之前,感染不易控制,严重者可并发菌血症或脓毒血症,甚至危及生命。

所有结石患者都必须进行菌尿检查,必要时行尿培养。当菌尿试验阳性,或者尿培养提示细菌生长,或者怀疑细菌感染时,在取石之前应该使用抗生素治疗,对于梗阻表现明显、集合系统有感染的结石患者,需进行置入输尿管支架管或经皮肾穿刺造瘘术等处理。

上尿路结石梗阻并发感染,尤其是急性炎症期的患者不宜碎石,否则易发生炎症扩散甚至出现脓毒血症,而此类患者单用抗生素治疗又难以奏效,此时亦不宜行输尿管镜取石。通过经皮肾微穿刺造瘘及时行梗阻以上尿路引流可减轻炎症,使感染易于控制,避免感染及梗阻造成肾功能的进一步损害。经皮肾微穿刺造瘘术的应用扩大了体外冲击波碎石及腔镜取石的适应证,可减少并发症,提高成功率,两者合并应用是上尿路结石梗阻伴感染的理想治疗方法。

结石并发尿路真菌感染是临床治疗的难点,常见于广谱抗生素使用时间过长。出现尿路真菌感染时,应积极应用敏感的抗真菌药物。但是,全身应用抗真菌药物毒副作用大,可能加重肾功能的损害,采用局部灌注抗真菌药治疗上尿路结石并发真菌感染是控制真菌感染的好方法。

3.残石碎片的处理

残石碎片常见于 ESWL 术后,也可见于 PCNL、URS 术及复杂性肾结石开放取石术后,最多见于下组肾盏。结石不论大小,经 ESWL 治疗后都有可能形成残石碎片。结石残余物的直径不超过 4 mm,定义为残余碎片,直径≥5 mm 的结石则称为残余结石。

残石碎片可导致血尿、疼痛、感染、输尿管梗阻及肾积水等并发症的发生。无症状的肾脏残余结石增加了结石复发的风险,残石可以为新结石的形成提供核心。感染性结石的患者在进行治疗后,如伴有结石残留,则结石复发的可能性更大。对于无症状、石块不能自行排出的患者,应该依据结石情况进行相应的处理。有症状的患者,应积极解除结石梗阻,妥善处理可能出现的问题;同时应采取必要的治疗措施以消除症状。有残余碎片或残余结石的应定期复查以确定其致病因素,并进行适当预防。

关于"无临床意义的残石碎片"的定义存在很多争论。对伴有残余结石碎片的患者,长期随访研究表明:随着时间延长,残片逐渐增大,结石复发率增加,部分患者需重复进行取石治疗。

对下组肾盏存在结石或碎片且功能丧失的患者,下极肾部分切除术可以作为治疗选择之一。对于上、中组肾盏的结石,可采用输尿管软镜直接碎石。经皮化学溶石主要适用于含有磷酸镁铵、碳酸盐、尿酸及胱氨酸和磷酸氢钙的结石。

对于残余结石直径>20 mm 的患者,可采用 ESWL 或 PCNL 治疗,在行 ESWL 前,推荐置入双 J 管,可以减少结石在输尿管的堆积,避免出现"石街"。

4."石街"的治疗

"石街"为大量碎石在输尿管与男性尿道内堆积没有及时排出,堆积形成"石街",阻碍尿液排出,以输尿管"石街"为多见。

输尿管"石街"形成的原因:①一次粉碎结石过多。②结石未能粉碎为很小的碎片。③两次碎石间隔时间太短。④输尿管有炎症、息肉、狭窄和结石等梗阻。⑤碎石后患者过早大量活动。⑥ESWL 引起肾功能损害,排出碎石块的动力减弱。⑦ESWL 术后综合治疗关注不够。如果"石街"形成 2 周后不及时处理,肾功能恢复将会受到影响;如果"石街"完全堵塞输尿管,6 周后肾功能将会完全丧失。

在对较大的肾结石进行 ESWL 之前常规放置双 J 管,"石街"的发生率大为降低。无感染的"石街"可继续用 ESWL 治疗,重点打击"石街"的远侧较大的碎石。对于有感染迹象的患者,给予抗生素治疗,并尽早予以充分引流,常采用经皮肾穿刺造瘘术,通常不宜放置输尿管支架管。待感染控制后,行输尿管镜手术,可联合 PCNL。

5.妊娠合并结石的治疗

妊娠合并尿路结石较少见,发病率<0.1%,其中,妊娠中、晚期合并泌尿系统结石较妊娠早期者多见。妊娠合并结石的临床表现主要有腰腹部疼痛、恶心呕吐、膀胱刺激征、肉眼血尿和发热等,与非妊娠期症状相似,且多以肾绞痛就诊。

鉴于 X 线对胎儿的致畸等影响,妊娠合并结石患者禁用放射线检查包括 CT。MRI 检查对肾衰竭患者及胎儿是安全的,特别是结石引起的肾积水,采用磁共振泌尿系统尿路成像(MRU)能清楚地显示扩张的集合系统,能明确显示梗阻部位。B 超对结石的诊断准确率高且对胎儿无损害,可反复应用,为首选的方法。通过 B 超和尿常规检查结合临床表现诊断泌尿系统结石并不困难。

妊娠合并结石首选保守治疗,禁止行 ESWL(无论是否为 B 超定位)。应根据结石的大小、梗阻的部位、是否存在着感染、有无肾实质损害及临床症状来确定治疗方法。原则上对于结石较小、没有引起严重肾功能损害者,采用综合排石治疗,包括多饮水、适当增加活动量、输液利尿、解痉、止痛和抗感染等措施促进排石。

对于妊娠的结石患者,保持尿流通畅是治疗的主要目的。通过局麻下经皮肾穿刺造瘘术、置入双 J 管或输尿管支架等方法引流尿液,可协助结石排出或为以后治疗结石争取时间。妊娠期间麻醉和手术的危险很难评估,妊娠前 3 个月(早期)全麻会导致畸胎的概率增加,但是,一般认为这种机会很小。提倡局麻下留置输尿管支架,建议每 2 个月更换 1 次支架管以防结石形成被覆于支架管。肾积水并感染积液者,妊娠 22 周前在局麻及 B 超引导下进行经皮肾造瘘术为最佳选择,引流的同时尚可进行细菌培养以指导治疗。与留置输尿管支架管一样,经皮肾穿刺造瘘也可避免在妊娠期进行对妊娠影响较大的碎石和取石治疗。

十三、尿路结石的预防

(一)含钙尿路结石的预防

由于目前对各种预防含钙结石复发的治疗措施仍然存在着一定的争议,而且,患者往往需要长期甚至终身接受治疗,因此,充分地认识各种预防措施的利弊是最重要的。对于任何一种预防性措施来说,不仅需要其临床效果确切,同时,还要求它简单易行,而且没有不良反应。否则,患者将难以遵从治疗。

含钙尿路结石患者的预防措施应该从改变生活习惯和调整饮食结构开始,保持合适的体重指数、适当的体力活动、保持营养平衡和增加富含枸橼酸的水果摄入是预防结石复发的重要措施。只有在改变生活习惯和调整饮食结构无效时,再考虑采用药物治疗。

1.增加液体的摄入

增加液体的摄入能增加尿量,从而降低尿路结石成分的过饱和状态,预防结石的复发。推荐每天的液体摄入量在 4 L 以上,使每天的尿量保持在 2.5 L 以上。建议尿石症患者在家中自行测量尿的比重,使尿的比重低于 1.010 为宜,以达到并维持可靠的尿液稀释度。

关于饮水的种类,一般认为以草酸含量少的非奶制品液体为宜。饮用硬水是否会增加含钙结石的形成,目前仍然存在不同的看法。应避免过多饮用咖啡因、红茶、葡萄汁、苹果汁和可口可乐。推荐多喝橙汁、柠檬水。

2.饮食调节

维持饮食营养的综合平衡,强调避免其中某一种营养成分的过度摄入。

（1）饮食钙的含量：饮食钙的含量低于 20 mmoL/d（800 mg/d）就会引起体内的负钙平衡。低钙饮食虽然能够降低尿钙的排泄，但是可能会导致骨质疏松和增加尿液草酸的排泄。摄入正常钙质含量的饮食、限制动物蛋白和钠盐的摄入比传统的低钙饮食具有更好的预防结石复发的作用。正常范围或者适当程度的高钙饮食对于预防尿路含钙结石的复发具有临床治疗的价值。但是，饮食含钙以外的补钙对于结石的预防可能不利，因为不加控制的高钙饮食会增加尿液的过饱和水平。通过药物补钙来预防含钙结石的复发仅适用于肠源性高草酸尿症，口服 200～400 mg 枸橼酸钙在抑制尿液草酸排泄的同时，可以增加尿液枸橼酸的排泄。推荐多食用乳制品（牛奶、干酪、酸乳酪等）、豆腐等食品。成人每天钙的摄入量应为 20～25 mmoL（800～1 000 mg）。推荐吸收性高钙尿症患者摄入低钙饮食，不推荐其他患者摄入限钙饮食。

（2）限制饮食中草酸的摄入：虽然仅有 10%～15% 的尿液草酸来源于饮食，但是，大量摄入富含草酸的食物后，尿液中的草酸排泄量会明显地增加。草酸钙结石患者尤其是高草酸尿症的患者应该避免摄入诸如甘蓝、杏仁、花生、甜菜、欧芹、菠菜、大黄、红茶和可可粉等富含草酸的食物。其中，菠菜中草酸的含量是最高的，草酸钙结石患者更应该注意忌食菠菜。低钙饮食会促进肠道对草酸盐的吸收，增加尿液草酸盐的排泄。补钙对于减少肠道草酸盐的吸收是有利的，但仅适用于肠源性高草酸尿症患者。

（3）限制钠盐的摄入：高钠饮食会增加尿钙的排泄，每天钠的摄入量应少于 2 g。

（4）限制蛋白质的过量摄入：低碳水化合物和高动物蛋白饮食与含钙结石的形成有关。高蛋白质饮食引起尿钙和尿草酸盐排泄增多的同时，使尿的枸橼酸排泄减少，并降低尿的 pH，是诱发尿路含钙结石形成的重要危险因素之一。推荐摄入营养平衡的饮食，保持早、中、晚 3 餐营养的均衡性非常重要。避免过量摄入动物蛋白质，每天的动物蛋白质的摄入量应该限制在 150 g 以内。其中，复发性结石患者每天的蛋白质摄入量不应该超过 80 g。

（5）减轻体重：研究表明，超重是尿路结石形成的至关重要的因素之一。建议尿路结石患者维持适度的体重指数（bodymass index，BMI）。

（6）增加水果和蔬菜的摄入：饮食中水果和蔬菜的摄入可以稀释尿液中的成石危险因子，但并不影响尿钾和尿枸橼酸的浓度。因此，增加水果和蔬菜的摄入可以预防低枸橼酸尿症患者的结石复发。

（7）增加粗粮及纤维素饮食：米麸可以减少尿钙的排泄，降低尿路结石的复发率，但要避免诸如麦麸等富含草酸的纤维素食物。

（8）减少维生素 C 的摄入：维生素 C 经过自然转化后能够生成草酸。服用维生素 C 后尿草酸的排泄会显著增加，形成草酸钙结晶的危险程度也相应增加。尽管目前还没有资料表明大剂量的维生素 C 摄入与草酸钙结石的复发有关，建议复发性草酸钙结石患者避免摄入大剂量的维生素 C。推荐他们每天维生素 C 的摄入不要超过 1.0 g。

（9）限制高嘌呤饮食：伴高尿酸尿症的草酸钙结石患者应避免高嘌呤饮食，推荐每天食物中嘌呤的摄入量少于 500 mg。富含嘌呤的食物：动物的内脏（肝脏及肾脏）、家禽皮、带皮的鲱鱼、沙丁鱼、凤尾鱼等。

3.药物预防性治疗

用于含钙结石预防性治疗的药物虽然种类很多，但是，目前疗效较为肯定的只有碱性枸橼酸盐、噻嗪类利尿剂和别嘌醇。

（1）噻嗪类利尿药：如苯氟噻、三氯噻嗪、氢氯噻嗪和吲达帕胺等，可以降低尿钙正常患者的尿钙水平,降低尿液草酸盐的排泄水平,抑制钙的肠道吸收。另外,噻嗪类药物可以抑制骨质吸收,增加骨细胞的更新,防止伴高钙尿症结石患者发生骨质疏松现象。因此,噻嗪类利尿药的主要作用是减轻高钙尿症,适用于伴高钙尿症的含钙结石患者。常用剂量为氢氯噻嗪 25 mg,或者三氯噻嗪 4 mg/d。

噻嗪类利尿药的主要不良反应是低钾血症和低枸橼酸尿症,与枸橼酸钾一起应用可以减轻不良反应,并且可以增强预防结石复发的作用。部分患者长期应用后可能会出现低血压、疲倦和勃起障碍,应该注意用药后发生低镁血症和低镁尿症的可能性。

(2)正磷酸盐:能够降低 $1,25(OH)_2-D_3$ 的合成,主要作用是减少钙的排泄并增加磷酸盐及尿枸橼酸的排泄,可以抑制结石的形成。其中,中性正磷酸盐的效果比酸性正磷酸盐好。

正磷酸盐主要应用于伴有高钙尿症的尿路含钙结石患者,但是,目前还缺乏足够的证据来证明其治疗的有效性。因此,临床上可选择性地应用于某些尿路结石患者,不作为预防性治疗的首选药物。

(3)磷酸纤维素:和磷酸纤维钠可以通过与钙结合形成复合物而抑制肠道对钙的吸收,从而降低尿钙的排泄。主要适用于伴吸收性高钙尿症的结石患者,但临床效果还不肯定。由于用药后可能会出现高草酸尿症和低镁尿症,因此目前不推荐将磷酸纤维素用于预防结石复发的治疗。

(4)碱性枸橼酸盐:能够增加尿枸橼酸的排泄,降低尿液草酸钙、磷酸钙和尿酸盐的过饱和度,提高对结晶聚集和生长的抑制能力,能有效地减少含钙结石的复发。

临床上用于预防含钙结石复发的碱性枸橼酸盐种类包括枸橼酸氢钾钠、枸橼酸钾、枸橼酸钠、枸橼酸钾钠和枸橼酸钾镁等制剂。枸橼酸钾和枸橼酸钠都具有良好的治疗效果,但是,钠盐能够促进尿钙排泄,单纯应用枸橼酸钠盐时,降低尿钙的作用会有所减弱。临床研究也表明枸橼酸钾盐的碱化尿液效果比钠盐好,而且,钾离子不会增加尿钙的排泄。因此,枸橼酸钾预防结石复发的作用比枸橼酸钠强。枸橼酸氢钾钠(友来特)具有便于服用、口感较好等优点,患者依从性较高。

尽管碱性枸橼酸盐最适用于伴低枸橼酸尿症的结石患者,但是,目前认为其适应证可能可以扩大至所有类型的含钙结石患者。常用剂量为枸橼酸氢钾钠(友来特)1~2 g,每天 3 次,枸橼酸钾 1~2 g 或者枸橼酸钾钠 3 g,每天 2~3 次。

碱性枸橼酸盐的主要不良反应是腹泻,患者服用后依从性较差。

(5)别嘌醇:可以减少尿酸盐的产生,降低血清尿酸盐的浓度,减少尿液尿酸盐的排泄。此外,别嘌醇还可以减少尿液草酸盐的排泄。

推荐别嘌醇用于预防尿酸结石和伴高尿酸尿症的草酸钙结石患者,用法为 100 mg,每天 3 次,或者 300 mg,每天 1 次。

(6)镁剂:镁通过与草酸盐结合而降低草酸钙的过饱和度,从而抑制含钙尿路结石的形成。补充镁剂在促进尿镁增加的同时,可以增加尿枸橼酸的含量,并提高尿的 pH。因此,镁剂能有效地降低草酸钙结石的复发。适用于伴有低镁尿症或不伴有低镁尿症的草酸钙结石患者。由于含钙结石患者伴低镁尿症者并不多(<4%),因此,除枸橼酸盐以外,目前不推荐将其他的镁盐单独用于预防含钙尿路结石复发的治疗。

(7)葡胺聚糖:可以抑制草酸钙结石的生长,适用于复发性草酸钙结石的治疗,但目前还缺乏关于合成的或半合成的葡胺聚糖应用于预防含钙尿路结石复发的依据。

(8)维生素 B_6:是体内草酸代谢过程中的辅酶之一,体内维生素缺乏可以引起草酸的排泄增高。大剂量的维生素 B_6（300～500 mg/d）对于原发性高草酸尿症患者有治疗作用。维生素 B_6 主要用于轻度高草酸尿症和原发性高草酸尿症的患者。

（9）中草药：目前认为对含钙结石具有一定预防作用的中草药包括泽泻、胖大海、金钱草、玉米须及芭蕉芯等。但是，尚缺乏临床疗效观察的报道。

(二)感染结石的预防

推荐低钙、低磷饮食。氢氧化铝或碳酸铝凝胶可与小肠内的磷离子结合形成不溶的磷酸铝，从而降低肠道对磷的吸收和尿磷的排泄量。对于由尿素酶细菌感染导致的磷酸铵镁和碳酸磷灰石结石，应尽可能用手术方法清除结石。

推荐根据药物敏感试验使用抗生素治疗感染。强调抗感染治疗需要足够的用药疗程。在抗生素疗法的起始阶段，抗生素的剂量相对较大（治疗量），通过 1～2 周的治疗，使尿液达到无菌状态，之后可将药物剂量减半（维持量）并维持 3 个月。要注意每月作细菌培养，如又发现细菌或患者有尿路感染症状，将药物恢复至治疗量以更好地控制感染。

酸化尿液能够提高磷酸盐的溶解度，可以用氯化铵 1 g，2～3 次/天或蛋氨酸 500 mg，2～3 次/天。严重感染的患者，应该使用尿酶抑制剂。推荐使用乙酰羟肟酸和羟基脲等，建议乙酰羟肟酸的首剂为 250 mg，每天 2 次持续 4 周，如果患者能耐受，可将剂量增加 250 mg，每天 3 次。

（李　锋）

第二节　膀胱结石

膀胱结石是较常见的泌尿系统结石，好发于男性，男女比例约为 10∶1。膀胱结石的发病率有明显的地区和年龄差异。总的来说，在经济落后地区，膀胱结石以婴幼儿为常见，主要由营养不良所致。随着我国经济的发展，膀胱结石的总发病率已显著下降，多见于 50 岁以上的老年人。

一、病因

膀胱结石分为原发性和继发性两种。原发性膀胱结石多由营养不良所致，现在除了少数发展中国家及我国一些边远地区外，其他地区该病已少见。继发性膀胱结石主要继发于下尿路梗阻、膀胱异物等。

(一)营养不良

婴幼儿原发性膀胱结石主要发生于贫困饥荒年代，营养缺乏，尤其是动物蛋白摄入不足是其主要原因。只要改善婴幼儿的营养，使新生儿有足够的母乳或牛乳喂养，婴幼儿膀胱结石是可以预防的。

(二)下尿路梗阻

一般情况下，膀胱内的小结石及在过饱和状态下形成的尿盐沉淀常可随尿流排出。但当有下尿路梗阻时，如良性前列腺增生、膀胱颈部梗阻、尿道狭窄、先天畸形、膀胱膨出、憩室、肿瘤等，均可使小结石和尿盐结晶沉积于膀胱而形成结石。

此外，造成尿流不畅的神经性膀胱功能障碍、长期卧床等，都可能诱发膀胱结石的出现。尿液潴留容易并发感染，以细菌团、炎症坏死组织及脓块为核心，可诱发晶体物质在其表面沉积而形成结石。

(三)膀胱异物

医源性的膀胱异物主要有长期留置的导尿管、被遗忘取出的输尿管支架管、不被机体吸收的残留缝线、膀胱悬吊物、由子宫内穿至膀胱的 Lippes 环等,非医源性异物如发夹、蜡块等。膀胱异物可作为结石的核心而使尿盐晶体物质沉积于其周围而形成结石。此外,膀胱异物也容易诱发感染,继而发生结石。

当发生血吸虫病时,其虫卵亦可成为结石的核心而诱发膀胱结石。

(四)尿路感染

继发于尿液潴留及膀胱异物的感染,尤其是分泌尿素酶的细菌感染,由于能分解尿素产生氨,使尿 pH 升高,使尿磷酸钙、铵和镁盐的沉淀而形成膀胱结石。这种由产生尿素酶的微生物感染所引起、由磷酸镁铵和碳磷灰石组成的结石,又称为感染性结石。

含尿素酶的细菌大多数属于肠杆菌属,其中最常见的是奇异变形杆菌,其次是克雷伯杆菌、假单胞菌属及某些葡萄球菌。少数大肠埃希菌、某些厌氧细菌及支原体也可以产生尿素酶。

(五)代谢性疾病

膀胱结石由人体代谢产物组成,与代谢性疾病有着极其密切的关系,包括胱氨酸尿症、原发性高草酸尿症、特发性高尿钙、原发性甲状旁腺功能亢进症、黄嘌呤尿症、特发性低柠檬酸尿症等。

(六)肠道膀胱扩大术

肠道膀胱扩大术后膀胱结石的发生率达 36%~50%,主要原因是肠道分泌黏液所致。

(七)膀胱外翻-尿道上裂

膀胱外翻-尿道上裂患者在膀胱尿道重建术前因存在解剖及功能方面的异常,易发生膀胱结石。在重建术后,手术引流管、尿路感染、尿液潴留等又增加了结石形成的危险因素。

二、病理

膀胱结石的继发性病理改变主要表现为局部损害、梗阻和感染。由于结石的机械性刺激,膀胱黏膜往往呈慢性炎症改变。继发感染时,可出现滤泡样炎性病变、出血和溃疡,膀胱底部和结石表面均可见脓苔。偶可发生严重的膀胱溃疡,甚至穿破到阴道、直肠,形成尿瘘。晚期可发生膀胱周围炎,使膀胱和周围组织粘连,甚至发生穿孔。

膀胱结石易堵塞于膀胱出口、膀胱颈及后尿道,导致排尿困难。长期持续的下尿路梗阻可使膀胱逼尿肌出现代偿性肥厚,并逐渐形成小梁、小房和憩室,使膀胱壁增厚和肌层纤维组织增生。长期下尿路梗阻还可损害膀胱输尿管的抗反流机制,导致双侧输尿管扩张和肾积水,使肾功能受损,甚至发展为尿毒症。肾盂输尿管扩张积水可继发感染而发生肾盂肾炎及输尿管炎。

当尿路移行上皮长期受到结石、炎症和尿源性致癌物质刺激时,局部上皮组织可发生增生性改变,甚至出现乳头样增生或者鳞状上皮化生,最后发展为鳞状上皮癌。

三、临床表现

膀胱结石的主要症状是排尿疼痛、排尿困难和血尿。疼痛可为耻骨上或会阴部疼痛,由结石刺激膀胱底部黏膜而引起,常伴有尿频和尿急,排尿终末时疼痛加剧。如并发感染,则尿频、尿急更加明显,并可发生血尿和脓尿。排尿过程中结石常堵塞膀胱出口,使排尿突然中断并突发剧痛,疼痛可向阴茎、阴茎头和会阴部放射。排尿中断后,患者须晃动身体或采取蹲位或卧位,移开堵塞的结石,才能继续排尿,并可缓解疼痛。

小儿发生结石堵塞,往往疼痛难忍,大声哭喊,大汗淋漓,常用手牵扯阴茎或手抓会阴部,并变换各种体位以减轻痛苦。结石嵌顿于膀胱颈口或后尿道,则出现明显排尿困难,尿流呈滴沥状,严重时发生急性尿潴留。

膀胱壁由于结石的机械性刺激,可出现血尿,并往往表现为终末血尿。尿流中断后再继续排尿亦常伴有血尿。

老年男性膀胱结石多继发于前列腺增生症,可同时伴有前列腺增生症的症状;神经性膀胱功能障碍、尿道狭窄等引起的膀胱结石亦伴有相应的症状。

少数患者,尤其是结石较大、且有下尿路梗阻及残余尿者,可无明显的症状,仅在做 B 超或 X 线检查时发现结石。

四、诊断

根据膀胱结石的典型症状,如排尿终末疼痛、排尿突然中断,或小儿排尿时啼哭牵拉阴茎等,可做出膀胱结石的初步诊断。但这些症状绝非膀胱结石所独有,常需辅以 B 超或 X 线检查才能确诊,必要时做膀胱镜检查。

体检对膀胱结石的诊断帮助不大,多数病例无明显的阳性体征。结石较大者,经双合诊可扪及结石。婴幼儿直肠指检有时亦可摸到结石。经尿道将金属探条插入膀胱,可探出金属碰击结石的感觉和声音。目前此法已被 B 超及 X 线检查取代而很少采用。

实验室检查可发现尿中有红细胞或脓细胞,伴有肾功能损害时可见血肌酐、尿素氮升高。

超声检查简单实用,结石呈强光团并有明显的声影。当患者转动身体时,可见到结石在膀胱内移动。膀胱憩室结石则变动不大。

腹部平片亦是诊断膀胱结石的重要手段,结合 B 超检查可了解结石大小、位置、形态和数目,还可了解双肾、输尿管有无结石。应注意区分平片上的盆部静脉石、输尿管下段结石、淋巴结钙化影、肿瘤钙化影及粪石。必要时行静脉肾盂造影检查以了解上尿路情况,作膀胱尿道造影以了解膀胱及尿道情况。纯尿酸和胱氨酸结石为透 X 线的阴性结石,用淡的造影剂进行膀胱造影有助于诊断。

尿道膀胱镜检查是诊断膀胱结石最可靠的方法,尤其对于透 X 线的结石。结石在膀胱镜可一目了然,不仅可查清结石的大小、数目及其具体特征,还可明确有无其他病变,如前列腺增生、尿道狭窄、膀胱憩室、炎症改变、异物、癌变、先天性后尿道瓣膜及神经性膀胱功能障碍等。膀胱镜检查后,还可同时进行膀胱结石的碎石治疗。

五、治疗

膀胱结石的治疗应遵循两个原则,一是取出结石,二是去除结石形成的病因。膀胱结石如果来源于肾、输尿管结石,则同时处理;来源于下尿路梗阻或异物等病因时,在清除结石的同时必须去除这些病因。有的病因则需另行处理或取石后继续处理,如感染、代谢紊乱和营养失调等。

一般来说,直径<0.6 cm,表面光滑,无下尿路梗阻的膀胱结石可自行排出体外。绝大多数的膀胱结石均需行外科治疗,方法包括体外冲击波碎石术、内腔镜手术和开放性手术。

(一)体外冲击波碎石术

小儿膀胱结石多为原发性结石,可首选体外冲击波碎石术;成人原发性膀胱结石≤3 cm者亦可以采用体外冲击波碎石术。膀胱结石进行体外冲击波碎石时多采用俯卧位或蛙式坐位,对阴囊部位应做好防护措施。由于膀胱空间大,结石易移动,碎石时应注意定位。较大的结石碎石前膀胱需放置Foley尿管,如需作第2次碎石,两次治疗间断时间应＞1周。

(二)腔内治疗

几乎所有类型的膀胱结石都可以采用经尿道手术治疗。在内镜直视下经尿道碎石是目前治疗膀胱结石的主要方法,可以同时处理下尿路梗阻病变,如前列腺增生、尿道狭窄、先天性后尿道瓣膜等,亦可以同时取出膀胱异物。

相对禁忌证:①严重尿道狭窄经扩张仍不能置镜者。②合并膀胱挛缩者,容易造成膀胱损伤和破裂。③伴严重出血倾向者。④泌尿系统急性感染期。⑤严重全身性感染。⑥全身情况差不能耐受手术者。⑦膀胱结石合并多发性憩室应视为机械碎石的禁忌证。

一般采用蛛网膜下腔麻醉、骶管阻滞麻醉或硬膜外麻醉均可,对于较小、单发的结石亦可选择尿道黏膜表面麻醉。小儿患者可采用全身静脉麻醉。手术体位取截石位。

目前常用的经尿道碎石方式包括机械碎石、液电碎石、气压弹道碎石、超声碎石、激光碎石等。

1.经尿道机械碎石术

经尿道机械碎石是用器械经尿道用机械力将结石击碎。常用器械有大力碎石钳(图5-7)及冲压式碎石钳(图5-8),适用于2 cm左右的膀胱结石。如同时伴有前列腺增生,尤其是中叶增生者,最好先行前列腺切除,再行膀胱碎石,两种手术可同时或分期进行。

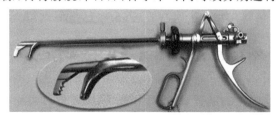

图5-7 大力碎石钳

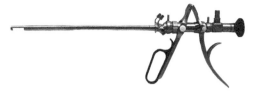

图5-8 冲压式碎石钳

机械碎石有盲目碎石和直视碎石两种,盲目碎石现已很少使用,基本上被直视碎石所取代。直视碎石是先插入带内镜的碎石钳,充盈膀胱后,在镜下观察结石的情况并在直视下将碎石钳碎。操作简便,效果满意且安全。

由于膀胱结石常伴有膀胱黏膜的充血水肿,若碎石过程中不慎夹伤黏膜或结石刺破黏膜血管,有可能导致膀胱出血。因此,碎石前必须充盈膀胱,使黏膜皱褶消失,尽量避免夹到黏膜;碎石钳夹住结石后,应稍上抬离开膀胱壁,再用力钳碎结石。术后如无出血,一般无须留置导尿管。如伴有出血或同时做经尿道前列腺切除手术,则需留置导尿管引流,必要时冲洗膀胱。

膀胱穿通伤是较严重的并发症,由碎石钳直接戳穿或钳破膀胱壁所致。此时灌注液外渗,患者下腹部出现包块,有压痛,伴有血尿。如穿通至腹膜外,只需停留导尿管引流膀胱进行保守治疗和观察即可;如出现明显腹胀及大量腹水,说明穿通至腹腔内,需行开放手术修补膀胱。

2.经尿道液电碎石术

液电碎石的原理是通过置入水中的电极瞬间放电,产生电火花,生成热能制造出空化气泡,并进一步诱发形成球形的冲击波来碎石。

液电的碎石效果不如激光和气压弹道,而且其热量的非定向传播往往容易导致周围组织损伤,轰击结石时如果探头与膀胱直接接触可造成膀胱的严重损伤甚至穿孔,目前已很少使用。

3.经尿道超声碎石术

超声碎石是利用超声转换器,将电能转变为声波,声波沿着金属探条传至碎石探头,碎石探头产生高频震动使与其接触的结石碎裂。超声碎石常用内含管腔的碎石探头,其末端接负压泵,能反复抽吸进入膀胱的灌注液,一方面吸出碎石,另一方面使视野清晰并可使超声转换器降温,碎石、抽吸和冷却同时进行。

在膀胱镜直视下,将碎石探头紧触结石,并将结石压向膀胱壁而可进行碎石。注意碎石探头与结石间不能有间隙。探头不可直接接触膀胱壁,以减少其淤血和水肿。负压管道进出端不能接错,否则会使膀胱变成正压,导致膀胱破裂。

超声碎石的特点是简单、安全性高,碎石时术者能利用碎石探头将结石稳住,同时可以边碎边吸出碎石块。但由于超声波碎石的能量小,碎石效率低,操作时间较长。

4.经尿道气压弹道碎石术

气压弹道碎石于1990年首先在瑞士研制成功,至今已发展到第3代,同时兼备超声碎石和气压弹道碎石的超声气压弹道碎石清石一体机。

气压弹道碎石的原理是通过压缩的空气驱动金属碎石杆,以一定的频率不断撞击结石而使之破碎。气压弹道能有效击碎各种结石,整个过程不产生热能及有害波,是一种安全、高效的碎石方法。其缺点是碎石杆容易推动结石,结石碎片较大,常需取石钳配合使用。膀胱结石用气压弹道碎石时结石在膀胱内易移动,较大的结石需要时间相对比较长,碎石后需要用冲洗器冲洗或用取石钳将结石碎片取出膀胱。

使用超声气压弹道碎石清石一体机可同时进行超声碎石和气压弹道碎石,大大加快碎石和清石的速度,有效缩短手术时间。

5.经尿道激光碎石术

激光碎石是目前治疗膀胱结石的首选方法,目前常用的激光有钕-钇铝石榴石(Nd:YAG)激光、Nd:YAG双频激光(FREDDY波长532 nm和1 064 nm)和钬-钇铝石榴石(Ho:YAG)激光,使用最多的是钬激光。

钬激光是一种脉冲式近红外线激光,波长为2 140 nm,组织穿透深度不超过0.5 mm,对周围组织热损伤极小。有直射及侧射光纤,365 μm的光纤主要用于半硬式内镜,220 μm的光纤用于软镜。钬激光能够粉碎各种成分的结石,碎石速度较快,碎石充分,出血极少,其治疗膀胱结石的安全性、有效性和易用性已得到确认,成功率可达100%。同时,钬激光还能治疗引起结石的其他疾病,如前列腺增生、尿道狭窄等。

膀胱镜下激光碎石术只要视野清晰,常不易伤及膀胱黏膜组织,术后无须作任何特殊治疗,嘱患者多饮水冲洗膀胱即可。

(三)开放手术治疗

耻骨上膀胱切开取石术不需特殊设备,简单易行,安全可靠,但随着腔内技术的发展,目前采用开放手术取石已逐渐减少,开放手术取石不应作为膀胱结石的常规治疗方法,仅适用于需要同时处理膀胱内其他病变时使用。

开放手术治疗的相对适应证:①较复杂的儿童膀胱结石。②>4 cm 的大结石。③严重的前列腺增生、尿道狭窄或膀胱颈挛缩者。④膀胱憩室内结石。⑤膀胱内围绕异物形成的大结石。⑥同时合并需开放手术的膀胱肿瘤。⑦经腔内碎石不能击碎的膀胱结石。⑧肾功能严重受损伴输尿管反流者。⑨全身情况差不能耐受长时间手术操作者。

开放手术治疗的相对禁忌证:①合并严重内科疾病者,先行导尿或耻骨上膀胱穿刺造瘘,待内科疾病好转后再行腔内或开放取石手术。②膀胱内感染严重者,先行控制感染,再行手术取石。③全身情况极差,体内重要器官有严重病变,不能耐受手术者。

(李　锋)

第三节　输尿管结石

输尿管结石是泌尿系统结石中的常见疾病,发病年龄多为 20～40 岁,男性略高于女性。其发病率约占上尿路结石的 65%。其中 90% 以上是继发性结石,即结石在肾内形成后降入输尿管。原发于输尿管的结石较少见,通常合并输尿管梗阻、憩室等其他病变。所以输尿管结石的病因与肾结石基本相同。从形态上看,由于输尿管的塑形作用,结石进入输尿管后常形成圆柱形或枣核形,亦可由于较多结石排入,形成结石串俗称"石街"。

解剖学上输尿管的 3 个狭窄部将其分为上、中、下 3 段:①肾盂输尿管连接部。②输尿管与髂血管交叉处。③输尿管的膀胱壁内段,此 3 处狭窄部常为结石停留的部位。除此之外,输尿管与男性输精管或女性子宫阔韧带底部交叉处及输尿管与膀胱外侧缘交界处管径较狭窄,也容易造成结石停留或嵌顿。过去的观点认为,下段输尿管结石的发病率最高,上段次之,中段最少。但最新的临床研究发现,结石最易停留或嵌顿的部位是输尿管的上段,约占全部输尿管结石的 58%,其中又以第 3 腰椎水平最多见;而下段输尿管结石仅占 33%。在肾盂及肾盂输尿管连接部起搏细胞的影响下,输尿管有节奏的蠕动,推动尿流注入膀胱。因此,在结石下端无梗阻的情况下,直径≤0.4 cm 的结石约有 90% 可自行降至膀胱随尿流排出,其他情况则多需要进行医疗干预。

一、症状

(一)疼痛

1.中、上段输尿管结石

当结石停留在 1 个特定区域而无移动时,常引起输尿管完全或不完全性的梗阻,尿液排出延迟引起肾脏积水,可出现腰部胀痛、压痛及叩痛。随着肾脏"安全阀"开放引起尿液静脉、淋巴管或肾周反流,肾内压力降低,疼痛可减轻,甚至完全消失。而当结石随输尿管蠕动和尿流影响,发生移动时,则表现为典型的输尿管绞痛。上段输尿管结石一般表现为腰区或胁腹部突发锐利的疼痛,并可放射到相应的皮肤区及脊神经支配区,如可向同侧下腹部、阴囊或大阴唇放射。值得注意的是,腰背部皮肤的带状疱疹经常以单侧腰胁部的疼痛出现,在疱疹出现前几乎无法确诊,因此常与肾脏或输尿管上段的结石相混淆,需要仔细询问病史以排除可能性。中段的输尿管结石表现为中、下腹部的剧烈疼痛。这种患者常以急腹症就诊,因此常需与腹部其他急症相鉴别。例如右侧需考虑急性阑尾炎,胃十二指肠溃疡穿孔;左侧需考虑急性肠憩室炎、肠梗阻、肠扭转等疾病。在女性还需要注意排除异位妊娠导致输卵管破裂、卵巢扭转、卵巢破裂等疾病,以免造成误诊。

2.下段输尿管结石

下段输尿管结石引起疼痛位于下腹部,并向同侧腹股沟放射。当结石位于输尿管膀胱连接处时,由于膀胱三角区的部分层次由双侧输尿管融合延续而来,因此可表现为耻骨上区的绞痛,伴有尿频、尿急、尿痛等膀胱刺激征,排尿困难。在男性还可放射至阴茎头。牵涉痛产生于髂腹股沟神经和生殖股神经的生殖支神经。因此在排除尿路感染等疾病后,男性患者需要与睾丸扭转或睾丸炎相鉴别。在女性则需要与卵巢疾病相鉴别。

(二)血尿

约90%的患者可出现血尿,而其中10%为肉眼血尿,还有一部分患者由于输尿管完全梗阻而无血尿。输尿管结石产生血尿的原因为:结石进入输尿管引起输尿管黏膜受损出血或引起感染。因此一般认为,先出现输尿管绞痛而后出现血尿的患者应首先考虑输尿管结石;而当先出现大量肉眼血尿,排出条索状或蚓蚓状血块,再表现为输尿管绞痛的患者则可能是由于梗阻上端来源的大量血液排入输尿管后未及时排出,凝固形成血块引起绞痛,因此需要首先排除肾脏出血性疾病,如肾盂恶性肿瘤或者肾小球肾炎等肾脏内科疾病。

(三)感染与发热

输尿管结石可引起梗阻导致继发感染引起发热,其热型以弛张热、间歇热或不规则发热为主。严重时还可引起中毒性休克症状,出现心动过速、低血压、意识障碍等症状。产脲酶的细菌感染(如变形杆菌、铜绿假单胞菌、枯草杆菌、产气肠杆菌等)还可形成感染性结石进一步加重梗阻。尽管抗生素治疗有时可以控制症状,但许多情况下,在解除梗阻以前,患者的发热不能得到有效的改善。

(四)恶心、呕吐

输尿管与胃肠有共同的神经支配,因此输尿管结石引起的绞痛常引起剧烈的胃肠症状,表现出恶心、呕吐等症状。这一方面为其诊断提供了重要的线索,但更多情况下往往易与胃肠或胆囊疾病相混淆,造成误诊。当与血尿等症状同时出现时,有助于鉴别。

(五)排石

部分患者以排尿过程中发现结石为主诉就诊,其中有部分患者已确诊患有结石,行碎石治疗后,结石排出;还有部分患者既往无结石病史。排石的表现不一,从肉眼可见的结石颗粒到浑浊的尿液,常与治疗方式及结石的成分有关。

(六)其他

肾脏移植术后输尿管结石的患者,由于移植物在手术过程中神经、组织受到损伤,发生结石后一般无明显症状,多在移植术后随访过程中通过超声波探查发现。妊娠后子宫增大,压迫输尿管,导致尿液排出受阻可并发结石,其发病率<0.1%,其中又以妊娠中、晚期合并泌尿系统结石较多见。临床表现主要有腰腹部疼痛、恶心呕吐、膀胱刺激征、肉眼血尿和发热等,与非妊娠期症

状相似,且多以急腹症就诊,但需要与妇产科急症相鉴别。尽管输尿管结石的患者多由于上述主诉而就医,但不可忽视少数患者可无任何临床症状,仅在体检或者治疗结石后随访中发现输尿管结石。

二、体征

输尿管绞痛的患者,表情痛苦,卧位、辗转反复变换体位。输尿管上段结石常可表现为肾区、胁腹部的压痛和叩击痛。输尿管走行区域可有深压痛,但除非伴有尿液外渗,否则无腹膜刺激征,可与腹膜腔内的脏器穿孔、感染相鉴别。有时经直肠指诊可触及输尿管末端的结石,是较方便的鉴别手段。

三、输尿管结石的诊断

与肾结石一样,完整的输尿管结石诊断:①结石自身的诊断,包括结石部位、体积、数目、形状、成分等。②结石并发症的诊断,包括感染、梗阻的程度、肾功能损害等。③结石病因的评价。对通过病史、症状和体检后发现,具有泌尿系统结石或者排石病史,出现肉眼或镜下血尿和/或运动后输尿管绞痛的患者,应进入下述诊断过程。

(一)实验室检查

1.尿液检查

尿液常规检查可见镜下血尿,运动后血尿加重具有一定意义。伴感染时有脓尿。结晶尿多在肾绞痛时出现。尿液 pH 可为分析结石成分提供初步依据。尿液培养可指导尿路感染抗生素的使用。

2.血液常规检查

剧烈的输尿管绞痛可导致交感神经高度兴奋,机体发生应激反应,出现血白细胞升高;当其升到$13×10^9/L$以上则提示存在尿路感染。血电解质、尿素和肌酐水平是评价总肾功能的重要指标,当由于输尿管梗阻导致肾脏积水、肾功能损害时,常需要结合上述指标指导制订诊疗方案。

(二)影像学检查

影像学检查是确诊结石的主要方法。目的在于明确结石的位置、数目、大小、可能的成分、可能的原因、肾功能、是否合并肾积水、是否合并感染、是否合并尿路畸形、既往治疗情况等。所有具有泌尿系统结石临床症状的患者都应该行影像学检查,其结果对于结石的进一步检查和治疗具有重要的参考价值。

1.B超

超声检查是一种简便、无创伤的检查,是使用最广泛的输尿管结石的筛查手段。它可以发现 2 mm 以上非 X 线透光结石即通常所称"阳性"结石及 X 线透光结石即"阴性"结石。超声检查还可以了解结石以上尿路的扩张程度,间接了解肾皮质、实质厚度和集合系统的情况。超声检查能同时观察膀胱和前列腺,寻找结石形成的诱因和并发症。但输尿管壁薄,缺乏 1 个良好的"声窗"衬托结石的背景,因此输尿管结石检出率低于肾结石。不过一旦输尿管结石引起上尿路积水,则可沿积水扩张的输尿管下行,扫查到输尿管上段的结石或提示梗阻的部位。由于受肠道及内容物的影响,超声检查诊断输尿管中段结石较困难。而采用充盈尿液的膀胱作为"声窗",则能发现输尿管末端的结石。此外,经直肠超声检查(TRUS)也能发现输尿管末端的结石。尽管超声检查存在一定的缺陷,但其仍是泌尿系统结石的常规检查方法,尤其是在肾绞痛时可作为首选方法。

2.尿路平片(KUB 平片)

尿路平片可以发现 90％左右的非 X 线透光结石,能够大致地确定结石的位置、形态、大小和数量,并且通过结石影的明暗初步提示结石的化学性质。因此,可以作为结石检查的常规方法。在尿路平片上,不同成分的结石显影程度依次为草酸钙、磷酸钙和磷酸铵镁、胱氨酸、含尿酸盐结石。单纯性尿酸结石和黄嘌呤结石能够透过 X 线,胱氨酸结石的密度低,后者在尿路平片上的显影比较淡。最近还有研究者采用双重 X 线吸光度法检测结石矿物质含量(stone mineral content,SMC)和密度(stone mineral density,SMD)。并在依据两者数值评估结石脆性的基础上,为碎石方法的选择提供重要依据。他们认为当结石 SMC>1.27 gm 时,应采用 PCNL 或 URSL 等方法,而不宜选择 ESWL。

与肾或膀胱结石相比,输尿管结石一般体积较小,同时输尿管的走形区域有脊椎横突及骨盆组织重叠,因此即使质量优良的 KUB 平片,尽管沿输尿管走行区域仔细寻找可能增加结石检出的概率,但仍有约 50％急诊拍片的结石患者无法明确诊断。腹部侧位片有助于胆囊结石与输尿管结石的鉴别,前者结石影多位于脊柱的前侧;后者多位于脊柱的前缘之后。钙化的淋巴结、静脉石、骨岛等也可能被误认为结石,需仔细鉴别。可插入输尿管导管拍摄双曝光平片,如钙化影移动的距离和导管完全一致,则表明阴影在导管的同一平面。另外,由于输尿管的走行不完全位于 1 个冠状平面,因此 KUB 片上结石影存在不同的放大倍数,输尿管中段放大率最大,下段最小。因此,中段结石下移,结石影会缩小,此时不应认为结石溶解。

3.静脉尿路造影(IVU)

静脉尿路造影应该在尿路平片的基础上进行,其价值在于了解尿路的解剖,发现有无尿路的发育异常,如输尿管狭窄、输尿管瓣膜、输尿管膨出等。确定结石在尿路的位置,发现尿路平片上不能显示的 X 线透光结石,鉴别 KUB 平片上可疑的钙化灶。此外,还可以初步了解分侧肾脏的功能,确定肾积水程度。在一侧肾脏功能严重受损或者使用普通剂量造影剂而肾脏不显影的情况下,采用加大造影剂剂量或者延迟拍片的方法往往可以达到肾脏显影的目的。在肾绞痛发作时,由于急性尿路梗阻往往会导致肾脏排泄功能减退,尿路不显影或显影不良,进而轻易诊断为无肾功能。因此建议在肾绞痛发生 2 周后,梗阻导致的肾功能减退逐渐恢复时,再行 IVU 检查。

IVU 的禁忌证主要包括:①对碘剂过敏、总肾功能严重受损、妊娠早期(3 个月内)、全身状况衰竭者为 IVU 绝对禁忌证。②肝脏功能不全、心脏功能不全,活动性肺结核、甲状腺功能亢进、有哮喘史及其他药物过敏史者慎用。③总肾功能中度受损者、糖尿病、多发性骨髓瘤的患者肾功能不全时避免使用。如必须使用,应充分水化减少肾脏功能损害。

4.CT 扫描

随着 CT 技术的发展,越来越多复杂的泌尿系统结石需要做 CT 扫描以明确诊断。CT 扫描不受结石成分、肾功能和呼吸运动的影响,而且螺旋 CT 还能够同时对所获取的图像进行二维及三维重建,获得矢状或冠状位成像,因此,能够检出其他常规影像学检查中容易遗漏的微小结石(如 0.5 mm 的微结石)。关于 CT 扫描的厚度,有研究者认为,采用 3 mm 厚度扫描可能更易发现常规 5 mm 扫描容易遗漏的微小的无伴随症状的结石,因而推荐这一标准。而通过 CT 扫描后重建得到的冠状位图像能更好地显示结石的大小,为结石的治疗提供更为充分的依据,但这也将增加患者的额外费用。CT 诊断结石的敏感性比尿路平片及静脉尿路造影高,尤其适用于急性肾绞痛患者的确诊,可以作为 B 超、X 线检查的重要补充。CT 片下,输尿管结石表现为结石高密度影及其周围水肿的输尿管壁形成的"框边"现象。近期研究发现,双侧肾脏 CT 值相差 5.0 Hu 以上,CT 值较低一侧常伴随输尿管结石导致的梗阻。另外,结石的成分及脆性可以通过不同的 CT 值(Hu 单位)改变进行初步的评估,从而对治疗方法的选择提供参考。对于碘过敏或者存在其他 IVU 禁忌证的患者,增强 CT 能够显示肾脏积水的程度和肾实质的厚度,从而反映肾功能的改变情况。有的研究认为,增强 CT 扫描在评价总肾和分肾功能上,甚至可以替代放射性核素肾脏扫描。

5.逆行(RP)或经皮肾穿刺造影

属于有创性的检查方法,不作为常规检查手段,仅在静脉尿路造影不显影或显影不良及怀疑是 X 线透光结石、需要做进一步的鉴别诊断时应用。逆行性尿路造影的适应证:①碘过敏无法施行 IVU。②IVU 检查显影效果不佳,影响结石诊断。③怀疑结石远端梗阻。④需经输尿管导管注入空气作为对比剂,通过提高影像反差显示 X 线透光结石。

6.磁共振尿路成像(MRU)

磁共振对尿路结石的诊断效果极差,因而一般不用于结石的检查。但是,磁共振尿路成像(MRU)能够了解上尿路梗阻的情况,而且不需要造影剂即可获得与静脉尿路造影同样的效果,不受肾功能改变的影响。因此,对于不适合做静脉尿路造影的患者(例如碘造影剂过敏、严重肾功能损害、儿童和妊娠妇女等)可考虑采用。

7.放射性核素显像

放射性核素检查不能直接显示泌尿系统结石,但是,它可以显示泌尿系统的形态,提供肾脏血流灌注、肾功能及尿路梗阻情况等信息,因此对手术方案的选择及手术疗效的评价具有一定价值。此外,肾动态显影还可以用于评估体外冲击波碎石对肾功能的影响情况。

8.膀胱镜、输尿管镜检查

输尿管结石一般不需要进行膀胱镜检查,其适应证:①需要行 IVU 或输尿管插管拍双曝光片。②需要了解碎石后结石是否排入膀胱。

四、治疗方法的选择

目前治疗输尿管结石的主要方法有保守治疗(药物治疗和溶石治疗)、体外冲击波碎石(ESWL)、输尿管镜(URSL)、经皮肾镜碎石术(PCNL)、开放及腹腔镜手术。大部分输尿管结石通过微创治疗如体外冲击波碎石和/或输尿管镜、经皮肾镜碎石术治疗均可取得满意的疗效。输尿管结石位于输尿管憩室内、狭窄段输尿管近端的结石及需要同时手术处理先天畸形等结石病因导致微创治疗失败的患者往往需要开放或腹腔镜手术取石。

对于结石体积较小(一般认为直径<0.6 cm)可通过水化疗法,口服药物排石。较大的结石,除纯尿酸结石外,其他成分的结石,包括含尿酸铵或尿酸钠的结石,溶石治疗效果不佳,多不主张通过口服溶石药物溶石。对于 X 线下显示低密度影的结石,可以利用输尿管导管或双 J 管协助定位试行 ESWL。尿酸结石在行逆行输尿管插管进行诊断及引流治疗时,如导管成功到达结石上方,可在严密观察下行碱性药物局部灌注溶石,此方法较口服药物溶石速度更快。

关于 ESWL 和输尿管镜碎石两者在治疗输尿管结石上哪种更优的争论一直存在。相对于输尿管镜碎石术而言,ESWL 再次治疗的可能性较大,但其拥有微创、无须麻醉、不需住院、价格低廉等优点,即使加上各种辅助治疗措施,ESWL 仍然属于微创的治疗方法。另一方面,越来越多的文献认为,输尿管镜是一种在麻醉下进行的能够"一步到位"的治疗方法。有多篇文献报道了输尿管镜和 ESWL 之间的对照研究,对于直径≤1 cm 的上段输尿管结石,意见较一致,推荐 ESWL 作为一线治疗方案;而争论焦点主要集中在中、下段输尿管结石的治疗上。对于泌尿外科医师而言,一位患者具体选择何种诊疗方法最合适,取决于经验及所拥有的设备等。

五、保守治疗

(一)药物治疗

临床上多数尿路结石需要通过微创的治疗方法将结石粉碎并排出体外,少数比较小的尿路结石可以选择药物排石。排石治疗的适应证:①结石直径<0.6 cm。②结石表面光滑。③结石以下无尿路梗阻。④结石未引起尿路完全梗阻,局部停留少于 2 周。⑤特殊成分(尿酸结石和胱氨酸结石)推荐采用排石疗法。⑥经皮肾镜、输尿管镜碎石及 ESWL 术后的辅助治疗。

排石方法主要包括:①每天饮水 2 000～3 000 mL,保持昼夜均匀。②双氯芬酸钠栓剂肛塞:双氯芬酸钠能够减轻输尿管水肿,减少疼痛发作风险,促进结石排出,推荐应用于输尿管结石,但对于有哮喘及肝肾功能严重损害的患者应禁用或慎用。③口服 α 受体阻滞剂(如坦索罗辛)或钙通道阻滞剂。坦索罗辛是一种高选择性 α 受体阻滞剂,使输尿管下段平滑肌松弛,尤其可促进输尿管下段结石的排出。此外,越来越多的研究表明口服 α 受体阻滞剂作为其他碎石术后的辅助治疗,有利于结石碎片,特别是位于输尿管下段的结石排出。④中医中药。治疗以清热利湿,通淋排石为主,佐以理气活血、软坚散结。常用的成药有尿石通等;常用的方剂如八正散、三金排石汤和四逆散等。针灸疗法无循证医学的证据,可以作为辅助疗法,包括体针、电针、穴位注射等。常用穴位有肾俞、中脘、京门、三阴交和足三里等。⑤适度运动。根据结石部位的不同选择体位排石。

(二)溶石治疗

近年来,我国在溶石治疗方面处于领先地位。其主要应用于纯尿酸结石和胱氨酸结石。尿酸结石:口服别嘌醇,根据血、尿的尿酸值调整药量;口服枸橼酸氢钾钠或 $NaHCO_3$ 片,以碱化尿液维持尿液 pH 在6.5～6.8。胱氨酸结石:口服枸橼酸氢钾钠或 $NaHCO_3$ 片,以碱化尿液,维持尿液 pH 在 7.0 以上。治疗无效者,应用青霉胺,但应注意药物不良反应。

六、体外冲击波碎石术

体外冲击波碎石术(ESWL)可使大多数输尿管结石行原位碎石治疗即可获得满意疗效,并发症发生率较低。但由于输尿管结石在尿路管腔内往往处于相对嵌顿的状态,其周围缺少 1 个有利于结石粉碎的液体环境,与同等大小的肾结石相比,粉碎的难度较大。因此,许多学者对 ESWL 治疗输尿管结石的冲击波能量和次数等治疗参数进行了有益的研究和探讨。以往的观点认为冲击波能量、次数越高治疗效果越好。但最近,有研究表明,当结石大小处于 1～2 cm 时,低频率冲击波(SR 60～80 次/分)较高频率(FR 100～120 次/分)效果更好。这样一来,相同时间下冲击波对输尿管及周围组织的损伤总次数减少,因而出现并发症的概率随之降低。

ESWL 疗效与结石的大小、结石被组织包裹程度及结石成分有关,大而致密的结石再次治疗率比较高。大多数输尿管结石原位碎石治疗即可获得满意的疗效。有些输尿管结石需放置输尿管支架管通过结石或者留置于结石的下方进行原位碎石;也可以将输尿管结石逆行推入肾盂后再行 ESWL 治疗。但 ESWL 的总治疗次数应限制在 3 次以内。对直径≤1 cm 的上段输尿管结石首选 ESWL,>1 cm 的结石可选择 ESWL、输尿管镜(URSL)和经皮肾镜碎石术(PCNL);

对中、下段输尿管结石可选用 ESWL 和 URSL。当结石嵌顿后刺激输尿管壁,引起炎症反应,导致纤维组织增生,常可引起结石下端输尿管的梗阻,影响 ESWL 术后结石排出。因此对于结石过大或纤维组织包裹严重,需联合应用 ESWL 和其他微创治疗方式(如输尿管支架或输尿管镜、经皮肾镜碎石术)。

随着计算机技术和医学统计学及循证医学的发展,研究者在计算机软件对输尿管结石 ESWL 术预后的评估方面进行了有益的探索。Gomha 等人将结石部位、结石长度、宽度、术后是否留置双 J 管等数据纳入了人工神经网络(artificial neural network,ANN)和 logistic 回归模型(logistic regression model,LR)系统,对比两者在输尿管结石 ESWL 术后无结石生存情况方面的预测能力。结果显示,两者在 ESWL 有效患者的评估中均具有较高价值,两者无明显差别。但对于 ESWL 碎石失败的输尿管结石患者 ANN 的评估效果更好。

七、经皮肾镜取石术

经皮肾镜取石术(PCNL)能快速去除结石,但术后康复时间较长及手术并发症相对较高。其主要适应证:①上段输尿管体积巨大的结石(第 3 腰椎水平以上)。②远段输尿管狭窄。③行各种尿流改道手术的输尿管上段结石患者。

对于伴有肾积水的嵌顿性输尿管上段结石,PCNL 具有明显的优势,理由:①对于伴有肾脏积水的输尿管上段结石,积水的肾脏行穿刺、扩张简单,不容易造成肾脏损伤,只要从肾脏中、上盏进针,即能进入输尿管上段进行碎石,部分肾重度积水患者,无须超声或 X 线引导,盲穿即可进行。术中处理完肾脏结石后将扩张鞘推入输尿管,使其紧靠结石,可避免碎石块随水流冲击返回肾盂,引起结石残留。②结石被息肉包裹的患者,逆行输尿管硬镜碎石须先处理息肉后才能发现结石,可能造成输尿管穿孔,导致碎石不完全或者需转为其他手术方式;PCNL 在内镜进入输尿管后可直接窥见结石,碎石过程直接、安全。③结石取净率高,无须考虑肾功能及输尿管息肉对术后排石的影响,短期内就可以达到较好的疗效。④对结石体积大的患者,与 URSL 相比 PCNL 手术时间较短。⑤可同时处理同侧肾结石。

八、开放手术、腹腔镜手术

输尿管结石的开放手术仅用在需要同时进行输尿管自身疾病的手术治疗,如输尿管成形术或者 ESWL 和输尿管镜碎石、取石治疗失败的情况下。此外,开放手术还可应用于输尿管镜取石或 ESWL 存在着禁忌证的情况下。后腹腔镜下的输尿管切开取石可以作为开放手术的另一种选择。

九、双侧上尿路结石的处理原则

双侧上尿路同时存在结石约占泌尿系统结石患者的 15%,传统的治疗方法一般是对两侧结石进行分期手术治疗,随着体外碎石、腔内碎石设备的更新与泌尿外科微创技术的进步,对于部分一般状况较好、结石清除相对容易的上尿路结石患者,可以同期微创手术治疗双侧上尿路结石。

双侧上尿路结石的治疗原则:①双侧输尿管结石,如果总肾功能正常或处于肾功能不全代偿期,血肌酐值<178.0 μmol/L,先处理梗阻严重一侧的结石;如果总肾功能较差,处于氮质血症或尿毒症期,先治疗肾功能较好一侧的结石,条件允许,可同时行对侧经皮肾穿刺造瘘,或同时处理

双侧结石。②双侧输尿管结石的客观情况相似,先处理主观症状较重或技术上容易处理的一侧结石。③一侧输尿管结石,另一侧肾结石,先处理输尿管结石,处理过程中建议参考总肾功能、分肾功能与患者一般情况。④双侧肾结石,一般先治疗容易处理且安全的一侧,如果肾功能处于氮质血症或尿毒症期,梗阻严重,建议先行经皮肾穿刺造瘘,待肾功能与患者一般情况改善后再处理结石。⑤孤立肾上尿路结石或双侧上尿路结石致急性梗阻性无尿,只要患者情况许可,应及时外科处理,如不能耐受手术,应积极试行输尿管逆行插管或经皮肾穿刺造瘘术,待患者一般情况好转后再选择适当治疗方法。⑥对于肾功能处于尿毒症期,并有水电解质和酸碱平衡紊乱的患者,建议先行血液透析,尽快纠正其内环境的紊乱,并同时行输尿管逆行插管或经皮肾穿刺造瘘术,引流肾脏,待病情稳定后再处理结石。

十、"石街"的治疗

"石街"为大量碎石在输尿管与男性尿道内堆积没有及时排出,堆积形成"石街",阻碍尿液排出,以输尿管"石街"为多见。输尿管"石街"形成的原因:①一次粉碎结石过多。②结石未能粉碎为很小的碎片。③两次碎石间隔时间太短。④输尿管有炎症、息肉、狭窄和结石等梗阻。⑤碎石后患者过早大量活动。⑥ESWL引起肾功能损害,排出碎石块的动力减弱。⑦ESWL术后综合治疗关注不够。如果"石街"形成3周后不及时处理,肾功能恢复将会受到影响;如果"石街"完全堵塞输尿管,6周后肾功能将会完全丧失。

在对较大的肾结石进行ESWL之前常规放置双J管,"石街"的发生率明显降低。对于有感染迹象的患者,给予抗生素治疗,并尽早予以充分引流。通过经皮肾穿刺造瘘术放置造瘘管通常能使结石碎片排出。对于输尿管远端的"石街",可以用输尿管镜碎石以便将其最前端的结石击碎。总之,URSL治疗为主,联合ESWL、PCNL是治疗复杂性输尿管"石街"的好方法。

十一、妊娠合并输尿管结石的治疗

妊娠合并输尿管结石临床发病率不高,但由于妊娠期的病理、生理改变,增加了治疗难度。妊娠期间体内雌、孕激素的分泌大量增加,雌激素使输尿管等肌层肥厚,孕激素则使输尿管扩张及平滑肌张力降低导致蠕动减弱,尿流减慢。孕期膨大的子宫压迫盆腔内输尿管而形成机械性梗阻,影响尿流,并易发生尿路感染。

妊娠合并结石首选保守治疗,应根据结石的大小、梗阻的部位、是否存在着感染、有无肾实质损害及临床症状来确定治疗方法。原则上对于结石较小、没有引起严重肾功能损害者,采用综合排石治疗,包括多饮水、补液、解痉、止痛和抗感染等措施促进排石。

对于妊娠的结石患者,保持尿流通畅是治疗的主要目的。通过局麻下经皮肾穿刺造瘘术、置入双J管或输尿管支架等方法引流尿液,可协助结石排出或为以后治疗结石争取时间。妊娠期间麻醉和手术的危险很难评估,妊娠前3个月(早期)全麻会导致畸胎的风险增加。提倡局麻下留置双J管,并且建议每4周更换1次,防止结石形成被覆于双J管。肾积水并感染积液者,妊娠22周前在局麻及B超引导下进行经皮肾造瘘术为最佳选择,引流的同时尚可进行细菌培养以指导治疗。与留置双J管一样,经皮肾穿刺造瘘也可避免在妊娠期进行对妊娠影响较大的碎石和取石治疗。还要强调的是,抗生素的使用应谨慎,即使有细菌培养、药敏作为证据,也必须注意各种药物对胎儿的致畸作用。

约30%的患者因保守治疗失败或结石梗阻而并发严重感染、急性肾衰竭而最终需要手术治疗。妊娠合并结石不推荐进行 ESWL、PCNL 与 URSL 治疗。但也有报道对妊娠合并结石患者进行手术,包括经皮肾穿刺造瘘术、置入双 J 管或输尿管支架管、脓肾切除术、肾盂输尿管切开取石术、输尿管镜取石或碎石甚至经皮肾镜取石术。但是,如果术中一旦出现并发症则较难处理。

(李 锋)

第四节 尿 道 结 石

尿道结石占泌尿系统结石的 0.3%,绝大部分尿道结石为男性患者,女性只有在有尿道憩室、尿道异物和尿道阴道瘘等特殊情况下才出现。尿道结石分原发性和继发性两种,传统认为尿道结石常继发于膀胱结石,多见于儿童与老年人。一般认为,尿道结石在发展中国家以六水合磷酸镁铵和尿酸结石多见,发达国家草酸钙和胱氨酸结石多见。

男性尿道结石中,结石多见于前列腺部尿道、球部尿道、会阴尿道的阴茎阴囊交界处后方和舟状窝。有报道,后尿道占 88%(图 5-9),阴囊阴茎部尿道占 8%,舟状窝占 4%。

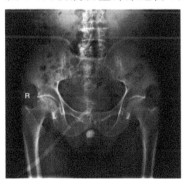

图 5-9 后尿道结石,图中可见膀胱造瘘管

一、临床表现

(一)疼痛

原发性尿道结石常是逐渐长大,或位于尿道憩室内,早期可无疼痛症状。继发性结石多是上尿路排石排入尿道时,突然嵌入尿道内,常常突然感到局部剧烈疼痛及排尿痛,常放射至阴茎头部。阴茎部结石在疼痛部位可触及结石,位于后尿道内的结石,则会出现会阴部和阴囊部疼痛,可呈刀割样剧烈疼痛。

(二)排尿困难

尿道结石阻塞尿道发生不同程度的排尿困难。表现为排尿费力,可呈滴沥状,尿线变细或分叉,射出无力,有时骤然出现尿流中断,并有强烈尿意,阻塞严重时出现残余尿和尿潴留,出现充盈性尿失禁。有时可出现急迫性尿失禁。

(三)血尿及尿道分泌物

急症病例常有终末血尿或初始血尿,或排尿终末有少许鲜血滴出,伴有剧烈疼痛。慢性病例或伴有尿道憩室者,尿道口可有分泌物溢出,结石对尿道的刺激及尿道壁炎症溃疡,亦可出现脓尿。

（四）尿道硬结与压痛

前尿道结石可在结石部位扪及硬结,并有压痛,后尿道结石应通过直肠指诊扪及后尿道部位的硬结。

（五）其他症状

结石长期对局部的刺激,可引起尿道炎症、狭窄、尿道周围脓肿及尿道皮肤瘘、尿道直肠瘘,甚至引起一系列上尿路损害。后尿道结石可产生性交痛及性功能障碍。

二、诊断

（一）病史及体检

除上述症状外,患者既往多有肾绞痛病史及尿道排出结石史。男性患者如发生排尿困难,排尿疼痛者,应考虑此病。男性前尿道结石在阴茎或会阴部可以摸到结石,后尿道结石可经直肠摸到。女性患者经阴道可摸到尿道憩室内结石。

（二）金属尿道探杆检查

在结石部位能探知尿道梗阻和结石的粗糙摩擦感。

（三）尿道镜检查

能直接观察到结石,肯定尿道结石的诊断,并可发现尿道并发症。

（四）X 线检查

X 线检查是尿道结石的主要诊断依据。因为绝大部分尿道结石是 X 线阳性结石,平片检查即可显示结石阴影和结石的部位、大小、形状。应行全尿路平片检查以明确有无上尿路结石,必要时行尿道造影或泌尿系统造影,以明确尿路有无其他病变。

三、治疗

治疗应根据尿道结石的大小、形态、部位,尿道局部病变,以及有无并发症等情况而决定。有自行排石、尿道内注入麻醉润滑剂协助排石、尿道内原位或推入膀胱内行腔内碎石和开放手术切开取石等多种方法。新近进入尿道内的较小的继发性尿道结石,如尿道无明显病变,结石有自行排出的可能,或者经尿道注入利多卡因凝胶或者其他润滑剂将结石挤出。位置较深者,可插入细橡胶导尿管于结石停留之处,低压注入润滑剂数毫升,排尿时可能将结石冲出。前尿道的结石,可经止血钳夹出,但切忌盲目钳夹牵拉,或粗暴地企图用手法挤出,否则,会造成尿道黏膜的广泛损伤,继发炎症、狭窄。

后尿道的结石可先推至膀胱再行碎石治疗,如结石过大或固定于后尿道内,不能推入膀胱,可通过耻骨上切开膀胱,以示指探入后尿道内轻轻松动结石并扩张膀胱颈部,再将其取出。尿道憩室结石,处理结石的同时憩室应一并切除。随着腔内泌尿外科的发展,目前已可采用尿道镜或输尿镜气压弹道碎石或液电、钬激光碎石等腔内手术的方法处理前、后尿道结石。国内报道较多的有输尿管镜直视下钬激光碎石术,具有损伤小、成功率高、并发症少的优点,国内连惠波等报道用海绵体麻醉加尿道黏膜表面麻醉下行输尿管镜下尿道结石气压弹道碎石术,对于处理急诊尿道结石成功率高,安全方便。开放性手术仅适用于合并有尿道憩室、尿道狭窄、脓肿、尿道瘘等尿道生殖道解剖异常的病例及医疗技术条件较差,无法实施腔内技术的地区。

（黄洪雷）

第六章

泌尿生殖系统感染

第一节 膀 胱 炎

一、细菌性膀胱炎

(一)急性细菌性膀胱炎

细菌性膀胱炎是膀胱黏膜发生的感染,常伴有尿道炎,统称为下尿路感染,是泌尿外科最常见的疾病之一。结石、异物、损伤、肿瘤、膀胱颈以下的尿路梗阻、神经系统损伤引起的排尿困难等,均易引起膀胱炎。感染途径以上行性最常见,发病率女性远高于男性。致病菌以革兰阴性杆菌多见,革兰阳性球菌少见。年轻女性发病常与性生活有关,故称"蜜月性膀胱炎"。病理上可分为急性膀胱炎和慢性膀胱炎。

1.诊断依据

(1)尿频、尿急、尿痛:症状常突然发生,排尿时尿道有烧灼痛,排尿末疼痛加剧,尿道痉挛,严重时类似尿失禁。会阴部、耻骨上区疼痛,膀胱区轻压痛。

(2)脓尿:可伴有肉眼血尿,但无管型。

(3)全身症状不明显,无发热,白细胞不增多。

(4)中段尿培养＋药敏试验＋菌落计数可明确致病菌,指导抗生素的临床使用。

2.鉴别诊断

(1)急性肾盂肾炎:除有膀胱刺激症状外,还有寒战、高热、肾区叩击痛等表现。

(2)间质性膀胱炎:有明显的尿频症状。膀胱充盈时剧痛,耻骨上膀胱区有明显疼痛与压痛,可触及饱满的膀胱。尿清,尿常规检查多数正常,极少有脓细胞,尿培养无细菌生长。

(3)嗜酸性膀胱炎:临床膀胱镜检查见膀胱黏膜有 Hunner 溃疡或多片状出血,表现与急性膀胱炎相似,但嗜酸性膀胱炎尿液检查有嗜酸性粒细胞,膀胱黏膜活组织检查见有大量嗜酸性粒细胞浸润为其特征。

(4)腺性膀胱炎:为较少见的膀胱上皮增生性病变,膀胱镜检查和黏膜活组织检查可鉴别。

3.治疗方案

(1)膀胱炎患者需卧床休息。多饮水,加强营养,避免刺激性食物。

(2)热水坐浴或下腹部热敷,促进血液循环,对改善症状有良效。

(3)碱化尿液常用药物有碳酸氢钠、枸橼酸钾,能碱化尿液、缓解膀胱痉挛。

(4)适当应用解痉止痛药物,如颠茄酊、丙胺太林、泌尿灵、托特罗啶等,以解除膀胱刺激症状,必要时可服用镇静、止痛药。

(5)选择有效的抗生素,尿细菌培养及药物敏感试验可作为选择有效抗生素的依据。疗程一般为5～7天。用药后1周、2周分别行尿常规和细菌培养,阴性说明治愈。

(二)慢性细菌性膀胱炎

1.概述

慢性细菌性膀胱炎常是上尿路慢性感染的继发改变,也可能是急性膀胱炎未彻底治愈而转为慢性或为某些下尿路病变的并发症,如良性前列腺增生、膀胱内剩余尿量增多、尿道狭窄等。在女性,处女膜伞、尿道口处女膜融合也是诱发本病的重要因素。

2.诊断依据

(1)持续性的或反复发作的膀胱刺激症状,但症状较轻。

(2)尿常规多次检查见少量或中等量白细胞、红细胞,中段尿培养反复阳性。

(3)女性多见,常有泌尿系统其他病史,部分患者有急性膀胱炎病史。

(4)体检可有耻骨上区压痛,尤以膀胱充盈时明显。

(5)膀胱镜检查见膀胱黏膜轻度充血水肿,血管纹理不清,黏膜粗糙增厚,有时可见伪膜样渗出物。

3.鉴别诊断

(1)结核性膀胱炎:常继发于肾结核,起病缓慢,有尿路刺激症状,血尿多为终末血尿,脓尿为米汤样混浊,沉渣可查到结核分枝杆菌,普通尿培养阴性,静脉尿路造影显示肾盂肾盏有结核的破坏性改变。

(2)女性尿道综合征有尿路刺激症状,无发热、腹痛,尿常规无异常,尿培养阴性。

4.治疗方案

(1)全身支持疗法:注意休息,多饮水,并保证每天尿量>2 000 mL。加强营养,禁食刺激性食物。

(2)找出病原,去除病因,保持排尿通畅,控制原发感染灶。

(3)抗菌药物一般口服药物10～14天,尿常规阴性后再予1/2量服用1～2周,再次培养阴性后停药。对于反复发作的中青年女性患者,可于性交前后服用抗菌药物。

二、间质性膀胱炎

间质性膀胱炎亦称膀胱黏膜下纤维化或Hunner's溃疡,于1915年由Hunner首先报道。多见于中年以上妇女。其特点是膀胱肌层纤维化,表现为膀胱容量减少,尿频、夜尿、耻骨上区疼痛等症状。国内较少见。

(一)发病机制与病理改变

本病病因迄今仍不十分清楚。曾设想膀胱肌层纤维化是由于盆腔手术或感染引起膀胱壁内淋巴管阻塞所致,但缺乏足够的证据;亦可能继发于盆腔器官感染引起栓塞性脉管炎或由于血管炎所致的持久性小动脉痉挛或神经源性因素、内分泌因素;由于该病对皮质醇治疗反应良好,20 世纪 70 年代以来,有学者疑为自身免疫性结缔组织病。由于膀胱壁肌层纤维化,致使膀胱容量明显缩小。膀胱黏膜变薄,尤其在顶部更为明显,有时可见小的黏膜溃疡。严重病例,输尿管开口正常机能被破坏,导致膀胱输尿管反流及随之而来的肾积水或肾盂肾炎。显微镜下可见黏膜变薄或剥落,黏膜下层毛细血管扩张,呈现炎症征象。肌层中血管减少,淋巴管扩张,可见肥大细胞及淋巴细胞浸润。

(二)临床表现

患者多为中年以上妇女,发病隐匿、病程漫长。主要症状为严重尿频、夜尿、耻骨上区疼痛,膀胱充盈时加重。亦可有尿道或会阴部疼痛,排尿后减轻。强制性控制排尿,可引起程度不同的肉眼血尿。有的病例有过敏史,体格检查无异常发现。有时耻骨上区有压痛。阴道指诊,膀胱部位有触痛,尿液检查无感染征象,尿培养无细菌生长,偶可发现镜下血尿,肾功能正常。膀胱造影显示容量减少,有时发现膀胱输尿管反流。膀胱镜检查,当膀胱充盈时,耻骨上区疼痛加重。膀胱容量可减少至 50～60 mL。未经治疗的病例,膀胱黏膜外观尚属正常,有时顶部可见有小出血点,如继续过度充盈膀胱,则可致黏膜破裂、出血。

根据临床表现及活检可明确诊断。需注意与结核性膀胱炎、非特异性膀胱炎、浸润性膀胱癌鉴别。做细菌学检查、膀胱镜检查及活检可进行鉴别。

(三)治疗

间质性膀胱炎治疗方法很多。膀胱充水扩张治疗,使膀胱逐渐扩大;药物灌注可用 1∶5 000 硝酸银或 50% 二甲基亚砜(Dimethyl sulforxide,DMSO)50 mL 注入膀胱保留 15 分钟,每 2 周 1 次;亦可于麻醉下用 0.4% Oxychlorosene sodium(Clorpactin WCS-90)以 10 cm 高度水柱压力多次重复灌注,可使膀胱容量扩至 1 L。上述药物灌注治疗前,必须做膀胱造影检查,排除膀胱输尿管反流后方可施行,全身药物治疗可用醋酸考地松 100 mg/d 或泼尼松每天 10～20 mg 分次口服,3 周后减量再继续服用 3 周,可获明显疗效。有应用抗组胺药物,如曲吡那敏 50 mg 每天 4 次而获缓解者。有报道应用具有长作用时间的钠盐肝素每天 2 万单位静脉滴注每天 1 次,亦起阻断组胺作用。手术治疗包括肠道膀胱扩大术、尿道改道术等。若膀胱容量变小可考虑行肠道膀胱扩大术。膀胱输尿管反流或输尿管狭窄所致肾积水或肾盂肾炎,且发展迅猛严重者,及时行尿流改道术是良好的选择。大多数病例经治疗后好转或治愈,一般不需要尿流改道,经尿道行膀胱黏膜溃疡电灼能使疼痛暂时缓解。

三、腺性膀胱炎

(一)病因

腺性膀胱炎病因尚有争论,目前一般认为是膀胱感染、梗阻、结石及过敏体质等刺激引起的一种黏膜增生性病变。其次可能为由于膀胱黏膜上皮细胞化生和胚胎残余的发展。正常的膀胱黏膜无腺体存在,当有长期的细菌感染或膀胱慢性炎症及异物刺激时,黏膜上皮首先形成上皮芽,逐渐形成移行上皮巢,即 BRUNNS 巢,接着巢内发生腺体化生。黏膜逐渐累积以至形成小囊肿,最后形成由柱状上皮细胞围绕的囊肿或真正的腺体。

(二)症状与诊断

本病临床表现为尿频、尿急、尿痛和肉眼血尿及下腹部隐痛。这些症状为长期尿路感染、膀胱内的慢性炎症刺激或膀胱颈部梗阻引起,均为非特异性的表现。确诊主要靠膀胱镜检查加活检。膀胱镜检查可见膀胱腔内有较多的絮状物,局部可呈乳头状、滤泡状、菜花状改变。其中乳头状的腺性膀胱炎需与膀胱乳头状肿瘤相鉴别,前者乳头肿块可被深沟分隔,乳头较透明,无血管分支,乳头周围可见水肿。滤泡样改变多在膀胱三角区及尿道内口周围,偶尔也可在膀胱的侧壁和顶部,滤泡可单个或成群出现。菜花样的腺性膀胱炎与膀胱肿瘤需做病理活检才能鉴别。B超检查对腺性膀胱炎的诊断也有一定的帮助。表现如下:①结节型,膀胱呈局限性结节隆起,病变内部呈均匀的中等水平回声,与膀胱肿瘤很难鉴别。②乳头型,膀胱壁局部呈突起状或息肉样增生,突入膀胱腔内。③弥漫增生型,声像图为膀胱壁呈不同程度的增厚。CT与静脉肾盂造影对本病的诊断意义不大。

(三)治疗和预后

腺性膀胱炎治疗方法较多,有膀胱黏膜剥脱术、膀胱部分切除术、各种药物膀胱腔内灌注及电切或激光疗法等。尤其是近年来随着腔内泌尿外科技术的不断发展,经尿道电切汽化为腺性膀胱炎的治疗开辟了新的途径。由于腺性膀胱炎为顽固性疾病,病变深达膀胱固有膜下层,因此在电切汽化过程中,应根据病变类型、病变累及的深度和范围,采用不同的方式进行操作。切除全部病变黏膜及相邻的正常黏膜,深度要达到固有膜下层。有学者认为经尿道电切汽化治疗腺性膀胱炎具有简便、出血少、痛苦小、恢复快、疗效显著的特点。腺性膀胱炎本身是一种增生性非肿瘤性病变,并认为腺性膀胱炎的上皮细胞巢和囊肿是癌前期病变的先兆,最终可发展成膀胱腺癌。确有文献报道腺性膀胱炎发展为膀胱腺癌,但癌变可能极少,只要定期做膀胱镜检查,及时发现及时治疗,预后是良好的。

四、嗜酸细胞性膀胱炎

嗜酸细胞性膀胱炎是膀胱局部嗜酸性粒细胞发生变态反应引起的疾病。病因不清,多数认为与细菌、药物、异体蛋白及食物变应原有关。血吸虫卵沉积于膀胱壁,可形成血吸虫性嗜酸性肉芽肿。

(一)诊断依据

(1)尿频、尿急、尿痛、排尿困难,严重者出现尿潴留,尿痛不因排尿而减轻。

(2)血尿或脓尿较常见,尿常规见蛋白尿。血常规检查可有嗜酸性粒细胞增多。

(3)症状反复发作而趋于慢性,多有过敏史及哮喘史,有过敏时尿路刺激症状加重。

(4)膀胱镜检查见膀胱黏膜红斑、水肿、溃疡、天鹅绒样改变,当为增生性损害时可见乳头状或葡萄状广基肿块。病理检查可见膀胱黏膜内有大量嗜酸性粒细胞浸润而确诊。

(二)治疗方案

(1)抗组胺及类固醇药物应用。

(2)认真寻找变应原,避免抗原刺激,并行脱敏疗法。

(3)继发感染应用抗生素,尿路刺激症状明显可用酒石酸托特罗定片等。

(4)局部病灶可行电灼、电切或膀胱部分切除术。

五、出血性膀胱炎

出血性膀胱炎是因某些药物或化学制剂在尿中产生对膀胱的急性或慢性损伤,导致膀胱广泛炎症性出血,是一种多病因的并发症,常见于肿瘤患者治疗过程中。多因抗肿瘤药物的毒性或变态反应,盆腔高剂量照射引起的放射损伤所致。另外,还见于某些病毒感染,如腺病毒、流感病毒感染等。

(一)诊断依据

1.血尿

血尿可轻可重,轻者仅有镜下血尿,重度可造成贫血及血流动力学改变。出血可为突发性大量血尿,亦可为顽固性反复血尿。

2.病史

患者往往有肿瘤后放疗、化疗及其他药物、毒物接触史。

3.B超、膀胱镜检查

B超、膀胱镜检查排除占位性病变,可见黏膜充血水肿,有溃疡坏死灶。

(二)治疗方案

(1)当出现镜下血尿时应立即停用治疗原发病的药物。

(2)多饮水,勤排尿,减少代谢产物的浓度和与膀胱接触的时间。

(3)膀胱药物灌洗以减少出血,如1%硝酸银溶液、1%明矾溶液、4%或5%甲醛溶液等。并行持续膀胱冲洗,冲洗液可加去甲肾上腺素,以助止血。

(4)全身应用止血药物。

(5)应用抗生素控制感染。

(6)支持疗法,给予输血、补液等。

(7)出血严重时可考虑双侧髂内动脉栓塞术或结扎术,必要时行膀胱切除术。

六、气肿性膀胱炎

(一)概述

气肿性膀胱炎是膀胱壁内或腔内有气体存在的一种膀胱炎症,亦称原发性气尿症。病原菌主要是大肠埃希菌、产气杆菌、变形杆菌、金黄色葡萄球菌等。通过血行或尿路上皮的损伤途径进入泌尿系统,尿中葡萄糖酵解和蛋白质分解产生气体,此气体经分析证实为二氧化碳。此病的诱因多为糖尿病或长期大量输注葡萄糖,其次为尿路梗阻长期导尿或尿路损伤而致感染。

(二)诊断依据

(1)在排尿或导尿时发现气泡样尿液是最大特点。

(2)多有长期糖尿病、尿路感染或导尿史。老年女性多见。

(3)尿频、尿急、尿痛明显,严重时可出现寒战、高热等全身表现。

(4)化验检查尿中见大量脓细胞、红细胞。中段尿培养可明确致病菌,以产气杆菌多见。

(5)X线检查对诊断有重要意义。X线表现分为三期:Ⅰ期,膀胱造影可见围绕膀胱腔有一圈约1 mm宽的清晰透亮带;Ⅱ期,气体增多,膀胱壁边缘不规则,壁增厚,除有透亮带外还有一个气泡;Ⅲ期,膀胱壁气泡破裂进入膀胱腔,腔内气体增多,此时可排出气尿。

(三)治疗方案

(1)积极治疗原发病如糖尿病、尿潴留等,去除诱因。

(2)控制感染,选择高效抗生素,特别是根据药敏结果选用,尽快控制感染。

(3)引流尿液,解除梗阻,亦可选用抗生素溶液冲洗膀胱。

(4)全身支持疗法,纠正营养状况,增强机体的抵抗能力。

七、放射性膀胱炎

放射性膀胱炎多见于盆腔肿瘤放疗后,发生率为 2.1%～8.5%。一般认为,膀胱组织对射线的耐受量为 60 Gy,超过此剂量易发生放射性膀胱炎。放射性膀胱炎的发生时间多数在放疗结束后 2～3 年,短则照射后数月,长则 10～20 年。病变部位常见于膀胱后壁、三角区及其周围组织,因其靠近照射部位以及血液供应较少。病理变化主要是黏膜溃疡伴出血、大量炎性细胞浸润,上皮细胞萎缩或增生。

(一)诊断依据

(1)有明确的放疗史,照射剂量在 55 Gy 以上。

(2)突发性、无痛性血尿,多伴有尿频、尿急,尿中带有大小不等的血凝块,少数患者出现排尿困难。

(3)患者可有明显下腹触痛,严重贫血者出现双下肢凹陷性水肿,伴有细菌感染者可有发热及白细胞计数升高。

(4)晚期形成溃疡并继发膀胱穿孔,形成腹膜炎。

(5)如远端输尿管受侵犯,发生狭窄可引起肾盂积水,重者发展成尿毒症。

(6)膀胱镜检查:排除肿瘤,并可见膀胱黏膜溃疡、出血。

(二)治疗方案

1.一般疗法

注意饮食,忌刺激性食物,酸化尿液可口服大量维生素 C 或酸性橘汁、氯化铵,并可防止感染性结石的生长。

2.对症治疗

对症治疗如补液、输血、止血及抗炎等。对轻度放射性膀胱炎患者的有效率可达 73%。

3.血块的清除及膀胱内药物灌注

可在麻醉状态下用前列腺切除器清除凝血块。发现明显出血点可在直视下电凝止血,或以 5%甲醛棉球放在出血处 15 分钟,多可止血。对弥漫性多灶性出血点可用 1%明矾溶液或 4%～5%的甲醛溶液膀胱灌注,保留 20 分钟后以生理盐水冲洗干净,效果良好。

4.高压氧

高压氧能使放射线引起的膀胱血管病变逆向发展,它可使膀胱壁形成新血管,增加组织的供氧。可用于预防和治疗,治愈率为 64%～75%,有效率可达 92%,且不会促使癌肿增长。

5.血管栓塞

选择性髂内动脉栓塞对顽固的、严重的膀胱大出血效果良好。

6.中医疗法

用清热解毒、凉血止血的中药配以缓解痉挛、止疼、消炎作用的西药,将药物灌注入膀胱内,直接作用于受损伤的膀胱黏膜局部,不仅疗效好、见效快,而且全身不良反应小,用药方便、经济,不失为一种较好的治疗方法。有报道治愈率达 93%。

7.预防

膀胱过量照射是导致放射性膀胱炎的主要因素,因此减少膀胱照射剂量可以减少放射性膀胱炎的发生。例如腔内照射不超过 50 Gy,给予适当填塞以保护膀胱,可避免放射性膀胱炎的发生。Sanchiz 等用超氧化物歧化酶（SOD）预防放射性膀胱炎，发现 SOD 在降低急性放射损伤方面有效。

八、膀胱软斑症

（一）概述

膀胱软斑症在尿路软斑症中约占 40％，为罕见的炎症性疾病。其发病与免疫缺陷或自身免疫失调、体内吞噬细胞缺陷有关，如恶性肿瘤、慢性严重疾病、类风湿性关节炎、应用免疫抑制剂等。

（二）诊断依据

1.性别比例

该患者多见于成年女性，男女比例 1：4。好发年龄女性在 30 岁以上，男性在 50 岁以上。

2.临床表现

反复发作尿频、尿急、尿痛症状，可有间歇性血尿和排尿困难等表现，下腹部胀感不适，有时症状不典型或无临床表现。

3.尿液检查

尿常规检查有少量到多量的红细胞和白细胞；尿细菌学检查、尿沉渣涂片或中段尿细菌培养可查到致病菌，常见为大肠埃希菌，尿脱落细胞检查可见典型的软斑组织细胞。

4.X 线检查

静脉尿路造影显示病变累及输尿管口，引起上尿路梗阻、肾功能减退。膀胱造影可显示膀胱内有充盈缺损。

5.B 型超声和 CT 检查

B 型超声和 CT 可显示膀胱内有占位性病变。

6.膀胱镜检查

膀胱镜检查可见高出黏膜的斑或结节，中间部分表面呈脐状凹陷，如同火山口样溃疡，通常围绕病灶有一圈炎性晕，颜色从淡灰黄到棕色，面积可达 1～12 cm^2，一般情况可以看到 2～3 个斑块，有时合并溃疡和出血。病理特征为软斑组织细胞。

（三）鉴别诊断

1.非特异性膀胱炎

临床表现与膀胱软斑症相似，两者均有膀胱刺激症状及血尿，鉴别主要依据膀胱镜和活组织检查。

2.膀胱肿瘤

临床表现有血尿和排尿困难症状，继发感染时有膀胱刺激症状，与膀胱软斑症表现相似。膀胱镜检查诊断并活检可资鉴别。

（四）治疗方案

1.药物治疗

膀胱软斑症属于炎症性病变，需长期应用抗生素治疗，尤其要选用能进入细胞内的抗生素，如利福平、TMP 等，疗程半年以上。

2.胆碱能药物和维生素 C

胆碱能药物和维生素 C 能纠正体内吞噬细胞的功能缺陷，临床应用卡巴胆碱，每次 10～

25 mg,每天 4 次,与维生素 C 合并应用治疗软斑症有不同程度的疗效。

3.外科治疗

经尿道行膀胱内病变电灼或开放手术切除,可获治愈。但应注意防止复发。

（周生财）

第二节　前　列　腺　炎

一、急性细菌性前列腺炎

急性细菌性前列腺炎(ABP)由细菌感染引起,多为大肠埃希菌,起病急,临床症状重,前列腺液镜检有大量白细胞,细菌培养阳性。可以发生在各个年龄阶段,但青春期前期的男性患者很少见,常发生于成年男性。随着年龄的增大,其发病率有增高的趋势。

(一)病因及发病机制

1.病因

急性细菌性前列腺炎的病因是由致病微生物引起的感染性炎症,主要是革兰染色阴性菌,其中大肠埃希菌为主,其他病原菌还包括变形杆菌、克雷伯杆菌、葡萄球菌、铜绿假单胞菌等,偶尔也可以由其他的病原菌如沙门氏菌、淋球菌等引起。细菌感染的途径有三个。

(1)血行感染:感染从体内某一病灶经血流而传至前列腺。

(2)淋巴感染:肛门、结肠炎症及下尿路感染通过淋巴管而感染前列腺。

(3)直接蔓延:后尿道感染通过前列腺导管开口而入腺体。另外,在经直肠或经会阴前列腺穿刺活检后,有时可引起急性细菌性前列腺炎,甚至可能发生由厌氧菌引起的败血症,比如脆弱拟杆菌、梭状芽孢杆菌等。

2.病理表现

急性细菌性前列腺炎的病理改变主要为前列腺充血、肿胀,腺泡增大,腺泡及其周围组织可见多形核白细胞浸润,腺管内上皮细胞脱落,充满细胞碎屑,间质内有不同程度的淋巴细胞、浆细胞及巨噬细胞浸润,病变较弥散并可发生小脓肿。小脓肿逐渐增大,扩展到 1 个叶或整个腺体,可散布到前列腺旁间质中或延及输精管壶腹部或精囊。

(二)临床表现

疲劳、感冒、过度饮酒、性欲过度、会阴损伤及痔内注射药物等均能诱发急性细菌性前列腺炎。

1.全身症状

多数患者可出现全身感染中毒症状,包括高热、寒战、肌肉关节疼痛和全身不适,并可出现恶心、呕吐、厌食等。

2.局部症状

会阴或耻骨上区隐痛,久坐或排便时加重,且向腰背、下腹部放射。

3.尿路症状

尿频、尿急、尿痛,有时伴有终末血尿。排尿后尿道灼烧感持续时间长。前列腺炎症致使前列腺肿胀,造成不同程度的膀胱出口梗阻,引起排尿困难甚至出现急性尿潴留。前列腺脓肿有时破溃入尿道或会阴部,此时临床症状可能会有明显缓解。

4.直肠症状

直肠胀满,大便频数,便急和排便痛,大便时可有滴血。

5.其他

急性细菌性前列腺炎时可发生性功能异常,表现为性交时剧烈疼痛,射精痛、疼痛性勃起、勃起功能障碍、血精等。急性细菌性前列腺炎时炎症很容易扩散至精囊,引起急性精囊炎。同时细菌逆行或经淋巴管进入输精管的壁层导致附睾炎。急性细菌性前列腺炎严重时可伴有肾绞痛。

6.体征

直肠指检前列腺肿胀,触痛明显,发热,整个或部分腺体坚韧不规则。但急性期不应做前列腺按摩,以免引起菌血症或脓毒血症。

(三)诊断

1.根据临床症状及体征可以作出明确诊断

原则上,急性细菌性前列腺炎的诊断在客观上要依据前列腺分泌物化验及培养结果,但前列腺急性感染时要避免前列腺按摩,而急性细菌性前列腺炎通常伴随急性膀胱炎一起发生,所以根据膀胱尿培养的结果就可以初步确定急性细菌性前列腺炎的致病菌种。当患者症状明显好转或血清中抗生素达到一定水平时,可以谨慎地进行前列腺按摩,收集前列腺液进行常规检查、细菌培养及药敏试验。除患者的血、尿常规及前列腺液检查外,尿三杯试验对鉴别诊断非常重要。

2.细胞学改变

急性细菌性前列腺炎的前列腺液涂片,在镜下可见大量的中性白细胞、陈旧的红细胞和含脂肪的巨噬细胞。也可见到变性的前列腺上皮细胞,细胞形态不规则,有的腺上皮细胞变性坏死,细胞核溶解消失。若前列腺脓肿形成,涂片中除变性的腺上皮细胞外,以脓细胞及坏死物为主。

3.B超检查

B超显示前列腺可正常或轻度增大,形态尚对称,包膜增厚但无中断,内部回声多呈分布不均的低回声区。当出现脓肿时,脓肿区呈边缘不齐的厚壁的无回声区或低回声区,无回声区内可有分隔。彩色多普勒示前列腺血流增多。

(四)鉴别诊断

急性细菌性前列腺炎主要与急性尿道炎、急性膀胱炎、急性肾盂肾炎等其他泌尿系统的感染相鉴别。

1.急性尿道炎

急性尿道炎早期表现为尿道口红,出现尿路刺激症状,迅速出现尿道口溢脓,可伴有腹股沟淋巴结肿大及发热等全身症状,尿三杯试验仅第一杯浑浊,尿道分泌物检查可确定感染病原体。直肠指检前列腺不大,无触压痛。

2.急性膀胱炎

急性膀胱炎尿频、尿急、尿痛等膀胱刺激征明显,尿痛感在会阴部或耻骨上区。一般无明显的全身症状,肉眼可见尿浑浊,可有全程或终末血尿。

3.急性肾盂肾炎

急性肾盂肾炎早期出现高热、寒战等全身症状,双侧腰痛,进而出现膀胱刺激征,尿检出现白细胞、红细胞、细菌和少量蛋白。

(五)治疗

1.一般治疗

卧床休息,多饮水,通便,退热,止痛等对症处理。禁忌前列腺按摩以免感染扩散,排尿困难者予 α 受体阻滞剂口服,如那妥、特拉唑嗪等,出现急性尿潴留时首选耻骨上膀胱穿刺造瘘,因经尿道导尿患者往往难以忍受且易导致并发症的发生,现亦有学者认为可短时间留置细硅胶导尿管(F12 以内)。会阴部热敷或坐浴,可用止痛剂或解痉药物;高热给予退热处理。患者在治疗期间应适当增加饮水并加强营养,除酒类、辣椒等可造成局部症状加重的辛辣食品,以及某些可影响抗生素吸收或活性的食品外,通常不必选择或拒绝食物的类别。

2.抗生素治疗

急性细菌性前列腺炎诊断一旦成立,取血、尿标本做细菌培养及药敏试验后,应立即静脉滴注抗生素。尽管正常情况下多数药物难以通过前列腺脂质包膜进入前列腺组织,但在急性炎症时通透性明显增加使大多数药物都能渗透到前列腺组织中达到有效的治疗浓度。在细菌培养及药敏结果出来以前,应根据经验选择能够覆盖革兰阴性杆菌和革兰阳性细菌的广谱抗生素,如氨苄西林与氨基苷类药物合用,如头孢类、氟喹诺酮类等。临床表明,抗生素治疗效果明显,大多数患者数天内病情明显好转而度过急性期。如用药后症状没有明显改善应怀疑是否有前列腺脓肿形成,另外应根据药敏结果调整用药。一般静脉用药至体温正常后改用口服抗生素 4 周左右,注意疗程不宜太短,口服抗生素可选用氟喹诺酮类或磺胺类。

3.引流治疗

并发前列腺脓肿时,应经尿道切开引流或经会阴穿刺引流。

(六)预后

大多数急性细菌性前列腺炎预后良好,治愈率可达 95％左右。但有少数患者可转为慢性细菌性前列腺炎。

二、慢性细菌性前列腺炎

本病多见于性欲旺盛的青壮年,致病菌多由逆行感染引起。既往认为慢性细菌性前列腺炎(CBP)在常见的前列腺类型中发病率较高,但近年来一些资料表明,其发生率是相对较低的。

(一)病因及发病机制

慢性细菌性前列腺炎的病因与急性细菌性前列腺炎基本相同,细菌培养也具有相类似的致病菌。病原体主要为葡萄球菌属,其次为大肠埃希杆菌、棒状杆菌属及肠球菌属等。

在解剖结构上,前列腺的腺管进入前列腺的周围带,使尿液容易进入前列腺,与此同时,必然影响前列腺液的顺利引流入尿道。此外,前列腺周围带导管是经过了后叶、侧叶,然后到前部,这使得感染及炎症所引起的水肿可以压迫导管进一步阻止前列腺液的引流排出。在这种情况下,感染物质的堆积和阻塞造成了腺管内的纤维组织沉积及结石的形成,从而促进了慢性炎症的发生和发展。另一方面,前列腺分泌功能障碍也被认为是细菌性前列腺炎(特别是慢性细菌性前列腺炎)的发病机制之一。

由尿液逆流等途径进入前列腺的细菌在前列腺中停留及繁殖,进一步促进了慢性细菌性前列腺炎的发生。这些细菌通过纤毛及糖蛋白外衣等结构可以黏附于导管和腺泡壁,并且导致前列腺结石的形成。而结石的形成又为细菌的生长提供了微环境,阻碍药物及巨噬细胞对细菌的清除。通过经直肠超声检查,在慢性细菌性前列腺炎的患者中有很大一部分有前列腺结石。

前列腺内尿液反流在前列腺炎的发生及病程迁延上是一个重要因素。人们为了证实前列腺部尿道内尿液可反流至前列腺腺管和腺泡,已有许多证据:①前列腺结石的成分含尿液晶体成分,即尿酸和一水草酸钙。②对前列腺炎患者前列腺按摩液进行分析,证明 EPS 中肌酐和尿酸盐来自尿(浓度高于血清)。③以直径为 $70 \sim 100\ \mu m$ 的碳粉悬液通过造瘘管注入男性尸体膀胱,维持膀胱内压 5.0 kPa 共 20 分钟,然后切除膀胱、前列腺和尿道,做肉眼和光镜观察,发现 70% 的前列腺管内有碳粉。另对因排尿阻塞需做前列腺电切术和明确为慢性非细菌性前列腺炎患者做临床试验,分别从导尿管注入 400 mL 碳粉悬液,令其排尿。在 72 小时后通过按摩获得的前列腺液中寻找碳粉阳性率 100%;对切除的前列腺组织镜检,见前列腺组织内有黑色碳粉,且在周边组织碳粉似乎更密集。据此,Kirby 得出如下结论:尿液反流是细菌性前列腺炎的感染途径,反流尿液成分能形成前列腺结石,反流的尿液导致非细菌性前列腺炎。④有学者用同位素 $^{99m}TC\text{-}DTPA$ 尿路动态显像法观察慢性前列腺炎患者和正常人对照,发现患者在排尿过程中及排尿后均存在明显的尿液反流至前列腺,对照组未见明显反流现象。⑤有学者在经皮穿刺输精管精道造影中发现神经性膀胱患者中有造影剂反流至前列腺内,局部显影清楚。

(二)病理表现

慢性细菌性前列腺炎的病变主要在外周区,很少在中央区,常波及后尿道。病变组织中,主要以淋巴细胞和单核细胞浸润为主的非特异性炎症伴有不同程度的纤维组织增生。病变附近前列腺腺管和腺体常有不同程度的萎缩与增生,部分腺管和腺体可成囊状扩张,囊腔内有多数淀粉样小体(前列腺凝集体)及分泌物,有时也可看到已钙化的淀粉样小体,即前列腺结石。长时间的慢性炎症使腺体结构破坏,皱缩逐渐纤维化,纤维化波及后尿道,可使膀胱颈部硬化挛缩,也可使精囊和射精管开口因纤维化而狭窄。一般认为膀胱颈部硬化挛缩继发于后尿道炎症,因此在切片中可见平滑肌为结缔组织所替代,或伴有炎症表现。

(三)临床表现

1.病史

慢性细菌性前列腺炎的临床表现呈多样性,多数患者往往有泌尿系统感染病史。有个别患者可无任何症状,只是因为无症状菌尿而在就诊时发现患者有慢性细菌性前列腺炎。虽然慢性细菌性前列腺炎可由急性细菌性前列腺炎迁延而来,但多数患者没有急性细菌性前列腺炎病史。

2.尿路刺激症状

主诉有尿频、尿急、尿痛,夜尿增多,晨起尿道外口常有稀薄水样分泌物或有较浓厚的乳白色黏液。

3.疼痛症状

部分患者可有耻骨上、会阴区、骨盆区、下腹部、腰骶部、腹股沟区、大腿内侧不适或疼痛以排尿时为著。

4.性功能异常

不少病例还主诉性欲减退、勃起功能障碍、血精、早泄等。

5.神经系统症状

可有全身不适、疲乏无力甚至失眠等类似神经症。

6.前列腺直肠指检

前列腺直肠指检无特异性改变,但可有局限性压痛,质地变硬、不规则等。

(四)诊断

慢性细菌性前列腺炎的诊断要根据病史、症状、体检、前列腺液和尿液镜检以及细菌学的定位培养等方可做出正确判断。Plau 认为确诊应强调两点:①病史中有反复尿路感染史。②在前列腺液中持续有致病菌存在,缺一不可。

细胞学改变:慢性细菌性前列腺炎的前列腺液涂片中,可见较多白细胞和脓细胞,其数量与病变程度有关。可见到前列腺上皮核异质细胞,细胞增大呈圆形或椭圆形,染色质颗粒较粗,核深染,核浆比例大。也可见变性的腺上皮细胞,胞浆内含有空泡或胞浆破裂,细胞界限不清。由于慢性炎症的影响,前列腺分泌功能减退,前列腺液中卵磷脂小体明显减少。

目前诊断慢性细菌性前列腺炎主要依靠细菌的定位培养技术。此四杯定位细菌培养法由 Meares 和 Stamey 提出,为男性下尿路感染定位检测的金标准(表 6-1),但此细菌定位培养技术在时间上和价格上受到一定限制而不能广泛应用于临床。Fowler 推荐一种改进的方法来进行细菌学检查,也就是采用 VB 的定量培养来筛选菌尿,用 EPS 非定量培养来筛选前列腺感染(表 6-2)。如果 VB 及 EPS 的细菌培养为阴性,则 CBP 诊断不成立。若 VB 培养为阴性,EPS 为阳性则可诊断 CBP。但是,由于只有 5%的前列腺炎为 CBP,而且若是 CBP 也很少没有泌尿系统感染的病史,因此无泌尿系统感染的患者可不做细菌学检查,这些患者可诊断为 CNP 或前列腺痛。对不能按摩出前列腺液者,可用两杯法。即用无菌试管收集中段尿(按摩前尿液),按摩后再收集最初的 10 mL 尿(按摩后尿液),分别做显微镜检查和细菌培养。

表 6-1 "四杯法"(Meares-Stamey 试验)鉴别诊断前列腺炎结果分析

类型	标本	VB1	VB2	EPS	VB3
Ⅱ型	WBC	—	+/−	+	+
	细菌培养	—	+/−	+	+
ⅢA型	WBC	—	—	+	+
	细菌培养	—	—	—	—
ⅢB型	WBC	—	—	—	—
	细菌培养	—	—	—	—

表 6-2 "两杯法"鉴别诊断前列腺炎结果分析

类型	标本	按摩前尿液	按摩后尿液
ⅡA型	WBC	+/−	+
	细菌培养	+/−	+
ⅢA型	WBC	—	+
	细菌培养	—	—
ⅢB型	WBC	—	—
	细菌培养	—	—

（五）鉴别诊断

慢性细菌性前列腺炎与尿路感染（UTI）关系密切，同时很容易与其他附属性腺感染（如精囊炎）相混淆；同时也应该注意与前列腺增生、肿瘤、结石等其他前列腺疾病相鉴别。

1.慢性尿道炎

慢性尿道炎表现为反复出现的不同程度的尿路刺激症状，尿道口多有晨起"糊口"现象，尿道口红，与慢性细菌性前列腺炎鉴别主要靠细菌定位培养技术。

2.精囊炎

精囊炎多同时合并慢性细菌性前列腺炎，临床表现相似，血精是精囊炎的临床特征，B超或CT检查可能发现精囊增大等炎症改变。

3.前列腺痛

前列腺痛这些患者表现为持续的尿频、尿急、尿痛，会阴、下腹、腰骶部等部位疼痛不适。直肠指检检查两侧肛提肌压痛明显，前列腺触诊正常无压痛。前列腺液检查正常，细菌培养阴性。

4.前列腺结核

前列腺结核症状与慢性细菌性前列腺炎相似，但常有泌尿系统结核或其他部位结核病史，直肠指检检查前列腺呈不规则结节状，附睾肿大变硬，输精管有串珠状结节，前列腺液结核分枝杆菌涂片检测或 PCR-TB 检测常阳性。

（六）治疗

1.一般治疗

禁酒及刺激性食物，鼓励正常性生活（如感染未控制，采取保护措施），热水坐浴，避免久坐于硬物上，避免长时间骑车等。定期前列腺按摩挤出前列腺液、热水坐浴等有助于炎症的消退。

2.药物治疗

这类患者多需要长期、足量的抗生素治疗。目前认为 SMZ-CO 及氟喹诺酮类药物对慢性细菌性前列腺炎的疗效最好，SMZ-CO 有效率为 15％～60％，氟喹诺酮类疗效为 50％～90％。常用剂量与方法：SMZ-CO 口服双倍量，每天 2 次；氧氟沙星 300 mg，每天 2 次；多西环素100 mg，每天 2 次，首剂 200 mg。口服抗菌药的疗程尚无定论，一般认为至少 6 周，多数患者可能需要12 周。对于抗生素治疗无效的患者，可定期进行前列腺按摩。

近年来直接向前列腺内注射抗生素治疗慢性细菌性前列腺炎取得较佳疗效，国内外有许多报道。目前常用于注射治疗的药物为氨基苷类（阿米卡星、庆大霉素）与头孢类。注射途径常用经会阴或直肠注射法，如在 B 超引导下注射更能提高准确性。根据前列腺液细菌培养及药敏选择抗生素，每周1～2 次，1 个疗程不超过 10 次，每次前列腺两侧叶可同时注射或交替注射。但也有学者反对这种治疗方法，认为反复穿刺引起前列腺纤维化加重腺管阻塞，引流更加不畅，细菌感染易复发，而且复发后治疗更加困难。另一方面，局部用药细菌易产生耐药性，而且穿刺注射本身是带来感染的危险因素。

3.手术治疗

手术治疗的适应证是药物治疗不能治愈或不能完全控制的 CBP 患者，特别是前列腺结石患者。若手术时能成功地切除所有感染组织和结石，那么 TURP 术可达到治愈效果。但这种治疗方法很难达到这一目的，因为前列腺周围区域含有大部分的感染灶和结石。前列腺与精囊全切术是一种有效的方法，但手术创伤大，术后有性功能障碍，尿失禁等后遗症，故极少采用。

Meares 报道采用经尿道前列腺大部分切除术,对抗生素治疗一年以上无效的患者取得较好疗效。具体方法是经尿道切除大部分前列腺组织至外科包膜,切除后进行抗生素治疗 6～8 周,但报道者同时也强调此法并不适用于大多数经抗生素治疗无效的慢性细菌性前列腺炎的患者。

4.中药治疗

中药治疗原则是补虚泻实或补泻兼施,对病程长者可施以活血化瘀。湿热蕴结型用二妙丸;肾阴亏损型用知柏地黄丸;肾阳亏损型用桂附八味丸;中气不足型用补中益气丸;气滞瘀阻型用桂枝茯苓丸等。

(七)预后

慢性细菌性前列腺炎易复发,这可能是因为抗生素难以弥散入前列腺腺体内,使前列腺腺体内的细菌不能完全消灭。对于慢性细菌性前列腺炎的复发尚无有效的措施,Nickel 主张长期应用低剂量的抑菌药或预防性抗生素治疗。

(周生财)

第三节 尿 道 炎

尿道炎是指多种原因引起的尿道炎症。病因主要有细菌、真菌及寄生虫等引起的感染,以及物理性、化学性和机械性损伤等,其中以各种病原体引起的感染最常见,包括非特异性尿道炎和特异性尿道炎。尿道炎可以造成患者尿道瘙痒、疼痛、红肿、异常分泌物、排尿不适等临床表现。由于尿道具有适宜微生物生长繁殖的条件,以及尿道口直接与外界相通,因此十分容易受到微生物或寄生虫的感染,但并不是任何一种微生物一旦感染尿道,都能够引起尿道的显性感染症状。在感染尿道的各种微生物中,有一些仅仅能够在宿主的前段尿道内暂时停留或栖生,这些栖生性微生物往往在数天或数周后自行消失。另一些微生物感染尿道后则能够在宿主的前尿道内长期寄居,并且成为宿主前段尿道内的正常菌群,当宿主机体处于正常生理状态时,这些正常菌群微生物虽然不能引起尿道明显的炎症反应,但却能够造成尿道不同程度的亚临床炎性损害。

一、分类

尿道炎分类包括临床分类、病原学分类。

(一)临床分类

根据患者尿道局部及全身的症状与体征不同,将尿道炎分为急性尿道炎、慢性尿道炎。

(1)急性尿道炎:是指由于细菌等病原体感染尿道引起的尿道急性炎症反应,患者常常表现为突发尿道疼痛及尿道口红肿、黏液性或脓性分泌物、尿频、尿急和尿痛等。

(2)慢性尿道炎:是指由于细菌等病原体感染尿道引起的尿道慢性炎症反应,患者的临床表现主要为尿道不适、灼热或疼痛,黏液性分泌物,排尿不尽或尿线分叉等。

(二)病原学分类

1.非特异性尿道炎

非特异性尿道炎即通常所说的尿道炎,病原体主要有大肠埃希菌、链球菌属及葡萄球菌属等。感染途径多为逆行感染,即由病原体直接侵入尿道所致。在女性,常与性生活有关。另外,还与一些诱因有关:①尿道先天性畸形,如尿道憩室、尿道狭窄和尿道瓣膜等引起的尿道梗阻。②邻近器官感染,如前列腺炎、精囊炎、子宫颈炎和阴道炎等。③尿道外伤、结石、异物、肿瘤及留置导尿管等引起的继发感染。

通常急性尿道炎尿路刺激症状较明显,临床表现与膀胱炎相似,包括尿频、尿急和尿痛等。慢性尿道炎在男性常缺乏临床症状,仅在尿涂片检查时偶然发现有大量中性粒细胞;在女性则常具有明显的尿路刺激症状,尿涂片检查有助于确诊。

病理上,急性尿道炎可见黏膜充血、水肿,或有糜烂及浅表溃疡形成,固有层有数量不等的中性粒细胞浸润。严重者炎症可累及黏膜下层,甚至形成脓肿,穿透尿道壁引起尿道周围炎或尿道周围脓肿。有时还可波及尿道周围器官,如引起急性附睾炎、急性精索炎等。

慢性尿道炎可见黏膜内淋巴细胞、浆细胞及单核细胞等慢性炎细胞浸润,尿道上皮不同程度增生或组织转化(化生),并可伴有炎性息肉形成。严重者,炎症广泛累及尿道黏膜下组织,尿道壁结构破坏,肉芽组织及结缔组织增生修复,可导致瘢痕性尿道狭窄。

2.特异性尿道炎

特异性尿道炎为淋病奈瑟球菌、结核分枝杆菌、毛滴虫、真菌等特殊病原体引起的尿道炎。

(1)尿道淋病:尿道淋病是由淋菌感染引起的特异性尿道炎。依病程分为急性和慢性淋病。①急性淋病:是成人较常见的性病之一,主要经性交途径传播。小儿多由含菌分泌物接触尿道口而感染。淋菌通常在前尿道内繁殖,侵犯黏膜及黏膜下组织,引起急性前尿道炎,进而引起急性后尿道炎、急性前列腺炎及急性精囊炎等病变,并可导致腹股沟淋巴结炎、心内膜炎、关节炎、眼结膜炎及败血症等。在女性还可并发阴道炎、子宫颈炎、盆腔炎及急性尿道旁腺炎等。临床上,以中、青年多见,5%～30%的患者无自觉症状。感染潜伏期2～10天,平均为4～5天。通常呈急性前尿道炎表现,如尿道口痒、痛、红肿及尿道有黏液或脓性分泌物。进一步发展有尿路刺激征、血尿及排尿困难等症状。尿涂片及尿培养可查见淋菌。病理改变与一般急性非特异性尿道炎相似。当感染严重或反复发作时,黏膜下组织可发生坏死,纤维组织增生修复,导致瘢痕性尿道狭窄。②慢性淋病:是淋菌所引起的泌尿生殖系统的慢性感染。多为急性淋病迁延不愈所致,病程>6个月。两性均可发病,男性较多。淋菌潜伏于尿道黏膜下、前列腺、尿道附属腺及子宫颈等处,形成慢性尿道炎及慢性前列腺炎等,可急性发作,经久不愈。主要临床表现为尿道内刺痛伴有尿道口稀薄黏液状分泌物。急性发作时,可有脓性分泌物、尿路刺激征及尿道梗阻等症状。病理上,慢性尿道淋病可有黏膜水肿、肉芽组织形成及上皮息肉样增生等改变。病程长者,可因局部黏膜及黏膜下层组织炎性纤维性增生,瘢痕形成,引起尿道狭窄,且常影响整个前尿道。

(2)结核性尿道炎:结核性尿道炎又称尿道结核,是由结核分枝杆菌引起的尿道炎症。男性较多见,好发年龄为30～50岁,往往继发于泌尿生殖系结核,并常伴有肺结核。

常见的感染途径有2种:①由肾、输尿管、膀胱结核的含菌尿下行感染。②由尿道邻近器官,如前列腺、精囊的结核直接蔓延所致。

尿道结核主要累及后尿道,前尿道较少发生。

临床上,尿道结核的主要症状与泌尿生殖系统结核相似,常见有尿频、尿急、尿痛、血尿和脓尿等。较重者可发生尿道狭窄,狭窄段以上尿道扩张,出现尿淋漓不尽、排尿困难及尿潴留等症状。甚至可穿破皮肤,形成尿道皮肤瘘管。

病理上,尿道壁可见结核性肉芽肿及干酪样坏死等结核特征性的改变,并常形成溃疡。抗酸染色可查见结核分枝杆菌。病程较长者可因尿道壁纤维化而导致瘢痕性尿道狭窄。

此外,尿道结核可向尿道周围蔓延,引起结核性尿道周围炎,若尿道腺及尿道海绵体严重受累,瘢痕形成,也可继发多发性尿道狭窄,甚至造成尿路梗阻,引起肾积水。

(3)真菌性尿道炎:真菌性尿道炎是由真菌感染引起的尿道炎。正常人体在皮肤、口咽、结肠、阴道等部位可有真菌寄生。当机体抵抗力低下或长期大量应用广谱抗生素及激素时,可引起菌群失调,体内真菌乘机生长繁殖,引起真菌性感染,包括真菌性尿道炎。

本病的主要临床表现有尿道痒感及排尿时烧灼感。尿道口可有水样、黏液样分泌物。尿涂片检查及尿培养可查见真菌。

病理上,真菌性尿道炎可与非特异性尿道炎相似或为肉芽肿性炎症,后者较具特征。肉芽肿中央常见坏死,并伴有中性粒细胞浸润,这一特点与结核性干酪样坏死缺乏急性炎细胞浸润明显不同。若病变部位间质及巨噬细胞内查见真菌菌丝及孢子,则可以确诊。

(4)滴虫性尿道炎:滴虫性尿道炎又称尿道滴虫病,是由毛滴虫引起的一种特异性尿道炎。女性多见,主要通过性交、游泳和洗浴等途径感染阴道毛滴虫。感染后滴虫首先寄生在阴道内,然后引起尿道感染,可通过性交传染给男性。

滴虫性尿道炎主要症状有尿道痒感、烧灼痛,伴尿路刺激征与终末血尿。尿道口可有黏液性稀薄分泌物。尿道分泌物或尿涂片查见毛滴虫有助于确诊。组织病理学改变与非特异性尿道炎相似。有时在病灶区内,油镜观察可发现毛滴虫病原体,有助确诊。

二、病因

尿道炎多见于女性。尿道炎常因尿道口或尿道内梗阻所引起,如包茎、后尿道瓣膜、尿道狭窄和尿道内结石和肿瘤等,或因邻近器官的炎症蔓延到尿道,如前列腺精囊炎、阴道炎和子宫颈炎等;有时可因机械或化学性刺激引起尿道炎,如器械检查和留置导尿管等。致病菌以大肠埃希菌、葡萄球菌属最为常见。

1.病原体

(1)细菌:引起男性尿道炎的病原性细菌常见有淋病奈瑟球菌、金黄色葡萄球菌、乙型溶血性链球菌、结核分枝杆菌、白喉棒杆菌。条件致病性细菌包括凝固酶阴性葡萄球菌、棒杆菌属的某些菌、粪肠球菌(旧称粪链球菌)等肠球菌属的某些菌、大肠埃希菌、变形菌属、肠杆菌属、假单胞菌属的某些菌、杜氏嗜血菌等。

(2)支原体:引起男性尿道炎常见的支原体为解脲支原体,人支原体及生殖道支原体等也常常可在男性尿道炎患者的尿道或尿道分泌物中分离到。

(3)衣原体:引起男性尿道炎的病原性衣原体包括沙眼衣原体生物变种的 D、Da、E、F、G、H、I、Ia、J、K 及 L_{a2} 血清型,以及性病淋巴肉芽肿衣原体生物变种的 L_1、L_2、L_3 血清型。

(4)真菌:通常在尿道正常菌群失调、宿生机体的抵抗力降低或尿道黏膜损伤等情况下引起尿道的炎症反应,常见包括白念珠菌等念珠菌、曲霉、青霉及其他条件致病性的丝状菌。

(5)螺旋体:常见为疏螺旋体。在一期梅毒患者,苍白密螺旋体(梅毒螺旋体)也可侵犯男性尿道,并引起尿道或尿道口的炎症反应及硬性下疳。

(6)病毒:常见为单纯疱疹病毒和人乳头瘤病毒。

2.化学损伤

化学损伤所致的尿道炎是指由于将具有较强刺激性或腐蚀性的化学药物或化学试剂注入尿

道而引起的尿道炎症反应。常见为在治疗尿道炎、前列腺炎、膀胱炎等生殖系统器官或泌尿系统器官的感染性疾病时将高浓度的某些抗菌药物注入尿道,或进行阴茎、尿道或尿道口消毒时将酸、碱、某些化学消毒剂等化学试剂注入或流入尿道。这些具有较强刺激性或腐蚀性的化学药物或化学试剂进入尿道后,常常可造成尿道黏膜的化学性损伤而引起尿道的急性或慢性炎症反应,以及发生细菌等微生物的继发感染。

3.外伤

外伤所致的尿道炎常见于将较坚硬的或表面粗糙的物体插入尿道所致。例如不适当操作导尿管或内镜插入尿道、儿童或精神病患者将棍棒插入尿道等,可造成尿道黏膜受到损伤而引起尿道的疼痛、出血和炎症反应。

三、诱因

除受到毒力较强的病原性微生物或寄生虫感染外,对于绝大多数频繁感染尿道的、毒力较弱的或条件致病性的微生物来说,引起尿道的炎症反应常常需要具备有利于其大量生长繁殖的一种或多种辅助因素或诱因。导致这些毒力较弱的或条件致病性的微生物引起尿道炎症反应的常见因素为抗菌药物滥用、机体抵抗力降低及尿道黏膜损伤。

四、诊断

(一)临床症状

1.急性尿道炎

急性尿道炎患者可由于病原体不同而导致临床表现有所差异。一般来说,患者在发病初期可表现为尿道不适,自觉尿道或尿道口瘙痒或疼痛,尤其在排尿时可加剧。随后很快可发生尿道疼痛及尿道口红肿明显,尿痛、尿频、尿急,出现黏液性或脓性分泌物及分泌物在尿道口或内裤上形成结痂,严重者可发生阴茎肿胀甚至排尿困难,有尿道黏膜损伤或波及膀胱者,可发生尿道流血或血尿。

2.慢性尿道炎

慢性尿道炎患者常常缺乏明显的临床症状,也可表现为尿道不适、瘙痒或灼热感,晨起可见尿道口有黏液性分泌物,尿线分叉或变细,尿频、尿痛或尿滴沥,尿道口可有轻度红肿或无明显异常,尿道形成脓肿或瘘管,病变波及膀胱者可出现下腹部或膀胱区域的坠胀或压痛。

3.淋菌性尿道炎

急性淋菌性尿道炎经过2～8天的潜伏期可发病,早期表现为尿道口红肿、瘙痒或轻微疼痛。尿道分泌物多为黏液性的,但在1天后可转为黄色脓性。随后红肿可发展到整个阴茎头和形成尿道口外翻,排尿次数增多以及明显的尿痛,双侧腹股沟淋巴结红肿、疼痛甚至可发生化脓,包皮过长或包茎者可发生阴茎头包皮炎。慢性淋菌性尿道炎可由急性淋菌性尿道炎经过1周后自然转变形成,此时患者急性男性生殖系统感染的症状显著减轻,尿道口及阴茎头的红肿消退,分泌物为黏液状,可有尿道不适或疼痛。

4.非淋菌性尿道炎

非淋菌性尿道炎患者的潜伏期一般较长,平均为2周甚至有达5周者。发病的早期可见尿道口有白色或清亮的黏液性分泌物,多于晨起或挤压时出现。患者可没有排尿刺激症状或仅有轻微的疼痛,但严重者也可发生明显的尿道口红肿以及尿道疼痛的症状。

5.结核性尿道炎

结核性尿道炎常常由于前列腺结核、精囊结核、泌尿系统结核或阴茎结核的病灶内结核分枝杆菌扩散到后尿道所致。患者可表现为尿道分泌物、尿频、尿痛、血尿或尿道流血,如果发生尿道狭窄可出现尿线变细、尿射程缩短、排尿无力、排尿困难,检查可在会阴部触及粗而硬的条索状尿道。尿道狭窄可导致尿道的继发感染和脓肿,偶尔可形成尿道直肠瘘。

6.细菌性尿道炎

细菌性尿道炎常见发生于使用抗菌药物治疗过程中或治疗之后,包皮过长或包茎,过强与过度的手淫,导尿管及内镜或其他硬物插入尿道,尿道结石,刺激性或腐蚀性化学药物或试剂注入尿道等情况下。患者的临床表现主要为尿道口红肿或疼痛,尿道瘙痒,不适或疼痛,尿痛、尿急、尿频,尿道口少量黏液性分泌物,但也可逐渐转变为脓性。

7.病毒性尿道炎

由单纯疱疹病毒或人乳头瘤病毒感染所致的尿道炎患者,在其尿道口可形成丘疹或水疱疹。患者可没有明显的尿道症状,但也可有轻微的疼痛、排尿不适等。

(二)病原学诊断

1.标本采集

不论是急性尿道炎还是慢性尿道炎的患者,均可采集其尿道黏液性或脓性分泌物、尿道拭子、分段尿液或病变组织标本。尿道分泌物或尿道拭子标本尤其适用于对疑为淋病奈瑟球菌、结核分枝杆菌、放线菌属、衣原体属、支原体属、阴道毛滴虫及念珠菌属感染者的早期初步病原学诊断和鉴别诊断;分段尿液标本则有利于对疑为其他细菌、病毒或丝状菌感染者的诊断以及与肾盂肾炎或膀胱炎的鉴别诊断。尿液标本应当是患者随到随取而不必要求晨尿。一般情况下,也不必过于强调患者必须首先清洗尿道口或阴茎再采集分泌物或尿液标本。标本应当在患者使用抗菌药物之前采集,并且将采集的各种标本尽快送检,以避免由于标本中含有高浓度抗菌药物而影响病原体的分离培养,以及由于病原体死亡或生长繁殖而造成标本中病原体的数量发生改变。对于疑为淋菌性尿道炎的患者,在采集标本进行分离培养时,应当注意使用细菌学接种环或无毒性的棉签,以避免造成标本中淋病奈瑟球菌死亡。

2.涂片镜检

患者尿道的分泌物或拭子标本可直接涂片,初段或全段尿液标本需首先离心集菌后取沉渣涂片,病变组织需制备病理学组织切片或直接涂片。根据患者的临床表现或临床的初步诊断,可分别选择革兰染色、抗酸染色、乳酸亚甲蓝(美蓝)染色、吉姆萨染色等染色方法对涂片或切片标本进行染色和镜检。通过观察标本中病原体的形态与染色性、病变细胞、细胞学变化等特征,初步判断病原体(细菌、真菌、衣原体、阴道毛滴虫或病毒)的种类与性质。

对于疑为梅毒螺旋体感染者的尿道分泌物或拭子标本,可进行镀银染色镜检或暗视野显微镜观察。疑为酵母菌感染者的标本也可进行负染色后镜检。疑为病毒感染者的病变组织切片可在电子显微镜下直接观察病毒颗粒。

3.分离培养

(1)细菌分离培养:患者尿道分泌物或尿道拭子标本可直接接种于血琼脂培养基平板,置普通温箱内 37 ℃培养 24～48 小时分离各种需氧性的一般细菌。如果需分离培养淋病奈瑟球菌,则需将标本接种于淋菌分离培养基或含有万古霉素(能够抑制革兰阳性细菌的生长)及多黏菌素 E 和甲氧苄啶(能够抑制革兰阴性杆菌的生长)以及制霉菌素的 10％血琼脂或巧克力色琼脂培养基平板,置烛缸或 CO_2 培养箱内 37 ℃培养 24～48 小时;分离培养结核分枝杆菌可将标本接种于罗氏培养基斜面或苏通培养基,置 37 ℃温箱内培养 1～3 周。

分段尿液标本需分别取 3 段尿液各 0.1 mL,并分别接种于培养基平板,培养 24 小时后观察各培养基上生长的菌落数量和判断感染部位及其程度。一般来说,如果患者初段尿液标本中生长的菌落数量明显多于中段及末段尿液标本中的生长菌落数,并且各标本中细菌的数量形成明显的由初段-中段-末段逐渐减少的分布,表示患者为尿道炎而不是膀胱炎或肾盂肾炎;如果患者中段尿液标本中生长的菌落数量明显多于初段和末段尿液标本中的生长菌落数,并且各标本中细菌的数量形成明显的由中段-末段-初段逐渐减少的分布,此特征有助于排除患者是原发性尿道炎,而可考虑为来自膀胱的感染所致;如果患者末段尿液标本中生长的菌落数明显多于其他各段或各段尿液标本中生长的菌落数无明显差别,则可考虑患者为前列腺炎、肾盂肾炎或是膀胱炎与尿道炎。但对于分离培养结果意义,应当结合患者的临床表现进行判断。

在判断尿液标本分离培养结果时,还应当注意排除由于操作因素造成的影响。例如标本是否受到污染,分段尿液是否分布适当,标本接种方法及接种量是否正确无误,是否存在有病原体拮抗现象等。尤其在对淋菌分离培养时,培养基中生长的尿道正常菌群将对淋菌的生长产生明显的抑制作用。

各种细菌分离培养物均可根据形态与染色特征、生化反应或血清学试验进行菌种或菌型的鉴定,淋菌、结核菌等细菌及其稳定 L 型还可采用聚合酶链反应(PCR)方法进行特异性基因的鉴定。

(2)真菌分离培养:将尿道分泌物或拭子标本直接接种、分段尿液标本分别定量接种于萨布保罗琼脂培养基平板,置温箱内 37 ℃(酵母菌)培养 24～48 小时或 28 ℃(丝状菌)培养 3～7 天,然后根据菌落及其显微镜下形态特征、生化反应及培养物涂片革兰染色或乳酸亚甲蓝染色液染色的特征进行菌种或菌型的鉴定。

(3)支原体分离培养:将尿道分泌物或拭子标本直接接种于固体或液体支原体分离培养基,置烛缸或 CO_2 培养箱内 37 ℃培养 2～3 天。固体培养基培养物可直接在显微镜下观察支原体菌落,并接种支原体鉴别培养基传代培养,液体培养基培养物则需经滤菌器过滤后接种固体培养基或液体鉴别培养基传代培养。根据培养物的生长情况或菌落以及生化反应特征、血清学试验或特异性 PCR,鉴定培养物的种或型。

(4)衣原体分离培养:衣原体通常采用标本涂片染色法进行诊断,特殊情况下也可将标本接种于细胞单层培养物或鸡胚卵黄囊进行分离培养。标本中的衣原体或衣原体分离培养物可根据其生物学特性或采用特异性 PCR 进行种或型的鉴定。

(5)寄生虫分离培养:疑为阴道毛滴虫感染者的尿道分泌物或拭子标本可直接接种于 Diamond TYM 或 CPLM 培养基进行分离培养。

(6)细菌 L 型分离培养:细菌 L 型分离培养适用于近期或正在接受抗菌药物,尤其是 β-内酰胺类抗生素治疗的尿道炎患者。对于那些用常规分离培养结果难以解释其临床表现的患者,也可进行细胞壁缺陷细菌的分离培养。细菌 L 型分离培养可将尿道分泌物、尿道拭子或尿离心沉渣标本接种于 L 型琼脂平板,置烛缸或 CO_2 培养箱内进行高渗分离培养。也可将标本滤过后接种 PG 液、肝消化液、牛肉浸液或苏通液体培养基等进行非高渗分离培养。对于分离培养物可采用返祖法或 PCR 的方法进行菌种或菌型的鉴定。

4.药物敏感试验

一般来说,对于患者标本中分离的病原菌都应当进行药物敏感试验,检测其药物敏感性以作为临床医师选择抗菌药物对患者进行治疗的重要依据。若无特殊要求,支原体、衣原体、真菌、结核菌、L 型细菌、寄生虫通常不需要常规进行药物敏感试验。

(三)实验室诊断

(1)尿道分泌物检查:尿道分泌物或尿道拭子标本涂片染色镜检通常可发现较多的白细胞、红细胞或脓细胞,细菌、酵母菌或滴虫感染者还可见有大量细菌、酵母菌或阴道毛滴虫。急性尿道炎患者的尿道分泌物或尿道拭子标本涂片中常常可见大量多形核白细胞和/或浆细胞与淋巴细胞,慢性尿道炎患者的尿道分泌物或尿道拭子涂片中则多见淋巴细胞、浆细胞及少量多形核白细胞或巨噬细胞。

(2)尿液检查:急性尿道炎如果是由于大肠埃希菌、克雷伯菌等肠道菌,以及某些能够迅速生长繁殖的细菌感染所致者,其尿液通常可呈明显的混浊状态。尿液离心沉渣镜检可见大量白细胞(10 mL晨尿标本离心沉渣每高倍镜视野下中性粒细胞数量＞15 个),并且可有红细胞或脓细胞。

慢性尿道炎患者的尿液通常清亮透明、淡黄或黄色,尿液标本离心沉渣镜检可见为数不多的白细胞和/或红细胞。值得注意的是,由于尿道正常菌群的存在,以致在正常人的晨尿标本中也常常可发现有少量白细胞存在。因此如果采集的是晨尿标本检查,其结果应当与临床医师联系,或直接了解受检者的疾病情况。如果受检者具有较典型的尿道炎症状,即有助于尿液细胞学检查结果的判断。

(3)血液检查:尿道炎患者的血液学检查通常没有异常发现。但如果患者具有生殖系统器官或泌尿系统的广泛感染以及全身感染或中毒症状,也可发生血液白细胞数量增多的情况。

(四)鉴别诊断

急性肾盂肾炎需与急性膀胱炎鉴别,前者除有膀胱刺激症状外,还有寒战、高热和肾区叩痛。结核性膀胱炎发展缓慢,呈慢性膀胱炎症状,对药物治疗的反应不佳,尿液中可找到抗酸杆菌,尿路造影显示患侧肾有结核病变。膀胱炎与间质性膀胱炎的鉴别在于后者尿液清晰,极少脓细胞,无细菌,膀胱充盈时有剧痛,耻骨上膀胱区可触及饱满而有压痛的膀胱。嗜酸性膀胱炎的临床表现与一般膀胱炎相似,鉴别在于前者尿中有嗜酸性粒细胞,并大量浸润膀胱黏膜。膀胱炎与腺性膀胱炎的鉴别诊断,主要依靠膀胱镜检查和活体组织检查。

(五)并发症

少数女孩患急性膀胱炎伴有膀胱输尿管反流,感染可上行引起急性肾盂肾炎,成人比较少见。

少数糖尿病患者因留置导尿管而引起膀胱炎,有时可并发气性膀胱炎,膀胱内气体多由产气肠杆菌引起。

五、治疗

急性膀胱炎患者需卧床休息,多饮水,避免刺激性食物,热水坐浴可改善会阴部血液循环,减轻症状。用碳酸氢钠或枸橼酸钾碱性药物,降低尿液酸度,缓解膀胱痉挛。黄酮哌酯盐(泌尿灵)可解除痉挛,减轻排尿刺激症状。根据致病菌属,选用合适的抗菌药物。经治疗后,病情一般可迅速好转,尿中脓细胞消失,细菌培养转阴。单纯膀胱炎国外提倡单次剂量或 3 天疗程,避免不必要的长期服药而产生耐药细菌和增加不良反应,但要加强预防复发的措施。若症状不消失,尿脓细胞继续存在,培养仍为阳性,应考虑细菌耐药或有感染的诱因,要及时调整更合适的抗菌药物,延长应用时间以期早日达到彻底治愈。感染控制后,尤其对久治不愈或反复发作的慢性膀胱炎,则需做详细全面的泌尿系统检查,主要解除梗阻,控制原发病灶,使尿路通畅。对神经系统疾病所引起的尿潴留和膀胱炎,根据其功能障碍类型进行治疗。

对于淋病奈瑟球菌、白喉棒杆菌、结核分枝杆菌、支原体、衣原体、念珠菌、梅毒螺旋体、单纯疱疹病毒、人乳头瘤病毒、阴道毛滴虫等病原性病原体感染者,还应当注意对其妻(夫)或性伴侣进行病原学检查,阳性者须同时给予治疗。

(一)抗感染治疗

1.细菌感染

对细菌感染所致尿道炎患者的治疗应当根据病原学诊断及其药物敏感试验的结果合理选择使用抗菌药物,不论以口服、肌内注射或是静脉注射给药通常都能够获得理想的治疗效果。但对于急性细菌性尿道炎患者,可在首先采集标本之后进行经验性给药治疗。推荐使用的抗菌药物包括氟喹诺酮类、呋喃类、头孢菌素类等。由于引起尿道炎的绝大多数细菌通常可对磺胺类及青霉素类具有耐药性,因此不宜作为经验性治疗的首选药物。各种抗菌药物主要为全身用药,尿道口感染者可同时使用 $1:5\,000$ 的高锰酸钾溶液或 $0.05\%\sim0.10\%$ 的苯扎溴铵(新洁尔灭)溶液局部清洗或浸泡治疗。

2.真菌感染

真菌感染所致的尿道炎可使用酮康唑、氟康唑、伊曲康吐等咪唑类或三唑类抗真菌药物全身用药治疗 $5\sim7$ 天,通常可获得良好的治疗效果。

3.衣原体感染

衣原体感染所致尿道炎的治疗可使用氟喹诺酮类、利福霉素类、大环内酯类或四环素类药物全身用药治疗 $5\sim7$ 天。

4.支原体感染

治疗药物种类及方法与衣原体感染所致尿道炎治疗使用的药物与方法相同。

5.螺旋体感染

对于螺旋体感染所致的尿道炎可选择青霉素类、头孢菌素类、四环素类、大环内酯类等药物全身用药治疗 $5\sim7$ 天。

6.病毒感染

单纯疱疹病毒感染所致尿道炎的治疗可使用阿昔洛韦(无环鸟苷)局部涂擦或给予口服(每次 200 mg,每天 5 次,共 5 天),也可给予干扰素、利巴韦林(病毒唑,$10\sim15$ mg/kg,分 2 次肌内注射)或聚肌胞(每次 2 mg,$2\sim3$ 次/周),肌内注射。人乳头瘤病毒感染所致尿道炎的患者通常给予局部治疗,可对尿道病变组织用 CO_2 激光或电烧灼处理,也可用 5% 的氟尿嘧啶乳膏涂擦病变组织或在膀胱排空后将氟尿嘧啶乳膏注入尿道。

(二)外科手术治疗

外科手术治疗仅仅适用于包皮过长或包茎、尿道狭窄、脓肿或尿道瘘的患者。

(三)预防和预后

要注意个人卫生,使致病细菌不能潜伏在外阴部。由于性生活后引起女性膀胱炎,建议性交后和次晨用力排尿,同时服用磺胺药物 1 g 或呋喃妥因 100 mg,也有预防作用。

急性膀胱炎经及时而适当治疗后,都能迅速治愈。对慢性膀胱炎,如能清除原发病灶,解除梗阻,并对症治疗,大多数病例能获得痊愈,但需要较长时间。

一般来说,对于那些尿道炎患者在治愈后的一段时间内,尤其应当注意适当增加每天的饮水量,以便增加尿量和排尿次数而防止细菌在尿道内过度的生长繁殖。

(崔延义)

第四节　生殖器疱疹

生殖器疱疹主要是由单纯疱疹病毒 2 型(HSV-2)引起的一种性病。目前国外生殖器疱疹感染发病率较高。此病初发症状较重,易复发。

一、临床表现

(一)原发性生殖器疱疹

原发性生殖器疱疹的潜伏期为 2～7 天。原发病灶是一个或多个小而瘙痒的丘疹,迅速变成小疱。3～5 天后,小疱破裂变成溃疡、疼痛、结痂。附近淋巴结肿大,有触痛。发病前或发病时可有全身症状,如发热、全身不适、头痛。男性病损位于龟头、冠状沟、尿道口或阴茎体;女性病损位于外阴、肛周、大腿或臀部,约 90% 同时侵犯宫颈,表现为宫颈潮红或伴有多个散在溃疡。

(二)复发性生殖器疱疹

复发性生殖器疱疹的全身症状较轻,在原发疱疹消退后 1～4 个月发生。HSV-2 感染者有 60% 复发;HSV-1 感染者有 14% 复发。第一年可复发 4～6 次,以后次数减少,每次发作的病程也较短,通常 10 天消退。

原发或复发性疱疹可伴有排尿困难、急性尿潴留、脑炎、子宫内膜炎。患者由于反复发作及有时疼痛较重等原因,容易出现心理障碍,甚至发生抑郁症。

(三)男性同性恋生殖器疱疹

男性同性恋生殖器疱疹有严重的肛门直肠疼痛,肛门有分泌物,并有便秘,或有里急后重感,部分患者肛门周围有水疱或溃疡。

(四)生殖器疱疹与妊娠

在妊娠开始 3 个月内,患生殖器疱疹的孕妇可有胎儿发育异常或死胎,如胎儿能活到出生时,可发生婴儿先天性感染,可出现带状分布的疱疹,癫痫发作,出血素质、肝脾大。如在出生时,通过产道感染或羊膜早破而发生逆行感染时,出生后数天乃至数周往往临床上无明显症状;早期症状可以有吃奶较差、兴奋,随后可发生病毒血症或脑炎。播散性 HSV 感染预后不良,死亡率约占 50%,幸存者可出现智力障碍的后遗症。

(五)生殖器疱疹与癌

近年来的研究表明,生殖器疱疹与宫颈癌之间密切相关。血清学及流行病学检查发现宫颈癌患者血清中 HSV-2 抗体较对照组明显增高。

二、诊断

临床表现典型者,诊断一般不困难。必要时可做实验室检查,如病毒分离、检查病毒包涵体用免疫荧光或酶标法、电镜检查病毒颗粒、酶联吸附试验或放射免疫测定检测病毒抗原及核酸杂交技术检测病毒型等。

三、治疗

(一)一般治疗

防止继发感染,保持疱壁完整,用1∶8 000高锰酸钾水溶液,或3%硼酸溶液,或生理盐水清洗局部后吸干,保持干燥。病发感染时,选择敏感的抗生素给予治疗。局部疼痛时,可用5%利多卡因软膏或内服止痛药。

(二)抗病毒治疗

可用阿昔洛韦,能选择性地抑制病毒复制。可口服,每次200 mg,每天5次,连续7～10天;病毒严重者可静脉注射,剂量为500 mg/kg,每8小时1次,5～7天。

(三)免疫刺激疗法

(1)干扰素(1～3)×10^6 U,肌内注射,每天1次。

(2)转移因了2 mL,肌内注射,隔天1次,10次为1个疗程。

(3)左旋咪唑每次50 mg,1天3次,口服,连服3天停11天,再连服3天。

(四)外用药物

(1)3%～5%阿昔洛韦软膏外用。

(2)干扰素1～1.5 U/mL,外用。

（崔延义）

第五节 尖 锐 湿 疣

尖锐湿疣又称尖锐疣或性病疣,是由人乳头瘤病毒(HPV)引起,主要是通过性接触而发生在生殖器、会阴或肛门部位的疣。

一、临床表现

尖锐湿疣潜伏期两周至8个月,平均3个月。发病局部初起为淡红色小颗粒样丘疹,粟粒大至绿豆大小赘生物,病变集中者呈乳头状增殖,表面颗粒状突起,粗糙不平。继续增大或互相融合呈菜花状、鸡冠状或较大团块。疣表面凹凸不平或呈密集的棘状,呈灰白色或粉红色,可黏附,有分泌物。如有继发感染或疣体内供血不足可发生糜烂或小溃疡。发生在较干燥的部位如阴茎体和大阴唇,表现为细小扁平突起斑片,单发或多发,常被忽略;女性发生在阴道,多在阴道口处,沿阴道口周边生长,多半散在,粟粒大小,表面有尖;发生在宫颈表面者,表面平滑,也称扁平湿疣,白带多,并有刺痛感。男性多发生在冠状沟、龟头、包皮、系带、尿道口,少见于阴茎体、阴囊。同性恋者可发生在肛门及直肠。女性好发于大小阴唇、阴蒂、阴道和宫颈。偶发于腋下、腹股沟、

149

乳房下等间隙部位。

尖锐湿疣自觉症状可有瘙痒及局部压迫感,溃疡及次发感染者可有恶臭分泌物。发生于肛门和直肠者可有疼痛及里急后重感。近年来,据国外资料,已知亚临床感染比临床明显的病变更为常见,可单独存在或与典型的尖锐湿疣损害并存。

二、发现病灶的方法

在需要检查的部位,涂抹 5％醋酸液,3～5 分钟后,有 HPV 感染的部位出现有光泽的、均匀一致的、边缘清楚的变白区,如用阴道镜观察,则效果更理想。

近年来大量研究资料表明,人乳头瘤病毒和某些恶性肿瘤密切相关。有学者统计,外阴、阴道、阴茎或肛门区的尖锐湿疣可以转化为鳞癌,这种转化通常需要 5～40 年,应引起重视。

三、实验室检查

醋酸白试验,用 3％～5％醋酸外搽或湿敷,2 分钟后,病灶稍膨隆,局部变白为阳性。在放大镜下更明显。组织病理学检查,其特征在鳞状上皮的表皮中上部出现有诊断意义的空泡细胞。免疫组织化学、电镜及 HPV-DNA 探针等更易确定其存在。

四、诊断

病史,有婚外不洁性交史或配偶有感染的典型病灶者即可考虑诊断。为确诊可取活体组织送病理检查。

五、治疗

本病以局部治疗为主,辅以全身治疗。

(一)三氯醋酸

用 33.3％或 50.0％三氯醋酸液,用细棉签蘸药涂于病灶表面,每天 1～2 次即可,注意保护病变周围正常皮肤黏膜。

(二)4％肽丁胺软膏

用棉签蘸软膏涂于患处,每天 2 次。

(三)物理疗法

1.激光治疗

对病灶集中并过大者可用 CO_2 激光或 YAG 激光,选择适当功率,一般一次即可除去病灶,但仍有复发者。

2.冷冻疗法

液氮或二氧化碳干冰冷冻,1～7 次为 1 个疗程。亦有复发。

3.电灼

高频电刀对较小病灶或有蒂的乳头瘤一次可除去,疣体较大者或数量多者应分次治疗。

(四)手术疗法

手术疗法适用于单发或巨大疣。

（五）全身治疗

1.干扰素

病灶内局部注射，一般 α 干扰素(1～5)×10^6 U。每周 3 次,3 周为 1 个疗程。皮下或肌内注射,从(1～5)×10^6 U 到 18×10^6 U 每天 1 次,10 次后改为每周 3 次,连续 4 周。

2.转移因子

每次 2 mL,皮下注射,每周 2 次,10 次为 1 个疗程。

3.聚肌胞

2 mg,肌内注射,3 天 1 次,共两周。

（崔延义）

第七章

泌尿生殖系统梗阻

第一节 膀胱出口梗阻

膀胱出口梗阻（BOO）是发生于膀胱颈部及其周围的任何病变导致膀胱尿液排出障碍的一种病理状态的统称。常见的疾病有前列腺增生症、前列腺肿瘤、前列腺切除术后瘢痕挛缩、膀胱段切除术后吻合口狭窄、膀胱颈部纤维化、先天性膀胱颈部梗阻、膀胱颈部炎症、膀胱颈部结核、膀胱颈部肿瘤、输尿管间嵴肥大、正中嵴肥大及膀胱颈部周围疾病压迫或累及膀胱颈部引起梗阻，如子宫颈癌、直肠癌等。

BOO 一旦发生，对上尿路的影响为双侧性，故肾脏的损害出现较晚，一般无上尿路损害的急性表现，但有明显的排尿困难症状。一旦引起双侧肾脏损害，其代偿能力差，易出现肾衰竭。

一、女性膀胱颈部梗阻

女性膀胱颈部梗阻可发生于任何年龄，以老年者居多，年龄越大发病率越高。病因、发病机制复杂，可能为膀胱颈纤维组织增生、膀胱颈部肌肉肥厚、慢性炎症所致的硬化以及老年女性激素平衡失调导致的尿道周围腺体增生等。

二、男性膀胱颈部梗阻

男性膀胱颈梗阻是一种常见病及多发病，分为功能性膀胱颈梗阻和膀胱颈挛缩。

功能性膀胱颈梗阻是由于膀胱颈自主神经功能失调引起的一种疾病，但神经系统检查无阳性体征。根据国际尿控协会的规定：排尿时有逼尿肌收缩，但膀胱颈开放不全或完全不能开放；内镜检查及尿道探子检查无器质性膀胱下尿路梗阻证据，且无明确神经病变者称为功能性膀胱颈梗阻。其病因可能与交感神经、膀胱颈部 α、β 受体兴奋性改变有关。

膀胱颈挛缩多认为是由于膀胱颈部及其周围脏器的慢性炎症导致膀胱颈部纤维化而致；亦可由各种前列腺手术时的损伤所致，以 TURP 术和前列腺摘除术后的膀胱颈挛缩发生率最高。

（一）临床表现

主要症状为下尿路梗阻症状：排尿困难、排尿迟缓、尿流变细、尿频和夜尿增多及排尿不尽感、急或慢性尿潴留、尿失禁甚至血尿等。

(二)诊断

1.病史

有排尿困难等下尿路症状,或于各种前列腺手术后出现排尿困难的病史。仔细分析临床症状和询问病史,对于确定梗阻的类型和估计梗阻的程度有重要价值。

2.体格检查

除了进行系统的体格检查外,应特别强调直肠指诊和尿道探子检查。

3.实验室检查

尿常规检查、血液生化检查,以了解尿液质量的改变和肾功能情况。

4.X线检查

排泄性尿路造影能发现主要并发症和了解上尿路功能情况。尿道膀胱造影可从造影片上清晰显示出梗阻部位、程度和长度。

5.膀胱镜检查

可以直接观察梗阻部位并对梗阻的原因进行诊断,膀胱镜检查时可见内括约肌呈环状狭窄,把尿道和膀胱明显分开;膀胱颈抬高,膀胱颈呈苍白色或有玫瑰色,其表面通常光滑,缺少血管分布。

6.尿流动力学检查

普通尿流动力学检查和影像尿动力学检查对诊断有重要参考价值,应用该项检查在临床上有助于早期诊断。简单的自由尿流率测定可提供初步判断,最大尿流率<15 mL/s,提示存在下尿路梗阻的可能。在普通尿流动力学检查中,压力流率测定是公认的诊断手段,判断指标有A-G图和LinPURR图等方法。与A-G图相对应的是A-G数的应用,A-G数=最大尿流率时的膀胱逼尿肌压力-2倍的最大尿流率。A-G数大于40,表示有膀胱出口梗阻存在,数值越大表示梗阻越严重;A-G数在15~40表示有梗阻可疑;A-G数小于15表示无梗阻存在。

(三)鉴别诊断

1.尿道狭窄

多有尿道炎、尿道器械检查或外伤史。行尿道造影或尿道镜检查可明确尿道狭窄的部位和程度。

2.后尿道瓣膜

主要见于男童,排尿性膀胱尿道造影对鉴别诊断有重要价值。在膀胱颈部梗阻患者,瓣膜处有很薄一层充盈缺损,尿道镜检查可直接观察到瓣膜存在。

3.精阜肥大

先天性精阜肥大的临床表现与膀胱颈部挛缩相同,在排尿性膀胱尿道造影时可见到梗阻以上后尿道扩张,后尿道填充缺损。尿道镜检查可见到肥大隆起的精阜。

4.神经源性膀胱

多有神经受损病史,如脊髓炎、多发性脊髓硬化症、脊椎外伤等。神经系统的检查可鉴别此病,膀胱压力测定显示各类神经源性膀胱功能障碍的图像。

5.逼尿肌无力症

通过尿动力学检查可鉴别。

6.前列腺增生症

前列腺增生症为老年人常见疾病,直肠指诊和尿道膀胱造影可鉴别。

(四)治疗

1.保守治疗

适用于下列情况:①没有残余尿或残余尿少(10～20 mL)。②无慢性肾功能不全。③无反复的尿路感染。④输尿管反流不明显。主要有 α 受体阻滞剂、糖皮质激素、抗生素等的应用。抗生素的应用:对合并有感染和施用尿道扩张器者,均应使用抗生素治疗。

2.手术治疗

(1)膀胱颈部扩张术:对先天性和原发性膀胱颈部挛缩,单纯应用尿道扩张术治疗效果多不满意,对前列腺增生切除术及经尿道前列腺电切术后的膀胱颈部梗阻,可应用尿道扩张治疗。

(2)膀胱颈切开术:楔形切开膀胱颈肌层,破坏其狭窄环。

(3)膀胱颈切除术:该术式适用于各种原因引起的膀胱颈部挛缩和小儿膀胱颈梗阻。方法是在膀胱颈后唇将黏膜弧形切开,于黏膜下潜行分离,显露膀胱颈肌层,将膀胱肌层做楔形切除。

(4)膀胱颈 Y-V 成形术:经耻骨后途径显露膀胱颈部及膀胱前壁,于膀胱前壁做 Y 形切口,将 V 形膀胱瓣与切口远端创缘缝合,以扩大膀胱颈部管腔。

(5)经尿道膀胱颈部电切术:切断环形缩窄环,使梗阻得以解除,有主张切开部位以膀胱颈截石位12点最佳,也有主张切开范围在5～7点位置;深度为切除膀胱颈部全层,至见到脂肪组织。术后持续尿管引流尿液2～3周,拔除尿管后行尿道扩张术,初时每周1次,连续3次后改为每2周1次,之后改为4周、2个月、3个月、6个月至1年扩张一次后,即可停止扩张。

(周生财)

第二节　输尿管肠吻合口狭窄

一、病因

多种因素可引起输尿管肠吻合口狭窄,包括输尿管解剖分离技术、应用于替代输尿管的肠管类型、吻合口的类型等。由于输尿管局部缺血是导致输尿管肠吻合口狭窄的主要原因,因此手术中对输尿管的解剖、分离至关重要。尽管在手术过程中需要将输尿管游离,使输尿管和准备吻合的肠管尽量靠近,但是不宜过分剥离输尿管外膜。因为输尿管的血供与输尿管外膜平行,过分剥离输尿管外膜可能引起远侧输尿管缺血及狭窄形成。当使用回肠代左侧输尿管时,输尿管应置于乙状结肠系膜的下方、主动脉上方。在左侧输尿管解剖分离后,多余的输尿管长度和可能形成的成角弯曲围绕肠系膜下动脉可能导致吻合口狭窄的发病率升高。

使用哪一段肠管来替代输尿管目前尚有争议。部分学者认为应用结肠替代输尿管能够形成抗反流的吻合口。但是,近来的文献报道,应用抗反流的吻合口与未抗反流的吻合口在对肾脏功能的损害方面无明显优势。尽管缺乏客观的大宗随机研究结果,但越来越多的研究结果认为抗反流的吻合口术后引起狭窄的概率高于未抗反流的吻合口。Pantuck 等对 60 例行抗反流的输尿管肠吻合患者和 56 例直接吻合的患者随访 41 周,发现两者发生吻合口狭窄的比率分别为

13%和1.7%。引起术后肾积水、肾盂肾炎、肾结石、肾功能不全的概率无统计学差异。Roth 等发现抗反流的吻合口引起狭窄的概率高于未抗反流的吻合口 5 倍,而且认为引起吻合口狭窄的原因与手术经验无关。Studer 等报道了一项随机研究抗反流的吻合口与未抗反流的吻合口术后吻合口狭窄的研究结果。他们认为二者发生吻合口狭窄的比率分别为 13%和 3%。尽管没有足够证据证明尿液反流入成人肾脏是有害的,但是梗阻造成肾脏功能的损害是明确的。上述研究结果均支持使用未抗反流的吻合技术。

输尿管肠吻合口狭窄好发于左侧,发病率在 4%~8%。

二、评估

对于接受任何类型尿流改道的患者术后了解上尿路情况最简单、微创的检查就是 B 超检查。如果患者 B 超检查提示肾积水,应行排泄性尿路造影了解狭窄的部位、长度及程度。假如发现结石或肿瘤复发,可考虑行 CT 或 MRI 检查。慢性肾积水的患者应用利尿肾图可了解单侧肾功能,明确是否存在功能性梗阻。如果患者肾功能不全,不宜行排泄性尿路造影和利尿肾图检查,可考虑作经皮肾穿刺造影并留置造瘘管,这样既可明确诊断又可以缓解肾积水。该项检查也可用于内镜治疗吻合口狭窄的术前评估,利于手术计划制订。此外,如果患者存在肾绞痛、复发性泌尿系统感染、肾功能损害等情况,也应该进一步检查。

三、治疗

并非所有接受输尿管肠吻合的患者术后出现肾积水均需要接受外科干预。大多数接受输尿管肠吻合术的患者术后出现慢性肾积水的原因并非梗阻,这类患者不需要手术治疗。只有那些出现疼痛、感染、由于功能性梗阻导致肾功能不全的患者需要外科治疗。尽管在吻合口处出现恶性肿瘤复发的情况不多见,但是如果在狭窄部位出现不规则肿块,迅速增大,导致梗阻,明显影响肾功能,则需要积极评估和外科手术。

妇科恶性肿瘤的患者接受盆腔脏器剜除+尿流改道的患者,术后出现肾积水及吻合口狭窄,治疗比较棘手。Penalver 等报道了 66 例这一类患者,95%在术前接受盆腔放疗。输尿管肠吻合术的早期和晚期并发症的发生率分别为 22%和 10%。85%的患者通过保守治疗(如肾穿刺造瘘)使术后并发症得到有效缓解。

(一)内镜治疗

内镜治疗输尿管肠吻合口狭窄的技术发展类似于内镜治疗输尿管梗阻的过程。最初的内镜治疗方法包括简单的球囊扩张、留置支架。由于上述方法的治疗效果,尤其是远期疗效不理想,内镜下应用电烧灼和激光对狭窄段进行内切开技术逐渐发展起来。目前,可弯曲的软性输尿管镜下应用钬激光切除输尿管肠吻合口狭窄正成为内镜治疗输尿管肠吻合口狭窄的先进技术。

内镜治疗输尿管肠吻合口狭窄与输尿管狭窄之间的不同之处在于治疗输尿管肠吻合口狭窄更倾向应用顺行的方法。首先建立经皮通道,缓解梗阻引起的肾积水及可能同时合并的感染。一旦患者病情稳定,积水得到明显缓解,感染得到控制,球囊借助内镜通过经皮通道到达吻合口狭窄处,进行狭窄部位的扩张,直至狭窄环消失。或同样的方法置入支架,扩张狭窄环。由于支架容易出现黏液堵塞,导致治疗失败,多个治疗中心为避免上述情况发生,支架的留置时间一般为 4~8 周。

内镜下球囊扩张是最早用于治疗输尿管肠吻合口狭窄的内镜方法。该治疗方法近期的疗效尚可,远期疗效不理想。Ravery 等报道该方法治疗输尿管肠吻合口狭窄的近期有效率可达61%。而 Shapiro 等对 37 例良性输尿管肠吻合口狭窄患者行球囊扩张术,术后进行 1 年以上的随访,认为总的有效率只有 16%,而重复扩张可提高疗效。Kwak 等对球囊扩张术后患者进行9 个月随访,认为有效率低于 30%。最近,DiMarco 等对 52 例接受球囊扩张术的输尿管肠吻合口狭窄的患者进行 3 年的随访,仅有 5% 的有效率。

有学者报道了应用电烧灼的方法治疗输尿管肠吻合口狭窄。对于良性狭窄,该方法长期的有效率仅为 30%。Meretyk 等回顾了腔内电切治疗输尿管肠吻合口狭窄的长期疗效,15 例输尿管肠吻合口狭窄的患者接受平均长达 2.5 年的随访,结果发现总的有效率达到 57%。Cornud 等对接受经皮电切治疗输尿管肠吻合口狭窄的患者进行长期随访,重点比较内镜和 X 线引导的治疗效果。27 例患者拔除输尿管支架后进行超过 1 年的随访,总的有效率为 71%。研究发现直接应用内镜引导或联合 X 线引导的治疗效果好于只用 X 线引导。有 1 例单用 X 线引导的患者术后出现右侧髂血管的损伤。因此,在内镜直视下行输尿管肠吻合口狭窄电切术是相对安全、有效的方法。随着激光技术的发展,钬激光越来越多地应用于泌尿外科的临床治疗。钬激光是一种有效的切割工具,可应用于吻合口狭窄的切开。

左侧输尿管肠吻合口狭窄的腔内治疗较右侧难度大,大多数治疗失败的病例集中于左侧。左侧输尿管肠吻合口狭窄的腔内治疗的主要风险在于出血,可能与该侧输尿管与乙状结肠系膜邻近,手术过程中容易造成乙状结肠系膜损伤有关。因此,对于左侧输尿管肠吻合口狭窄的治疗应慎重考虑腔内治疗,开放手术可能是一种安全的选择。

(二)开放手术

在腔内治疗失败后,才考虑开放手术。开放手术治疗输尿管肠吻合口狭窄在技术上更具有挑战性,同时术后需要更长的时间恢复。但是开放手术的成功率较腔内手术高,尤其相对球囊扩张术。开放手术的远期成功率可达 80%。但是,如果狭窄段的长度大于 1 cm,术后复发率明显增加。左侧手术成功率要低于右侧。术后的并发症发生率大约为 11%。

(周生财)

第三节　输尿管梗阻

一、病因

引起输尿管梗阻的常见原因详见表 7-1。在人群中确切的输尿管梗阻的发病因素尚不清楚,但是存在输尿管结石和针对结石的治疗均为输尿管梗阻的危险因素。Roberts 等对 21 例有输尿管结石嵌顿的患者进行研究,发现结石嵌顿时间超过 2 个月,输尿管梗阻发生率为 24%。任何针对输尿管的腔内操作都有可能引起输尿管梗阻。随着输尿管镜技术的进步,现在临床上应用的输尿管镜内径越来越小,可以弯曲且有良好的成像效果,在应用输尿管镜进行操作时对输尿管的损伤越来越小。目前,由于输尿管镜的检查和治疗造成输尿管损伤的发生率已降至 1%以下。此外,颈部、乳腺、大肠、前列腺和卵巢的恶性肿瘤的转移病变也可引起输尿管梗阻。其他可造成输尿管梗阻的良性病变包括感染性疾病(结核、血吸虫感染等)、创伤(包括在腹部或盆腔手术过程中发生的医源性损伤)、腹主动脉瘤、子宫内膜异位症、放疗后等。如果考虑患者的输尿管梗阻是特发性的,应进一步行 CT 检查,明确是否有输尿管恶性肿瘤或外源性压迫引起的损害。

表 7-1　可能引起输尿管梗阻的原因

疾病类型	梗阻原因
先天性疾病	输尿管狭窄
	输尿管囊肿
	输尿管瓣膜
	异位肾
	腔静脉后输尿管
	梨状肌综合征
	输尿管膀胱反流
肿瘤	原发输尿管肿瘤
	炎症:输尿管结核
	血吸虫感染
	脓肿
其他疾病	子宫内膜异位症
	囊性输尿管炎
	创伤
	妊娠
	尿性囊肿
	囊性淋巴管瘤
	放疗后
	主动脉瘤
	盆腔脂肪增多症
	腹膜后纤维化

二、临床表现

(一)症状

主要是上尿路梗阻引起的症状,如腰腹部疼痛,多为不同程度的持续性钝痛,大量饮水后可使症状加重。长时间的梗阻可使肾盂、肾盏和输尿管积水。同时,易合并尿路感染、结石和血尿,严重者可引起肾实质损害。继发感染时,可出现寒战、高热、腰痛、尿路刺激征等。此外,部分患者还伴有原发疾病的症状,如泌尿系统结石引起的肾绞痛、血尿和膀胱刺激征等。少数患者可有肾性高血压、贫血等症状。

(二)体征

一般较少出现。在输尿管梗阻引起严重的肾积水时,可在患者腹部触及囊性肿块,为积水增大的肾脏。

三、诊断

根据病史,结合影像学检查一般可以明确诊断,主要内容为梗阻原因和梗阻部位,同时评估患侧肾脏的功能情况。

(一)实验室检查

慢性感染或双侧输尿管梗阻导致肾积水晚期,出现尿毒症的患者可出现贫血。急性感染期白细胞计数升高。白细胞计数升高不明显通常提示慢性感染。

一般情况下不会出现大量蛋白尿,很少出现管型。镜下血尿提示可能为结石、肿瘤、炎症。尿液中可有细菌和脓细胞。

严重的双侧肾积水时,尿液流经肾小管变缓,尿素被大量重吸收,但是肌酐没有被吸收。血生化检查提示尿素/肌酐比值大于正常。尿毒症期,血肌酐和尿素氮水平明显增高。

(二)影像学诊断

输尿管梗阻的诊断主要依靠影像学检查。输尿管梗阻影像学检查的目的在于确定梗阻的部位、程度、原因、并发症及肾功能状态等。一般情况下确定有无梗阻并不困难,但应注意早期梗阻的征象,证实尿流受阻。影像学检查应明确梗阻的平面,梗阻的部位位于扩张的尿路的远端。并确定梗阻的程度、原因和性质。输尿管梗阻的影像学表现可分为直接和间接征象。直接征象指梗阻端的影像学表现。间接征象指梗阻病变导致的继发改变,如肾盂的扩张积水、梗阻近端的输尿管扩张等。常用于输尿管梗阻诊断的影像学方法包括 B 超、排泄性尿路造影、逆行尿路造影、磁共振水成像、放射性核素检查等。

1.B 超检查

B 超检查是一种简单、无创的检查方法。可以发现患侧肾脏积水、输尿管在梗阻段上方的扩张,并了解输尿管梗阻的大致位置,同时,B 超检查是输尿管梗阻患者治疗后随访的重要手段。输尿管梗阻的超声表现取决于梗阻的部位和程度。如果梗阻的部位在肾盂输尿管交界处,则主要表现为肾脏集合系统的扩张。如果梗阻发生在输尿管壁内段,肾脏的集合系统和输尿管全程明显扩张。输尿管扩张在 B 超上表现为输尿管的增宽,宽度多在 1 cm 以上,重度积水可在 2 cm 以上。输尿管的结石、肿瘤、结核等均可引起输尿管积水,在声像图上除表现输尿管梗阻、积水的特征外,还有各自原发疾病的不同表现,在此不详述。输尿管积水可引起肾脏积水,肾窦回声分离、肾形增大和肾实质变薄是肾积水超声显像的三个特点。

超声检查在诊断输尿管梗阻上也有其局限性。由于肾脏和充盈膀胱的声窗作用,对邻近肾盂的输尿管起始段和邻近膀胱的终末段输尿管显示较好,对这两个部位梗阻的定位诊断准确率比较高。而位于中间部位的输尿管由于位置较深,且腹部探查时易受肠道内容物和气体的干扰,常使输尿管显示不清,不易确定梗阻的部位,定位准确性较差。尽管腔内超声检查在临床很少使用,但是它有助于明确梗阻的部位、特性,并指导治疗。

2.排泄性尿路造影和逆行尿路造影

X 线尿路造影是临床诊断输尿管梗阻常用的检查方法。如果患者肾功能较好,排泄性尿路造影显影满意,不但可以明确显示梗阻的部位,而且可以直接显示梗阻的形态及患肾积水的程度,对输尿管梗阻的定位定性诊断符合率高。造影检查还可以观察对侧肾脏和输尿管及膀胱的形态、功能。此外,可以根据对侧肾脏代偿情况评估患侧肾积水的程度及功能状态。对于肾功能差、排泄性尿路造影输尿管显影不满意或不宜做静脉肾造影的患者,建议行逆行尿路造影。逆行尿路造影对输尿管狭窄定位定性诊断符合率达 94.4%。

将超声和 X 线尿路造影两种检查方法结合应用,各取所长,可提高输尿管梗阻的诊断符合率。超声具有简便、无痛苦、易重复和不受肾功能影响的特点,可以判断有无肾积水及积水的严重程度。对于超声提示肾积水较轻,估计肾功能无明显损害,可采用常规静脉肾盂造影;对于超声提示有重度肾积水者,应采用大剂量静脉肾盂造影和/或适当延长造影时间,尽量使输尿管显影。对输尿管仍未显影者行逆行尿路造影,以显示输尿管梗阻的部位及病因。对于严重肾积水,肾功能严重损害者,可考虑采用超声引导下经皮肾盂穿刺造影,不但可以明确诊断,而且可以引流积水,减轻肾盂压力,改善肾脏功能。

3.磁共振尿路成像

如果患者梗阻严重,肾脏无法显影,输尿管梗阻导致逆行插管失败,可考虑磁共振尿路成像(MRU)以明确诊断。MRU 技术是近年来磁共振成像技术的重大进展之一。这一新技术无放射性损伤,不需要插管和注射造影剂,安全可靠,患者无任何痛苦。输尿管良性梗阻多见于输尿管结石、结石取石术后、肉芽肿性炎症、结核和外伤等。MRU 可满意地显示输尿管全程和梗阻段的特征,狭窄段梗阻端一般呈光滑的锥形。MRU 还可同时显示间隔的两段以上的输尿管梗阻。结核、原发输尿管癌引起的输尿管梗阻在 MRU 上均有其特征性表现。泌尿系统外的病变常可导致输尿管梗阻,包括盆腔肿瘤放疗后、转移性肿瘤、子宫内膜异位症和卵巢囊肿等。这些病变均可压迫输尿管,引起输尿管的梗阻。盆腔肿瘤放疗后的放射性反应和纤维化,导致输尿管梗阻,在 MRU 上表现为输尿管受压移位,发生狭窄。狭窄段附近有不规则的混杂信号的软组织影。腹膜后是恶性肿瘤转移的好发部位之一。恶性肿瘤腹膜后转移引起输尿管梗阻,在 MRU 上可表现为不同程度的肾盂、输尿管扩张。部分情况下,梗阻段较长,粗细不均,有时可见弧形压迹。梗阻附近的输尿管周围有片状、分叶状或多纹状软组织影。有的表现为输尿管梗阻端受牵拉和压迫征象。结合原发肿瘤可作出正确的诊断。卵巢囊肿、子宫内膜异位症时,MRU 除可显示输尿管狭窄,还可显示输尿管腔外的病理情况。囊肿发生粘连时,可见梗阻的输尿管周围有片状混杂的信号,有时可见囊性区。

4.放射性核素检查

肾图是应用放射性核素检查分侧肾功能最简单且常用的方法,肾图检查常用于各种疾病状态下总肾及分肾功能的监测。由于输尿管腔内治疗需要治疗侧肾功能不低于正常的 50%,才能保证治疗的成功率,因此,输尿管梗阻治疗前利用肾图对分侧肾功能进行评估是十分重要的。利尿肾图有助于鉴别机械性上尿路梗阻与单纯肾盂扩张。

(三)输尿管镜检查

任何病因不明的输尿管梗阻的患者建议行输尿管镜检查,必要时活检以明确诊断。

四、治疗

对于输尿管梗阻的患者,应在寻找病因的基础上解除梗阻,最大限度地保护肾功能,控制感染,防止并发症的发生。慢性不完全性输尿管梗阻,如果患者肾功能在正常范围内,应尽快明确梗阻的原因和部位,解除梗阻和病因治疗同时进行。如果解除梗阻和病因治疗不能同时进行,先解除梗阻,待梗阻解除病情稳定后再进一步针对病因治疗。如果患者肾功能已有明显损害,应立即解除梗阻,治疗并发症,恢复肾功能,然后再针对病因进一步治疗。慢性不完全性输尿管梗阻一般并不需要急诊处理,但是在下列情况下需要急诊解除梗阻:①反复的泌尿系统感染。②有明显症状(如腰痛)。③反复进行性肾功能损害。一侧急性完全性输尿管梗阻,应尽快解除梗阻,尽可能保护患侧肾功能。急性完全性输尿管梗阻引起的无尿需要急诊治疗,解除梗阻。如无法接受手术治疗的患者可经皮肾穿刺留置造瘘管或逆行插管暂时解除梗阻,待病情稳定后再针对病因治疗。对于一时无法解除梗阻的重症患者,可考虑行血液透析治疗。

通常情况下,对局部病变严重、肾功能有进展性损害、肾脏形态学上变化明显、出现并发症的患者,应积极手术治疗。输尿管梗阻的手术治疗方式主要根据患肾受损的程度而定。如果患者患侧肾脏积水不重,肾功能尚可,常用腔内方法或外科修复治疗输尿管梗阻。

(一)腔内治疗

1.输尿管支架植入术

植入输尿管支架能够迅速有效地治疗大多数的输尿管梗阻,尤其是输尿管内在病变引起的梗阻。一般情况下,内在病变引起的输尿管梗阻适于腔内治疗,而外部病变压迫输尿管造成的梗阻,可考虑经皮穿刺造瘘缓解肾积水或手术治疗。如果患者其他治疗方法都无效或本身疾病预后很差,例如恶性肿瘤全身多处转移,可考虑植入输尿管支架,并定期更换输尿管支架,缓解由于梗阻引起的积水对肾脏功能的损害。Yohannes 等针对一根输尿管支架引流不畅的输尿管梗阻的患者留置 2 根输尿管支架,可保证良好的内引流作用。

2.球囊扩张术

(1)逆行球囊扩张术:逆行球囊扩张术曾经是泌尿外科医师治疗输尿管梗阻的重要方法。这项技术没有明显的局限性,只是需要定期扩张。在 20 世纪 80 年代,在血管造影中应用的球囊被引进应用于泌尿外科的临床治疗中。随后,应用球囊扩张后暂时植入输尿管支架的方法成为大多数泌尿外科医师和输尿管梗阻患者均可以接受的治疗方法。对于输尿管梗阻的患者,如果已引起明显的梗阻,都可接受逆行球囊扩张治疗。下列情况被视为禁忌:活动期感染、输尿管狭窄长度超过 2 cm。因为在上述情况下,单独应用球囊扩张治疗梗阻很少能取得成功。

应用经尿道逆行技术在临床中较容易通过输尿管梗阻段。首先,应用逆行造影明确输尿管梗阻的部位和长度。然后在输尿管导管引导下置入一根柔软的金属导丝,通过梗阻处,在肾盂处盘绕。在导丝引导下置入带球囊的导管,在 X 线动态监视下,调整球囊的位置在输尿管梗阻处,使 X 线可以监测到球囊的位置。接着,使球囊膨胀扩张,对梗阻段进行扩张。球囊膨胀达到的程度为在球囊膨胀前,X 线可见金属导丝,随着球囊膨胀,最终无法看见金属导丝。经过 10 分钟治疗后退出球囊导管。用于引导的金属导丝仍留在输尿管内,引导留置输尿管支架。输尿管支架留置时间一般为 2~4 周。拔除输尿管支架大约 1 个月后,复查排泄性尿路造影、B 超和利尿肾图,了解治疗效果。随后,每 6~12 个月复查 1 次。少数情况下,X 光无法准确定位,可借助输尿管镜直视下置入金属导丝后再置入球囊。部分球囊扩张术可在输尿管镜下直视操作。

(2)顺行球囊扩张术:当逆行插管失败时,可考虑顺行球囊扩张术。经皮肾穿刺建立顺行通道。应用 X 光或联合输尿管镜引导金属导丝到达输尿管梗阻处,其余步骤与逆行球囊扩张类似,在此不详述。只是在放置完输尿管支架后,应留置肾造瘘管。在术后 24~48 小时行 X 线片检查,了解输尿管支架的位置是否正确。如果输尿管支架位置无问题,可拔除肾造瘘管。如果患者术前有明显感染或肾功能明显受损,可先留置肾造瘘管引流,待感染控制、肾功能明显改善后,再治疗输尿管梗阻。

顺行和逆行球囊扩张术治疗梗阻长度和持续时间短的输尿管狭窄有良好的效果。应用球囊扩张治疗输尿管梗阻的总有效率为 50%~76%,治疗效果最好的是非吻合口狭窄造成的医源性损伤(如输尿管镜检查),有效率可达到 85%。Ravery 等对输尿管炎症引起的输尿管梗阻进行逆行球囊扩张治疗,随访 16 个月,发现总有效率为 40%。Richter 等对 114 例输尿管梗阻患者进行球囊扩张治疗,随访 2 年以上,发现球囊扩张对梗阻段较短的患者有较好的疗效。良好的输尿管血供是手术成功的重要条件。对于长段的输尿管梗阻和输尿管血供不太好的患者,建议行腔内狭窄段切开术。在实验动物模型中,由于球囊扩张可以形成纵行裂纹,可能可以解释为什么球囊扩张可用于治疗输尿管梗阻。

3.腔内输尿管切开术

腔内输尿管切开术是球囊扩张术微创治疗输尿管梗阻的延伸,方法类似于球囊扩张术。在输尿管镜直视下或借助 X 光定位,应用逆行或顺行的方法通过输尿管梗阻段,施行梗阻段切开。因为创伤较小,一般建议应用逆行方式。患者在术后 3 年内应定期随访,行利尿肾图检查,了解是否存在远期并发症。

(1)逆行腔内输尿管切开术:逆行腔内输尿管切开术最早借助 X 光定位,应用带有软尖端的引导导丝通过输尿管梗阻段。假如导丝在 X 光定位下无法通过梗阻段,可联合应用半硬性或软性输尿管镜引导。通过梗阻段后,输尿管镜退出,导丝仍留在输尿管内。

输尿管切开的部位应根据输尿管梗阻的部位而定。一般情况下,低位的输尿管梗阻选择前内侧切口,避免损伤髂血管。高位的输尿管梗阻选择侧方或后外侧切口,避免损伤大血管。

输尿管切开可选用冷刀、电刀或钬激光,切开的范围从输尿管管腔一直切到脂肪组织。无论近端还是远端输尿管切开,切开范围应包括正常 2～3 mm 输尿管。在特定的情况下,输尿管梗阻段可先用球囊扩张,再行内切开术。同样,也可以先内切开,再应用球囊扩张。完成内切开后,通过留置金属导丝引导置入输尿管支架。一般情况下,置入的支架直径最好在 12 F,利于提高治疗效果。Wolf 等发现在内切开后应用肾上腺皮质激素注射到梗阻段输尿管有利于提高疗效。糖皮质激素和其他生物反应调节剂可能在未来治疗输尿管梗阻方面发挥重要的作用。

(2)顺行腔内输尿管切开术:通过逆行途径无法使输尿管镜到达梗阻处时,可考虑顺行的方法。建立经皮通道,留置造瘘管,缓解肾积水和控制感染后,扩大通道至能通过输尿管镜,剩下步骤与逆行方法基本一致。始终留置安全导丝在输尿管内,远端盘绕在膀胱内。

(3)联合应用逆行和顺行腔内输尿管切开术:在少数情况下,输尿管梗阻的部位已完全闭锁,金属导丝无法通过输尿管闭锁段,无法施行球囊扩张或内切开术。这种情况下可以考虑联合应用逆行和顺行的方法行输尿管闭锁段的切开。在治疗前,同时施行逆行造影和顺行肾盂造影,了解闭锁段的情况。通过经皮顺行通道和逆行输尿管途径同时插入输尿管镜,输尿管闭锁的两端借助输尿管镜和 X 线尽量在一条直线上靠近。然后关闭一侧的输尿管镜的光源,让对侧的输尿管镜光源透过闭锁段照到关闭光源侧,从关闭光源侧应用金属导丝沿着光源的指引通过闭锁段,或应用钬激光、小的电刀边切边通过闭锁段,使输尿管再通。一旦输尿管再通,扩大通道,置入输尿管支架 8～10 周。与其他腔内治疗输尿管梗阻方法类似,该方法的成功率与输尿管闭锁的长度密切相关。Knowles 等报道 10 例远端输尿管闭锁的患者,其中 3 例用该方法,总的有效率达到 90%。

(二)外科修复

在施行任何类型的外科修复之前,必须仔细评估患者的肾脏功能,输尿管梗阻的部位、长度和程度。术前评估包括排泄性尿路造影(或顺行肾盂造影)、逆行尿路造影(必要时)、放射性核素检查、输尿管镜检查＋活检等。完成上述术前评估后,才开始为患者制订相应的手术治疗方案(表 7-2)。

表 7-2 不同输尿管狭窄的长度选择的外科修复方式

狭窄长度(cm)	外科修复方式
2～3	输尿管-输尿管吻合术
4～5	输尿管-膀胱吻合术
6～8	肾脏移位术
6～10	膀胱腰肌悬吊术
12～15	膀胱瓣修复术

1.输尿管-输尿管吻合术

(1)开放输尿管-输尿管吻合术:输尿管上段和中段的梗阻,如果梗阻长度在 2～3 cm,首选输尿管-输尿管吻合术。由于吻合口的张力会影响输尿管的血供,导致术后再发梗阻。因此,输尿管-输尿管吻合术适用于短的输尿管梗阻。对于输尿管长度是否满足输尿管输尿管吻合要求,只有在手术中才能最终做出决定。

开放输尿管-输尿管吻合术的手术成功率很高,可达 90%以上。假如出现吻合口漏,首先行腹部平片了解输尿管支架的位置,出现移位,调整支架位置。如果吻合口处正在使用负压装置,应停用。因为吻合口部位的负压吸引不利于吻合口的愈合。尿液反流及膀胱痉挛也可能影响吻合口愈合,可延长尿管留置时间和使用抗胆碱药物对症处理。吻合口漏持续时间较长,可留置肾造瘘管,引流尿液。

(2)腹腔镜下输尿管-输尿管吻合术:Nezhat 等于 1992 年首次报道应用腹腔镜行输尿管-输尿管吻合术治疗由于子宫内膜异位症导致输尿管梗阻的患者。该学者于 1998 年系统回顾了 8 例接受腹腔镜下输尿管-输尿管吻合术的患者,其中 7 例患者术后吻合口通畅。总体而言,临床上对腹腔镜下输尿管-输尿管吻合术应用例数较少,在这方面的临床经验不多。但是,对于有经验的腹腔镜泌尿外科医师,该项技术仍不失为一种治疗长度较短的输尿管狭窄的微创方法。

2.输尿管-膀胱吻合术

(1)开放输尿管-膀胱吻合术:输尿管下段短的狭窄首选输尿管-膀胱吻合术。用于治疗膀胱输尿管反流的输尿管-膀胱吻合术在此不讨论。单纯开放输尿管-膀胱吻合术不同时行膀胱腰肌悬吊术或膀胱瓣修复术适用于输尿管下段长 4～5 cm 的输尿管梗阻。假如术后的膀胱输尿管反流是可以接受的,可直接吻合输尿管膀胱,不需要抗反流。否则,应行远端隧道再植术抗反流。对成年患者接受输尿管-膀胱吻合术的回顾性研究发现输尿管膀胱吻合口是否抗反流并不影响患者术后肾功能的恢复,输尿管再发梗阻的危险性也无差异。但是,目前尚不清楚在成年患者直接行输尿管-膀胱吻合术是否能减少肾盂肾炎的发生。

(2)腹腔镜下输尿管-膀胱吻合术:已有多位学者报道成功施行腹腔镜下输尿管-膀胱吻合术。对于输尿管下段的梗阻,腹腔镜下输尿管-膀胱吻合术通常应用经腹腔联合体内缝合技术。常规放置输尿管支架。目前该手术的例数报道仍较少,经验尚欠缺。但是,从已有的文献报道来看,该手术方式较开放手术对患者的创伤要小,术后恢复时间短。

3.膀胱腰肌悬吊术

(1)开放膀胱腰肌悬吊术:膀胱腰肌悬吊术能有效治疗输尿管下段较长的梗阻、缺损,以及输尿管-膀胱吻合术后持续反流或梗阻的患者,一般推荐输尿管梗阻的长度在 6～10 cm 施行该手术。膀胱腰肌悬吊术也被应用于断离的输尿管两端与对侧输尿管作端侧吻合术,治疗复杂的输尿管梗阻。如果膀胱容积小,不易游离,则不适合施行膀胱腰肌悬吊术。术前除了行排泄性尿路造影、输尿管镜检查外,应加做尿流动力学检查,了解膀胱容积和顺应性。一旦发现膀胱出口梗阻或神经源性膀胱,应先治疗,再行膀胱腰肌悬吊术。相比简单的输尿管-膀胱吻合术,膀胱腰肌悬吊术可提供大约 5 cm 的额外长度。而相比膀胱瓣修复术,膀胱腰肌悬吊术操作更简单,减少了血管损伤和排尿困难的危险。该手术对于成人和儿童的成功率均在 85% 以上,并发症很少见,主要包括输尿管再发梗阻、肠管损伤、髂静脉损伤、吻合口漏和尿脓毒症。

(2)腹腔镜下膀胱腰肌悬吊术:Nezhat 等最早于 2004 年报道成功应用腹腔镜行输尿管膀胱吻合+腰肌悬吊术。术前常规放置输尿管支架,手术过程经腹腔完成。该手术的例数报道很少,经验欠缺。但是从短期和中期随访的结果看,临床的疗效令人满意。

4.膀胱瓣修复术

(1)开放膀胱瓣修复术:当输尿管梗阻的部分太长或输尿管游离比较困难,输尿管-输尿管吻合术和输尿管-膀胱吻合术无法保证吻合口无张力的情况下,可考虑施行膀胱瓣修复术。Boari 于 1894 年在犬上成功应用该项技术。膀胱瓣可以替代 10~15 cm 长的输尿管,在一定的条件下,螺旋形膀胱瓣一直可以连接到肾盂,尤其在右侧。与膀胱腰肌悬吊术相似,术前患者需接受排泄性尿路造影、输尿管镜检查及尿流动力学检查,了解膀胱容积和顺应性。发现膀胱出口梗阻或神经源性膀胱,应先治疗,再行膀胱瓣修复术。膀胱容积过小,不宜行膀胱瓣修复术。接受膀胱瓣修复术的患者数目较少,但只要膀胱瓣的血供良好,术后效果令人满意。最常见的并发症为术后再发梗阻,梗阻复发的原因大多为缺血或吻合口张力过大。偶有假性憩室形成。

(2)腹腔镜下膀胱瓣修复术:腹腔镜下膀胱瓣修复术已有成功的报道,但手术例数很少。Kavoussi 等报道了 3 例远端输尿管梗阻成功经腹腔施行腹腔镜下膀胱瓣修复术。手术过程与开放手术类似,制成膀胱瓣,与输尿管行无张力吻合。手术持续时间为 120~330 分钟,术中出血量为 400~600 mL。2 名患者术后 3 天恢复出院,1 名患者因术后出现难治性芽孢杆菌性结肠炎,住院 13 天。患者随访时间超过 6 个月,影像学检查吻合口通畅。在该报道中未提及腹腔镜下膀胱瓣修复术适合治疗的输尿管梗阻长度。在另一项研究报道中认为腹腔镜下膀胱瓣修复术适合治疗的 8~12 cm 的输尿管梗阻。

5.肾脏移位术

肾脏移位术最早于 1964 年由 Popescu 报道。该手术能为输尿管上段缺损提供额外的长度,同时可以减少输尿管修复的吻合口张力。该手术方式可提供额外的 8 cm 长度。在这类手术中,肾脏血管尤其是肾静脉限制肾脏游离的范围。作为解决的方法,可将肾静脉切断,重新吻合在更低位置的腔静脉。该方法现在已很少使用。

6.输尿管切开插管术

由于其他外科手术的发展,该技术已很少使用。该手术一般用于传统的输尿管-输尿管吻合术和输尿管-膀胱吻合术无法施行的 10~12 cm 长的输尿管梗阻。目前,该方法有新的改进,即联合口腔黏膜移植于梗阻处。

7.断离的输尿管两端与对侧输尿管做端侧吻合术

断离的输尿管两端与对侧输尿管做端侧吻合术在 1934 年由 Higgins 首次报道。该术式适于输尿管长段梗阻,剩余正常的输尿管无法吻合到膀胱上。对于残留的正常输尿管长度无法与对侧输尿管吻合,为本术式的绝对禁忌证。相对禁忌证包括既往有肾结石病史、腹膜后纤维化、输尿管恶性肿瘤、慢性肾盂肾炎和腹部-盆腔放疗史。如果接受移植的输尿管存在反流,应进一步证实并纠正。应在术前完成排尿期膀胱 X 线检查、其他相关影像学检查、输尿管镜检查,以评估双侧输尿管的功能。

多位学者报道断离的输尿管两端与对侧输尿管做端侧吻合术的治疗效果,结果令人满意。腹腔镜下施行该手术尚未见报道。

8.回肠代输尿管术

对于长段的输尿管梗阻或缺损,尤其是近段的输尿管,外科治疗始终具有挑战性。应用膀胱尿路上皮替代输尿管,重建输尿管是目前认为最理想的方法。因为尿路上皮不吸收尿液,而且可以抵抗尿液的腐蚀及致癌作用。在无法应用膀胱尿路上皮替代输尿管的情况下,才考虑应用其他组织替代输尿管。回肠代输尿管术被认为是一种令人满意的治疗复杂的输尿管长段狭窄的方法。而输卵管和阑尾并非可靠的输尿管替代物。

(1)开放回肠代输尿管术:Shoemaker 等于 1909 年首次报道为一例患泌尿系统结核的女性患者施行回肠代输尿管术。之后,有学者应用犬对回肠输尿管的代谢和生理功能进行研究。当一段回肠直接吻合到膀胱上,膀胱输尿管反流及肾盂的压力增高只在排尿时出现。比较犬逐渐变细和没有逐渐变细的替代肠管发现肾脏内压力及相关代谢无差异。膀胱内压力的逆行传导取决于替代输尿管的回肠长度及排尿时压力。Waldner 等报道如果替代输尿管的回肠长度大于 15 cm,无尿液反流到肾盂。

Boxer 等对 89 例接受回肠代输尿管的患者进行随访,发现术前肾功能正常的患者仅有 12% 术后出现明显的代谢问题,因此认为术前患者的肾功能是评估预后的重要因素。在另一项研究中,接近一半的术前血肌酐水平在 2 mg/dL 之上的患者,术后发展为代谢性酸中毒,需要再插管引流尿液。在该项研究中,同时发现膀胱功能障碍或出口梗阻的患者术后并发症明显增高。尚无研究资料表明抗反流的吻合口、肠代输尿管的长度缩短优于标准的肠代输尿管术。综上所述,肠代输尿管术的禁忌证包括患者基础的血肌酐水平在 2 mg/dL 之上、膀胱功能障碍或出口梗阻、炎症性肠炎、放射性肠炎。

在围术期,与替代输尿管的回肠有关的并发症包括早期尿外渗或尿性囊肿、肠壁水肿引起的梗阻、黏液栓、肠管扭转。尤其是肠管缺血坏死应引起临床医师的高度重视。如果患者术后出现急性腹痛,应排除肠坏死。患者术前肾功能正常,一般术后很少出现肾功能不全、电解质紊乱。假如患者术后出现明显的代谢异常,合并替代输尿管的肠管膨胀、扩张,应考虑存在膀胱尿道功能障碍。远期并发症主要是可能使替代输尿管的肠管恶变概率升高。推荐患者接受定期术后随访,手术后 3 年开始行输尿管镜检查,以利于早期发现恶变。但是,Bonfig 等对 43 例接受开放回肠代输尿管术的患者进行平均长达 40.8 个月的随访,未发现恶变。

(2)腹腔镜下回肠代输尿管术:Gill 等报道成功施行腹腔镜下回肠代输尿管术。整个手术过程包括吻合口缝合和打结均在腹腔镜下完成。尽管整个手术持续的时间比较长,达到 8 小时,但是手术创伤小,患者术后第 5 天就出院。

9.自体肾移植

1963 年,Hardy 首次应用自体肾移植治疗了一例近端输尿管损伤的患者。之后,自体肾移植手术被逐渐应用于治疗多种疾病,包括严重的输尿管损伤及缺损。通常情况下,自体肾移植主要适用于患侧输尿管严重梗阻,对侧肾脏缺如或丧失大部分功能,其他方法如肠代输尿管手术无法施行的情况下使用。由于肾脏有较长的血管,适用于自体移植术。近年来,腹腔镜下自体肾移植手术已被成功应用于严重的输尿管缺损和梗阻。腹腔镜下自体肾移植一般采用经腹途径,也有学者尝试经腹膜后途径,均取得较好的疗效。首先将待移植的肾脏切除,方法同腹腔镜下供体肾切除术,然后将移植的肾脏置于髂窝处,吻合血管,近端正常的输尿管吻合于膀胱,也可以直接将肾盂与膀胱吻合。腹腔镜下自体肾移植较常规的开放自体肾移植,术后应用镇痛药物的剂量明显减少,恢复明显较开放手术快,具有微创的优势。

如果患者病情较重,输尿管梗阻暂时无法解除,可行经皮肾穿刺造瘘,引流尿液,以利于感染的控制和肾功能的改善;待患者一般情况好转后,再治疗输尿管梗阻。如果输尿管梗阻无法解除,则永久保留肾造瘘。如果患者患肾积水严重,肾实质显著破坏、萎缩或合并严重的感染,肾功能严重丧失。同时,对侧肾脏功能正常,可考虑施行肾输尿管切除术。否则,应尽可能保留肾脏,尤其是儿童和年轻患者。

(周生财)

第四节 尿 道 狭 窄

尿道狭窄是指尿道因某种原因导致管腔变细,可发生于尿道的任何部位,以男性为多见。女性尿道因短而宽大,故不易发生损伤与狭窄。

男性尿道的结构比女性复杂,分为前尿道与后尿道两部分。前尿道被尿道海绵体和球海绵体肌所包绕,血流丰富;后尿道部分的膜部尿道位于尿生殖膈之间,是后尿道最狭小和最固定的部分,在尿生殖膈与前列腺尖部之间有一段称为膜上部尿道的部分是最薄弱的部分,此处常在骨盆骨折时受到损伤。

正常尿道的口径:1岁幼儿可通过 10 Fr,5岁时可通过 15 Fr,10岁时可通过 18 Fr,而成年男性可通过 24 Fr 的尿道探子。

男性尿道括约肌的控制与下述三部分有关:①膀胱颈部。②膜部尿道由横纹肌所构成的外括约肌。③位于外括约肌内层受 α-肾上腺素能受体控制的环形平滑肌。因此手术时要避免损伤血管神经及重要的环形括约肌,尿道嵴远端和外括约肌之间的不随意肌是在外括约肌损伤后保持括约功能的部分,术中应注意保护。

一、病因

可分为先天性与后天性两类,在后天性中以损伤及感染为常见,值得注意的是医源性尿道狭窄并不少见,应引起重视。

(一)外伤性尿道狭窄

大都为外来暴力所致,也可以是由尿道内手术器械的操作所导致,狭窄的发生与损伤程度或与损伤早期处理不当有关。狭窄是由创伤组织的纤维性变形成瘢痕挛缩所致,局部的尿外渗、血肿与感染促使了这一病理过程的形成。狭窄常在外伤后数周至数月后发生。

在当今社会中交通事故(RTA)已成为尿道外伤的主要原因。当发生骨盆骨折时并发尿道损伤的发病率很高,其并发原因除骨折碎片的直接损伤外,更为主要的原因是骨盆受伤时所发生的剪力作用。骨盆受到外来暴力时常发生扭转,使骨盆内径发生急剧变化,当侧方受压时其横径短缩而前后径被拉长,骨盆软组织也发生剧烈牵拉与错位,此时膜部尿道随三角韧带及耻骨弓向前方移动,而前列腺部尿道则随前列腺、膀胱及直肠向后上方浮动,从而使最为薄弱之前列腺尖部远端的膜上部尿道被撕裂,造成后尿道损伤,是此类创伤中最为常见的。此外尚有一定比例的骑跨伤,故球部尿道狭窄也并不少见。

(二)感染性尿道狭窄

目前常见的是非特异性细菌感染所致,大多发生于尿道损伤早期的处理不当之后。病毒性及结核性感染亦可导致狭窄,但已十分少见。而在解放初期十分常见的淋菌性尿道狭窄一度极为罕见,但鉴于近年来急性淋菌性尿道炎的发病率呈明显上升趋势,淋菌性尿道狭窄的发病率在数年内将有可能增多。尿道感染性狭窄常发生于尿道腺体分布集中的部分,因此多见于前尿道,且表现为长段的尿道狭窄。

(三)医源性尿道狭窄

常由于应用尿道器械时操作不当所致,如金属尿道探子、金属导尿管和内腔镜等,特别近年来由于腔内泌尿学的兴起,如 TURP 和 TURBT 等在临床上的广泛应用,这类医源性狭窄的发生有所增加,其好发部位以尿道外口及前尿道多见。即使是极其普通的软质导尿管的留置尤其是在长期留置的病例,如果固定方式欠妥或护理不当,特别是发生感染后未进行相应有效的处理时,常可导致尿道及尿道周围炎,最终可产生尿瘘或感染性尿道狭窄甚至闭锁。例如使用的导尿管管径过粗,使尿道内分泌物引流不畅;又如常被部分医师忽视的导尿管的正确固定位置是应将阴茎及导尿管翻向下腹部,这样可使呈 s 形的尿道的第二个弯曲点不至于因导尿管的压迫而发生阴茎阴囊交界处的"压疮"而形成尿瘘或尿道狭窄,当然选用组织相容性较好的硅胶导管对减轻感染是有利的。

(四)先天性尿道狭窄

以尿道外口为多见,多发生于有包茎的儿童及成人。在一些重复尿道、尿道下裂的畸形病例也常并发。先天性尿道狭窄由于症状不明显而易发展成严重肾积水、继发感染或肾功能受损时才被发现。女性尿道狭窄或尿瘘常与产伤、严重的会阴部或骨盆损伤、感染等有关,少见。

二、病理

尿道狭窄的病理比较简单,是由于损伤部位由纤维组织替代了正常尿道黏膜与海绵体,形成瘢痕收缩而使管腔变为窄小。Singh 曾做了以下三个实验。

(1)对两个婴儿及两个成年男性尿道做了超薄连续切片,发现尿道腺体的分布部位与淋菌性尿道狭窄的部位相符,说明了淋菌性尿道狭窄是由于淋菌在腺体内反复感染的结果。

(2)用大白鼠做实验,将尿道造成人为损伤,又以损伤程度分为 5 组,每组又分别分为膀胱造瘘与不造瘘两部分。观察结果是尿道穿透伤组形成狭窄的机会比未穿透伤组要多;尿道损伤后未行膀胱造瘘的形成狭窄的比已行膀胱造瘘组要多。说明尿外渗与狭窄的形成是密切相关的。

(3)对 24 例尿道狭窄段组织做电镜检查,发现狭窄段组织中除纤维组织外,不同病例还有不同程度的平滑肌纤维或弹力纤维存在。因此有的瘢痕坚硬,有的较软;有的弹性大而尿道探子通过容易但扩张效果不好,此与组织学上的组成成分不同有关。

三、诊断

根据病史、体征、排尿情况、尿流率测定、试探性尿道扩张及尿道镜的检查手段,本病的诊断是不困难的。尿道造影有助于了解狭窄的部位、长度、有否瘘管或假道等。尿道 X 线造影每次宜摄两张斜位片,一张是逆行尿道造影,一张为排尿期膀胱尿道造影片,后者对了解后尿道或狭窄段以上尿道的情况是至关重要的。如排尿期膀胱尿道造影未能满意地显示后尿道情况时,在已行耻骨上膀胱造瘘的病例可以采用经造瘘口将金属探子插入后尿道,同时配以逆行尿道造影的摄片方法,往往可显示狭窄的部位与长度。以往前后尿道均采用金属尿道探子替代造影剂的方法,由于手法上易发生错位而使造影结果严重失真,故已不再推荐使用。

近年来一些学者通过应用实时超声显像技术在尿流动力学方面应用的研究中,观察到超声对尿道狭窄的诊断有较大的帮助,通过直肠探头和/或线阵探头利用向尿道内注水或排尿动作等配合,可清楚地观察到动态的尿道声像图,不仅可观察狭窄的部位、长度,还可观察狭窄周围瘢痕的厚薄程度,此点对选择何种手术方式有很大的参考价值,如狭窄段短而瘢痕少者可首选内切开术治疗,反之则宜选择开放性手术为佳。此外超声对X线造影时不易显示的后尿道往往可获得较好的显示,有假道者常可清楚显示为其独到之处。故超声对本病是一种颇有前途的新诊断技术。

应注意狭窄可以是节段性、多发的,当尿道造影片提示尿道可能完全闭锁时,事实上不一定全长均已闭锁,超声和尿道海绵体造影术可能有一定帮助,但最后还得依靠手术探查来明确,并据此选择最为合理的手术术式才是治疗能否成功的关键。

对上尿路的功能及形态学的检查在长期的、严重狭窄的病例是需要的。还应注意有否感染、结石等并发症。

真性狭窄是指因尿道黏膜与尿道海绵体受损后组织修复所形成的,瘢痕环状包绕尿道所致,而假性狭窄是一些因尿道黏膜的局限性病损而产生的黏膜间粘连而形成的狭窄。这种狭窄一旦探子通过,即可顺利扩张到24 Fr的正常口径,一般扩张1~3次即可痊愈,或尿扩后留置硅胶管3~4天,可防止粘连的再度形成,这类情形常见于留置导尿管时间稍久又有感染的病例。另一种类型的假性尿道狭窄见于尿道黏膜未曾受损,而尿道黏膜周围的海绵体等组织因故形成纤维瘢痕组织,压迫尿道黏膜使尿道内腔变细而形成的狭窄。在处理上只需切除或切开尿道黏膜外的瘢痕组织,即可见黏膜鼓起而狭窄解除,一般无须做狭窄段切除再吻合术。

在鉴别诊断上应注意与前列腺增生症、膀胱颈挛缩、神经源性膀胱、尿道结石及尿道异物等疾病相鉴别。

四、治疗

(一)尿道扩张术

一般尿道狭窄常首先采用尿道扩张这一简易的治疗方法,可使不少患者因而康复,这是一项物理性治疗,起到按摩软化瘢痕并促使其吸收的作用,使尿道扩大并保持通畅。扩张应定期进行,要循序渐进,扩张的幅度应视狭窄程度而定,操之过急或过度扩张是失败的原因,良好的麻醉有助于扩张的成功,丝状探子对严重狭窄的患者是有助的。

有学者在1979年曾设计了一种用不锈钢管做成的18 Fr尿道扩张器,可在窥视下进行扩张,可避免产生假道,但由于实用价值不高而未被推广。为了防止扩张引起的尿道热,术前用抗菌药物做尿道冲洗,术前术后口服抗菌药物均可有预防作用。当尿道有急性炎症时扩张是禁忌的。

(二)尿道内切开术

尿道内切开术是一种简单而有效的治疗方法,对尿扩失败的部分病例特别是狭窄周围瘢痕组织较少的病例和多发性或长段狭窄的病例,如果尚能通过丝状探子,均可采用本法治疗,有学者提出当应用电切镜或碎石镜而尿道不够大时,虽无狭窄亦可采用本法以扩大尿道,使腔内治疗得以进行。尿道内切开术分盲目和直视下进行两类,在 20 世纪 70 年代以前普遍采用的是盲目法,70 年代以后因直视下尿道内切开镜的问世,使尿道狭窄的治疗发生了巨大的变化,目前已成为本病首选的手术方法。

1.盲目尿道内切开术

常用的有两种内切开刀,一种为 Maisonneuve 型,另一种是带有刻度盘的 Otis 型内切开刀。凡能通过丝状探子的病例均可采用,比较简便。一般在尿道 12 点处切开,切割后应留置相应口径之硅胶气囊导尿管,如遇严重出血可在阴茎周围进行加压包扎 1~2 小时,可帮助止血,拔管后尚需定期扩张 3 个月左右,疗效可达 55%~75%。缺点:①盲目切开难免损伤正常尿道。②丝状探子无法通过的病例不能进行。③一点切开有时效果欠佳。

2.直视下尿道内切开术

有学者在 1957 年首先报道了直视下用电刀进行尿道内切开术,由于并发症较多而未能推广应用。当 Sachse 在 1977 年开始在直视下切开可准确掌握切开部位与范围和深度,使成功率已高达 80%~85%,近期疗效可高达 92%,因此有学者认为本法可作为首选术式,但对存在广泛的尿道周围病变、瘢痕多的病例和放疗后引起尿道狭窄的病例易导致失败,不宜采用本方法。

有学者认为做放射状多处切开比一点切开效果要好,手术成功的关键是将纤维瘢痕组织全层切开,直至松软的正常尿道周围组织为止。应注意每个环形狭窄的部位的厚度是不同的,所以要做不同深度的切开,一次切开不满意可在 2 周后待原切开处上皮化后再做第 2 次甚至第 3 次的切开。狭窄长度不是失败的因素。术后应留置 16~18Fr 硅胶导尿管 1~7 天,在渗血停止后即可拔除。术前、术后应用抗菌药物预防感染,近期对无法通过导管甚至已完全闭锁的病例也有切开成功的报道。采用后尿道插入探子做引导的方法曾打通了闭锁长达 2.6 cm 的病例,上海市第六人民医院也曾成功的切通了闭锁长达 3 cm 的完全闭锁的病例,近来又有学者应用冷光源置入后尿道狭窄的近端,以光做引导进行切开的技术,也有助于完全闭锁病例的成功切开。

3.直视下尿道内激光切开术

有学者于 1976 年首先在动物实验成功的基础上应用于人,激光主要是烧灼瘢痕组织使之汽化并分开,激光的切口较冷刀或电刀的创缘愈合要好,血管和淋巴管在激光照射时被封闭,减少了创面分泌物和细菌进入体内的机会,因此是清除瘢痕组织的一个较为理想的方法。在应用激光进行狭窄部位切割时,应将瘢痕全层切开,并将切口延伸至两端正常尿道组织 0.5 cm 处。并应做多点切开。将可见瘢痕尽可能汽化,以提高疗效。

(三)尿道修复术

尿道修复术是一种可能完全治愈尿道狭窄的方法,适用于尿道扩张或内切开术失败和有假道或瘘管形成的病例。尿道修复术的方法繁多,有分一期也有分二期或三期手术完成的,现分别选择几种具有代表性的手术方法简介如下。

1.尿道外口切开术

应用于尿道外口狭窄的病例。手术应将狭窄段尿道向腹侧做全长切开,切开应达正常尿道 0.5~1.0 cm 处止,再分别将尿道黏膜与皮肤缝合。近来有学者介绍将腹侧的包皮做倒"V"形切开并与尿道黏膜缝合,可防止狭窄的再发生。

2.尿道对端吻合术

尿道对端吻合术适用于尿道狭窄段在 3 cm 以内的病例,手术可一期完成,如吻合满意可获良好效果,是应用开放性手术治疗本病的首选方法。手术必须充分切除瘢痕,充分游离两端尿道,在无张力的条件下将两端正常的尿道组织做对端吻合,吻合口之断面应剪成斜面以防止吻合口狭小,尤其在前尿道吻合时更为必须。术后留置硅胶管一周左右,术后需应用雌激素以防止阴茎勃起造成吻合口出血或撕裂。为了使狭窄段较长的病例也能满意地完成对端吻合术,可以通过下列方法以利吻合:①充分游离远端尿道来减少张力,必要时游离段可直达舟状窝。②将阴茎根部之海绵体在中隔处予以分离或凿除部分耻骨联合或切除耻骨联合之方法,以求减少因尿道之弧形走向而带来的距离改变,为接近直行而缩短距离的方法,可大大扩大本术式的适应证和提高成功率。本法不适用于多发性尿道狭窄和狭窄段过长的病例。

3.经耻骨联合尿道修复术

Pierce 在 1932 年将本法应用于后尿道狭窄的病例,此法有暴露好、操作方便之优点,可提高后尿道狭窄手术的成功率,尤其是狭窄段长,急症手术时未将上浮的膀胱固定的病例,或有骨折片压迫尿道及伴有尿道直肠瘘的病例等。手术要点是切除 4 cm 左右的耻骨联合,充分暴露后尿道,切除病损部分的尿道做正常尿道间的对端吻合术。对狭窄段较长远端尿道游离有困难时,可同时做会阴切口以充分游离远端尿道,或同时做阴茎海绵体中隔切开有利于提高手术之成功率。曾有人提出在小儿病例中采用强行撑开耻骨联合的方法,由于可能发生骶髂韧带的损伤而遗留慢性腰背痛的后遗症,故目前已不再应用。

4.尿道套入法

尿道套入法适用于后尿道狭窄段较长,膀胱上浮近端尿道高而深,经会阴切口进行吻合有困难的病例。该手术的要点是在切除瘢痕后将远端尿道断端用可吸收线固定于导尿管上,并将该导尿管经近端尿道自膀胱切口引出,并固定于腹壁,令远端尿道套入并使两尿道断端相互对合,断端对合的要求是在不能正确对合时其相距之间隙或相重叠处均以不超过 0.5 cm 为宜,否则易形成瓣膜或因缺损段过长而再度形成瘢痕。牵引用的导尿管在术后 10~14 天时可予以拔除。

5.皮片移植尿道修复术

(1)游离皮片(管)移植尿道修复术:Devine 于 1963 年首先介绍本法,适用于球部尿道以远的尿道狭窄修复,由于手术效果较满意,其适应证在不断扩大。有学者认为自精阜以远的尿道任何部位的狭窄均可采用,特别对阴茎悬垂部尿道的对端吻合术易发生再狭窄或尿瘘,而本法可提高手术的成功率,对狭窄段较长的病例可采用游离皮管修补的方法亦可获成功。做皮片修补时先将狭窄段尿道切开,两侧均应切至正常尿道 0.5~1.0 cm 处,然后取自体组织的皮片移植之。目前被采用为自体组织材料包括包皮、口腔颊黏膜及大肠黏膜等。如果尿道已闭锁,则可切除已闭锁尿道;然后将游离之皮片缝合成一皮管移植之。提高游离皮片(管)成活率的要点:①皮片的皮下脂肪须去尽。②受移植处的组织应有良好的血供。③移植后皮片应良好的固定。④充分引流防止感染,感染是失败的主要原因。术后尿道内留置硅胶管2周,术后 3 个月可行器械检查,少数病例术后可能有假性憩室形成。

(2)岛状皮片移植术:适用于前尿道狭窄的一期修复术,手术方法是在狭窄段尿道的邻近部位取一皮下组织不予离断的相应大小的带蒂皮片进行尿道修补,由于皮片保存了血供,故成活率高,提高了手术的成功率。将此法应用于前尿道瘘的修补,取得良好的效果。

6.皮肤埋入式尿道修复术

皮肤埋入式尿道修复术是一种分期进行的修复术式,其术式颇多,现将具有代表性的两种方法介绍如下。

(1)Johnson 手术:是 Johnson 在 1953 年所介绍的,适用于狭窄段长的前尿道病例,手术分两期进行,第一期是将狭窄段尿道切开后将两侧之皮肤埋入并与其边缘缝合,在已完全闭锁病例可将病损的尿道切除,然后将两侧邻近组织缝合于阴茎白膜上,此缝合要求必须紧贴阴茎白膜,否则将影响二期手术之效果。此时在尿道狭窄段形成一尿沟和远近 2 个尿道瘘口。6 个月可进行第二期手术,采用 Browm 的方法做尿道成形术。

(2)Turner Warwick 手术:手术也分两期进行,第一期在切除狭窄的基础上将阴囊或邻近皮肤埋入形成尿瘘,再进行二期修复尿道。该方法适用于精阜远端任何部位的单一或多发性尿道狭窄,为了解决后尿道深部缝合时的困难,他设计了一套专用手术器械,包括一把类似鼻镜的张开器,两把不同弧度的深部缝针等,以利操作和提高手术的成功率。

皮肤埋入法仅适用于狭窄段过长而无法用各种方式进行一期尿道对端吻合的病例。

(四)尿道内支架管的应用

1989 年,Milroy 首先报道了将金属支架置于尿道的狭窄处来治疗本病的前尿道狭窄,此后相继有学者报道应用钛合金尿道内支架及用不锈钢合金制成的螺旋支架管置入狭窄段的尿道以治疗复杂性尿道狭窄。

用不锈钢制成的支架首先成功地应用于心血管系统,然后被应用于尿道,它可应用于前或后尿道的狭窄,术后随访最长的达 20 个月,绝大部分病例术后排尿通畅,原有尿路感染者可获治愈。该支架可以取出,取出之支架发现未被尿路上皮覆盖,如再次狭窄可重新置入,未发现有与支架直接有关的不良反应,被认为是一种对不愿接受开放性手术或复发的难治的尿道狭窄的有前途的方法,但其远期疗效尚有待于进一步的观察。

当然,尿道扩张、直视下尿道内切开术及开放性尿道修复术依然是尿道狭窄的标准术式。

总之,尿道狭窄的病情复杂多变,临床上还没有一种术式可以解决所有的各种类型的狭窄,但无论采用何种术式,其总的原则是一致的——彻底切除狭窄段尿道直至正常尿道组织充分暴露,周围瘢痕组织要充分清除,进行无张力的良好的对端吻合和预防感染是手术成功的关键。经耻骨联合的途径、凿除部分耻骨弓及劈开阴茎中隔等方法适用于狭窄段切除后吻合口有张力和后尿道暴露欠佳的后尿道狭窄的病例。游离皮片或岛状皮片修复术适用于前尿道狭窄的修复,而分期手术方法仅适用于一期手术无法解决的病例。对严重和复杂难治的病例,往往需同时采用 2 种或 2 种以上方法的联合应用,才有可能达到较好的治疗效果。因此必须结合具体病例及术者的临床经验来进行选择是成功之本。

术后需进行一个时期的尿流率测定或尿道扩张来进行随访,尤以尿流率随访的办法是无损伤的,也有学者主张用尿道造影或尿道镜来判断疗效。术后随访不应少于 3 个月。如手术失败需再次行开放手术时,应在 3 个月后再进行。

(韩邦伦)

第八章

泌尿生殖系统畸形

第一节 肾集合系统异常

一、肾盏憩室

肾盏憩室是肾实质内覆盖移行上皮细胞的囊腔,经过狭窄通道与肾盏或肾盂相连通,憩室无分泌功能,但尿液可反流入憩室。该病由 Rayer 在 1841 年首次报道,可为多发性,位于肾的任何部位,但肾上盏更容易受累。排泄性尿路造影发现其发病率约为 0.45%,儿童与成人发病率相似,无性别差异,可发生于任何年龄,常见 20~60 岁,双肾受累概率均等。

(一)病因和发病机制

肾盏憩室的病因仍不清楚,有学者认为是胚胎发育异常造成的,输尿管芽一般在长到 5 mm 时,其第3、4节会退化,如持续存在就可能导致憩室形成。局部的皮质脓肿破溃并与肾盏相通也可以形成憩室,而结石继发感染、梗阻,漏斗狭窄,肾脏损伤,肾失弛缓症及痉挛等都可以形成憩室。

肾盏憩室常见两种类型,Ⅰ型憩室较常见,常位于肾盏杯口内,与肾小盏相连,多在肾的一极,以肾上极最常见,通常较小,多无临床症状。Ⅱ型憩室与肾盂或邻近的肾大盏相连,多位于肾的中央部位,形状较大,常有明显临床症状。

(二)临床表现

多数小憩室没有任何临床症状,仅在排泄性尿路造影或超声检查时偶然发现,随着时间的推移、尿液的潴留,这些小憩室可渐进扩张。但是当憩室继发感染或结石时,便可出现血尿、腰痛、尿频、尿急、尿痛等症状。曾有报道憩室内结石的发生率高达 39%。

(三)诊断

肾盏憩室的诊断主要靠排泄性尿路造影和 CT,逆行性肾盂造影、CT 增强和 MRI 有时对明确诊断和确定憩室的解剖位置有帮助。超声检查可以发现在肾集合系统周围有充满液体的区域,有时可以发现憩室内有结石存在,并且可以随患者改变体位而移动。而大约 2/3 的儿童患者会出现尿液反流,这可能也是儿童患者易发尿路感染的原因。

（四）治疗

无症状的患者无须任何治疗，持续疼痛、尿路感染、血尿及结石形成的患者往往需要手术治疗。对于继发结石的患者，可以采用 ESWL、经皮肾镜、输尿管镜和腹腔镜等手术治疗，情况复杂的可采用开放手术。

二、肾盏扩张（肾盏盏颈狭窄）

较罕见，可为先天性或获得性，多由出口梗阻造成。上盏内憩室受血管压迫或结石堵塞导致梗阻，常引起肾盏积水扩张，感染或外伤继发的瘢痕形成也是常见原因。还有部分积水患者没有明显病因，有学者认为这是肾盏口周围环绕的肌组织引起的功能性梗阻造成。

由部分漏斗阻塞引起的中度上组肾盏扩张相对常见，但通常无症状。最常出现的症状是上腹或胁腹痛。偶可触及包块。阻塞可导致血尿和/或尿道感染。

肾盏扩张应该与输尿管梗阻、肾结核、反复发作的肾盂肾炎等引起的多肾盏扩张相鉴别，造影、细菌学检查及组织活检对鉴别有帮助。针对病因采用手术方法解除梗阻是最有效的治疗方法。

三、巨肾盏（肾盏盏颈不狭窄）

巨肾盏是非梗阻性肾盏扩张，由肾乳头畸形引起，该症由 Puigvert 在 1963 年首先报道。全部肾盏扩张，数目也增加，但是肾盂正常，壁没有增厚，肾盂输尿管连接部没有梗阻。围绕巨肾盏的肾皮质厚度正常，也无瘢痕和慢性炎症征象，但髓质发育不全，不似正常的椎体形而似新月形。集合系统没有扩张，较正常缩短，且多为横向而非垂直。肾脏的正常功能一般不受影响。

巨肾盏症为先天性，产前便可诊断，仅见于白种人，男女比为 6∶1，双肾发病只发生在男性，单侧局灶性发病仅发生在女性，提示该病可能为 X 染色体连锁的伴性遗传疾病。有学者认为在输尿管芽与后肾胚组织结合后，输尿管会有短暂的不通畅，肾小球分泌的尿液不能排出，导致了肾盏扩张。还有学者认为近髓肾小球发育不良是其发病的可能原因，这一理论很好地解释了患者肾脏收集尿液能力下降的原因，但还未得到确证。

在儿童通常是因为泌尿系统感染行 X 线检查时发现。成人常因结石、血尿行尿路造影检查时确诊。患侧肾肾盏扩张，数目增加，肾盂正常，虽然 UPJ 没有梗阻，但输尿管的远端可发生节段性扩张，有学者曾报道12 例巨肾盏症儿童伴发节段性巨输尿管症，多为男童，主要在左侧。行利尿肾扫描显示核素的吸收和排泄图形正常，对患者长期随访发现患肾在解剖和功能损害方面都没有任何进展。

四、异常肾盏（肾假瘤）

位于上组肾盏和中组肾盏之间漏斗区的局限性肿块，称为肥大 Bertin 柱。体积大时压迫邻近的肾盏和肾盂使之变形，在造影影像中形似肾脏肿瘤，因而称为假瘤。与真正肾实质肿瘤的鉴别非常重要，核素扫描假瘤能正常吸收放射性核素，超声检查假瘤的回声与正常肾实质相同。

五、分支肾盂

大约 10%正常的肾盂会在进入肾脏的位置分裂为两部分，形成两个大的主肾盏，这种情况应被视为正常的变异。虽然有些腰痛的患者在影像上可见双肾盂，但并不会引起肾脏患病概率增加。

（周晓波）

第二节 膀 胱 畸 形

一、脐尿管异常

连接脐部与膀胱顶部有一细管,即脐尿管。至胚胎晚期脐尿管全部闭锁,退化为脐正中韧带。如脐尿管仅在脐部未闭,则形成脐尿管窦;若脐尿管在近膀胱处未闭则形成脐尿管憩室;若脐尿管两端闭锁,仅中段管腔残存则形成脐尿管囊肿;若脐尿管完全不闭锁,脐部有通道与膀胱相通则形成脐尿管瘘(图 8-1)。

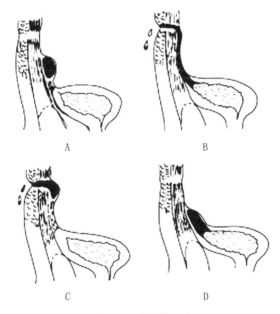

A　　　　　　　　　　　　B

C　　　　　　　　　　　　D

图 8-1　脐尿管异常

A.脐尿管囊肿;B.脐尿管瘘;C.脐尿管窦;D.脐尿管憩室

脐尿管畸形较为罕见,发生率约为 1/30 万,多见于男性,可合并下尿路梗阻,也可由于长期慢性炎症刺激而发生脐尿管癌。

(一)脐尿管囊肿

脐尿管囊肿临床少见,多见于男性。囊肿位于脐下正中腹壁深处,介于腹横筋膜与腹膜之间。囊肿内液体为囊壁上皮的渗出物,多在儿童期发现。

1.临床表现

脐尿管囊肿大小不等,小者多无临床症状,大者可引起腹痛及肠道压迫症状,并可在脐部正中触及囊性肿块。继发感染时,则形成脓肿,可向腹外穿破,自脐部有脓性分泌物流出,并可形成脐部窦道。偶见囊肿穿破入腹腔、膀胱,引起腹膜炎、尿路感染。

2.诊断与鉴别诊断

对于下腹正中线深部肿块应考虑脐尿管囊肿可能性。B 超、CT 检查可以协助诊断,提示下腹部、腹横筋膜与腹膜间有囊性肿块,与膀胱不相通。膀胱造影可显示肿块影位于腹膜外,与膀胱上部相连,但不相通。

本病需与阑尾脓肿、卵巢囊肿、卵黄管囊肿、梅克尔憩室等疾病鉴别。

3.治疗

对未感染的囊肿应手术切除囊肿,做脐下正中切口,分离囊肿直至膀胱,并缝合膀胱以避免复发,手术时应尽量避免切开腹膜,以免发生腹膜炎;但如果病变与腹膜粘连,应同时检查腹腔,并予以处理。如有感染则先切开引流,控制感染,待炎症消退后,再切除囊肿。对脐尿管恶变者将整个脐尿管包括肿瘤、部分腹膜、腹横筋膜及膀胱顶部切除,亦有主张做脐尿管膀胱根治性切除术,以提高治愈率。

(二)脐尿管瘘

脐尿管瘘临床上较少见,黄澄如报道在 1 000 例小儿泌尿系统疾病住院病例中仅有 1 例。

1.临床表现

脐部有液体漏出,其程度视瘘管大小而定。较大者脐部不断有液体流出,增加腹压时漏出增多,若合并下尿路梗阻则尿液漏出更多;瘘管细小时脐部仅有潮湿,脐部瘘口由皮肤或黏膜覆盖,合并感染时脐部可出现红、热、痛,并流出脓性分泌物。

2.诊断与鉴别诊断

从导尿管向膀胱内注射亚甲蓝,可见蓝色尿液自脐孔流出。从脐部瘘口注入造影剂或行排泄性膀胱尿道造影,可显示瘘管。膀胱尿道造影可见造影剂从膀胱顶部自脐部漏出。膀胱镜检查亦可发现膀胱顶端有一瘘孔。

本病需与卵黄囊未闭、脐尿管未闭等鉴别。卵黄囊未闭,脐部漏出物为肠内容物,膀胱内注入亚甲蓝,脐部无蓝色液体流出;经脐部瘘口造影,造影剂进入肠道。脐尿管未闭为靠近脐部一端未闭合,可出现脐部渗液,但膀胱内及脐部瘘口造影显示窦道与膀胱不通。

3.治疗

主要治疗方法为手术切除脐尿管,缝合膀胱顶部瘘口。术后应留置导尿管或膀胱造瘘管。需要注意,部分患者可同时存在下尿路梗阻,应予以解除梗阻。

(三)脐尿管窦

脐尿管窦为脐尿管顶部靠近脐的一段长期不能闭合,与外界相通,常有分泌物流出且易发生感染。脐尿管窦可发生于任何年龄,术前应做探针探查及窦道造影,与脐肠系膜残留导管不一样,脐尿管窦多位于脐下方。治疗方法以手术切除为主。

(四)脐尿管憩室

脐尿管憩室是脐尿管靠近膀胱的一端未闭合形成与膀胱相通的憩室。憩室与膀胱的开口大小不等。开口较小时,易在憩室内形成结石,开口较宽敞的脐尿管憩室常见于典型的梨状腹综合征。对于已有结石形成的脐尿管憩室应做憩室切除术,对梨状腹综合征,若憩室是大量残余尿的来源也应做憩室切除。

二、膀胱外翻

膀胱外翻是以膀胱黏膜裸露为主要特征的综合畸形,包括腹壁、脐、耻骨及生殖器畸形,表现为下腹壁和膀胱前壁缺损,膀胱后壁向前外翻,输尿管口显露,可见尿液喷出。膀胱外翻发生率1/(3 万~4 万),男性 3~4 倍于女性。

由于泄殖腔膜的异常发育,阻碍中胚层细胞向中间部移位,从而影响下腹部发育,使膀胱后壁暴露。膀胱外翻可发生从泄殖腔外翻到远段尿道上裂等一系列异常,包括泌尿系统、肌肉骨骼系统及肠道等。其中由于膀胱和尿道在胚胎发育中具有同源性,所以最常见的复合畸形为膀胱外翻-尿道上裂。

(一)临床表现

(1)外翻膀胱黏膜鲜红、异常敏感、易出血,常伴有尿道上裂,尿液不断从输尿管口外流浸渍下腹部、会阴和大腿内侧皮肤,发恶臭。紧贴外翻膀胱黏膜的头侧为脐带附着处,以后不能形成肚脐。外翻黏膜长期暴露可变厚,形成息肉及鳞状上皮化生,尤以膀胱顶部明显,最终可使逼尿肌纤维化,导致膀胱变为厚的硬块。外翻膀胱的大小差异较大,小者直径仅有 6~7 cm,视耻骨分离的分离距离大小而定。

(2)由于腹壁肌肉发育异常,患者可合并有腹股沟斜疝或股疝,因骨盆发育异常,耻骨联合分离,耻骨支外翻及两侧股骨外旋,所以患儿常有摇摆步态。

(3)膀胱外翻患儿的上尿路一般正常,但随年龄增长,外露的膀胱纤维化可造成膀胱输尿管开口梗阻,从而引起肾输尿管积水,即使手术愈合后,大多数病例也因输尿管位置过低,其背侧缺乏肌肉支持,没有膀胱壁段输尿管作用而发生反流。

(4)男性典型膀胱外翻常伴有尿道上裂,阴茎短小,背屈,海绵体发育差,阴茎头扁平,包皮堆于腹侧,阴茎基底及阴囊分离加宽。约 40% 的病例合并隐睾,肛门正常,但多向前移位,而且由于盆底肌薄弱及肛提肌复合体前部肌力不足,加之患儿常有下坠感及暴露膀胱的刺激,引起腹压增加,故常伴有脱肛。女性可见阴蒂分离,阴唇在腹侧中线上分为两侧,阴道口前移并可能狭窄,有些病例 Müller 管组织是重复的。

(5)膀胱外翻亦可合并肠异位,但较罕见。完全型膀胱外翻中片状肠异位,位于外翻膀胱黏膜边缘;部分型膀胱外翻中位于闭合部膀胱前壁的前上方管状肠异位(管腔长达 5 cm);隐型膀胱外翻位于膀胱前壁和顶部的前上方管状肠异位(管腔最长达 10 cm)。由于异位肠组织多位于外翻膀胱黏膜的周边,同为翻出黏膜组织,尤其婴儿期外翻的肠黏膜与膀胱黏膜在肉眼下很难区别,易被忽略,且术中异位肠组织常影响膀胱内翻关闭,所以应引起重视。

(二)诊断与鉴别诊断

根据典型的临床表现和体征可以明确诊断,但应注意是否合并其他畸形,如肛门-直肠畸形、脊柱裂、马蹄肾、腹股沟斜疝、隐睾、肠异位等。B超检查有助于排除其他的合并畸形,骨盆 X 线片可观察耻骨间距离。静脉尿路造影可了解有无肾输尿管畸形和积水等上尿路情况。

本病需与假性膀胱外翻进行鉴别,即有膀胱外翻时的骨、肌肉缺损,其脐孔位置低,腹直肌从脐上分裂,附着于分离的耻骨上,膀胱从分裂的腹直肌突出似股疝,但尿路是正常的。

(三)治疗

治疗目的是保护肾功能,控制排尿,修复膀胱、腹壁及外生殖器,多主张分期完成。

1.修复膀胱

膀胱内翻缝合术是保护膀胱功能的主要手段。由于膀胱壁纤维化和膀胱壁长期暴露而有水肿及慢性炎症,故应尽早完成,可在出生后 72 小时内进行。术前应了解心肺功能是否正常,B超检查双肾、输尿管是否有畸形,行肾放射性核素扫描,了解肾功能、肾血流情况。

2.修复骨盆环

关闭骨盆环或行髂耻骨切开融合术,使骨盆恢复正常解剖状态,减低膀胱腹壁修复后的张力,术后可应用 Bryant 牵引以防伤口裂开,从而有利于愈合。

3.修复尿道生殖器

包括膀胱颈重建术及尿道上裂成形术,从而恢复正常排尿,可作为二期手术。于 1.5～2.5 岁时测定膀胱容量,若膀胱容量＞60 mL,可同时修复膀胱颈和尿道上裂;若容量＜40 mL,则仅修复尿道上裂,以便增加容量,至 3～5 岁时再修复膀胱颈。在修复尿道上裂前 5 周肌内注射丙酸睾酮 2 mg/kg,可使阴茎增大。这种作用于术后 4 周消失。

4.尿流改道手术

若患儿膀胱容量小、手术时患儿年龄大或术后仍不能控制排尿等功能性修复手术失败后,可考虑行尿流改道手术。

术后需随诊上尿路情况,有无反流、梗阻及尿排空情况。术后 4 个月复查静脉尿路造影及排尿性膀胱造影,以检测有无上尿路扩张、反流及残余感染。尿流率检查有助于诊断膀胱颈修复术后膀胱尿液排空有无梗阻。

(四)预后

如不治疗,2/3 病例于 20 岁前死于肾积水及尿路感染。术后短期并发症包括尿道瘘、尿道狭窄及皮肤裂开等。Yerkes 等对 53 例(其中 35 例典型膀胱外翻及 18 例尿道上裂)术后长期随访结果表明,18 例能良好控制排尿,但其中 72％均有膀胱排空差引起的一系列并发症,包括尿路感染 10 例、附睾炎 2 例及膀胱结石 4 例。

三、重复膀胱

重复膀胱可分为完全性重复膀胱及不完全性重复膀胱。完全性重复膀胱,每一膀胱均有发育良好的肌层和黏膜,各有一侧输尿管和完全重复的尿道,经各自尿道排尿;不完全性重复膀胱,则仅有一个尿道共同排尿,其他还有膀胱内矢状位分隔或额状位分隔,以及多房性分隔或葫芦状分隔(图 8-2)。

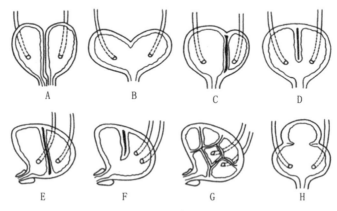

图 8-2　重复膀胱

A.完全性重复,伴重复尿道;B.不完全性重复;C.完全性矢

状分隔;D.不完全性矢状分隔;E.完全性额状分隔;F.不完

全性额状分隔;G.多房性分隔;H.葫芦状分隔

重复膀胱主要是由于胚胎发育期出现矢状位或额状位的尿直肠隔将膀胱始基进一步分隔所致,常合并其他重复畸形,在男性 90％有双阴茎,在女性则有双子宫双阴道,40％～50％有肠重

复,腰骶椎也可能重复。此外,还可合并膀胱外翻、输尿管口异位等其他尿路畸形。

(一)临床表现

本病多因合并上尿路或其他器官畸形而致死产或生后不久死亡,但也有重复膀胱长期无症状被偶然发现或因合并其他严重尿路畸形继发感染、结石经尿道造影而被诊断。临床上表现为尿频、尿急、尿痛等尿路刺激症状及其他畸形的相应症状。

(二)诊断

B超检查、CT检查、静脉尿路造影、排泄性膀胱尿道造影、尿道膀胱镜检查是诊断本病的方法。

本病主要应与膀胱憩室相鉴别。膀胱憩室多存在下尿路梗阻,多不伴有其他畸形,斜位或侧位排泄性膀胱尿道造影可发现憩室位于膀胱轮廓外,排尿时憩室不缩小,反而扩大,B超、CT检查憩室壁较正常膀胱壁薄。

(三)治疗

如无尿路梗阻和感染可不做任何处理。如存在梗阻或反复尿路感染可行手术治疗。治疗包括切除膀胱中隔,解除梗阻,有异位输尿管口或狭窄者可行输尿管膀胱再植术,如一侧肾脏无功能,可行肾切除术,同时还应注意治疗其他畸形。

四、膀胱憩室

膀胱憩室是由于先天性膀胱壁肌层局限性薄弱而膨出,或继发于下尿路梗阻后膀胱壁自分离的逼尿肌之间突出而形成的(图8-3)。多见于男性,常为单发性。

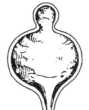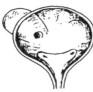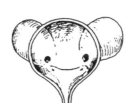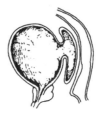

图 8-3 膀胱憩室

病因有先天性病变和后天性病变两种。在先天性病变中,膀胱壁肌层局限性发育薄弱而膨出,憩室含有膀胱黏膜及肌层,为真憩室;而后天性病变多继发于下尿路梗阻病变,如尿道狭窄、后尿道瓣膜、膀胱颈挛缩和脐尿管末端未闭等,自膀胱壁有分离的逼尿肌之间突出,憩室由黏膜和结缔组织组成,称假性憩室。即使先天性病变中,梗阻仍是主要因素。儿童多为先天性,成人多因梗阻而继发。

憩室多数位于膀胱底部和两侧壁,以输尿管口附近最多见,发生于膀胱顶部的憩室一般是脐尿管残留。憩室壁薄弱,为膀胱移行上皮及纤维组织组成,而先天性憩室壁含有肌纤维,此点可与后天性相区别。

(一)临床表现

一般无特殊症状,若合并有梗阻、感染,可出现排尿困难、尿频、尿急、尿痛、血尿等症状。巨大憩室由于憩室壁肌纤维很少,排尿时巨大憩室内尿液不能排出,从而出现两段排尿症状,此为本病的特征性表现。少数位于膀胱颈后方的巨大憩室可压迫膀胱出口产生尿潴留,压迫直肠壁而致便秘,压迫子宫而致难产。

（二）诊断与鉴别诊断

临床上有两段排尿这一特征性表现，诊断主要依靠影像学检查和膀胱镜检查。静脉尿路造影可显示憩室或输尿管受压、移位，斜位或侧位排泄性膀胱尿道造影，并于膀胱排空后再次摄片可明确诊断，平时小的膀胱憩室于排尿时显著增大。膀胱镜检查可看到憩室的开口及输尿管开口的关系，可伸入憩室内观察有无结石、肿瘤。B超、CT及MRI检查都可清楚显示憩室，多位于膀胱后方、两侧，大小不同，单发或多发。

本病主要应与输尿管憩室、尿道憩室、重复膀胱等疾病鉴别，静脉尿路造影、排泄性膀胱尿道造影及尿道膀胱镜检查可予以鉴别。

（三）治疗

继发性憩室治疗主要是解除下尿路梗阻，控制感染。如憩室较小，可不必行憩室切除；如憩室巨大，输尿管口邻近憩室或位于憩室内，存在膀胱输尿管反流，则需做憩室切除，输尿管膀胱再植术；经常感染、并发结石、肿瘤的憩室也需行憩室切除术。先天性憩室多位于膀胱基底部，较大，常造成膀胱出口梗阻、膀胱输尿管反流和继发感染，有症状时需手术切除。

（黄洪雷）

第三节　输尿管位置异常

一、下腔静脉后输尿管

下腔静脉后输尿管为胚胎期下腔静脉发育异常所致，又称为输尿管前下腔静脉。其特点是右侧输尿管绕过下腔静脉的后侧面走向中线，再从内向外沿正常途径至膀胱。本病发病率较低，临床罕见。

（一）病因

胚胎时期，有3对静脉与下腔静脉的发育有关，即后主静脉、下主静脉、上主静脉，形成环状。胚胎第12周时，后肾从盆骨上升，穿越静脉环达腰部，故此环称为肾环。肾环分为前、后两部分，输尿管从中经过。正常情况下，后主静脉萎缩，下腔静脉由肾环后部组成，因此输尿管在下腔静脉前面。如后主静脉不萎缩，肾环前面组成下腔静脉，则输尿管位于下腔静脉后，即下腔静脉后输尿管。如静脉环的腹侧不消失，则形成双下腔静脉，导致右输尿管位于双下腔静脉之间。

（二）临床表现

下腔静脉后输尿管是先天性畸形，但大部分患者都在成年后才开始出现症状。由于下腔静脉与输尿管交叉（在$L_3 \sim L_4$水平）导致尿流通过障碍，引起右肾、输尿管上段积水。患者可出现腰部胀痛不适、泌尿系统感染、血尿和结石等症状。

（三）诊断

下腔静脉后输尿管的诊断主要依靠影像学检查。

1.排泄性尿路造影

右肾功能好时，可见上段输尿管向中线移位，在第3～4腰椎处形成一S形弯曲，弯曲以上尿路扩张积水，弯曲以下输尿管正常。

2.逆行肾盂造影

可使肾盂输尿管全程显影,显示输尿管于中线第 3～4 腰椎水平呈 S 形或反 J 畸形,然后又回到脊柱外侧下行而形成镰刀状或 S 形弯曲。

3.下腔静脉造影加逆行尿路造影

如上述检查仍不能明确诊断,可在右输尿管插管同时经股静脉行下腔静脉插管,摄平片和造影片,可最直观地显示下腔静脉后输尿管及下腔静脉,从而明确诊断。因其有创性,不作为常规检查。

4.磁共振泌尿系统水成像

可清晰显示输尿管的走行及其与下腔静脉的关系,是较好的无创性检查。

5.多层螺旋 CT 三维尿路成像

对下腔静脉后输尿管诊断也有较高的准确率。

6.彩超

对下腔静脉后输尿管的诊断有一定的辅助作用。

腹膜后肿块也可致输尿管移位,但输尿管移位形态各异,一般不呈 S 形弯曲,且腹膜后肿块可同时压迫及刺激胃肠道,产生相应的消化道症状。CT 及 MRI 等检查可发现肿块,并可明确肿块和输尿管、周围脏器的关系。

(四)治疗

1.保守治疗

部分患者仅有轻度积水,无明显症状,可随诊观察。症状及肾积水加重时才考虑手术治疗。

2.输尿管复位术

肾盂及上 1/3 输尿管积水较明显,症状较重者应行输尿管复位术,即切断输尿管,将输尿管移至下腔静脉前,再做肾盂输尿管吻合或输尿管端端斜行吻合。吻合后均应放置输尿管支架管,1 个月后膀胱镜下拔除。术后吻合口狭窄与闭锁的发生率一般在 2% 以下,仅少数患者需要再次手术。

3.肾输尿管切除术

部分患者就诊时已经出现右肾功能完全丧失,需行右肾输尿管切除术。

4.后腹腔镜手术治疗

随着腹腔镜技术的不断发展及成熟,目前国内外不少学者开展了在后腹腔镜下输尿管复位术或肾切除术治疗该病。

二、髂动脉后输尿管

髂动脉后输尿管又称为输尿管前髂动脉。髂动脉后输尿管由于受位于前方的髂动脉压迫,使其产生梗阻,故梗阻多发生在第 5 腰椎或第 1 骶椎水平。本病罕见,常并发其他畸形,其中10%～15% 的男性患者合并生殖器畸形。

(一)病因

迄今尚未阐明,可能和胚胎发育时髂动脉发生异常及肾脏在髂动脉后上升有关。

(二)临床表现

临床往往表现为输尿管下段梗阻及继发的上尿路梗阻症状或尿路感染症状。

（三）诊断

本病临床表现无特异性，诊断困难，主要依靠影像学检查。

尿路造影显示腹段输尿管及肾盂肾盏扩张、积水，输尿管弯曲下降，梗阻部位一般在第5腰椎外侧数厘米，梗阻以下输尿管管径正常。CT及MRI对于该病的诊断有较高的价值。

髂动脉后输尿管应与下腔静脉后输尿管及腹膜或盆腔占位引起的输尿管移位相鉴别，下腔静脉后输尿管梗阻部位较高，位于第3~4腰椎水平，输尿管呈S形，腹膜后占位时超声、CT及MRI多可发现。

（四）治疗

治疗原则及手术方法与下腔静脉后输尿管大致相同。

（王　宏）

第四节　输尿管开口异常

输尿管开口异位是指输尿管开口不在膀胱三角区两侧角。女性输尿管可异位开口于尿道、子宫、子宫阔韧带、阴道壁、处女膜、外阴等处，男性可开口于后尿道、射精管、精囊等处。个别患者可开口于直肠。此症为小儿常见的泌尿系统畸形，女性多见，且在女性中80％以上伴有重复肾输尿管畸形，而在男性则多为单一输尿管。

一、病因

异位输尿管口为先天性异常，在胚胎发育过程中，中肾管下段向膀胱延伸形成膀胱三角之左右底角。由于膀胱迅速发育，输尿管被牵引向上方，若输尿管没有随膀胱向上移动，则形成异位输尿管口。

二、临床表现

临床表现因开口部位不同而异，女性多表现为尿失禁，男性则多因泌尿系统感染及上尿路梗阻症状就诊。

（一）女性患者

女性输尿管异位开口多位于膀胱颈或尿道括约肌以下的阴道壁、尿道壁或前庭部，所以多数患者既有正常的分次排尿，也有持续性滴尿，内裤或尿垫常被尿液浸湿，外阴及大腿内侧潮红，甚至出现尿疹和溃烂。通常平卧时症状轻，白天直立位时滴尿更加明显。有的患者患侧肾功能很差，仅能分泌少量尿液，夜间睡眠时尿液存储于扩大的输尿管中，可暂时没有滴尿。有的患者因输尿管口梗阻而引起上尿路梗阻症状及尿路感染。

（二）男性患者

男性患者一般无尿失禁，多表现为梗阻和尿路感染症状。若输尿管异位开口于尿道，尿液进入后尿道常有尿频、尿急等症状。异位开口于射精管时，患者多无临床症状，性生活时可出现症状。少数患者还可继发前列腺炎、精囊炎、附睾炎等。

三、诊断

有正常分次排尿的女性患者出现持续滴尿,一般应考虑输尿管异位开口;男性患者输尿管异位开口常不易诊断,但出现梗阻或感染的临床症状后较易诊断。对于输尿管开口异位患者,重要的是明确异位开口的部位及是否合并其他畸形。

(一)体格检查

对外阴部进行仔细的检查,往往可以发现从尿道口、阴道口或前庭部尿道与阴道间的小孔间断流出尿液。可向膀胱内注入亚甲蓝,若尿道、阴道等处流出的尿液为无色,说明所流出的尿液不是来自膀胱,而另有异位开口。

(二)静脉尿路造影

静脉尿路造影是重要的诊断方法,既可以了解输尿管的走行、异位输尿管口的位置及肾脏的功能,也有利于手术方法的选择。因重复肾发育不良、肾积水及功能受损等原因,一般采取大剂量延迟拍片。

(三)B超

可了解患侧肾脏的大小、位置和形态、肾皮质厚度及积水程度,特别是对于 IVP 不显影患者更有意义。

该病需与真性尿失禁相鉴别,后者常有神经系统病史或颅脑外伤史,无正常的分次排尿,尿路造影无肾、输尿管重复畸形,膀胱以外找不到异位的输尿管开口。难产及盆腔手术后输尿管损伤也可引起漏尿及尿失禁,根据病史及超声、IVP 等检查一般较易鉴别。

四、治疗

应根据输尿管异位开口类型及其引流肾脏病变的严重程度进行综合考虑,以决定手术方法。有开放手术和后腹腔镜两种方法。

(一)肾、输尿管切除术

肾、输尿管切除术适用于单一输尿管开口异位并肾发育不良无功能或肾功能丧失者。对术前影像学未能定位的发育不良肾脏的切除手术,腹腔镜既能检查又能操作极具优越性。

有时肾脏发育极差,甚至仅约花生米大小,术中在腹膜后脂肪内先找到输尿管,然后沿输尿管向上剥离找到肾脏。合并交叉异位肾或融合肾时,沿输尿管向上探寻所引流的肾脏更为安全,可有效避免损伤健侧肾脏。

(二)上半肾及上输尿管切除术

上半肾及上输尿管切除术适用于重复肾双输尿管、上输尿管口开口异位并上半肾发育不良无功能者。

(三)输尿管-膀胱吻合术

输尿管-膀胱吻合术适用于单一输尿管口异位、肾功能良好者。如果输尿管下段扩张严重,末端需做鼠尾样裁剪,便于形成黏膜下隧道,起抗反流作用。

输尿管-膀胱吻合术后最常见并发症是梗阻和反流。梗阻常引起腰痛和反复感染,需做肾穿刺造瘘引流。3 个月后经造瘘管造影证实吻合口通畅,拔除造瘘管;梗阻仍存在时,则再次行输尿管-膀胱吻合术。膀胱输尿管反流可引起反复泌尿系统感染,需口服预防剂量抗生素,3 个月后复查排尿性膀胱造影,多数反流消失。如果感染难以控制,则保留膀胱造瘘管或导尿管,3 个月后复查。反流消失、感染控制方能拔出造瘘管,否则需再次输尿管膀胱吻合抗反流。

(四)膀胱颈重建术

膀胱颈重建术适用于双侧单一输尿管口异位、膀胱三角区及底盘未形成、膀胱颈肌肉未发育、膀胱颈宽大而无括约能力或膀胱容量小者。这类患者若行输尿管-膀胱吻合术,术后易出现完全性尿失禁,应行膀胱颈重建术。有的患者需同时行用肠管膀胱扩大术。如仍不能控制排尿,可考虑做以阑尾为输出道的可控性尿路改建术。

(罗章龙)

第五节　输尿管膨出

一、概述

输尿管膨出是指膀胱黏膜下输尿管末端的囊性扩张,亦称输尿管囊肿。本病多与重复肾、双输尿管异常并发,且常发生于上肾段的输尿管末端。多见于女性、小孩。输尿管膨出分单纯型(原位型)和异位型两种。

二、临床表现

(一)症状

(1)尿路感染症状:患侧输尿管梗阻和尿道梗阻,易引起尿路感染,出现尿频、脓尿、血尿、发热等。

(2)排尿困难:输尿管膨出阻塞尿道内口或经膀胱颈脱出至尿道口外,均可导致排尿困难。可以出现排尿费力或哭闹,尿流中断,尿线细或尿滴沥状态等。

(3)尿失禁:并发膀胱颈松弛或输尿管口异位而出现尿失禁。

(4)尿毒症:长时间尿路梗阻,反复尿路感染可导致尿毒症。

(二)体征

(1)腹部肿块:膀胱膨胀于耻骨上区可触到肿物并伴有压痛。肾盂积水患者于患侧上腹可触到肿块。

(2)尿道口肿物:输尿管膨出自尿道脱出,可见尿道口有红色球形肿物,表面有细小血管,需与尿道黏膜脱垂鉴别。

三、诊断要点

(一)超声诊断

超声诊断可提示肾输尿管变化,重复畸形或肾盂积水和输尿管扩张等。在膀胱基底部可见单侧或双侧囊肿回声,壁薄而光滑,囊肿与扩张的输尿管相通。

(二)IVU

IVU可见重复肾双输尿管和肾积水输尿管扩张影像,于膀胱三角区可见显影较淡的圆形充盈缺损。排尿后摄膀胱片可见造影剂滞留于囊肿内。

(三)膀胱镜检查

膀胱镜检查可见在输尿管口部位有囊性肿物并可见蠕动,囊肿内下方可见小的输尿管开口。膀胱镜检查时膀胱充水切勿过多,膀胱过度膨胀,囊肿被压平而不能显示。

(四)逆行膀胱造影

逆行膀胱造影膀胱内单侧或双侧可见圆形或椭圆形边界光滑之充盈缺损。

(五)CT

CT 显示在膀胱内输尿管口处隆起,膨出边缘光滑,密度均匀,CT 值近似水,增强扫描,膨出部位有造影剂进入。

四、治疗原则与方案

输尿管膨出的治疗原则是解除梗阻,防止反流,消除并发症。根据肾功能损害程度、囊肿大小、膀胱有无异常,决定治疗方案。常用治疗方法有以下几种。

(一)经尿道输尿管膨出切开术

膨出体积不大,相应的肾功能正常或轻度肾积水者,可行经尿道电切术,在膨出基底部做横行切开,达到尿流通畅并保留有活瓣状作用的前壁,以防止尿液反流。

(二)输尿管膨出切除、三角区重建术

该术适用丁单集合系统的输尿管膨出,输尿管扩张不严重者。手术要经膀胱切除输尿管膨出部,修补膀胱裂孔,重建抗反流的输尿管膀胱连接部。

(三)输尿管膨出切除、输尿管-膀胱吻合术

该术适用于输尿管膨出较大伴有输尿管明显扩张,需形成较长的黏膜下隧道或需做输尿管剪裁者。手术要经膀胱切除输尿管膨出部,修补膀胱缺损,在其内侧做隧道式输尿管-膀胱吻合术。

(四)上段肾及输尿管全部切除术

该术适用于重复肾双输尿管合并上段肾的输尿管膨出,并有严重输尿管肾积水及肾萎缩而肾功能损害严重,余肾功能良好者。

(罗照忠)

第六节 阴茎畸形

一、包茎和包皮过长

包茎指包皮盖住阴茎头,包皮口狭窄,不能向上翻转显露阴茎头。包皮过长是指包皮覆盖阴茎头,但是可以向上翻转显露阴茎头。包茎和包皮过长是临床常见病,成年男性包皮过长约占21%,包茎占 4%~7%

(一)病因

男性新生儿通常都存在包茎,即所谓生理性包茎。随着阴茎的生长,上皮碎屑(包皮垢)在包皮下堆积,包皮内板与阴茎头表面轻度的粘连被吸收,包皮退缩,阴茎头外露。8 岁以后,90%的

男性幼儿包皮可向上翻转。如果包皮退缩不良,包皮口狭窄,则可形成真性包茎或包皮过长;如果阴茎头炎症或损伤后,包皮口瘢痕狭窄或包皮与阴茎头粘连,包皮不能向上退缩而出现包茎,称为继发性包茎。

(二)临床表现

1.生理性包茎

生理性包茎一般对幼儿生活无影响,部分包皮口狭小者,排尿时包皮膨起如泡,尿不尽,出现二次排尿,甚至发生排尿困难。长期排尿困难可出现脱肛、腹股沟斜疝等并发症。尿液积存于包皮内,可刺激包皮和阴茎头,形成包皮阴茎头炎。由于排尿时患儿阴茎头受到刺激而痛痒,排尿困难,往往形成排尿时手挤阴茎的习惯。

2.继发性包茎

继发性包茎又称病理性或瘢痕性包茎,常继发于阴茎头和包皮外伤、感染性或非感染性炎症、瘢痕愈合等。造成包皮口瘢痕挛缩或包皮与阴茎头粘连,皮肤失去弹性和扩张能力,包皮不能向上退缩,患者常伴有尿道口狭窄。

3.真性包茎和包皮过长

一般无明显不适,对排尿无明显影响。部分包茎患者包皮口狭小,妨碍阴茎发育,排尿时尿液在包皮内积聚,容易引起包皮阴茎头炎,也可引起阴茎勃起疼痛和性交困难。

(三)诊断

1.包茎诊断依据

(1)包皮不能上翻,阴茎头不能外露。

(2)如包皮口狭小,排尿时尿线变细、排尿迟缓,包皮内可被尿液充盈而呈囊状。

(3)阴茎短小,可出现勃起疼痛和性交困难。

(4)反复发作包皮阴茎头炎。

2.包皮过长诊断依据

(1)包皮覆盖阴茎头,但可上翻,使阴茎头外露。

(2)易并发包皮、阴茎头炎症。

(四)并发症

1.排尿困难

在包皮口严重狭窄患者,尤其是继发性包茎患者中常见。患者排尿时,尿流受阻,尿线变细,排尿费力。长期排尿困难可导致上尿路积水、肾功能损害。

2.包皮阴茎头炎

这是包皮过长和包茎患者较常见的并发症。由于包皮垢长期积聚于包皮内,尿道外口狭窄患者还伴随尿液的刺激,容易并发感染性或非感染性炎症。早期表现为充血水肿,继发细菌感染时可出现脓性分泌物。

3.阴茎勃起疼痛

阴茎勃起后变粗变长,通过狭窄的包皮口后,造成包皮口紧勒阴茎头引起疼痛。此外,包皮和阴茎头之间存在粘连的患者阴茎勃起后,阴茎与包皮之间受到牵拉亦可造成勃起疼痛。

4.包皮嵌顿

小儿强行上翻包皮或成人性交时,阴茎头通过狭小的包皮口后,包皮口紧勒在冠状沟处,阻碍包皮远端和阴茎头的血液回流,造成缺血、水肿,引起疼痛。及时复位后,一般可好转,严重者可出现包皮远端和阴茎头缺血坏死。

5.阴茎癌

虽然包茎包皮过长者并发阴茎癌少见,但后果严重。阴茎癌与包皮过长、包茎密切相关,儿童期切除包皮者,其阴茎癌的发病率显著降低。可能是包皮内包皮垢及继发的慢性炎症长期刺激而导致细胞癌变。

(五)治疗

1.一般治疗

生理性包茎一般不需治疗,随着幼儿成长,包皮会发生退缩,阴茎头外露。国外研究报道,甾体类抗炎药(如0.1%氟氢松乳膏涂抹于包皮外口,每天2次,连续用4~8周)对一部分包皮与阴茎头轻度粘连的青少年患者(1~15岁)有治疗作用。大多数幼儿都不需要药物治疗,但应注意保持会阴部清洁。

2.包皮环切术

(1)手术适应证:①5岁以后包皮口狭窄,包皮不能上翻显露阴茎头;②包皮口有纤维性狭窄环;③反复发作的包皮阴茎头感染、尿路感染,致包皮与阴茎头不同程度的粘连;④包皮嵌顿复位术后;⑤包茎伴有膀胱输尿管反流。

(2)手术禁忌证:①存在严重的全身性感染;②出血倾向;③存在其他不能耐受手术的全身性疾病。

(3)手术并发症:常见的早期并发症有以下几种。①出血:一般为少量出血,经局部加压包扎后可止血,少数需缝合止血;②感染:一般经局部处理或全身应用抗生素后可好转;③包皮切除过多:可造成阴茎勃起时局部张力过高而疼痛;④包皮保留过多:一般不影响阴茎功能,可行二次手术。此外,还有其他少见的早期并发症,如阴茎损伤或坏死、尿道瘘、医源性尿道下裂等。最常见的晚期并发症为尿道狭窄。

二、隐匿阴茎

隐匿阴茎是一种先天性阴茎体表显露异常的疾病。目前对其病因、命名、诊断和治疗存在争议,亦有学者称为埋藏阴茎。该病儿童常见,成年人罕见。

(一)病因

近年来,多数学者认为,本病为胚胎发育期间阴茎肉膜发育不良,肉膜肌异常附着阴茎海绵体肌,使阴茎皮肤牵拉在腹壁上,阻碍了阴茎皮肤的发育所致,其使得阴茎海绵体受压在皮下而显得阴茎外观短小,以及包皮与阴茎体不附着,造成阴茎短小的外观。也有学者提出阴阜脂肪垫增厚、阴茎肉膜肌瘢痕化、管状包皮、包皮环切术后并发症、肥胖等多种观点。

正常情况下,阴茎皮肤呈套状相对固定于阴茎体,阴茎皮肤下Colles筋膜和Buck筋膜为薄层的疏松组织,故阴茎皮肤有较大的活动度。腹壁皮肤与Scarsa筋膜间存在脂肪组织,在阴茎根部背侧两层紧密相贴形成阴茎皮肤和阴茎筋膜,并延续为阴囊的肉膜层。如果在胚胎发育期,阴茎筋膜或者肉膜肌发育异常或者异常附着,将影响阴茎的正常伸出。

目前,国内普遍认为隐匿阴茎以非肥胖儿多见,发育正常的阴茎体被埋藏于皮下,除阴茎皮肤分离外,存在着不同程度的阴茎皮肤缺乏,尤以诱导阴茎勃起时阴茎皮肤显得短缺,是隐匿阴茎的病变特征。

(二)诊断与鉴别诊断

关于隐匿阴茎和埋藏阴茎的命名,欧美国家的学者主张把埋藏阴茎归属成隐匿阴茎的一种类型,而国内越来越多的学者认为它们是同一类疾病。本病的诊断并不困难。根据患儿阴茎体与阴茎包皮分离,包皮腔小,阴茎外观短小,呈鸟嘴样改变,或者表现为管状包茎,而耻骨联合下方可扪及与其年龄相符发育正常的阴茎体即可诊断。

本病主要与肥胖儿阴茎体表显露异常相鉴别,早期学者未能注意区别,所以报道紊乱。两者共同点都是外观短小;不同的是,隐匿阴茎以非肥胖儿多见,于婴幼儿期发病,属先天性疾病,存在着不同程度的阴茎皮肤缺乏,尤以阴茎勃起时更显得短缺;而肥胖儿阴茎体表显露异常,属于后天继发性疾病,下腹部及阴阜均有显著的皮下脂肪堆积,重要的是诱发阴茎勃起并不见阴茎皮肤短缺,后者通常不需手术治疗。

(三)治疗

由于本病合并有不同程度的包茎或外观上的包皮过长,许多基层医院易将其误诊为单纯包茎而行包皮环切手术,应值得重视。鉴于隐匿阴茎的病变特点,部分患者随着生长发育或体重减轻后症状可获得改善或自愈。因此,建议症状轻者的手术最好推迟至 14 岁以后进行,而病变较重的患儿应尽早手术矫治,在 3~6 岁时为宜,以免影响阴茎的正常发育。

选择手术方式的主要原则包括固定阴茎皮肤,切除和松解挛缩的阴茎肉膜肌,利用包皮内板矫正阴茎皮肤缺乏。手术方法众多,较常用的有改良 Shiraki 术式,采取多个 Y-V 切口或包皮腔扩大治疗埋藏阴茎,另外还有阴茎皮肤成形术、S 形皮瓣转移术、Z 形阴茎皮肤切开、带蒂皮瓣转移术等。如患儿肥胖亦可行局部脂肪抽吸术或脂肪切除术等。

成人埋藏阴茎患者由于阴茎皮肤严重挛缩,包皮短缺较多,故大多需从阴囊或前腹壁皮肤转移成型。

三、小阴茎

小阴茎是指阴茎异常短小,但尿道开口位置及阴茎长度与阴茎体周径的比例均正常。本病非罕见。

(一)阴茎的胚胎发育

男性外生殖器的分化在胚胎期的第 12 周之前已完成,其过程需要来自胎儿的睾酮与母体的人绒毛膜促性腺激素的刺激,阴茎分化后需在睾酮的作用下进一步发育。

妊娠的前 3 个月,胎盘产生人绒毛膜促性腺激素,妊娠 4 个月后,胎儿下丘脑分泌促性腺激素释放激素,刺激垂体前叶产生黄体生成素(LH)与卵泡刺激素(FSH)。在人绒毛膜促性腺激素、LH 及 FSH 的作用下,睾丸间质细胞产生睾酮,睾酮经 5α-还原酶的作用转化为双氢睾酮,双氢睾酮刺激阴茎发育。上述的每一个环节出现异常,均可影响阴茎发育。

(二)病因与病理

小阴茎多为胚胎 14 周后激素缺乏所致。导致小阴茎的原因很多,既可以是单纯促性腺激素缺乏,亦可以是系统性内分泌疾病,后者除影响外生殖器外,还可累及中枢神经系统。导致小阴茎的最常见原因有低促性腺素性腺功能减退症、高促性腺素性腺功能减退症(原发性睾丸功能低下)和原发性小阴茎。

1.低促性腺素性腺功能减退症

低促性腺素性腺功能减退症是下丘脑-垂体功能障碍所致,由于在胚胎时期垂体不能分泌足够的促性腺激素,所以不能有效地促进阴茎生长。大部分的小阴茎病例归属此类。根据解剖有无异常可分为以下两种。

(1)伴有脑解剖结构缺损者:主要有无脑畸形、先天性垂体不发育、胼胝体发育不良、视中隔不发育、枕部脑膨出、丹迪-沃克综合征及小脑异常等。

(2)不伴脑解剖结构缺损者:主要为各种孤立的或多种激素缺乏及各种综合征。常见的孤立性激素缺乏有先天性促性腺激素释放激素缺乏,另外,还有 LH 缺乏或 LH 功能缺陷,该类病例的睾丸体积往往正常。多种激素缺乏更为常见,主要有原发性促性腺激素释放激素缺乏,同时合并有生长激素(GH)缺乏和/或皮质激素缺乏。孤立的或多种的激素缺乏只要及时发现并补充激素均可得到有效治疗。已知有 10 多种综合征可导致小阴茎,较常见的有卡尔曼综合征和普拉德-威利综合征。卡尔曼综合征表现为促性腺激素释放激素及其以下所有的生殖激素水平低下,并伴有嗅觉障碍,婴儿期即有小阴茎和隐睾或小睾丸。普拉德-威利综合征主要表现为低智力、低肌张力、肥胖和性腺发育不良。

2.高促性腺素性腺功能减退症

病变主要在睾丸本身,主要包括:①睾丸发育不良或不发育,可能因胎儿期的感染、损伤或精索扭转导致胎睾缺血、坏死、退行性变;②睾丸间质细胞膜上的 LH 受体缺陷,致使睾丸间质细胞不分泌睾酮。

3.特发性小阴茎

该类病例的下丘脑-垂体-性腺轴功能正常,小阴茎可在青春期发育到正常大小,其确切原因未明,有学者认为可能是胎儿期促性腺激素的分泌时间不正确,或是由于阴茎正常发育的时间延迟,或者需要青春期高浓度的性激素才可触发。

4.其他

主要有雄激素不敏感与性染色体异常等。雄激素不敏感的原因可能是从睾丸分泌睾酮到与靶组织上相应的受体结合并产生效应的整个过程中的某一环节发生了障碍,如 5α-还原酶缺乏、雄激素受体异常或雄激素受体基因的突变等。性染色体异常主要有 XXY 综合征(47,XXY)等。

(三)阴茎长度测量

测量阴茎长度应严格规范。测量时,手提阴茎头并尽量拉直,此时约为阴茎勃起时的长度,用尺子测量从耻骨联合至阴茎顶端的距离。对肥胖儿应将耻骨联合上方的脂肪组织尽量推挤开,使结果准确。

(四)诊断

当阴茎长度小于正常阴茎长度平均值 2.5 个标准差以上时,即可确诊为小阴茎。由于先天性小阴茎的病因复杂,要想恰当地治疗和判断预后,还须及时准确地做出病因学诊断,并对阴茎的生长潜能进行评定。

1.病史询问

注意患者的家族史及患者母亲的生育史。患者母亲既往有死产史或直系亲属中有尿道下裂、隐睾、嗅觉缺失、耳聋及其他先天性畸形或不育者,提示家族中可能存在遗传性疾病。

2.体格检查

除了注意阴囊与睾丸的情况外,还要注意患者有无明显的身材矮小或肥胖,皮肤有无多发色素痣,有无头面部异常(如小头畸形、宽眼距、耳朵位置低下、小嘴等),四肢有无手足小、并指(趾)或多指(趾),较大的儿童应行听测试和嗅测试。

3.实验室检查

目的是明确病因存在于中枢还是性腺及周围。

(1)垂体筛选试验:生后数天内连续测定血糖、血钠、血钾,测定血皮质激素、生长激素、甲状腺素及甲状腺结合球蛋白,如有异常提示垂体功能有障碍。

(2)下丘脑-垂体 性腺轴功能检测:可区分低促性腺素性腺功能减退症或高促性腺素性腺功能减退症。①出生 6 个月以内的正常男婴的血清 T、LH、FSH 值较高,血清 T 正常值>3.5 nmol/L。如 T 浓度较低而 LH、FSH 浓度较高,应考虑为原发性睾丸功能低下,可进一步做人绒毛膜促性腺激素兴奋试验来确诊。方法:隔天肌内注射人绒毛膜促性腺激素 500 U,共 5 次,在第 5 次注射后的 24～48 小时内验血清 T,如<3.5 nmol/L 可确诊为睾丸功能低下。如 T、LH、FSH 均低,应考虑为低促性腺素性腺功能减退症,可行促性腺激素释放激素兴奋试验确定垂体功能,方法:促性腺激素释放激素 2.5 µg/kg,肌内注射,然后于 30、60、90、120 分钟分别抽血查 LH、FSH,如增高,则垂体功能正常;若无改变,则垂体功能可能低下,亦可能是垂体功能正常,而病变位于下丘脑。如垂体解剖结构正常,血生长激素、肾上腺皮质激素及甲状腺激素均正常,可以确定小阴茎的病因位于下丘脑。②生后 6 个月至 14 岁的正常男孩,此期间血 T、LH、FSH 较低。如增高则可能有异常,应做人绒毛膜促性腺激素兴奋试验测定睾丸功能。可隔天肌内注射人绒毛膜促性腺激素 1 000～1 500 U,共 7 次,然后测定血清 T,如>7 nmol/L,则睾丸功能为正常。通过促性腺激素释放激素兴奋试验和测定血生长激素、肾上腺皮质激素及甲状腺激素来确定垂体功能是否正常。③大于 14 岁的男孩,如血 T、LH、FSH 均低而垂体和睾丸功能都正常,要区分是原发性下丘脑功能障碍还是青春期发育延迟。可以试行短疗程的睾酮治疗,给盐酸睾酮 25 mg,肌内注射,每月 1 次,共用 3 次,对于部分青春期发育延迟者有启动发育的效果。如血 T、LH、FSH 较高时,要考虑有雄激素不敏感可能,可检测生殖器皮肤上的雄激素受体量,亦可行短期的人绒毛膜促性腺激素或 T 治疗,观察阴茎是否有发育反应,若无发育反应考虑为雄激素不敏感。

4.影像学检查

(1)CT 或 MRI 检查:有助于了解颅面部有无组织结构异常,尤其要注意下丘脑和垂体的情况。

(2)超声检查:可了解肾脏发育情况及隐睾的位置与形态。

(3)核素扫描:有助于寻找异位肾与异位睾丸的位置。

(4)染色体核型分析:应做常规检查,以了解有无异常。

(5)腹腔镜检查或手术探查:用于寻找复杂性腹腔型隐睾的位置与形态,必要时可做活检或隐睾切除。

(五)鉴别诊断

本病需与隐匿阴茎与埋藏阴茎相鉴别。隐匿阴茎与埋藏阴茎的外观尽管较小,但是仔细触摸和测量阴茎可发现其阴茎体的发育良好,阴茎长度在正常范围。

(六)治疗

小阴茎一旦被确诊后应及早进行治疗,由于在青春期开始后会发生雄激素受体蛋白和 5α-还原酶活性的下调,故而多数学者倾向于在青春期前治疗小阴茎。治疗包括内分泌治疗和手术治疗。

1.内分泌治疗

(1)下丘脑-垂体病变:以人绒毛膜促性腺激素治疗最常用,方法为人绒毛膜促性腺激素 1 000 IU,每周肌内注射 2 次,共 5 周,总剂量 10 000 IU,1 个疗程效果不佳者,3 个月后可重复 1 个疗程。疗程中间及治疗后 3、6、12 个月各复查 1 次血 T 和测量阴茎长度,有效者在阴茎长度增加的同时血 T 水平亦增高,而血 LH、FSH 水平无变化。国内有学者报道,单纯性小阴茎经人绒毛膜促性腺激素治疗后有效率达 86.5%,疗效可持续 12 个月以上。如为单纯促性腺激素释放激素缺乏者,给促性腺激素释放激素可有较好效果,采用气雾剂经鼻喷入,每 2 小时 1 次,每次 25 ng/kg。单纯性生长激素缺乏可给生长激素替代治疗。蒋学武等人报道,在绒毛膜促性腺激素治疗的基础上联合使用生长激素有更好疗效,方法如下:先予以人绒毛膜促性腺激素每次 1 000 IU,每周 2 次肌内注射,5 周为 1 个疗程,然后用生长激素每次 4 IU,每周 3 次,肌内注射,5 周为 1 个疗程。

(2)性腺功能异常:明确为睾丸分泌睾酮障碍者,用睾酮替代治疗。方法为丙酸睾酮肌内注射,每月 1 次,每次 25 ng,共 4 次。亦可用睾酮霜外搽代替注射。

2.手术治疗

对有睾丸下降不全者,应尽早做睾丸下降固定术。内分泌治疗无效者,可行阴茎矫形术,必要时可考虑做变性手术。

(黄洪雷)

第七节　睾丸先天性畸形

睾丸先天性畸形是胎儿出生时即已存在的发育异常。睾丸先天性畸形可表现为睾丸的数目、位置、大小等方面的异常,其中以隐睾最常见。

一、无睾症

无睾症又称睾丸缺如,指患者内外生殖器表型均为男性,无性染色体异常(46,XY)。无睾症发病率为隐睾的 1%～4%。男子先天性双侧睾丸缺如发病率为 1/20 000,而单侧的发病率是双侧的 4 倍。

(一)病因

无睾症分为 3 类:①单侧睾丸、附睾、输精管及肾、输尿管全部缺如,是由于胚胎发育的第四周未形成生肾索。生肾索是睾丸、肾及泌尿生殖道的原基。②单侧睾丸缺如,附睾、泌尿系统正常。病因是胚胎发育的第六周,卵黄囊应迁移到左右生殖嵴的原始生殖细胞全部迁移到一侧,而使另一侧缺如。③双侧无睾丸,但泌尿系统正常。病因可能是胚胎性分化时期有睾丸形成,并且有雄激素分泌及米勒管抑制物(mullerian inhibiting substance,MIS)的形成,只是睾丸下降过程中由于血液供应障碍或其他原因造成睾丸变性、退化、萎缩或吸收所致。

(二)临床表现

单侧无睾症若无其他畸形并发,一般不影响男子性特征,而且无明显的临床表现。单侧睾丸缺如时,对侧睾丸发生隐睾的概率较高。双侧睾丸缺如时势必导致男子不育症。绝大多数患者因青春期延迟而就诊。

(三)诊断

无睾症诊断一般较困难,必须与隐睾和异位睾丸相鉴别。

超声检查是一种无创性检查,价格低易反复实施,对无睾症的诊断有重要价值。如超声检查未发现睾丸,可做血清 LH、FSH 和睾酮水平测量,然后在 HCG 刺激后重复测定血清睾酮水平。若促性腺激素水平高,在 HCG 刺激后,血清睾酮水平不升高,则倾向于双侧睾丸缺如的诊断;如血清睾酮水平升高,则为隐睾或异位睾丸。另外,CT 和 MRI 检查也是诊断无睾症的重要影像学检查方法,敏感性和特异性都高于 B 超。

腹腔镜是目前诊断腹腔内无睾症的金标准,同时进行治疗。

(四)治疗

单侧无睾一般无须治疗。双侧睾丸缺如无法恢复生育能力,但为保持男子性特征,可在青春期进行雄激素替代治疗。

药物治疗可采用口服雄激素制剂安雄。安雄含有十一酸睾酮,是一种脂溶性的天然睾酮。它主要与类脂质一起经淋巴系统吸收,避开肝脏减活作用,使治疗量的活性睾酮达到外周循环。睾酮替代治疗还有皮肤贴剂和肌内注射制剂两种。皮肤贴剂可模拟睾酮分泌的昼夜节律释放的特点,供给更符合生理剂量的睾酮。

选择睾丸移植也是治疗双侧睾丸缺如的方法之一。从心理治疗出发,为满足外形和感觉的需要,可将人造睾丸假体植入阴囊内。

二、多睾症

多睾症是指有两个正常睾丸外,还存在一个或一个以上的额外睾丸,又称额外睾丸,临床十分罕见。一般认为多睾的发生是胚胎发育的第四周由生殖嵴上皮细胞群分裂的结果。多余的睾丸位于正常睾丸的附近,有自己的附睾、输精管和精索,也可以与正常睾丸共有一个附睾和输精管。多余睾丸也可能是隐睾。

多睾症一般多无症状,需与阴囊内肿块相鉴别。仔细的体格检查和影像学检查对多睾症的诊断与鉴别诊断有重要价值。

多睾症一般无须治疗。如有萎缩、恶变等病理情况时,应切除多余睾丸。

三、睾丸融合

睾丸融合也称并睾或融睾症,临床上非常罕见。睾丸融合是指两侧睾丸在阴囊或腹腔里互相融合长成一块。大多数睾丸融合多伴有严重的泌尿生殖系统畸形或身体其他部位的畸形,如融合肾、骨盆旋转、脑积水、脊膜膨出或肋骨融合等。融合睾丸的发生原因不清楚,可能由于胚胎发育过程中受某种因素的干扰,致使原始性腺块的分裂停顿或发育异常,形成融合睾丸。

融合睾丸大多数位于腹腔内,少数位于阴囊内。其所属的附睾和输精管各自分开,融合睾丸血液供应来源于各自的精索血管。融合睾丸发育较差,其曲细精管数目减少,生殖细胞减少。

融合睾丸位于阴囊内,功能良好,无其他畸形或并发症时可不必治疗,密切随诊观察。融合睾丸位于腹腔内,若其功能良好或有部分功能,无其他并发症,可游离精索后将其固定于阴囊内,术后需定期复查;若其功能不良或无功能,为防止恶变需手术切除,术后采用激素替代治疗。

四、隐睾症

隐睾是指一侧或双侧睾丸停止于下降途中,而未进入同侧阴囊内。隐睾在不同生长发育时期,其发病率逐渐下降,表明患儿在出生后睾丸仍可继续下降。患儿出生后隐睾自行下降时间主要在生后 3～6 个月内,6 个月后隐睾继续下降的机会明显减少。因此,新生儿出生后立即检查,如阴囊内摸不到睾丸,并不能诊断为隐睾,必须在新生儿 6 个月后进行复查。

新生儿隐睾的发病率约为 4%,早产儿为 30%,体重不足 1 800 g 的早产儿达 60%～70%,青春期隐睾发病率为 1%,成年人为 0.3%。隐睾中,约 2/3 为单侧,1/3 为双侧;右侧隐睾占70%,左侧占 30%。

(一)病因

隐睾的病因至今尚未完全清楚,可能与以下多种因素有关。

1.解剖学因素

(1)睾丸引带功能异常:睾丸引带退变后,收缩异常,使睾丸发生不同程度的下降不全。

(2)机械性梗阻:当睾丸的体积超过内环口、腹股沟管或外环口的直径时,或外环远端进入阴囊的位置被筋膜覆盖,睾丸无法进入阴囊内。

(3)精索血管异常:精索血管发育迟缓或终止发育,致使精索血管过短而造成睾丸下降不全。

(4)睾丸与后腹膜组织粘连:胚胎期发生腹膜炎,造成睾丸与腹膜组织发生粘连,阻止睾丸正常下降。

2.内分泌因素

某些双侧隐睾使用促性腺激素治疗后,睾丸可以下降,或个别双侧隐睾于青春期自动下降至阴囊内,证明隐睾与患者的内分泌失调有关。隐睾患者的睾酮水平低于正常,可是垂体内促性腺激素并不减少,只是不能正常地释放进入血液循环。可能原因:①甲胎蛋白阻断垂体-睾丸轴;②隐睾患者血液中可检出抗促性腺激素抗体,与自身免疫有关。

米勒管抑制物质不足或缺乏时,米勒管残留或完全没有退化,可以阻止睾丸经腹下移期,导致隐睾。

(二)病理

1.大体病理

隐睾常伴有不同程度的发育不全,体积缩小,质地松软。36%～79%的隐睾患侧伴有附睾和输精管发育畸形。

2.组织病理

隐睾患儿生后 60～90 dFSH 和 LH 常受挫,胎儿型间质细胞数目减少,不能形成睾酮峰波,从而导致生殖母细胞不能转变成 Ad 型精原细胞。组织学标志:①1 岁以后仍持续出现生殖母细胞;②Ad 型精原细胞减少。隐睾组织学检查主要表现为生殖细胞发育的障碍,其次是间质细胞数目的减少。

隐睾的曲细精管平均直径较正常者小,曲细精管周围胶原组织增生。隐睾组织学改变的程度和隐睾所处的位置有关。位置越高,病理损害越严重;越接近阴囊部位,病理损害就越轻微。隐睾的病理改变也随着年龄的增长而逐渐加重。成人的隐睾,其曲细精管退行性变,几乎看不到精子。隐睾的组织学变化从 2 岁起有明显改变,认识到这一点对决定治疗时机具有指导意义。

(三)临床表现

1.生育能力下降或不育

隐睾周围的温度较阴囊内高 1.5～2.5 ℃,妨碍精子生成。双侧隐睾有失去生育能力的可能,单侧隐睾也偶有不育。

2.隐睾伴有鞘状突未闭

隐睾多伴有鞘状突未闭而发生腹股沟斜疝,发生率极高。

3.隐睾扭转

隐睾发生扭转的概率较阴囊内睾丸高,可达 21～53 倍。

4.隐睾恶变

隐睾恶变成肿瘤的概率比正常位置睾丸高 18～40 倍。高位隐睾更容易恶变。隐睾恶变的年龄多在 30 岁以后,6 岁以前行睾丸固定,术后发生恶变者,比 7 岁以后手术的低得多。

5.隐睾损伤

睾丸处于腹股沟内或耻骨结节附近,比较浅表,固定,容易受外力的直接损伤。

6.精神和心理影响

阴囊空虚及睾丸大小、位置异常,使隐睾患者产生自卑心理,对不育的忧虑可引起精神上的痛苦。

(四)诊断

阴囊内不能触及睾丸时可作出隐睾的初步诊断。对于不能扪及的隐睾,可通过影像学检查进行诊断。B 超、CT 及 MRI 检查对判断高位隐睾及确定睾丸的位置有重要价值。放射性核素标记 HCG,使睾丸的 LH/HCG 受体上聚集足够量的 HCG,在放射性核素扫描中显示睾丸,是一种较理想的睾丸定性、定位方法。另外,对于严重的隐睾伴有表型性别难辨的患者,尤其是合并尿道下裂者,应做性染色体及性激素检查以明确诊断,应特别注意与真性或假性两性畸形相鉴别。腹腔镜的应用对鉴别隐睾、无睾症已取得很满意的效果。

隐睾需要与睾丸缺如、异位睾丸、回缩性睾丸等相鉴别。回缩性睾丸多发生于 5～6 岁的患儿,由于患儿提睾肌的过度敏感、活跃,睾丸可从阴囊内回缩至腹股沟部。检查前应消除患儿的紧张情绪,避免任何外界的刺激引起的提睾肌收缩使睾丸回缩。检查时患儿坐位,两大腿外展外旋,即所谓的 cross leges 位或采取蹲踞位,这样进行检查就可避免提睾肌反射。如为回缩睾丸,不需检查者的手法,睾丸即可自己下降。此时,用手指轻轻夹住睾丸,将睾丸牵入阴囊内,放手后睾丸仍停留在阴囊内。

(五)治疗

隐睾一经诊断,应尽早治疗。生后 6 个月,如睾丸仍未降至阴囊内,则自行下降至阴囊内的机会极小,不可盲目等待,应采取积极的治疗。

隐睾治疗目的:①生理缺陷得以完全纠正;②避免患儿心理和精神上的障碍;③隐睾恶变容易及时发现;④可能改善生育能力。目前隐睾的治疗主要有激素治疗和手术治疗。

1.激素治疗

激素治疗的基础是隐睾患者多有下丘脑-垂体-睾丸性腺轴的异常。外用激素可修复上述异常,使隐睾下降至阴囊并维持生殖功能。激素治疗对于高位阴囊隐睾、腹股沟外环部隐睾的治疗效果较好。激素治疗之前,应反复检查并采取一定的措施以除外回缩性睾丸。治疗时机应在生后 6～10 个月内。

激素治疗包括 HCG 和 LHRH 两种。目前使用的 LHRH 制剂为鼻黏膜喷雾剂,如德国产的 Cryptorcur,每侧鼻孔喷入 200 μg,每天 3 次,饭前或饭后立即喷入,持续 28 天。另一种制剂是为 LHRH 类似物,如 Buserelin,其半衰期为 75 分钟,生物效能是天然的 LHRH 的 16 倍,可经静脉或喷鼻给药。如果在 LHRH 治疗后隐睾仍未下降,再加 HCG 1 500 U 连续治疗 3 天,可使部分隐睾继续下降。

HCG 的主要成分是 LH,直接刺激睾丸间质细胞分泌睾酮。自 20 世纪 30 年代应用以来已取得较满意的效果,但有一些不良反应,如性早熟、长骨骨骺线过早闭合造成侏儒症,已逐渐被 LHRH 取代。由于 LHRH 价格昂贵,不能普遍供应,故临床上仍然广泛使用。HCG 剂量:5 岁前每次 1 000～1 500 U/m²,隔天 1 次,共 9 次。5 岁后每次 1 500 U/m²,隔天 1 次,共 9 次。

HCG 治疗隐睾的有效率为 30%～40%,LHRH 的有效率约为 30%。激素治疗的效果与隐睾所在的位置密切相关,位置越高,疗效越差。腹内型隐睾激素治疗几乎无效。无论是应用 HCG 还是 LHRH 治疗隐睾,都将导致血浆内 LH 达到需求水平,从而刺激睾丸间质细胞产生足量的睾酮,有助于睾丸曲细精管内生殖细胞的发育。

激素治疗失败的原因:①隐睾不是激素失调造成的;②解剖上的障碍,主要有鞘状突或鞘膜发育异常,其次是机械性梗阻,如异常的引带残余或筋膜覆盖阴囊入口。HCG 或 LHRH 治疗隐睾有效在患者,一段时间后有复发的可能。

2.手术治疗

隐睾的手术治疗是将隐睾移至阴囊内并加以固定。隐睾手术治疗目的:①固定睾丸于阴囊内,减少睾丸的进一步生精损害;②修补隐睾伴有的疝囊;③防止睾丸扭转;④减少由于隐睾位于阴囊外,运动时易造成的损伤;⑤可能减少恶变的发生;⑥使患者获得心理上的安慰和美容。

常见的手术方式有睾丸固定术、分期睾丸固定术、长襻输精管睾丸固定术、自体睾丸移植术、腹腔镜睾丸固定术及睾丸切除术等。

目前大多数学者都主张手术年龄在 1～2 岁为宜。腹外型睾丸应用标准的睾丸固定术即可达到满意的效果,少数精索血管过短者则需行分期睾丸固定术或 Fowler-Stephens 睾丸固定术。腹内型隐睾少数可通过标准或分期睾丸固定术治疗,位置较高者可选择长襻输精管睾丸固定术或腹腔镜睾丸固定术,也可选择自体睾丸移植术。如睾丸已明显萎缩或可疑恶变者,可行睾丸切除术。

由于精索内动、静脉常常较短,影响睾丸游离并下移。据此,必要时切断睾丸精索血管,而保留侧支循环使睾丸下移至阴囊内。保留睾丸输精管与精索血管间系膜样结构,在不切断睾丸引带的前提下,尽可能高位切断精索血管,使高位隐睾一次降入阴囊,即精索血管高位结扎切断,长襻输精管睾丸固定术(Fowler-Stephens 术式)。在切断高位睾丸的精索血管前,应用无损伤血管钳钳夹精索血管约 10 分钟,然后再睾丸白膜上做一小切口,如切口有新鲜血液不断流出,表示睾丸侧支循环丰富,继之切断精索血管。如出血试验睾丸切口不出血或在 5 分钟内停止者,则不能采用此术式。如按常规手术游离精索后才发现精索长度不够再采用精索血管高位结扎切断术,其结果必将是睾丸缺血萎缩。

高位隐睾在不能行 Fowler-Stephens 术时,可行自体睾丸移植术,条件允许时可采取血管显微外科技术,将切断的精索动、静脉远端与切断的腹壁下动、静脉吻合,睾丸缺血时间不能超过 30 分钟。手术成功的关键是术者有熟练的显微血管手术技术。

在术前不能触及的隐睾,且在腹股沟管内未能找到睾丸,手术探查发现精索为盲端,则提示已无睾丸,不必再做广泛的探查。如发现输精管或附睾为盲端,应考虑输精管、附睾可能与睾丸完全分离,必须继续在腹膜后探查,直至睾丸原始发育的部位。睾丸原始发育为腹膜后器官,但不少高位隐睾都位于腹腔内,精索周围常有腹膜包裹,形成系膜在探查时应加注意。

五、异位睾丸

异位睾丸是指睾丸在下降过程中,受某种因素的干扰,偏离正常途径未进入阴囊,而异位于耻骨部、会阴部等。异位睾丸的特点是离开了睾丸自然下降通路,多能适应睾丸的功能活动。故有学者认为异位睾丸可作为一个正常器官。

临床上将异位睾丸分为腹内型和腹外型。①腹内型:睾丸未进入腹股沟管内,而是由腹膜后返折到腹膜前或异位到对侧。如异位到对侧,即形成睾丸横过异位。②腹外型:睾丸及精索均已穿过内环而出腹股沟管,由于不同的引带附着点,使其异位于腹股沟管周边旁路。大多数异位睾丸属于此型。

异位睾丸的诊断方法与隐睾基本相同。异位睾丸的治疗与隐睾相同,睾丸固定术式是治疗异位睾丸的有效方法。其预后比隐睾要好得多。

(崔延义)

第八节　附睾先天性畸形

附睾先天性畸形包括附睾与睾丸附着异常、附睾形态明显变化、缺如或阶段性闭锁及附睾囊肿等。隐睾患者中 1/3～2/3 合并附睾畸形。

一、病因

附睾先天性畸形病因并不十分清楚。由于胚胎时期接触放射线、化学物质、病毒感染、环境变化等因素,与睾丸相邻的中肾小管及相应的中肾管不发育或发育不良,造成各种附睾先天畸形;另外,在附睾胚胎发育阶段,如附睾供应血管发生意外,可能出现附睾缺如或输精管阶段性闭塞或缺如。

二、分类

至今附睾先天性畸形尚无统一的分类方法,现归纳为以下几种类型:①附睾缺如;②附睾与睾丸完全分离;③附睾体部分纤维组织与睾丸连接;④附睾中部或附睾尾部闭锁;⑤附睾尾与睾丸连接,附睾头游离;⑥附睾头部囊肿。

国内学者龚以榜依据睾丸与附睾的解剖关系及其生理功能将附睾先天畸形分为梗阻型及非梗阻型两类,对临床诊治工作有指导意义。①梗阻型:包括附睾头缺如、附睾头与睾丸分离及输精管任何部位闭锁、中断或缺如。此种类型,如睾丸缺如或发育不良,则无生精功能;如附睾头缺如或附睾头与睾丸分离,即使睾丸有生精功能,精子也不能进入附睾进一步成熟;如输精管任何部位有闭锁、中断或缺如,即使有正常精子,也不能顺利通过而发挥生殖功能。②非梗阻型:包括附睾头、尾与睾丸相连而附睾体与睾丸分离,无论其间距离多宽;以及附睾头与睾丸相连,而附睾体或附睾尾与睾丸分离,无论其附睾体或附睾尾有多长。此种类型,睾丸有生精功能,且精子能进入附睾进一步成熟,从而进入输精管具有生殖功能。

三、病理

异常附睾病理学检查时,光镜下见附睾输出管减少间质纤维组织增生,上皮细胞发育不良;固有膜增厚,环形肌发育较差,肌细胞被纤维组织代替。附睾组织学改变 2 岁前还很不明显,2 岁以后逐渐加重。附睾畸形内环境的改变,使精子成熟过程受到不同程度的障碍。

四、危害

附睾畸形的不良危害:①生育功能下降,精子在曲细精管内产生,在附睾内进一步成熟并获得能量,才具有致孕能力。如果附睾与睾丸分离,精子无从进入附睾。虽然有些畸形附睾与睾丸也有一定程度的连接,但异常附睾本身也有一些内环境的改变,对精子的进一步成熟也有一定程度的危害,其结果必然是生育能力的下降。②合并睾丸扭转,附睾与睾丸附着异常,特别是附睾与睾丸完全分离,其间仅有少许睾丸系膜相连,该处常是睾丸扭转的部位。③附睾及输精管医源性损伤,有些附睾明显延长或输精管祥进入腹股沟管内,在行腹股沟管手术时容易造成附睾及输精管的损伤。

五、诊断

附睾先天畸形一般无任何临床症状,常以男子不育症或体检发现而就诊。B 超和仔细的体格检查对诊断附睾先天畸形有一定的价值。中性 α-葡萄糖苷酶是附睾的特异性和标志性酶,可作为附睾的功能性指标。测定精浆中的中性 α-葡萄糖苷酶结合 B 超、输精管造影对附睾先天畸形的诊断、鉴别诊断及分型有重要的价值。

六、治疗

合并隐睾者的附睾先天性畸形都应行睾丸固定术,将睾丸移至阴囊内。非梗阻型附睾先天畸形一般不影响生育,无须治疗;梗阻型附睾先天性畸形影响生育能力,应积极手术探查,采用显微外科手术技术行输精管附睾管吻合术、附睾管-附睾管吻合术及输精管-输精管吻合术,以解除输精管道梗阻,达到生育的目的。

(黄洪雷)

第九章

泌尿生殖系统肿瘤

第一节 尿道肿瘤

一、男性尿道癌

(一)概述

尿道恶性肿瘤少见,约半数继发于膀胱、输尿管、肾盂移行上皮细胞癌。原发性尿道癌中以鳞状细胞癌最多见,约占 80%,多位于尿道球部及悬垂部;其次是移行细胞癌,约占 15%,位于前列腺部尿道;腺癌和未分化癌少见,约占 5%。尿道癌病因尚不明,可能与炎症、慢性刺激、尿道狭窄等因素有关。

男性尿道癌分期常用 Levine 分期(表 9-1)。

表 9-1 男性尿道癌 Levine 分期(改良的 Ray 分期)

分期	受累部位
O 期	局限于黏膜
A 期	未超出黏膜固有层
B 期	侵及海绵体或前列腺,但未穿透
C 期	超出尿道海绵体组织或超过前列腺包膜
D 期	
D_1 期	腹股沟淋巴结或盆腔淋巴结转移
D_2 期	远处转移

(二)诊断依据

(1)临床表现:反复尿道出血或初血尿,尿线变细、排尿困难、尿潴留、阴茎肿胀、阴囊或会阴水肿等。

(2)体检:可发现尿道结节或肿块,大的球膜部尿道癌可经会阴部触及肿块,实质性或有波动感。腹股沟淋巴结转移时可触及肿大淋巴结。

（3）尿道造影：可帮助确定肿瘤的大小、部位，但不能估计肿瘤范围。

（4）尿道膀胱镜检查：可观察肿瘤范围，并取活体组织检查进一步确诊。

（5）尿道分泌物细胞学检查可发现癌细胞。

（6）CT 和 MRI 检查：可了解有无盆腔和腹膜后淋巴结转移，有助于肿瘤分期。

（三）治疗方案

以手术治疗为主，放疗和化疗效果不肯定。

1.手术治疗

（1）肿瘤局部切除：适用于尿道单发、表浅的肿瘤。可采用经尿道电切、电灼或激光治疗，尿道外口处肿瘤可行局部切除术。

（2）尿道部分切除或阴茎部分切除术：适用于尿道远侧 1/2 的低分期癌，尿道切缘应距肿瘤边缘 2 cm。

（3）根治性尿道切除：适用于近段尿道癌及位于尿道球部或膜部者。切除范围包括全尿道和阴茎脚。

（4）根治性广泛脏器切除：切除范围包括阴茎、尿道、阴囊、精囊、膀胱、前列腺整块切除，有时需行睾丸切除。适应证为 C 期以上近侧尿道癌且能耐受手术者。如有直肠壁浸润，需决定是否做全盆腔脏器切除或姑息治疗。

2.淋巴结的处理

腹股沟淋巴结触诊的准确率可达 83％～100％。凡触及腹股沟淋巴结者，均应施行规范的淋巴结切除术。若行膀胱前列腺整块切除，则应同时切除盆腔淋巴结。腹股沟淋巴结阳性、CT 未发现盆腔淋巴结者，可考虑盆腔淋巴结切除术。未触及腹股沟淋巴结者，并没必要做预防性淋巴结切除。

3.放疗

原发性尿道癌放疗的主要目的是保存器官。效果取决于肿瘤部位和大小，前尿道癌优于后尿道癌。

4.化疗

疗效不确定。甲氨蝶呤、顺铂、长春新碱、阿霉素及博来霉素等可能有一定效果。

（四）评述

男性前、后尿道癌生物学行为不尽相同。尿道不同部位，上皮细胞类型也不相同。前列腺部尿道癌 90％为移行细胞癌，且多伴有膀胱癌；而在球、膜部则多数为腺癌（59％），阴茎部主要为鳞癌。前、后尿道发生癌的比例为（1：2）～（7：10）。

各年龄段均可发病，多数患者在 50 岁以上。临床表现与肿瘤所在的部位有关。后尿道癌患者临床发现迟，球、膜部尿道癌常易被误诊为尿道狭窄。

尿道癌主要通过直接蔓延、淋巴转移和血行转移。大多数前列腺部尿道癌在确诊时已有远处播散，多数已累及阴茎海绵体。远处转移常见部位为肺、肝、骨和脑。

男性尿道防御屏障相对薄弱，故大多数患者不适合做局部切除。术前应对全尿道彻底检查，凡可疑病变区，均取活体组织检查，以确定病变范围。如直肠壁有浸润，则需决定全盆腔脏器切除或姑息治疗。球部、膜部尿道癌在确诊时多已广泛蔓延，已不能行手术治疗，且根治性切除术后复发率很高。

尿道癌类似阴茎癌，一般区域淋巴结转移发生在远处转移之前，腹股沟淋巴结切除术可提高生存率,有些病例术后可长期无癌生存。盆腔淋巴结转移者预后不佳。因此,要强调腹股沟淋巴结活检的重要性。对高危患者(C 期、近侧尿道癌、易淋巴结转移者),早期淋巴结切除可能有益。

预后与原发肿瘤的部位及肿瘤分期有关。前尿道癌比后尿道癌预后好。Kaplan 等报道前者 5 年生存率为 22%,后者为 10%。Hopkins 等报道男性尿道癌患者总体平均生存期为 26 个月、前尿道癌平均为 77 个月、球膜部尿道癌平均为 15 个月。

二、女性尿道癌

(一)概述

原发女性尿道癌,其发病率比男性高 4～5 倍,占妇科恶性肿瘤的0.017%,发病年龄为 37～69 岁。

尿道癌分远段癌和近段癌,前者癌灶位于尿道口至尿道前 1/3 段,也可逐渐扩展至全尿道,或累及外阴;后者癌灶位于尿道其余 2/3,较容易侵犯全尿道。

本病病因尚不十分明确。一般认为与性交、妊娠及反复尿路感染对尿道刺激有关。尿道肉阜、尿道黏膜白斑及慢性尿道炎均可能并发尿道癌。

原发性尿道癌以鳞状上皮细胞癌最多见,其次是腺癌及移行细胞癌等。转移途径包括血行、淋巴和局部浸润,其中以淋巴转移和局部浸润为主。远段尿道癌可转移至腹股沟深、浅淋巴结,而近段尿道癌可转移到盆腔淋巴结及髂内、髂外及闭孔淋巴结。

(二)诊断依据

1.症状

尿痛、尿急、尿频、血尿,排尿困难,下腹或腰背疼痛。

2.体检

阴道指检可及尿道肿物,尿道血性分泌物。腹股沟可扪及肿大淋巴结。

3.细胞学检查

尿脱落细胞及尿道拭子细胞学检查可以发现肿瘤细胞。

4.尿道镜检查

可见肿块,活检可证实。

5.CT 及 MRI

了解盆腔淋巴结有无转移。

6.临床分期常用 Grabstald 分期

(1)O 期:原位癌,病变局限于黏膜层。

(2)A 期:病变达黏膜下层。

(3)B 期:病变浸润尿道肌层。

(4)C 期:病变浸润尿道周围器官。①C_1 期:浸润阴道壁肌层。②C_2 期:浸润阴道壁肌层及黏膜。③C_3 期:浸润邻近器官如膀胱、阴唇及阴蒂。

(5)D 期:出现远处转移。①D_1 期:腹股沟淋巴结有转移。②D_2 期:盆腔淋巴结有转移。③D_3 期:腹主动脉分叉以上淋巴结有转移。④D_4 期:远处器官转移。

(三)鉴别诊断

1.尿道肉阜

鲜红色、质软、易出血,表面无溃疡及分泌物,活检可证实。

2.尿道尖锐湿疣

尿道尖锐湿疣是由性接触传播的人乳头瘤病毒引起的增生性病变,多位于黏膜上,外阴亦见多个病灶,排尿有灼痛。尿道镜检见乳头状、淡红色肿物。病检可证实。

(四)治疗方案

1.手术治疗

远段尿道癌,如较早期可行局部广泛切除,包括尿道周围组织和部分外阴、前庭、阴唇、阴蒂等组织。年轻患者切除尿道2/3尚不至于尿失禁。若癌肿累及较广泛或位于近段尿道,则必须行全尿道全膀胱切除,并须做尿流改道。此外,应根据病变部位和区域淋巴结的情况决定是否清扫相应淋巴组织。

2.放疗

放疗多用于早期、无转移、深部组织无浸润者。尿道癌对放疗较敏感,特别是早期病例进行放疗即可治愈。对晚期患者可作为姑息性治疗。

3.化疗

表柔比星、顺铂、甲氨蝶呤等有一定疗效,但效果不满意,仅作为辅助治疗。

(五)评述

本病少见,根据临床症状应及早活检以明确诊断。文献报道,手术加放疗的生存率比单纯放疗高。综合应用放疗和化疗,争取保留尿道,可减轻对患者生理和心理影响。预后主要与病理分期、病理类型、治疗方法有关,而年龄、病程对预后影响不大。因此,早期诊断、早期治疗仍是提高生存率的有效手段。治疗后2年内容易发生远处转移,故应注意随访观察。

三、恶性尿道非上皮性肿瘤

尿道非上皮性肿瘤较少见,又以黑色素瘤稍多,平滑肌肉瘤、纤维肉瘤及恶性纤维组织细胞瘤仅见个案报告。

尿道黑色素瘤多见于老年人,女性较多,多发生于尿道外口。病因不清,认为可能与遗传、长期摩擦、妊娠、内分泌等因素有关。与日光照射可能无关。

(一)诊断依据

1.临床表现

尿道口肿块及尿道出血,可有排尿困难、尿流方向改变。

2.体检

黑色至蓝色或褐色的皮损,以黑褐色为多,常伴出血,表面可有溃烂、坏死,伴有感染时可有脓臭分泌物。肿块周围常有黑色卫星灶。腹股沟淋巴结可因转移而肿大。血行转移常发生于肺、肝及脑。

3.病理检查

病理检查可见瘤细胞呈梭形、多角形,胞浆丰富,充满黑色素,呈实性片状,巢索状乃至腺样多种排列类型。细胞增生活跃,可见核分裂象,染色不均,黑色素染色呈阳性。肿瘤细胞具有大核及核仁明显的特点。胞浆较少,染色浅。免疫组化显示HMB45强阳性。

(二)治疗方案

主张早期根治性切除术,包括全尿道及腹股沟淋巴结清扫术,必要时行盆腔淋巴结清扫,术后可辅以化疗、放疗、免疫、生物学等治疗。化疗首选药物为达卡巴嗪(DTIC),二线药物为亚硝脲类,其他如 5-FU、长春新碱、环磷酰胺、放线菌素 D 等亦有一定疗效。目前多主张二联或三联用药,有效率可达30%～45%,单一用药则低于 20%。

放疗仅能起缓解症状的作用,近来报告大剂量分次照射,每次 400～800 Gy,每周 3 次,总量达3 000～4 000 Gy,有效率可达 34%～67%。

免疫治疗用于术后辅助治疗及不能切除或已有广泛转移者,有很好的前景。20 世纪 60 年代后期曾试用 BCG 与天花疫苗瘤体注射和皮下注射,部分患者肿块消退,复发延迟,生存期延长。多价免疫疫苗可提高晚期患者主动免疫力 3～4 倍,Bend 用黑色素瘤疫苗治疗转移性黑色素瘤患者取得了一定效果。近年来,IL-2、干扰素、转移因子、单克隆抗体、LAK 细胞等亦被临床应用,取得了较好的效果。

四、良性尿道非上皮性肿瘤

(一)尿道平滑肌瘤

尿道平滑肌瘤少见,但却是尿道非上皮性肿瘤中最常见的类型。女性多见,约为男性的 3 倍,多发于 20～50 岁,可能与内分泌、妊娠等因素有关。

1.诊断依据

(1)临床症状:尿道外口滴血或反复发作的尿路感染,可有排尿困难。

(2)尿道口肿块:呈圆形,表面光滑,质硬韧,界限清晰,小的肿瘤多呈广基,大者可有蒂。呈粉红、乳白或呈嫩肉色。

(3)尿道镜检查:可见尿道肿块,并可取活检。

(4)病理检查:是确诊的唯一方法。显微镜下肿瘤组织由分化较好的平滑肌细胞构成,细胞呈梭形,胞浆丰富,胞核呈长杆状,两端钝圆,少见核分裂象,肿瘤细胞聚集成束。

2.治疗方案

手术切除。预后良好,但有复发可能。

(二)尿道纤维瘤

尿道纤维瘤极少见,临床报道仅见于女性。

1.诊断依据

(1)临床症状:可有腹部不适、下腹部坠胀等症状,也可有尿频、尿痛、性交不适等症状。

(2)检查:见尿道内或尿道口肿瘤,表面可有溃烂、分泌物,瘤体光滑,质硬,直径多在 3 cm 以下,个别有体积巨大者。

(3)病理检查示瘤组织由纤维组织构成,为确诊依据。

2.治疗方案

本病为良性尿道非上皮性肿瘤,手术切除肿瘤为唯一有效的治疗方法,预后良好。

(三)尿道血管瘤

尿道血管瘤罕见,分为毛细血管瘤和海绵状血管瘤,可发生于任何年龄,但 20～30 岁多见,男性多于女性。

1.诊断依据

(1)临床症状:间歇性尿道口滴血,呈鲜红色,间歇发作,持续时间长短不一,一般不伴有其他不适。

(2)肿瘤较大时可出现排尿困难。

（3）尿道镜检查：可见尿道内深红色、广基的黏膜病损，呈扁平状或突出于尿道黏膜，质软，触诊难以发现。

2.治疗方案

行肿瘤广泛切除，必要时行尿道成形术。本病属良性，但常复发，术后注意随访。

（燕在春）

第二节 阴茎肿瘤

一、阴茎癌

阴茎癌是阴茎最常见的恶性肿瘤，占阴茎肿瘤的90%以上。在西方国家阴茎癌发病率较低，1/10万（男性）以下；在亚非拉等发展中国家，发病率较高。随着生活水平的提高，卫生状况改善，我国阴茎癌发病率已逐年下降，现与西方国家相近。

（一）病因

阴茎癌的病因仍不清楚，目前认为主要与以下两点有关：①包茎与包皮过长，包皮垢及炎症的长期刺激，是阴茎癌的重要致病因素；②人乳头瘤病毒（HPV）感染是阴茎癌发生发展的促进因素。另外，阴茎癌的发病还与阴茎疣病史、阴茎皮疹、阴茎裂伤、吸烟、性伙伴数量等危险因素有关。

（二）病理

阴茎癌以鳞状细胞癌为主，其他类型如基底细胞癌、腺癌罕见。根据肿瘤形态可分为三种。①原位癌：好发于阴茎头和冠状沟，有红色斑块和糜烂，基底膜完整；②乳头状癌：好发于包皮内板、冠状沟和阴茎头，呈乳头状或菜花样突起，伴有脓性分泌物和恶臭；③浸润癌：好发于冠状沟，湿疹样，基底有硬块，中央有溃疡。

阴茎癌主要经淋巴转移，早期转移到腹股沟浅、深淋巴结，晚期浸润海绵体血窦时可血行转移。

（三）临床表现

早期癌变时，阴茎头或包皮上皮肥厚，不易被发现而被漏诊。多数病例发现时已出现阴茎丘疹、溃疡或菜花样隆起，继而糜烂、边缘硬而不整齐，有脓性分泌物自行流出并伴有恶臭。患者自觉刺痛或烧灼样疼痛。肿瘤继续发展，晚期可侵犯整个阴茎海绵体和尿道海绵体，出现排尿困难。

阴茎癌患者就诊时大多数伴有腹股沟淋巴结肿大，其中半数为炎性肿块；晚期时可出现局部破溃、感染和出血。远处转移后将出现转移部位相应症状和全身恶病质等症状。

（四）诊断

阴茎癌诊断主要依靠病史。检查时应注意肿瘤的大小、部位和浸润深度，阴茎体部和根部有无浸润，阴囊是否正常，并行直肠指诊，判断盆腔内有无肿瘤发现。双侧腹股沟淋巴结检查十分重要，对于肿大的淋巴结必须鉴别是炎性还是转移性。

典型的阴茎癌患者临床诊断不困难。有包茎或包皮不能上翻时，可隔着包皮仔细触摸，可扪

201

及包皮下肿块或结节感,伴有局部压痛。对于阴茎头、包皮内板可疑肿块或溃疡,无法明确诊断时,应行局部较深组织的活检。超声、CT 和 MRI 的应用有助于确定肿瘤浸润深度和范围、有无淋巴结转移。

(五)治疗

阴茎癌的治疗主要是外科手术切除原发肿瘤和腹股沟淋巴结,并配合放疗、化疗等综合治疗。外科手术前,应先明确肿瘤浸润范围和淋巴结转移情况,获得准确的肿瘤分期分级,然后再选择合适的手术方式。

1.包皮环切术

对于局限于包皮或阴茎头的早期阴茎癌,深部没有浸润,没有淋巴结转移的 I 期或 T_1 期以前的肿瘤,可行包皮环切术或局部切除术。对于原位癌或年轻患者,需要保留阴茎组织者,可选用激光、冷冻、放射或化疗药物霜剂等治疗,但应严密随访。

2.阴茎部分切除术

对于 I 期或 T_1 期肿瘤,局限于阴茎头或阴茎前段,无淋巴结转移,可行阴茎局部切除术。阴茎部分切除术能保留部分性功能和直立排尿,提高生活质量。手术的关键在于确认无淋巴管、静脉癌栓存在;阴茎残端应保留 2 cm 以上;残端切缘距肿瘤应 2 cm 以上;尿道残端应比阴茎残端长 1 cm,便于重建尿道口,防止新尿道口狭窄。

对于年轻患者特别是强烈要求保持直立排尿功能和性生活能力者,在告知残留、复发可能性增大仍要求保留阴茎组织者,可以谨慎选用保留阴茎手术,即用连续切除组织做术中快速病理,确保完全切除肿瘤而尽量保留正常组织。

3.阴茎全切除术

对于浸润性阴茎癌,肿瘤累及阴茎 1/2 以上,若行阴茎部分切除术后不能保留有功能的阴茎残端,则应行阴茎全切除和会阴部尿道重建。对于阴茎部分切除术后复发、原发阴茎体恶性程度高的阴茎癌也应行阴茎全切除术。

4.区域淋巴结清扫术

阴茎癌主要通过淋巴转移,主要区域淋巴结为腹股沟淋巴结和髂血管淋巴结。由于临床发现半数腹股沟肿大淋巴结为炎性,故阴茎癌原发病灶切除后是否行区域淋巴结清扫术仍存在一定争议。

(1)腹股沟淋巴结清扫术。手术适应证:①阴茎癌原发病灶切除后连续应用抗生素 4 周,腹股沟肿大淋巴结无明显改善;②腹股沟淋巴结活检组织学或细胞学证实为转移淋巴结;③原发病灶浸润海绵体,肿瘤细胞分化差;④ II 期以上肿瘤,影像学检查怀疑淋巴结转移。

标准腹股沟淋巴结清扫术范围:上缘达脐与髂前上棘平面,下缘达股三角顶端,外侧界达髂前上棘内向下到缝匠肌内侧缘,内侧界在腹股沟韧带上前正中线旁 3 cm,腹股沟韧带下阔筋膜内缘,清除腹股沟区及股管内所有淋巴结、脂肪组织等。

改良腹股沟淋巴结清扫术范围:内侧界为内收长肌,外侧界是股动脉,上缘达精索,下缘达卵圆窝。对于临床淋巴结阴性或淋巴结轻度肿大而无转移证据的患者可行本术式,术中病理证实淋巴结转移可改行标准淋巴结清扫术。

(2)髂血管淋巴结清扫术:当腹股沟淋巴结转移时须行髂血管淋巴结清扫术;若证实髂血管淋巴结已转移,则不必行本术式,只行姑息性治疗。切除范围为主动脉分叉以下盆筋膜、髂总动脉和髂外血管鞘及周围淋巴脂肪组织等。

5.其他治疗

（1）放疗：可选用外照射或近距离放疗，不推荐为阴茎癌首选治疗方法。用于局部切除的术前术后辅助治疗，也可用于晚期肿瘤姑息性治疗。放疗急性并发症包括皮肤黏膜水肿、湿性脱皮、排尿困难，晚期并发症包括阴茎坏死、尿道狭窄、纤维质炎等。

（2）化疗：阴茎癌对化疗不太敏感，多用于辅助治疗和联合治疗。常用的化疗药物有平阳霉素（PYM）、环磷酰胺（CTX）、阿霉素（ADM）、甲氨蝶呤（MTX）、长春新碱（VCR）、氟尿嘧啶（5-FU）等。

二、其他阴茎肿瘤

（一）阴茎恶性肿瘤

除阴茎癌外，其他病理类型的阴茎恶性肿瘤均极为少见，主要有以下几类。

1.阴茎恶性黑色素瘤

组织学与皮肤黑色素瘤相同，好发于阴茎头和包皮。临床特点为无痛性点片状皮肤黑色皮损，迅速增大，浸润性生长。病程进展极快，早期血行转移，多在数月至3年内死亡。治疗以阴茎全切除加髂腹股沟淋巴结清扫术为主，辅以综合治疗。

2.阴茎肉瘤

病变好发于阴茎体部，主要表现为阴茎体部肿块，晚期可出现排尿困难、血尿、阴茎异常勃起等，早期可出现血行转移，故治疗为早期行阴茎部分或全切除术，不行髂腹股沟淋巴结清扫术。根据组织来源，可分为血管肉瘤、纤维肉瘤、横纹肌肉瘤、平滑肌肉瘤和卡波西肉瘤等。

3.阴茎转移癌

原发肿瘤病灶常见于膀胱癌、前列腺癌等泌尿生殖系统，临床上见阴茎局部孤立散在硬结，位于海绵体和阴茎头，可出现疼痛、癌肿溃烂及排尿困难等症状。治疗原发肿瘤同时可考虑行阴茎部分或全切除术。

（二）阴茎良性肿瘤

阴茎良性肿瘤包括慢性炎性细胞浸润或修复性组织再生表现的肿块、结节和癌前病变等，主要包括以下几类。

1.乳头状瘤

由 HPV 感染所致，外观乳头状，不规则分布在阴茎头和包皮上，诊断须靠病理确诊。治疗以激光、电切和包皮环切为主。

2.尖锐湿疣

尖锐湿疣也是由 HPV 感染所致，临床潜伏期为3周到8个月，好发于阴茎头和包皮内板。初期为淡红色米粒大小新生物，质软，顶端稍尖，可逐渐增多增大，进而呈菜花样，伴出血、脓性分泌物和恶臭。治疗主要以激光、冷冻和鬼臼毒素等为主。

3.阴茎皮角

阴茎皮角好发于阴茎头和包皮，由棘细胞增生致上皮乳头状突起，特征是角化过度，呈坚硬的角状突起，属癌前病变。治疗以局部切除或阴茎部分切除为主，有恶变可能，术后仍需严密随访。

4.阴茎白斑

阴茎白斑好发于阴茎头、包皮及尿道口。临床表现为境界清楚的白色斑块，也是由棘细胞增生、角化过度等所致，同阴茎皮角类似，也是癌前病变。治疗原则同阴茎皮角。

5.干性阴茎头炎

阴茎头部慢性硬化萎缩性皮炎,病因未明。临床表现为阴茎头苔藓状硬化,白色斑片状,伴有瘙痒、分泌物、疼痛和尿道梗阻。仍有癌变可能小,治疗以激素药膏、尿道扩张、尿道切开、包皮切开等为主。

(燕在春)

第三节　精囊肿瘤

精囊常见的良性肿瘤有精囊囊肿、乳头状腺瘤、囊腺瘤、纤维瘤和平滑肌瘤等。恶性肿瘤以乳头状腺癌居多,肉瘤罕见。

一、精囊囊肿

(一)概述

精囊囊肿临床罕见,但随着影像学诊断技术的发展及对本病认识的提高,病例报告逐渐增多。本病于 1872 年由 Smith 首次报道,在国内于 1956 年由贺宗理首次报道,两侧发病率相近。精囊囊肿分先天性和后天性两种,前者常伴同侧肾、输尿管发育异常,国内统计占 22.7%,与常染色体显性遗传的成人多囊性肾病的关系已引起学者们的重视,其机制是由于多个器官的基底膜普遍缺失,其中包括精囊的基底膜缺失;后天性多见于成人,因炎症致射精管或精囊憩室口的狭窄、闭锁,引起不同程度梗阻所致。

(二)诊断依据

1.症状

(1)血精:精液外观呈粉红色、暗红色或咖啡色,可持续数年,常无射精痛。22~44 岁多见,以血精为首发症状而就诊者占 40%左右;囊肿合并精囊结石者,在排出血性精液时常有小结石排出。

(2)血尿:可为全程血尿,也可为初始或终末血尿,尤以排精后初血尿多见。

(3)排尿困难:由于囊肿压迫膀胱颈及后尿道所致,其排尿困难程度与囊肿大小及位置有关,国内报道精囊囊肿引起排尿困难者占 9.1%,囊肿容量达 400~800 mL。部分患者有尿频、尿急等膀胱刺激症状。

(4)不育:除先天性精囊发育异常外,还有射精管狭窄或梗阻导致少精子症、弱精子症。长期慢性精囊炎致精囊萎缩,功能严重减退,生育力降低。部分患者还合并有慢性附睾炎,影响精子输出。国内统计精囊囊肿合并不育占 6.8%。

2.直肠指诊

在前列腺侧上方精囊区可扪及囊性肿物,较大时双合诊阳性,按压囊肿有时可获分泌物。

3.影像学检查

(1)B 超:以经直肠 B 超较好,精囊区可见囊性结构,呈无回声特征,并可了解囊肿大小,易与实质性肿块鉴别。可分辨出病变与前列腺、精囊的关系。经腹 B 超可了解同侧肾、输尿管是否缺如或发育不良。

（2）CT：平扫示囊肿为水样密度、边缘光滑、囊壁薄，增强扫描囊壁稍增强。较大囊肿可推移、挤压膀胱底部。

（3）MRI：一般单纯性囊肿 T_1 加权为低信号，T_2 加权为高信号。囊肿内含有精子等其他物质或出血时，T_1 加权为中等信号。MRI 可清楚地显示盆腔内各脏器解剖及与囊肿的关系，部分患者甚至可见到在前列腺内扩张的射精管。

（4）IVU：可显示有无同侧肾缺如、肾发育不良及膀胱受压变形，对精囊囊肿诊断提供参考。

（5）精道造影：目前多采用经皮穿刺输精管造影，对精囊囊肿诊断有重要价值，可显示精囊囊肿的位置、形态、大小、是否合并精囊结石及精路有无狭窄。

（三）鉴别诊断

需与前列腺囊肿、米勒管囊肿、扩大的前列腺囊、射精管囊肿、输精管囊肿相鉴别，最具价值的应为精道造影，其次应结合 B 超等检查。

（四）治疗方案

根据囊肿的大小、临床症状及有无并发症来决定。

1.保守治疗

适合囊肿较小、症状轻的年轻患者，并定期随访。对合并感染、有血精症状者，应予口服抗生素、止血药治疗，必要时可用 5α-还原酶抑制剂。

2.手术治疗

适合囊肿较大、并发结石、症状明显且难以治愈者。方法有囊肿切除或患侧精囊切除、耻骨上"袋形缝合术"、经尿道囊肿去顶术，亦可行腹腔镜下手术。

3.囊肿穿刺

抽出囊液后注入无水乙醇或四环素液，可使囊肿缩小。

4.经尿道手术

对射精管狭窄、闭锁引起精囊囊肿者应行经尿道射精管口切开或精阜切除术，以解除梗阻，充分引流。

（五）评述

精囊囊肿虽少见，但近年报告逐渐增多，主要是因为经直肠 B 超及精道造影的广泛应用。尤其是精道造影对精囊囊肿诊断和鉴别诊断有决定性意义。本病常合并同侧肾、输尿管发育异常，注意不要遗漏诊断。治疗上对囊肿小者可予观察；对囊肿大、症状重、并发结石，少、弱精症者应手术治疗。手术方法及手术径路应根据不同情况来选择。耻骨上经膀胱入路用于囊肿较大且位于近中线之精囊囊肿，注意勿损伤输尿管；膀胱侧入路多用于儿童及囊肿位于膀胱外侧的单侧大囊肿；膀胱后入路多用于双侧精囊囊肿的手术；腹腔镜下手术具微创等优点。部分单纯囊肿患者亦可行囊肿穿刺注入硬化剂，疗效满意。

二、精囊良性病变

（一）精囊良性肿瘤

精囊良性肿瘤报道不多，常见的精囊良性肿瘤有乳头状腺瘤、囊腺瘤、纤维瘤、平滑肌瘤、畸胎瘤等。乳头状腺瘤和囊腺瘤起源于胚胎残基，多为中年人发病。临床表现与影像学酷似单纯性精囊囊肿。由于小的良性肿瘤几乎无症状，物理检查又很难发现，目前尚无精确诊断的影像学方法。若发现精囊内孤立性肿物，无局部播散证据，应考虑精囊良性肿瘤的诊断。

若肿瘤体积小、无症状,可密切随访。若肿瘤增大或引起症状,则手术切除是首选治疗方法。

(二)精囊淀粉样变

据统计,男性尸检中精囊上皮下淀粉样沉积的发生率为 4％～17％,在大于 76 岁的男性中可高达 20％。因老年人常合并膀胱癌、前列腺癌等病变,故有可能将老年性淀粉样变引起的精囊增大误认为癌性浸润。虽然盆腔 MRI 检查尚不能确诊,但可鉴别有无肿瘤侵犯。在全身性淀粉样变的患者,虽有多系统、器官的血管、肌肉发生淀粉样沉积,但精囊可不受累;而老年性精囊淀粉样变者,可只有精囊受累,并不累及血管壁。症状可有血精、腹股沟痛及尿路刺激症状。直肠指检(DRE)示精囊增厚或触痛。确诊依赖于病理检查。

无症状患者可不予治疗;症状明显者可行精囊切除术。

三、精囊恶性肿瘤

(一)精囊腺癌

原发性精囊癌多为腺癌,临床罕见。本病于 1871 年由 Berger 首次报道。以 60 岁左右居多。

1.诊断依据

(1)临床症状:血精、间歇性血尿、尿频、尿液中有稠厚胶样物。肿块大时可引起排尿困难,甚至尿潴留。晚期出现里急后重和继发性附睾炎。大便带血提示肿瘤已侵及直肠。

(2)直肠指检:前列腺上方可触及不规则纺锤形硬块,呈囊性或实性,有时与前列腺融合而分界不清。

(3)膀胱镜检查:可见三角区受压变形、移位。

(4)肿瘤标志物:血 PSA、PAP 及 CEA 阴性,CA-125 升高可提示精囊癌。

(5)影像学检查:B 超、CT 可明确肿瘤的部位及与周围组织的关系;精囊造影可显示精囊内有充盈缺损、梗阻、变形等;IVU 有助于判断输尿管是否被累及;必要时可在 TRUS 引导下经直肠穿刺活检以明确病理性质。骨转移呈溶骨性改变。

(6)病理检查:为乳头状腺癌,未分化癌尚有黏液生成。部分病例需免疫组化方可确诊:精囊癌 PSA、PAP、CEA 阴性,CA-125 阳性。

2.鉴别诊断

(1)前列腺癌:DRE 示前列腺坚硬如石或前列腺有硬结,血 PSA 升高。前列腺穿刺活检可帮助诊断,免疫组化示 PSA 阳性。

(2)结肠、直肠癌:有排便习惯改变及血便史,血 CEA 升高,纤维结肠镜检查可见肠内肿物,肠镜下活检,病理检查可确诊。

3.治疗方案

(1)应首选手术治疗:对局限于精囊而无前列腺浸润的可行单纯性精囊切除;对已侵犯前列腺者可行根治性前列腺、精囊切除术;对于肿瘤较大,周围有侵犯者可行双侧精囊、前列腺、膀胱、甚至包括直肠的根治性切除术。

(2)放疗及化疗:可作为辅助治疗方法。

(3)抗雄激素治疗:包括使用雌激素,可延长患者生命。

目前多主张综合治疗。

4.评述

原发性精囊腺癌,可发生在任何年龄段的男性中,以 60 岁左右多见。早期常无症状,晚期可有血精、血尿、排尿困难、尿痛、尿潴留、里急后重、便秘等。精囊癌多无完整包膜,主要侵及前列腺、膀胱,但很少累及直肠。以局部淋巴结转移为主,晚期可发生远处转移。骨转移多表现为溶骨性改变。Dalgard 和 Giertsen 提出诊断原发性精囊肿瘤标准如下所述。

(1)肿瘤必须局限于精囊内。

(2)全身其他部位无原发性肿瘤生长。

(3)病理为乳头状腺癌,如属未分化癌应有黏液生成。临床诊断主要依据精道造影、CT 和 TRUS。而直肠指检(DRE)常不能扪及肿块全部情况,且侵犯前列腺者触诊很难鉴别。

治疗以手术为主,辅以雌激素治疗和放疗可延长患者生命。预后一般较差,因发现往往多为晚期,但亦有存活 12.5 年的报道。

(二)精囊肉瘤

精囊肉瘤报道极少,一般为平滑肌肉瘤。除病理确诊外,无特殊表现,症状极似精囊腺癌,主要有血精、前列腺侧上方可触及包块及排尿困难等。这些肿瘤病情进展迅速,预后较差。目前尚无统一的治疗方案,可行根治性切除或单纯精囊切除术,术后辅以放疗、内分泌治疗。预后不良。

(燕在春)

第四节 阴囊肿瘤

一、阴囊良性肿瘤

阴囊的良性肿瘤主要有皮脂腺瘤、纤维瘤、血管瘤、脂肪瘤等。

(一)诊断依据

1.阴囊皮脂腺瘤

阴囊皮脂腺瘤位于阴囊皮肤或皮下组织生长缓慢的肿块,与皮肤有粘连,质硬,光滑,可被推动,无压痛。合并感染时有红肿、疼痛,病理检查示内容物为皮脂腺。

2.阴囊纤维瘤

阴囊内生长缓慢的肿块,小而坚硬,无不适。个别巨大者可达拳头大小,此时坠痛不适,影响排尿。病理检查示肿块由成纤维细胞组成,细胞之间有胶原组织,无有丝分裂象。

3.阴囊血管瘤

阴囊血管瘤为胚胎发育异常而形成的一种血管先天性畸形。病变在皮内,不在皮下。阴囊可扪及青色的较小柔软肿物,病理学检查示肿瘤由群集的薄壁微血管组成,管壁内衬单层成熟的内皮细胞,管外有薄层网状纤维,管腔内含血液。

4.阴囊脂肪瘤

阴囊脂肪瘤位于阴囊皮下,缓慢生长的质软肿物,有阴囊坠胀感。阴囊内可触及分叶状、质地软的肿块,与周围组织界限清楚。病理检查肿瘤由成熟脂肪组织构成,小叶大小不规则,并有不均匀的结缔组织间隔存在。

(二)治疗方案

肿瘤较小或无症状者,可定期检查。肿块增长较快,或出现症状,可手术切除。手术切除后预后良好。

二、阴囊癌

(一)概述

阴囊鳞状细胞癌又称阴囊癌。病因不明,多有煤烟、沥青、酚油等物质长期接触史,因此与职业因素有关。多见于 50～70 岁,多经淋巴途径转移。Ray 将阴囊癌分四期。A_1 期,病变局限在阴囊;A_2 期,病变累及邻近器官,如阴茎、精索,但没有其他转移。B 期,可切除的腹股沟或髂腹股沟淋巴结转移。C 期,髂腹股沟淋巴结转移无法切除。D 期,有远处转移,如肺、主动脉旁淋巴结等处。

(二)诊断依据

(1)阴囊皮肤出现无痛性疣状或丘疹状隆起,质地较硬。突出于阴囊表面,中央可凹陷形成溃疡伴出血、坏死及脓性分泌物。

(2)腹股沟淋巴结肿大。

(3)活检可证实。

(三)治疗方案

1.手术切除

原发病灶切除范围应包括肿瘤边缘 2～3 cm 的正常阴囊皮肤,一般可保留阴囊内容物。腹股沟淋巴结有转移,可在原发肿瘤切除后 2～6 周行淋巴结清除术。

2.放疗及化疗

效果不满意,可在手术治疗后作为辅助治疗。

(四)评述

先行病灶切除,并行双侧腹股沟肿大淋巴结活检术,证实转移后行清扫术,这对减少盲目的清扫术,提高患者的生存率和减少术后并发症至为重要。是否有淋巴结转移是影响阴囊癌患者生存的重要因素。对于有明确转移者,应积极行腹股沟或髂腹股沟淋巴结清扫术,以提高患者生存率。本病预防在于改善工作环境,避免致癌物质的侵害,局部保持清洁,可避免或减少阴囊癌的发生。预后取决于临床分期,A 期 5 年存活率 50％～70％,B 期以上<30％。

三、阴囊炎性癌

(一)概述

阴囊炎性癌又称阴囊 Paget 病、湿疹样癌,是一种少见的恶性肿瘤,易被误诊为湿疹、皮炎或股癣。发病机制还不十分清楚,目前主要有以下三种学说。

(1)根据 Paget 病多发于汗腺区域及 Paget 细胞和汗腺细胞在组织和超微结构方面的类似性,据此推断本病为汗腺腺癌表皮内转移。

(2)由表皮细胞直接恶变而来,是一种特殊类型的表皮原位癌,进而侵犯下方的汗腺及邻近器官。

(3)由一种尚不清楚的癌基因突变引起,其产生多中心的上皮组织致癌效应,作用于表皮可致 Paget 病,作用于其他上皮产生汗腺癌或内脏器官肿瘤。因部分患者可伴有其他组织或器官的腺癌,目前大多倾向于第三种学说。

阴囊 Paget 病多见于老年患者,病程较长,进展缓慢,有经历几年或十几年者。

（二）诊断依据

（1）局部皮肤瘙痒、糜烂、渗液、结痂，脱痂后仍有糜烂渗液，皮损范围逐渐扩大。

（2）皮肤病变均表现为红斑样皮损，微隆于正常皮肤，边界清楚，但不规则如地图状。病灶表面粗糙，可见结痂、糜烂或渗液，少数见丘疹、色素沉着。病变的周边与正常皮肤有分界。

（3）腹股沟淋巴结肿大，多为炎症性，必要时活检以排除肿瘤转移。

（4）病理学检查：在表皮的基底层或棘层下部找到 Paget 细胞，该细胞大而圆，胞浆丰富、淡染，胞核大而圆或不整、染色较淡、可见丝状分裂。细胞可单个散在，增多时可聚集成巢状，无细胞间桥，真皮内常可见到明显的炎性细胞浸润。

（三）鉴别诊断

1.阴囊皮肤癌（鳞癌）

有长期从事化学工业的病史，肿瘤为单发或多发的疣状或扁平隆起。腹股沟部可触及肿大的淋巴结，活检可明确诊断。

2.阴囊湿疹

发病可能与过敏因素有关。患者阴部瘙痒，阴囊表面有软痂，反复发作者皮肤增厚，粗糙呈苔藓样。抗过敏治疗有效，可发生于任何年龄。

（四）治疗方案

（1）活检证实为 Paget 病，则应及早手术治疗。目前治疗以阴囊局部扩大切除术为首选，切除病变之阴囊皮肤全层，切缘宜距病灶 2 cm 以上。手术时可有皮肤缺损，一般经皮肤现代泌尿外科诊疗指南松解均能缝合，不能缝合的病例，应行皮瓣转移或游离植皮术。如睾丸鞘膜受侵犯，则应同时切除睾丸。如腹股沟淋巴结阳性则需行包括睾丸、精索、腹股沟淋巴结及髂腹股沟淋巴结在内的根治性切除。

（2）对有禁忌证或无法手术者可放疗，放射以 X 线或 β 射线为宜，剂量＞270 Gy。

（3）局部化疗药物涂布通常用 1％5-FU 软膏，可使皮损面积缩小，改善瘙痒症状。亦可外照射辅以5-FU 软膏，有一定疗效。

（五）评述

本病临床上多表现为乳头状增生与溃烂交替出现，由于皮损处可出现瘙痒、渗液、糜烂、结痂等，亦称为慢性湿疹样癌或炎性癌，临床上极易误诊为阴囊皮肤慢性湿疹或炎症。为避免漏诊，故对治疗 6～8 周没有好转的阴囊皮肤湿疹样改变者，应常规活检以早期诊断。本病手术治疗预后良好。

（燕在春）

第五节　睾丸生殖细胞肿瘤

睾丸肿瘤可分为原发性肿瘤和继发性肿瘤。在原发性睾丸肿瘤中 95％为生殖细胞肿瘤［精原细胞瘤或非精原细胞瘤（non-seminomatous germ cell tumor，NSGCT）］，其余为非生殖细胞肿瘤（睾丸间质细胞、支持细胞、性腺胚胎细胞瘤等）。原发性睾丸肿瘤占绝大多数。

一、流行病学

睾丸恶性肿瘤占全身恶性肿瘤的 1%,占泌尿男生殖系统肿瘤的 3%～9%,占男性恶性肿瘤的 0.5%～1.0%。15～35 岁年龄组男性中睾丸肿瘤为最常见的恶性肿瘤之一。

睾丸生殖细胞肿瘤的发病年龄与病理类型有密切联系,如婴儿期多见卵黄囊瘤,20～30 岁年龄组多见胚胎癌和畸胎瘤,30～50 岁年龄组多见精原细胞瘤。

睾丸生殖细胞肿瘤右侧较左侧常见。右侧发病率高与该侧隐睾发生率高有关。原发性睾丸肿瘤的 1%～2% 为双侧,此类患者中 50% 伴有隐睾症。双侧性生殖细胞肿瘤常见于精原细胞瘤。

二、病因

睾丸生殖细胞肿瘤的病因尚不清楚。睾丸肿瘤的发生与睾丸创伤、内分泌障碍、遗传及感染有关。7%～10% 的睾丸肿瘤发生在有隐睾症病史的患者中。

(一)先天性因素

1.隐睾

隐睾是发生睾丸癌的最常见危险因素。隐睾癌变的发生率比正常下降至阴囊内的睾丸要高 30～50 倍。腹内型隐睾的肿瘤发生率明显高于腹股沟或外环处隐睾。腹内型隐睾仅占隐睾总数的 15%,但在恶变隐睾中其占 50%。隐睾恶变的高峰年龄与原发睾丸肿瘤相仿,多在 20～40 岁年龄组。

2.遗传

文献报道,家族性睾丸生殖细胞肿瘤的发生率 1.0%～2.8%。肿瘤主要发生在兄弟间和父子间。兄弟间发生肿瘤的概率比普通人群高 3～12 倍,而父子间发生肿瘤的概率是普通人群的 2～4 倍。

3.多乳症

多乳症者发生睾丸肿瘤的可能性较正常人大 4.5 倍。

4.睾丸女性综合征

睾丸女性综合征也容易发生睾丸生殖细胞肿瘤,其概率要比正常人大 40 倍。

5.雌激素过量

产妇妊娠早期服用外源性雌激素,胎儿睾丸发生肿瘤的相对危险性增高,比预期的发生率高 2.8%～5.3%。

(二)后天性因素

1.损伤

Guthrie 曾指出某些化学物品如氧化锌、硫酸镉对家禽睾丸损伤会导致畸胎瘤;对兔的睾丸反复物理损伤,可造成精原细胞瘤。

2.激素

孕妇应用外源性激素会使胎儿睾丸肿瘤发生的危险性升高;睾丸肿瘤多发生于性欲腺旺盛的青壮年,也提示内分泌与睾丸肿瘤的发生有关。

3.感染

一些病毒性疾病(如麻疹、天花、流行性腮腺炎)及细菌性感染(如猩红热、肠伤寒等)均可并发睾丸炎,继发睾丸萎缩、细胞变性而引起睾丸肿瘤。

4.营养因素

富含蛋白质的食物及能量摄入增长,伴随睾丸肿瘤发病率的升高;而经济贫困的国家,如非洲和亚洲国家睾丸肿瘤发病率最低。

三、病理

睾丸肿瘤中95%是生殖细胞肿瘤,包括精原细胞瘤、胚胎癌、畸胎瘤和绒毛膜上皮癌四种基本组织类型。在睾丸生殖细胞肿瘤中,40%是纯精原细胞瘤,13%是精原细胞和其他细胞的混合性肿瘤,其余为非精原细胞生殖细胞肿瘤(NSGCT),包括1%成熟畸胎瘤(分化好的畸胎瘤)、23%畸胎癌(恶性畸胎瘤的中间型)、15%胚胎癌(恶性畸胎瘤的间变型)、1%绒癌(恶性畸胎瘤的滋养层型),还有2%卵黄囊瘤。

睾丸肿瘤的病理学表现有两个特点:第一,组织学的表现形式最多,肿瘤成分最复杂(往往多种成分并存,形成混合性生殖细胞肿瘤),其成分与治疗关系最为密切。第二,肿瘤转移灶与原发灶成分可以部分相同或完全不同(可能与生殖细胞的多潜能分化有关),如原发灶为精原细胞瘤并胚胎癌,转移灶为精原细胞瘤或胚胎癌;原发灶为精原细胞瘤并成熟畸胎瘤,转移灶为卵黄囊瘤;原发灶为胚胎癌,转移灶为绒癌;原发灶为胚胎癌并精原细胞瘤,转移灶为成熟畸胎瘤。

在睾丸生殖细胞肿瘤的分类中,精原细胞瘤最常见,约占40%;其次是胚胎癌,约占30%;最后是恶性畸胎瘤和畸胎瘤。在所谓的畸胎瘤中,约95%含幼稚组织,在婴儿和儿童属良性,在成人为恶性。它们与恶性畸胎瘤不同之处在于无胚胎癌或滋养叶细胞癌,故成人睾丸生殖细胞性肿瘤几乎都是恶性。在生殖细胞性肿瘤中,混合性肿瘤约占生殖细胞肿瘤的40%,其中最常见的结合形式是胚胎癌与畸胎瘤的结合,该肿瘤被称为畸胎癌。

睾丸生殖细胞肿瘤又可根据肿瘤成分的多少,分为单纯型(占60%)和混合型(占40%)两大类。前者仅含一种肿瘤成分;后者即混合性生殖细胞肿瘤(MGCT),由多种生殖细胞肿瘤成分构成,其中必须包括一种以上的非精原细胞肿瘤成分,故归类于非精原细胞肿瘤。MGCT占睾丸生殖细胞肿瘤的2/5占睾丸非精原细胞生殖细胞肿瘤(NSGCT)的70%。MGCT的常见组合:精原细胞瘤合并胚胎癌,精原细胞瘤合并畸胎瘤,胚胎癌合并畸胎瘤,胚胎癌、畸胎瘤合并精原细胞瘤,胎癌、畸胎瘤合并绒癌,胚胎癌、卵黄囊瘤合并畸胎瘤等。应注意,MGCT的成分中即使以精原细胞为主,仍应视为非精原细胞肿瘤,因其治疗和预后均取决于肿瘤中的非精原细胞成分;而含有合体滋养层细胞的精原细胞瘤,尽管组织学上属于MGCT,但仍被视为单纯性精原细胞瘤,因其自然病史和治疗均与精原细胞瘤相似。

睾丸生殖细胞肿瘤的转移主要经淋巴管到髂内、髂总和主动脉旁淋巴结,以后可到纵隔淋巴结。很少转移到腹股沟淋巴结。血行转移较晚,主要到肺、肝,偶至肾上腺、肾、胰、脑和骨骼。在转移瘤中,可见上述肿瘤的各种成分。

睾丸肿瘤的病理学检查项目如下。①大体标本的特征:应描述肿瘤位于哪一侧睾丸,睾丸大小,肿瘤大小,附睾、精索、睾丸鞘膜的状况。②取材原则:第一,为防止漏诊肿瘤成分,应在肿瘤最大直径上每1 cm一个切面,对肿瘤肉眼表现不同的区域分别取材,肿瘤的不同切面分别取材,同一切面的不同部位分别取材。第二,为准确进行肿瘤病理分期,除肿瘤取材外,以下部位也要取材,睾丸白膜与肿瘤交界处、睾丸网、附睾全长、精索近端和断端、受侵组织与肿瘤交界处(肿瘤穿透白膜时)。③镜下特征及病理诊断:应明确肿瘤的组织学类型,弄清肿瘤的各种成分及其各占的百分比；应明确有无肿瘤周围的静脉和/或淋巴系统的浸润，有无白膜、鞘膜、附睾或精索的浸润；有无非肿瘤组织中小管内生殖性肿瘤的形成。④进行 TNM 病理分期。⑤进行免疫组织化学检查：测定精原细胞瘤和混合性肿瘤中 AFP、β-HCG 的表达。必要时测定其他肿瘤标志物，如 cytokeratins(CAM5.2)、PLAP、Chromogranine A(Cg A)、NSE 等。

四、临床表现

睾丸生殖细胞肿瘤多为单侧，右侧多见。早期临床症状多不明显，典型表现为逐渐增大的无痛性睾丸肿块，可伴疼痛或下腹重坠感。极少数患者的最初症状为转移肿瘤所致，如腹部肿块或锁骨上淋巴结肿大等。

(1)睾丸无痛性增大：渐进性发展是最常见的症状。由于睾丸位于阴囊内，表浅而易于触及，故成人患者多因无意中扪及肿块而发现，小儿患者常在家长为其洗澡或穿衣时发现。少数患者表现为原有萎缩的小睾丸突然增大。隐睾恶变者可发现腹股沟部或腹部出现进行性增大的无痛性肿块。隐睾恶变概率：腹腔内隐睾为 5%，腹股沟隐睾为 1.25%。

(2)睾丸增大伴有疼痛：30%～40%患者伴有轻微坠胀或钝痛，10%患者伴有类似附睾炎和睾丸炎样的急性疼痛。后者常因肿瘤内出血、梗死、坏死所致，易与睾丸扭转、睾丸炎、附睾炎混淆，应高度警惕，仔细鉴别。

(3)男性乳房女性化 5%患者出现，主要见于可以产生雌激素的睾丸肿瘤，如 30%支持细胞瘤、20%～25%间质细胞瘤、4%胚胎癌、1%精原细胞瘤。

(4)转移癌症状：5%～10%患者因此而就诊，如锁骨上淋巴结转移导致的颈部肿块；肺转移导致的咳嗽、咯血、呼吸困难；纵隔转移压迫食管导致的吞咽困难(易误诊为食管癌)；十二指肠后转移导致的食欲缺乏、恶心呕吐、消化道出血；腹膜后淋巴结转移侵犯腰肌和神经根导致的腰背痛；髂静脉、腔静脉受压或栓塞导致的一侧或双侧下肢水肿。由于肿瘤大小与有无转移并不相关，有时睾丸肿瘤可以小到难以查到，转移癌症状却十分突出。

(5)少数患者无任何症状，以男性不育就诊或因外伤后检查而意外发现睾丸肿瘤。

五、诊断

睾丸肿瘤的诊断程序：首先进行询问病史、临床查体和 B 超检查，了解睾丸局部状况及有无腹部肿块；如发现腹部肿块，应进一步进行影像学检查(CT 和/或 MRI)；手术前后分别进行血清肿瘤标记物(AFP、HCG、LDH)检查；腹股沟探查及睾丸根治性切除术，了解肿瘤的病理类型；对侧睾丸活检仅限于高危患者(即患侧肿瘤体积＞12 mL，既往有睾丸下降不全的病史，年龄＜30 岁)，用于排除原位癌。由于原位癌或对侧睾丸癌的发病率较低(分别为 5%和 2.5%)，故对侧睾丸活检不应作为常规检查；最后综合检查资料，依据睾丸癌的临床分期和病理类型，选择治疗方案。

(一)病史和体征

询问病史时应对存在睾丸肿瘤发病危险因素者高度注意。睾丸生殖细胞肿瘤发病的危险因素包括隐睾、曾经患过睾丸肿瘤、有家族史、真两性畸形、男性不育、外伤或感染造成睾丸萎缩、母亲妊娠期曾用外源性雌激素。

不同病理类型的睾丸生殖细胞肿瘤患者的发病年龄与临床特点。

1.卵黄囊瘤

卵黄囊瘤亦称婴儿型胚胎癌、内胚窦瘤等,约占睾丸肿瘤的 2%,儿童睾丸生殖细胞肿瘤的 82%;平均发病年龄为 18 个月(出生～9 岁);表现为无痛性睾丸肿块,就诊时转移很少见(仅 6%)。青春期后发病,则表现为混合性生殖细胞肿瘤,卵黄囊瘤成分占 44%,伴血清 AFP 显著升高。

2.畸胎瘤

畸胎瘤占睾丸肿瘤的 24%。根据细胞分化程度分为成熟型、未成熟型、混合型三个亚型。①成熟型畸胎瘤:发病年龄均小于 4 岁;在儿童睾丸生殖细胞肿瘤中居第二位,占 14%～18%;多不出现转移,预后较好。②未成熟型畸胎瘤(即畸胎癌):多见于 40 岁以下成人,肿瘤体积较大;③混合型畸胎瘤,常与精原细胞瘤、胚胎癌、绒癌合并存在,占 25%～50%;约 50% AFP 升高,不论其成熟与否,均可出现转移,约 30% 最终死于远处转移,即使组织学表现良性。

3.胚胎癌

胚胎癌占睾丸肿瘤的 15%。成人型发病高峰为 20～30 岁,婴儿型发生于 1.5 岁以内,后者预后较好。单纯胚胎癌仅占 2.3%,混合性生殖细胞肿瘤的 87% 均含有胚胎癌的成分。因其恶性度高,浸润力强,尽管胚胎癌体积不大,就诊时 2/3 患者已有转移,40% 出现转移症状;70% 血清 AFP 升高,60% 因有合体滋养层细胞分化出现 HCG 升高,PLAP 和 LDH 也可升高。

4.绒癌

绒癌占睾丸肿瘤的 1%。发病年龄为 10～30 岁,偶见于老年人。单纯绒癌极罕见,约占 0.3%;多数绒癌与胚胎癌、畸胎瘤、精原细胞瘤混合存在。绒癌预后较差,肿瘤常于早期超越腹膜后淋巴结直接血行转移至肺、肝,就诊时表现为转移症状。血清 HCG 升高可致继发性激素改变和女性化,而 HCG 与促甲状腺激素产生交叉反应则可导致甲状腺中毒征。

5.精原细胞瘤

精原细胞瘤占睾丸肿瘤的 60%。发病年龄为 30～50 岁,儿童罕见。85% 睾丸明显肿大,肿瘤界限清晰。10%～20% 含有合体滋养层细胞,HCG 阳性。分型:①典型精原细胞瘤占 80%,侵袭力低,生长缓慢,预后较好;②间变型(或未分化型)精原细胞瘤占 10%,恶性度高,易转移,预后不良;③精母细胞精原细胞瘤占 10%,其特点是发病年龄较大,平均 52～58 岁,与隐睾或其他生殖细胞肿瘤无关,9% 为双侧病变,多表现为无痛性、长时间的睾丸肿胀,血清肿瘤标志物 AFP 和 HCG 均为阴性,罕有转移,预后最好。

全身体格检查应注意颈部检查有无锁骨上淋巴结肿大;胸部检查有无男性乳房女性化;腹部检查有无腹膜后肿块(淋巴结转移灶);腹股沟部检查有无隐睾或肿块;下肢有无一侧或双侧水肿(髂静脉、腔静脉受压或栓塞所致),如有下肢水肿,检查腹部时应谨慎,防止栓子脱落引起肺梗死。

睾丸检查应从健侧睾丸开始,将其作为正常对照与患侧睾丸的大小、硬度、形状进行比较。患侧睾丸可触及结节状不规则肿块(多为胚胎癌、转移癌)或呈弥漫性肿大,保持睾丸外形(多为精原细胞瘤)。肿瘤硬而无弹性,无触痛,手托睾丸有沉重之感,捏挤时缺乏正常睾丸的挤压不适感。通常,附睾清晰可及,睾丸鞘膜与阴囊不粘连。但有 10%～15% 的睾丸肿瘤可侵及附睾、精索或阴囊。伴有睾丸鞘膜积液时,透光实验呈阳性。

(二)B 超检查

B 超检查已经成为睾丸肿瘤影像学诊断与鉴别的首选检查。由于阴囊位置表浅,B 超检查多采用5.0～10.0 MHz的超声探头。睾丸疾病患者取仰卧位进行;对于隐睾、精索静脉曲张和斜疝患者则应取站立位,于隐睾和疝下降或精索静脉充盈时检查。

1.临床意义

B超检查对阴囊内疾病的诊断准确率高达97%。B超检查可明确肿物来自睾丸内(多为恶性)还是睾丸外(多为良性);可分辨肿物是囊性还是实性;可准确测量睾丸及肿物的大小和形态;可了解肿物有无邻近组织侵犯。在睾丸肿瘤的全身临床分期中,B超可了解肿物有无腹腔脏器及腹膜后淋巴结转移或输尿管梗阻,其发现腹膜后淋巴结转移灶的敏感性近80%。彩色多普勒超声和能量超声可以了解睾丸及肿物的血流状况,有助于睾丸肿瘤的鉴别诊断。

2.正常睾丸超声表现

睾丸为边界清晰、均匀一致的中等回声椭圆形结构,约 4 cm×3 cm×2 cm 大小,白膜为一条细带状回声环。睾丸动脉分支自睾丸门进入睾丸后呈放射状分布;睾丸纵隔形成一条沿睾丸长轴走行的明亮细线;睾丸鞘膜腔可有少量液体。

3.睾丸肿瘤的超声特征

共同点是睾丸增大或出现结节状肿块,伴有血流;不同点则因睾丸肿瘤的病理类型相异而各有特点。

(1)精原细胞瘤:为边界清晰、均匀一致、细小光点的低回声团块,睾丸增大,但外形不变;亦可呈类似正常睾丸的中等回声;少数肿瘤呈现不均匀回声。

(2)胚胎癌:表现为增大的睾丸内出现边界不清、回声不均匀的团块,低回声区内有高回声结节,结节边界回声较低;正常睾丸组织受侵犯后缺损或全部消失;肿瘤还易侵犯睾丸白膜。

(3)畸胎癌/瘤:睾丸增大,表面高低不平,呈分叶状。睾丸内部为混合回声,极不均匀,常有多个液性暗区或伴有后方声影的强回声钙化区(提示存在骨和软骨成分)。

(4)绒毛膜上皮癌:可见出血、坏死和钙化同时存在。睾丸原发灶很小时表现为小灶性回声异常,但已有远处转移;有时肿瘤内部为中等强度的均匀回声。

(5)混合性睾丸肿瘤:表现为中等回声和强回声混合存在的不均匀声像图,可有液性暗区及钙化声影,因肿瘤成分和比例不同而异。

(6)恶性淋巴瘤:病变呈极低回声,常累及双侧睾丸。

(7)睾丸白血病:病变呈分布均匀的中等回声,多累及双侧睾丸。

(三)CT 和 MRI

CT 和 MRI 仅用于病情复杂时协助诊断。不过,在睾丸肿瘤全身临床分期和疗效观察中,CT 或 MRI 则优于 B 超、淋巴造影、尿路造影等检查。

睾丸肿瘤的血行转移常常晚于淋巴转移,而淋巴转移按照发生的先后顺序分为三站,即腹膜后、纵隔和锁骨上。腹部 CT 或 MRI 是识别腹膜后淋巴转移的最佳方法,诊断准确率约85%,已成为睾丸肿瘤临床分期的常规检查。其可发现直径 1.5 cm 的淋巴结转移灶和淋巴造影不能发现的膈肌脚上方的后脚间隙的主动脉旁区淋巴结转移(重要转移部位之一),明显优于淋巴造影。此外,其可了解大块淋巴转移的范围及对邻近组织、器官的浸润状况,此点又明显优于尿路造影。CT 诊断淋巴结转移的阳性发现率与淋巴结大小密切相关:如淋巴结≥5 mm,阳性发现率为62%;≥10 mm 为 66%;≥15 mm 为 71%;≥20 mm 为 86%;≥25 mm 为 100%。CT 和 MRI 的不足是其仅凭大小确定淋巴转移,故难以区分纤维化、畸胎瘤或恶性肿瘤。

胸部 CT 或 MRI 检查是否进行,主要取决于腹膜后淋巴结的状况。如果发现腹膜后淋巴结受累,则应进行胸部 CT 检查,观察纵隔淋巴结是否受累,弥补胸片的不足;如未发现腹膜后淋巴结异常,则可不做胸部 CT 检查。

(四)淋巴造影

淋巴造影的目的是通过分析显影淋巴结的部位、大小、多少、形态等有无变异,推断睾丸肿瘤是否转移到腹膜后淋巴结及其转移的严重程度,以便准确判断睾丸肿瘤的临床分期。

淋巴造影的方法:有经足背、精索、阴茎淋巴管三种途径,睾丸肿瘤患者多采用经足背淋巴管造影。用 19 号(23 G)针在第 1、2 足趾之间的皮下注射 0.5 mL 亚甲蓝液(以等量局麻药稀释),应防止亚甲蓝溅洒在皮肤上。5 分钟后可透过皮肤看到皮下蓝染的淋巴管。常规消毒、局麻后,做一长 3 cm 左右的切口,分离出蓝染的淋巴管。皮内注射针(26G,27G)穿刺淋巴管,细丝线结扎固定,缓慢匀速地注入造影剂。通常采用油质造影剂,如 30% 碘苯酯、36% 乙碘油、30% 碘化油等。注射造影剂应在透视监视下进行,单侧注射 6~12 mL,注射速度每小时不宜超过 8 mL。过量、过快注入碘油可导致严重并发症肺油栓,应予警惕。注射完毕拔出针头后应结扎淋巴管,防止淋巴液漏出,严密缝合切口。观察淋巴管像可在注完造影剂后立即拍片;观察淋巴结像应在注药后 12~24 小时拍片。

淋巴结显影表现:正常淋巴结为圆形或椭圆形,边缘光滑,内部均匀或颗粒状,大小不一,但直径均<1.5 cm。肿瘤转移淋巴结可出现增大融合、造影剂充盈缺损或淋巴结缺失(不显影)等表现。

由于淋巴结显影的影响因素较多,以致淋巴造影的诊断正确率为 70%,假阴性可达 25%,假阳性为 5%,分期准确性较差,目前已被 CT 或 MRI 所替代。

(五)肿瘤标记物

临床应用的睾丸生殖细胞肿瘤肿瘤标志物主要有两类:①与胚胎发育相关的癌性物质,如甲胎蛋白(AFP)、人绒毛膜促性腺激素(β-HCG);②细胞酶类,如乳酸脱氢酶(LDH)、胎盘碱性磷酸酶(PALP)、神经元特异烯酸酶(NSE)。其他一些生物学标记物,如 GGT、MIB-1、CD30、GCTM-2、DNA 倍体分析和细胞增殖指数、染色体、肿瘤基因等,目前仍限于科学研究。由于 51% 的睾丸肿瘤患者血清肿瘤标志物升高,约 90% 的睾丸非精原细胞性生殖细胞肿瘤患者将有 1~2 项肿瘤标志物升高,临床上已将血清 AFP、β-HCG 列为常规肿瘤标志物,LDH、PALP、NSE 则作为可选择肿瘤标志物。

1.甲胎蛋白(AFP)

甲胎蛋白(AFP)是一种单链糖蛋白,半衰期 5~7 天。血清 AFP 的正常值<40 ng/mL。AFP 水平越高,提示肿瘤恶性度越高,预后越差。通常 50%~70% 的睾丸非精原细胞瘤患者血清 AFP 升高。其中,100% 卵黄囊瘤(又称婴儿胚胎癌)患者血清 AFP 升高,可达数百至数千 ng/mL;70% 胚胎癌和 50% 畸胎癌患者血清 AFP 升高;而绒癌和纯精原细胞瘤的血清 AFP 正常;一旦纯精原细胞瘤 AFP 升高,则意味着其含有胚胎癌等混合成分。不过,AFP 并非睾丸肿瘤的特异性肿瘤标志物,肝癌、胰腺癌、胃癌、肺癌等恶性肿瘤亦可造成 AFP 升高;甚至正常妊娠或肝病时 AFP 也可以升高。

2.HCG

HCG 是一种多肽链糖蛋白,半衰期 24~36 小时。HCG 由胎盘滋养层组织分泌,发生肿瘤时由肿瘤的合体滋养层细胞产生,故 HCG 明显升高应疑有睾丸绒癌或肿瘤含有绒癌成分。HCG 升高的程度与肿瘤大小相关,亦与患者预后显著相关。HCG 越高,提示肿瘤恶性度越高,预后越差。血清 HCG 的正常值＜1 ng/mL。通常 40％～60％的睾丸非精原细胞瘤患者血清 HCG 升高。100％绒癌患者血清 HCG 升高；40％～60％的胚胎癌因有合体滋养层细胞分化，导致 HCG 升高；10％～30％的精原细胞瘤含有合体滋养层细胞，使 HCG 升高；而预后不良的转移性精原细胞瘤患者中 38％血清 HCG 升高，但预后最好的精母细胞精原细胞瘤血清 HCG、AFP 均为阴性，故罕有转移。此外，应注意其他肿瘤亦可出现 HCG 升高，如 97％的葡萄胎、22％～50％的胰岛细胞癌、11％～50％的胰腺癌、7％～50％的乳腺癌、18％～41％的卵巢癌、0～23％的胃癌、17％～21％的肝癌、0～20％的结肠癌、13％的小肠癌、10％的肾癌等。

3.乳酸脱氢酶（LDH）

LDH 是一项低特异性肿瘤标志物，但其水平高低往往与肿瘤体积大小成正比；LDH 明显升高提示肿瘤体积大、易进展、术后易复发，因此临床上将 LDH 看作组织破坏的肿瘤标志物。如睾丸癌Ⅰ期时，仅 8％的患者出现血清 LDH 升高；Ⅱ期时则升至 32％；Ⅲ期时已高达 81％。又如血清 LDH 升高的Ⅰ、Ⅱ期睾丸癌患者，治疗后复发率可达 77％；如血清 LDH 正常，治疗后复发率则降至 40％。由于广泛存在于不同组织、器官（如平滑肌、心肌、骨骼肌、肝、肾、脑）细胞中，特异性较低，易出现假阳性，故不能单凭 LDH 升高程度决定治疗方案。

4.胎盘碱性磷酸酶（PALP）

PALP 是一种与成人碱性磷酸酶结构有别的胎儿同工酶，半衰期 24 小时。作为精原细胞瘤的新肿瘤标志物，95％精原细胞瘤 PALP 升高，40％晚期睾丸癌患者 PALP 升高。PALP 的假阳性高，如吸烟者、肺癌、乳腺癌、胃肠道肿瘤患者均可升高，目前临床已较少应用。

5.神经元特异烯酸酶（NSE）

NSE 是小细胞肺癌和神经内分泌肿瘤的肿瘤标志物。有研究发现，Ⅰ期精原细胞瘤患者 29％出现 NSE 升高，晚期患者则 69％出现 NSE 升高，术后 NSE 下降。

（六）鉴别诊断

大约 25％的睾丸肿瘤患者因初诊不正确，导致治疗延误或错误的阴囊切开睾丸探查术。临床上需与睾丸肿瘤鉴别的主要疾病及其特点如下。

1.急性睾丸炎或附睾炎

发病急，出现发热、睾丸和/或附睾肿大、明显疼痛；触之痛重，输精管增粗，可伴有睾丸鞘膜积液；抗感染治疗后症状、体征明显好转（抗炎治疗无效常提示为睾丸肿瘤）。彩色多普勒见患侧睾丸血流明显增加。

2.睾丸鞘膜积液

多数发病缓慢，坠胀无痛，大的鞘膜积液常触不清睾丸。B 超可看到鞘膜内的液性暗区和正常睾丸，从而明确诊断。2％～10％的睾丸肿瘤合并鞘膜积液，而且鞘膜积液的产生速度往往较快，B 超检查时应仔细鉴别。

3.附睾及睾丸结核

开始结核局限于附睾尾部，进一步发展可累及整个附睾及睾丸。临床表现多数为无痛性肿块，继发非特异性感染后则出现肿块增大、疼痛，甚至发热，抗炎、抗结核治疗后明显好转，追问病史常有结核病史。检查可见附睾无痛性硬结、输精管串珠样改变、睾丸肿硬甚至与阴囊粘连。B 超检查可见附睾尾部肿大，呈中等回声；形成脓肿则为低回声；合并钙化则钙化后方出现声影，常可明确诊断。

4.睾丸梅毒

睾丸肿大如球,手感轻飘飘,挤捏睾丸无感觉;睾丸的硬结小而光滑、坚硬。追问病史常有冶游史,血清康华氏反应阳性。

5.睾丸扭转

睾丸扭转常见于青少年,多于睡眠中突然发病,出现阴囊内剧烈疼痛、恶心、呕吐。上托阴囊则疼痛加剧,睾丸肿大、上移或横位,精索呈扭曲状,提睾肌反射消失。B超检查显示睾丸肿大,呈中等回声。彩色多普勒可见患侧睾丸血流明显减少或消失。放射性核素阴囊扫描显示,患侧血流减少,呈放射性冷区。

6.睾丸血肿

睾丸可出现肿大、坚硬、沉重、触痛,严重者阴囊肿胀、皮肤发绀、淤血;追问病史常有外伤史,且外伤初期肿块较大,后逐渐缩小最终相对固定。B超检查可见睾丸回声内出现低回声血肿区。

7.睾丸表皮样囊肿及皮样囊肿

睾丸表皮样囊肿及皮样囊肿多发于20～40岁的男性,为睾丸较常见的良性肿瘤,其发生率不足睾丸肿瘤的1%。多为患者无意中发现睾丸无痛性肿块,缓慢增长。B超可见睾丸内圆形局限性多样化改变,如囊内为无回声的液性暗区;又可为均匀或不均匀回声;亦可为洋葱样小圈及钙化。表皮样囊肿多为2～3 cm大小,囊内充满白色、黄色、易碎的角化物;皮样囊肿亦多为单囊,囊内除角化物还有毛发。镜下囊壁均被覆角化的鳞状上皮,前者无皮肤附属器,后者应有毛发、皮脂腺等皮肤附属器。两者均无细胞的异型性和不成熟成分,亦不发生转移。

六、治疗

近年来,睾丸肿瘤在治疗上已有很大进展,主要是探索出各种有效的综合治疗方案。睾丸肿瘤的治疗决定于其病理性质和分期,治疗可分为手术、放疗和化疗。首先根治性睾丸切除术是治疗的根本原则,并可以判断肿瘤的分期及组织类型。标本应作详细检查,最好行节段切片,了解肿瘤性质,尤其是精原细胞瘤是纯的还是混合的,治疗上有相当大的差别,精原细胞瘤65%～70%已有转移。如果纯精原细胞瘤无腹膜后淋巴结转移而已有肺、肝转移灶,应想到非精原细胞瘤成分,下文将介绍睾丸生殖细胞肿瘤各种治疗方法及其相关进展。

(一)手术治疗

1.睾丸切除术

睾丸全切术应该在内环口处结扎精索,这种手术是治疗患有睾丸肿瘤患者的第一步。该手术能够提供所患肿瘤的组织病理诊断及肿瘤类型,同时该术式具有很小的患病率并且几乎没有病死率。该术式能够对大多数患者达到局部的控制。睾丸全切术最常见的并发症是手术后出血,该并发症经常导致阴囊血肿及腹膜后血肿。严重的腹膜后血肿可能会被误认为是肿瘤的转移并可能导致一些不必要的治疗。

2.经阴囊睾丸切除术

Sayegh曾经报道早期的涉及阴囊区手术能够改变正常睾丸的局部淋巴回流,结果导致许多行经阴囊手术行睾丸切除的患者需要行扩大范围的手术或者附加的治疗来防治不利后果的发生。

经阴囊睾丸切除的局部复发率为2.9%,而经腹股沟切口的睾丸切除术的复发率为0.4%,但这两种手术对系统性复发及生存率的影响无明显差异。Giguere等的研究认为患者阴囊局部的污染能够明显增加局部的复发率,11%的经阴囊手术标本发现肿瘤对阴囊造成污染。所以,如果需要采取经阴囊手术行睾丸切除,需谨慎的记住以下原则。

(1)在患有早期精原细胞瘤患者中,放疗的范围应该包括同侧的腹股沟区及阴囊,但这会提高精子缺乏的发生率。

(2)在患有早期非精原细胞瘤患者中,阴囊切口皮肤连同残余的精索都应该在行 RPLND 时一并切除。患有 Ⅰ 期非精原细胞瘤的患者经阴囊行睾丸切除不利于术后的监测。

(3)如果患者应用大剂量的以铂类为基础的抗癌药时应该在行 RPLND 时一并把精索残端切除,然而基于在经过系统治疗后局部复发的可能性相对较低,扩大的腹股沟区切除及半侧阴囊切除是不必要的。

3.睾丸部分切除术

一小部分经过仔细筛选的孤立睾丸患者、双侧睾丸肿瘤患者及怀疑为良性睾丸病变的患者可以选择行保留睾丸单位的睾丸部分切除术。90%的患者能够保持正常的睾酮水平。标准的部分切除术包括局限于睾丸内,直径小于 2 cm 的肿瘤,切除后切面活检无肿瘤残存组织,同时残存的睾丸组织中不存在小管内生殖细胞肿瘤。该手术方式应该在睾丸冷缺血的前提下实施,以避免出现肿瘤的溢出及局部的污染,同时需要对患者实施非常严格的随访观察。

4.睾丸延迟切除术

一部分被证明是高分化生殖细胞癌的患者可以在做睾丸切除术之前首先接受系统的化疗。这种手术方式的可行性通过对 160 名睾丸肿瘤患者的研究得到支持,该项研究表明 25%的患者在切除的癌组织中为生殖细胞肿瘤,而 31%的患者为畸胎瘤。

(二)腹膜后淋巴结清扫术

这种恶性肿瘤是精原细胞起源的,这个特征使之对放疗及众多的抗癌药物非常敏感,并且这种细胞具有向良性畸胎瘤转化的潜能;这种肿瘤常生长迅速,这使患者能够及时治疗;其常能够表达特异的肿瘤标记物如 AFP 及 HCG;经常发生于健康的成年男性中,这个人群经常能够耐受必需的治疗;其转移具有可预测性及规律性,经常是从原发灶转移至腹膜后淋巴结,随后转移至肺脏及后纵隔。

淋巴转移在生殖细胞瘤中最常见的,尽管在绒毛膜癌中最常见的是血运扩散。Most 首先于1899 年准确的描述了睾丸淋巴回流。睾丸淋巴回流主要还是向其组织胚胎学起源位置,也就是腹膜后淋巴结。右侧睾丸回流包括主动脉与腔静脉之间的淋巴结、下腔静脉前组淋巴结及腔静脉旁淋巴结。左侧睾丸回流主要包括腹主动脉旁淋巴结及主动脉前淋巴结。可以通过淋巴转移的部位来确定睾丸临床分期及手术治疗方案。从内环处,伴随着精索血管共有 4～8 条淋巴管进入腹膜后腔。尽管大多数淋巴管都是伴随着精索血管跨越输尿管及其起始部,但有些淋巴管直接回流到髂外动脉前面的淋巴结中。就在精索血管跨越输尿管前面这个部位,淋巴管处于分散状态走行于主动脉及下腔静脉之间并回流至 L_5～T_{11} 处的淋巴结链。

Donohue 等通过对手术测绘的研究提出把腹膜后淋巴结按照特定的解剖学部位分为:左右肝上区、右腔静脉周围、下腔静脉前、腔静脉腹主动脉间、主动脉前、左侧腹主动脉周围、左右髂血管、左右生殖动脉。右侧睾丸淋巴结首先回流至主动脉腔静脉间淋巴结,随后为主动脉前及腔静脉前淋巴结。左侧睾丸肿瘤淋巴回流首先进入主动脉旁及腔静脉旁淋巴结,随后进入主动脉腔静脉间淋巴结。在体积较大的肿瘤中,淋巴结转移的尾部通常出现退行性改变,在很少的情况下出现脱离常轨的回流。在右侧肿瘤中,对侧扩散很常见,这种现象通常与肿瘤体积的大小密切相关,而在左侧睾丸癌中非常少见。

睾丸肿瘤有直接扩散的能力,常见的部位为附睾及阴囊皮肤。附睾的淋巴液通常回流至髂外淋巴结链,而阴囊淋巴回流部位是腹股沟淋巴结。

睾丸癌患者进行腹膜后淋巴结手术的原理有以下几点:①有证据表明腹膜后淋巴结转移通常是最先发生或者是转移唯一的发生部位。这已经被许多临床资料所证实,如果患者发生腹膜后淋巴结转移并行腹膜后淋巴结清扫术(retroperitoneal lymph node dissection,RPLND)进行治疗,患者的生存率超过95%。同时,患者区域淋巴结如果通过 RPLND 证实为阴性的话,那么该患者通过睾丸切除术就可以得到治愈,只有很少的患者因为肺转移或者血清肿瘤标记物的升高而出现治疗失败。复发率接近10%,而无瘤生存率达到96%~100%。②尽管临床分期能够通过详细的影像学检查而得到确定,但是临床上有15%~40%的患者分期经常被低估,尤其对于腹膜后腔的评价。据估计,20%的1期肿瘤患者病理分期应该是2期。③未经处理的腹膜后淋巴结转移灶通常是致命的,对睾丸生殖细胞肿瘤患者的尸检研究表明,脑、肝、骨转移是疾病晚期出现的并发症,这些患者通常腹膜后有巨大转移灶。晚期转移通常是对化疗药物耐药的,并且生存率非常低。

1.手术方法及技术

尽管 RPLND 自1978年以来已经被确认为是治疗非精原细胞瘤的重要方法,但其手术原则及方式已经经历了重大的变革。经腹腔还是经胸腹联合入路都可以应用到腹膜后淋巴结的切除中。

最初,RPLND 的手术范围包括上至肝上淋巴结,下至髂动脉分叉处,左右分别达到双侧输尿管。在过去,因为临床分期受到限制,并且没有其他有效的治疗方法,对于睾丸肿瘤主要集中于如何扩大淋巴结的切除范围。尽管扩大的淋巴结切除对肿瘤的治疗效果显著,但肝上的淋巴结扩大切除可能导致胰腺和肾血管并发症。随着对临床肿瘤分期及腹膜后淋巴结转移分布的认识,对淋巴结切除术的改良在不影响手术治疗效果的基础上范围已经变小了。许多研究都已经证实,在低级别的非精原细胞瘤型生殖细胞瘤中,肝上区的淋巴结转移非常少见,所以肝上区淋巴结清扫经常应用于晚期和化疗过程中出现血细胞减少等并发症的非精原细胞瘤型生殖细胞瘤患者。所以,为了减少术前、术后并发症的发生,双侧小范围的 RPLND 已经取代了先前的肝上淋巴结清扫术,这项改进使淋巴结清扫术的并发症发生率很低,手术病死率低于1%。

标准的 RPLND 手术最常见的术后并发症为射精障碍及由于交感神经受到损伤而出现的潜在不育的可能。所以,有生育需求的睾丸肿瘤患者在行 RPLND 手术前应该储存精子。该手术并发症的发生率与淋巴结切除的范围密切相关。

正常的射精活动需要以下三个活动的协调进行:①膀胱颈的关闭;②精子的排出;③射精活动。控制精子排出的交感神经纤维主要来源于胸腰段的 T_{12}~L_3,射精是起源于骶丛的 $S_{2~4}$ 控制的,其能够调节使尿道外括约肌松弛并使尿道球部及会阴部的肌肉协调的收缩。而 RPLND 手术有可能破坏上述神经,从而影响顺行射精功能。

随着对射精的神经解剖学研究的深入及左侧、右侧肿瘤的腹膜后淋巴结转移的范围手术方式的研究,手术标准及手术技术的改进,从而努力减少射精功能障碍的发生。

需要指出的是,脊椎旁交感神经节及 $T_{2~4}$ 节后交感神经纤维及其在腹下丛的汇合纤维对保存顺行射精功能都是非常重要的。尽量减少对这些结构的损伤可使射精功能的保存率得到很大的提高。目前有两种方法被用来保护这些结构,一种是改良的 RPLND,另一种是最近研究得比较多地保留神经的淋巴结切除术。

许多研究者提出了各种各样的手术改良方式,使射精功能的恢复率达到 51%～88%。右侧的淋巴结切除后射精功能保存率高于左侧,所有的改良术式的目标有两个:①彻底的切除主动脉腔静脉间的淋巴结及同侧肾静脉至髂血管水平的淋巴结;②尽量减少对侧,尤其是肠系膜下动脉水平以下的切除。

对射精功能保存率最高的应属保留神经的 RPLND。交感神经链、节后交感纤维及腹下丛都应该得到很好的确认并在切除淋巴结时仔细操作以保护上述结构。该手术方式既可以应用于初期的和化疗后的肿瘤患者中,也可以应用于标准的及改良 RPLND 中,这取决于临床及手术的需要,而不仅仅为了保存射精功能。

2.RPLND 的手术要点

外科医师首先需要非常熟悉腹膜后的解剖结构并且能够辨认出常见的变异;其次,腹膜后腔良好的暴露是 RPLND 成功的关键;最后,应用精确的"分离-滚转"技术彻底的清除淋巴结。

(1)经胸腹途径:Cooper 首先描述了经胸腹联合切口于腹膜外行 RPNLD,随后 Skinner 对此种手术方式进行了改进并使之广为人知。这种手术方法的最大优点就是能够在很容易的暴露和切除肝上淋巴结组织的同时,使术后并发小肠梗阻的可能性降低。胸腔的操作也可以通过同一切口进行。

手术步骤:患者的体位是一种扭曲的状态,下肢及骨盆处于旋后的状态而上肢及胸部处于内旋的状态。手术床应该处于使躯体的中部处于过度伸直的状态,从而利于切口的暴露并使肋床紧张并收缩。手术切口采取第八、九肋间斜行切口,向下指向耻骨支直至旁正中线。肋骨行骨膜下切除,同侧的腹直肌需要被分离开。腹膜及其内容物需要被分离直至腹直肌鞘的下面,相应的膈肌也需要被分离,这样就可以经胸膜途径进入腹膜后。该术式胸腔能够被仔细地检查,也可以通过同一切口行相应的肺部及纵隔手术。腹膜后腔需要被暴露至对侧输尿管水平。与经腹途径一样,此术式同样能够满足双侧 RPNLD 的需要。手术切口应用丝线对隔膜进行缝合,用 Prolene 非吸收无损伤缝线进行肋软骨的缝合。胸导管回流需要被建立,同时腹侧壁也需要被关闭。

该手术的并发症主要与肺脏的生理功能受到影响有关,包括肺膨胀不全、胸导管回流的缓滞、术后止痛疗法延长应用。

(2)经腹途径:患者位于仰卧位,麻醉方式选用气管插管全身麻醉。手术前需留置 Foley 尿管并接密闭引流袋。同样,术前需留置胃肠减压管。

取脐中线切口,上起剑突下缘,向下至耻骨上 2 cm。逐层切开皮下组织,切开腹白线及腹膜。镰状韧带需要在结扎后切断,或者连同腹膜后脂肪一并切除。这可以防止肝脏血管窦的撕裂并允许肝脏上移。随后需要仔细地探查腹部、腹膜后及骨盆来评价疾病的可治愈性及转移性疾病的存在情况,随后大网膜及横结肠需要用温暖的湿纱布包裹好放置在胸壁上。小肠被牵拉至右侧,切开腹膜至肠系膜下静脉的后方,继续延长切口至 Treitz 韧带上部,并越过该韧带延长至十二指肠空肠曲中部,这样十二指肠第四部分及胰腺便可以被移动了。在左侧切开后腹膜的技术已经得到了很大的改进,结肠系膜位于前部,主动脉周围腹膜后间隙位于后侧。选择肠系膜下静脉及左侧生殖静脉之间没有血管的平面进行切开是非常重要的。随后,暴露出来的淋巴干应该用丝线结扎、仔细分离后,胰尾便可以活动了。如果为了在左肾静脉区域获得良好的暴露,尤其是化疗后出现的腹膜后巨大包块时,肠系膜下静脉可以结扎并切断。

(3)后腹膜的切开:切口从 Treitz 韧带顺着小肠系膜左侧根部直至回盲部。切口可以向上返折沿着升结肠向上直至切到十二指肠空肠曲中部。

(4)淋巴结切除术手术要点:首先应该直接找到左肾静脉,随后应该分离出肾血管周围淋巴组织,随后主动脉前面被暴露。肾上腺血管、生殖血管及腰血管应用 3-0 丝线结扎并切断。切除范围应该包括左肾静脉前面向右直至下腔静脉的前缘。这样,第一步的"分离"便完成了。右侧的生殖静脉需要在腔静脉水平结扎并切断,这样淋巴组织便能够从腔静脉的侧面及中间的切缘卷出。腰静脉用 3-0 丝线双重结扎并切断,这时如果临床情况允许,便可实施保留神经的淋巴结清扫术。

当用柔软的血管环保护好交感神经节后交感纤维后,应该把这些纤维向侧方拉开,然后剖开髂总动脉及主动脉的表面,这样,肠系膜下动脉的起始段便被暴露出来。如果需要,在确保结肠动脉未受损伤的前提下,肠系膜下动脉可以被结扎。生殖血管应该尽早结扎,以防止出现该血管的撕脱而发生动脉外膜内血肿。随后在主动脉前方剖开,淋巴组织便向中间及两侧退缩,腰动脉应用 3-0 丝线结扎并切断。这时主动脉和下腔静脉已经被从腹膜后淋巴结组织中分离开,而后者紧贴后腹壁及肾动脉。左右肾动脉是骨骼化血管,淋巴组织从腰大肌及棘状韧带前方被剥离,此时,已经到达切除范围的最后端。需要注意的是应该在控制出血的时候尽量准确地控制腰血管,以防止损伤其进入腹前壁处密切毗邻的交感神经干。

在整个手术过程中,结扎和修剪淋巴管的断端是非常重要的,尤其是右肾动脉处。因为该处有大量的淋巴管分支汇入乳糜池。在第一次行 RPLND 的转移癌患者中,完整的双侧淋巴清扫仍是最标准的术式。在完成双侧的淋巴切除后,主动脉、下腔静脉及肾血管连同左侧生殖血管及肠系膜下动脉的断端都应被全骨骼化。切除的范围应该用温盐水冲洗,以确保没有发生淋巴淤滞及血肿发生,肾脏、输尿管、肠管及肠系膜应确保没有损伤。靛胭脂红可以用来确定是否输尿管的连续性受到破坏。许多术后患者通常在手术结束后便能够拔除气管插管,肠减压管需要留置到肠梗阻解除后。术后心动过速是比较常见的并发症,这是由于交感神经过度放电导致的。进食需要在肠道功能恢复后开始,术后平均住院时间一般为 6～7 天。

(5)保留神经的 RPLND:适于做保留神经手术的患者包括首次做 RPLND 的 1 期及体积较小的 2 期非精原细胞瘤型生殖细胞瘤患者,在经过仔细挑选后,一部分要行淋巴结清扫术患者在化疗后同样适合保留神经的手术。

保留神经手术最重要的就是需要仔细地辨认和保留相关的交感神经纤维,尤其是两侧的交感神经干、从交感神经干发出的节后神经纤维及在下腔静脉前呈网状分布的腹下丛。

交感神经干与大血管在脊柱的两侧平行走行。在左侧,交感神经干位于主动脉的后外侧,节后神经在进入腹下丛前以斜角穿过主动脉后外侧的淋巴组织。在右侧,交感神经干位于下腔静脉的后面,节后神经纤维丛腔静脉的后缘中线发出,以斜角在主动脉的前缘汇入腹下丛。因此,在静脉前行劈开术不会损伤这些神经纤维,而在分离和保留这些神经之前就对主动脉前组织进行切割会导致这部分神经损伤。

需要重点保护的神经丛是 $L_{3,4}$ 神经节发出的掌管顺行射精的纤维。通常需要保护 3～4 根独立的神经干。这些神经通常紧贴腰静脉,所以,在结扎上述血管的术后需要避免损伤这部分娇弱的神经。这些神经需要从周围环绕的纤维脂肪及淋巴组织中解剖出来,并应用柔软的血管环轻轻地牵拉神经从而离开容易使之损伤的部位,此时便可以实施淋巴切除术。需要再次提醒的是只能在分离和保留这些神经之后才能对主动脉前淋巴组织进行切割。适当的神经保留手术能够使术后顺行射精的比例高达 95％以上。术中使用电流刺激某一交感神经节后纤维可以确定对顺行射精最重要的神经位置。而膀胱颈部关闭功能及遗精可以通过内镜检查得到证实。

（6）经腹腔镜淋巴结清扫术：腹腔镜 RPLND 术对于 1 期的睾丸癌患者在技术上是可行的。大多数 2 期睾丸癌患者在行腹腔镜 RPLND 术后同样需要接受辅助化疗，所以对于此类患者腹腔镜 RPLND 术与常规 RPLND 术对患者的治疗效果很难进行评估。此外，由于随访时间较短，尤其是最近的手术方案被改良而使切除范围仅限于腰静脉前的组织，从而导致腹膜后肿瘤晚期复发无法被有效的观察到。因此腹腔镜 RPLND 术在 1 期非精原细胞瘤型生殖细胞瘤中只能作为一种检查和诊断的方法而不应该作为一种治疗手段。因为手术后化疗后高级别的非精原细胞瘤型生殖细胞瘤腹膜后肿瘤复发率相当高，并且此类患者有较高的病死率，所以腹腔镜 RPLND 术还不能作为一项安全的、标准的手术方法应用于临床。

（三）睾丸肿瘤总体治疗原则

1.Ⅰ期精原细胞瘤需要在主动脉旁部位进行预防性放疗，总剂量为 24～30 Gy，同时需要密切的随访；以顺铂为基础的化疗尚未成为Ⅰ期精原细胞瘤治疗标准，目前仅仅在临床试验中被应用；RPLND 不建议应用于本期患者。

2.Ⅰ期 NSGCT

（1）临床ⅠA 期（T_1，无血管浸润）：需要进行至少 5 年的密切随访，进行随访与进行保留神经的 RPLND 同样重要；如果 RPLND 发现有局部淋巴结转移，需要采取 2 个疗程 PEB 方案的辅助化疗。

（2）临床ⅠB 期（$T_{1～4}$，血管浸润）：建议进行积极的治疗；如果局部淋巴结有转移，必须进行双侧 RPLND，而未发现转移淋巴结则可以行保留神经的 RPLND；2 个疗程 PEB 方案的辅助化疗可以预防腹膜后肿瘤的复发。

3.转移性生殖细胞肿瘤

（1）Ⅱ期 NSGCT 可以经过 RPLND 或化疗而治愈。

（2）3 个疗程的 PEB 治疗方案是预后较好的转移性 NSGCT 的主要治疗方法。

（3）4 个疗程的 PEB 治疗方案是预后不良或较差的转移性 NSGCT 的主要治疗方法。

（4）如果肿瘤标记物正常，NSGCT 在经过化疗后，局部的肿块可以通过手术进行切除。

（5）N_3M_1 以下的转移性精原细胞瘤可以首先采取放疗，化疗可以作为挽救性措施，化疗方案与 NSGCT 的治疗方案一致。

（6）N_3M_1 转移性精原细胞瘤应采取化疗，化疗方案与 NSGCT 的治疗方案一致。如果出现局部持续肿块不消退，则应用放疗而不是手术治疗。

睾丸癌在治疗上通常采取联合治疗，其中化疗与放疗的效果根据肿瘤的性质及肿瘤的分期不同而差异显著。化疗在非精原细胞瘤中有一定地位，其主要适应证：①预后不良的Ⅰ期非精原细胞瘤，已侵及精索或睾丸，切除后肿瘤标志物仍持续升高者。②ⅡA～Ⅳ的非精原细胞瘤。③晚期难治的肿瘤复发或用药无效，采用挽救性化疗方案。

紫杉醇、多西他赛、吉西他滨、伊立替康、奥沙利铂等药物已被证实对晚期睾丸癌治疗有一定效果。口服依托泊苷缓释胶囊可以在少部分服用常规剂量的依托泊苷无效的患者中产生持久的肿瘤抑制作用。有一部分应用顺铂治疗无效的患者应用紫杉醇治疗是有效的，同时临床 2 期试验已经证实了单独应用紫杉醇的有效性，目前较多的研究集中在紫杉醇与其他药物联合应用的效果。多西他赛和吉西他滨在耐药性精原细胞瘤的治疗中是有效的，这两种药物都对顺铂有协同作用。奥沙利铂在耐顺铂的患者的治疗中也有一定效果。

一般精原细胞瘤以手术治疗配合放疗为主,非精原细胞瘤以手术配合化疗为主。后者常要求在根治性睾丸切除术后,立即改行腹膜后淋巴结清扫术,这样能够取得更为准确的分期。对高分期的非精原细胞瘤在行 RPLND 术后,再给予化疗或先化疗再切除残余肿瘤并行 RPLND 术。放射疗法是局部疗法,它只影响受治疗区域的癌细胞。精原细胞对射线非常敏感。非精原细胞对射线不敏感,因此,非精原细胞癌患者一般不使用放射疗法。

(四)精原细胞瘤的治疗

大约75%的精原细胞瘤在有临床表现的时候尚局限于睾丸本身,10%～15%的肿瘤在局部的腹膜后淋巴结中存在潜在转移,不足5%～10%的肿瘤已经侵及周围的局部淋巴结或有内脏转移。这个比例低于在非精原细胞瘤型生殖细胞瘤的转移情况,而后者腹膜后隐匿性转移性疾病的发病率显著高于精原细胞瘤。

腹股沟睾丸切除术加上治疗性或辅助性的放疗是对低分级的精原细胞瘤的确切治疗方案。这种方案对低分期肿瘤效果良好,可以最大可能地降低病死率。随着多种药物联合化疗方法用于治疗已经存在远处扩散疾病的患者,对该病各阶段的总体治愈率已超过90%。

对于已有远处转移表现或大块状腹膜后疾病的治疗,最佳的方案是首先给予化学药物治疗。

对死于精原细胞瘤的患者的尸检研究发现,大约75%的死者肝脏和肺脏受到累及,骨转移和脑转移的比例分别是50%和25%。而更重要的是在经组织学证实为纯粹精原细胞瘤并最终死于该病的患者中,有大致1/3被发现其转移灶中存在非精原细胞瘤的元素。由于精原细胞瘤发生于年轻人群,并且外科切除、放疗及多种药物的联合化疗具有显著的益处,所以治疗的目的不单要考虑如何治愈,还要考虑努力维持生育力及如何避免潜在的远期后遗症。

1.Ⅰ期精原细胞瘤

对于局限性疾病的患者,睾丸切除术后的治疗包括针对腹膜后淋巴结的辅助性放射疗法、单一药物治疗及化疗的监测。目前,辅助性放射疗法依然是可选择的治疗方式,然而,监测记录对于低分期非精原细胞瘤型生殖细胞瘤的成功鼓舞了监测记录在Ⅰ期精原细胞瘤（$T_{1～3}$、N_0、M_0、S_0）上的应用。尽管低剂量辅助放疗的急性病死率很低,但对于Ⅰ期精原细胞瘤患者的辅助放疗的远期不良反应诸如不育症、胃肠道并发症及可能诱导发生二次恶性肿瘤的报道,促使了标准疗法的形成。当论及局限于睾丸的精原细胞瘤的治疗时,必须要考虑分期错误出现的概率在15%～25%;因此,任何辅助治疗(或需要它的)会在75%或更多的患者中得到应用。

(1)初始放疗:对绝大多数的腹股沟睾丸切除术后的患者来说,精原细胞瘤进行适当剂量的强电压照射成为一个可以选择的治疗方法。在过去,对伴大动脉旁和同侧髂部淋巴结转移的患者,给予35 Gy的照射剂量。在很多医院及医学研究中心,对纵隔的预防性照射也采用同样的剂量。尽管如此,由于对纵隔的照射可能会对其他有效治疗造成潜在的不良影响,所以一般对于低分期精原细胞瘤并不适用。目前,主流的做法是仅给予伴有大动脉淋巴结转移的患者投放25 Gy的照射剂量,可以减少对血液、胃肠道及生殖腺的毒副作用。

放疗对Ⅰ期精原细胞瘤($T_{1～3}$)的总体有效率已经被大量的研究证实,报道显示其5年生存率已经提高至95%之上,而美国医学研究会睾丸肿瘤工作组的报告则称其3年生存率已接近100%。由于伴随死亡的晚期肿瘤复发在随访时间以外已经十分罕见,患者的5年无瘤生存率已与治愈率基本相等。对临床分期为Ⅰ期的精原细胞瘤患者其一般生存率应在95%以上。

(2)初始化疗:对低分级肿瘤来说,化疗的有效率与辅助放疗效果相当。对患者生活质量的回顾性比较分析显示,辅助性放疗与辅助性化疗之间只有微小差异。

要使初期化疗广泛应用于临床仍需更进一步的研究。这方面,美国医学研究会目前正在进行一项关于比较卡铂和标准腹膜后放疗在Ⅰ期精原细胞瘤中作用的Ⅲ期临床试验。

(3)随访:睾丸切除术后无论选择何种方法,几乎100%的Ⅰ期精原细胞瘤都得到了治愈。先前已经有报道放射疗法的长期迟发临床效应达到了最低限度。在美国,一般认为放疗的病死率较低;所以很少对临床Ⅰ期的精原细胞瘤患者进行随访监督。然而,最近更新的可靠长期研究资料表明,放疗是精原细胞瘤患者发生二次恶性肿瘤的危险因素,而这正是现在推荐对Ⅰ期精原细胞瘤患者进行随访监督的主要原因。

随访记录应尽可能详细,随访时间应足够长,困难的是精原细胞瘤患者并没有可靠的肿瘤血清学标记物。另外,最佳的随访制度尚未形成,其经济影响也就难以评估。

对于低分级精原细胞瘤患者,只有相对较少的临床试验对随访的作用和地位进行了评价。现有发表的资料报道,没有进行放疗的患者,有17%的患者肿瘤复发的中位时间为15个月(2～108个月)。

单变量分析显示肿瘤的大小、组织学亚型、坏死程度及对睾丸网的侵袭可以作为是否复发的预测因素,但是多元分析显示只有肿瘤的大小可以作为具有显著统计学意义的预测指标。对于<3 cm的肿瘤,其复发率为6%,而3～6 cm的肿瘤为18%,>6 cm的肿瘤则为36%。因此,尽管精原细胞瘤可靠的预后因素尚未确定,但对于肿瘤直径<6 cm、脉管系统未受到侵袭且HCG水平正常的患者,适时随访是必要的。

2.Ⅱa期、Ⅱb期精原细胞瘤

伴大块腹膜后肿瘤的精原细胞瘤患者常规接受辅助放疗。最近,辅助化疗在对直径>5 cm的腹膜后肿瘤治疗上较辅助放疗更受青睐。在Brigham Women's医院及Dana Faber癌症研究中心,对伴有N_1和N_2分期的患者分别给予30 Gy和35 Gy的照射剂量。

适合放疗的Ⅱ期精原细胞瘤的腹膜后淋巴结群包括同侧髂外、双侧髂总淋巴结、腔静脉旁淋巴结及大动脉旁淋巴结有转移者,甚至包括乳糜池周围区域。CT扫描检查有助于设计和模拟照射野的范围。精确的照射野要根据患者本身的个体差异和肿瘤的特征及所用仪器的型号来定。大动脉旁的照射野要与胸导管的起始区域分开,包括腹股沟内环前的T_{10}和T_{11}前面和腹股沟切口旁包括偏向左侧肾门的区域。而对侧的大动脉旁淋巴结根据个体的基本情况处理。肾实质的低放射敏感性使得肾脏对放疗并不适用。因此,对于腹膜后肿瘤与肾脏关系密切者,化疗就代替了放疗。对于保留精索残迹或有污染的阴囊患者,照射区域可能需要适当地扩大。对于有疝修补术或睾丸固定术病史并伴潜在淋巴管漏的患者,照射野的下方也应包括对侧腹股沟区域,同时保护对侧睾丸。

对于临床Ⅱ期的精原细胞瘤患者,睾丸切除术后行过放疗,其5年生存率接近80%。在过去,对是否可以单纯应用放疗来治疗伴有大块状腹膜后转移肿瘤的Ⅱ期精原细胞瘤患者(N_3),曾引发争议。此外,在分析Ⅱ期精原细胞瘤的治疗效果时,必须强调这些治疗效果应建立在习惯的分级体系的基础之上。例如,一些研究中心规定直径小于10 cm的肿瘤为ⅡA期,而直径>10 cm的则为ⅡB期。在这方面,分级的标准化将有利于避免混乱。一项来自RoyalMarsden医院的研究表明,Ⅱ期精原细胞瘤(N_1)患者的复发率为10%,而Ⅱ期(N_2)肿瘤的复发率则为18%,伴有淋巴结增大超过5 cm的N_3期患者复发率则为38%。可以说,对于伴腹膜后<5 cm转移肿瘤的精原细胞瘤患者(N_2),单纯应用放疗可以获得一个相对满意的5年生存率。事实

上，Ⅱ期（N_1）肿瘤患者的生存率已经在90％以上，且在统计学上与Ⅰ期肿瘤患者并无明显差异。对于单纯行放疗Ⅱ期肿瘤（N_3）患者，有将近一半的患者发生照射野以外的转移性表现。Warde等的一项非随机临床试验表明，对于接受辅助放疗的患者，肿瘤临床分期为$N_1 \sim N_2$与N_3的复发率分别为11％和56％。

总之，单纯放疗对Ⅱ期（$N_1 \sim N_2$）患者具有良好的效应，而对于Ⅲ期（N_3）的患者，以顺铂为基础的化疗可以作为辅助治疗的一个选择。

3.ⅡC、Ⅲ期精原细胞瘤

在以铂类药物为基础的联合化疗方案的应用之前，放疗是进展型精原细胞瘤患者的治疗方法之一。无论是对纵隔还是锁骨上区域行预防性放疗照射，患者的腹部复发率和远处复发率都基本相平。

无论对于已经播散的睾丸精原细胞瘤还是非精原细胞瘤，以顺铂为基础的化疗都是效果明显的。超过90％的Ⅲ期（$T_{1 \sim 4}$、$N_{0 \sim 3}$、$S_{0 \sim 3}$）肿瘤在单纯化疗的治疗下获得了完全的缓解，有效应答者的4年无瘤生存率将近达到了90％。Horwich等将进展期精原细胞瘤的患者随机分为两组，分别给予卡铂、依托泊苷和顺铂，结果显示联合化疗组的2年无进展率得到明显改善。与之相似，Bosl等也进行可一项随机临床试验，将依托泊苷＋顺铂和长春碱＋博来霉素＋顺铂＋环磷酰胺＋放线菌素D之间做了比较，结果发现前者的联合方案更为可取。当以顺铂为基础的化疗作为初始治疗应用于没有接受过放疗的患者时，化疗的缓解率在一定程度上会显得更为改善。但是在初始放疗后再次复发的患者身上会得到更为合理的结果。全面的先前放疗会对患者接受化疗的剂量和缓解率产生影响。因此，化疗的缓解率要比单纯初始放疗显得高一些。

4.睾丸切除术后残存肿物的处理

在以顺铂为基础的联合化疗方案治疗进展期精原细胞瘤患者时会遇到一个难题，即肿块在CT扫描放射学上并不完全消退。化疗后去除块状残存病变对精原细胞瘤患者来说是充满困难的，因为精原细胞瘤累及腹膜后腔产生纤维样变化，类似于腹膜后纤维化，彻底完全的腹膜后清扫术就很难做到。在对大多数化疗后患者的探查后发现只有残存组织的坏死和纤维化。不过，化疗后的腹膜后残存肿物继续保持生长的可能性很低。

单纯精原细胞瘤化疗后残存肿物的发生十分少见。化疗后的精原细胞瘤患者发生残存肿物的临床表现一般有两个方面。首先，残存病变可能会在大血管周围形成一片组织而在放射学平片上不能显示出来。这种形式的残存病变常随着大血管、腰大肌及其他腹膜后结构而渐渐消失，通常表现为纤维化，往往难以切除。其次，残存病变可能与周围组织结构较清楚，这样就便于手术切除。在这种情况下，手术切除是无可非议的手段，因为这些肿物往往表现为残存的精原细胞瘤。目前推荐的适应证是影像学可以清楚显示的、睾丸切除术后、腹膜后有肿块（CT扫描显示）的精原细胞瘤，并且直径应超过3 cm。另一方面，对这类患者进行随访时应该在第一年里每3个月做一次腹部CT扫描，第二年每4个月进行一次，随后的3年里每年1～2次CT扫描。

总之，放疗和化疗对于治疗精原细胞瘤都是非常有效的。虽然有报道说放疗可能诱发恶性肿瘤发生，但放疗还是在许多治疗中心被应用。

对于进展期的精原细胞瘤患者，应首先应用以顺铂为基础的化疗，在治疗失败时再考虑用手术治疗或放疗。进展期的肿瘤患者一般对于化疗是敏感的，应用化疗对疾病具有潜在治愈的可能，这一点与非精原细胞瘤型生殖细胞瘤相似。超过85％的患者在以顺铂为基础的联合化疗方案下达到了持续无瘤生存状态。因此，多药联合应用，以顺铂为基础的化疗应该用于对进展期精原细胞瘤的初期治疗上,对化疗有影像学上完全缓解证据的患者不应进一步给予其他治疗。至于残存肿物,密切、仔细地观察是必要的,除非肿块界限清楚,直径＞3 cm,有明确外科切除指征,否则不应给予放射疗法或手术切除。

(五)非精原细胞型生殖细胞瘤的治疗

一般而言,NSGCT 患者可以分为两类:早期和晚期患者。早期患者可以作为定期随访、化疗及 RPLND 对象,这取决于临床分期、血清肿瘤标记物及组织学检查结果的许多指标。另一方面,晚期肿瘤患者可以更进一步的分为低危及高危两组,接受化疗。

1.Ⅰ期和Ⅱ期非精原细胞瘤型生殖细胞瘤

(1)RPLND:由 Lewis 在 1948 年确定为非精原细胞瘤型生殖细胞瘤的原始治疗法。Kimbrogh 和 Cook 开展腹股沟的睾丸切除术加腹膜后淋巴结清扫作为睾丸肿瘤患者的首选局部区域治疗。与之相反的是,在欧洲放疗是清除阳性淋巴结的主要手段。Lewis 报道了 28 例睾丸切除术后加淋巴结切除术、放疗及两种治疗都采用的患者其 5 年生存率为 46%。

RPLND 对于治疗睾丸癌的潜在优势在于腹膜后肿物通常是睾丸癌性腺外扩散最先出现及最常出现的独立证据。对于大多数 N_1 至 N_2 期的患者,这种治疗能够达到根治疾病的效果。因此,彻底清除腹膜后淋巴结,仍然是肿瘤分期的金标准。尽管无创伤分期技术是大体精确的,但有 20%～25% 的临床分期为 T_1～T_3、N_0、M_0 的患者其分期是低于手术分期。病理确认为Ⅰ期疾病单纯用外科治疗的治愈率大约为 95%,5%～10% 低分期的患者行 RPLND 有可能复发,如采用化疗会有比较高的治愈率。

RPLND 经由腹腔途径,患者一般能比较好地耐受,手术进程为 2～3 个小时,病死率低于1%,并发症的发生也达到最低,为 5%～25%,通常和肺膨胀不全、肺炎、肠梗阻、囊性淋巴管瘤及胰腺炎有关。改良 RPLND 有着显著地优势,应用这项技术,腹膜后结节疾病所相关的区域可达到完整地切除,但影响射精功能。

(2)初始放疗:在美国 RPLND 已经被确立为睾丸肿瘤的治疗方法。而在北美以外的地区的许多治疗中心,腹膜后腔的放疗对于临床分期为Ⅰ期的 NSGCT 患者($T_{1\sim3}$、N_0、M_0、S_1)仍然是被公认为是常规的治疗方法。

放疗对于低级的非经精原细胞瘤是一种有效的治疗方法。

应用腹膜后淋巴结放疗最主要的缺陷是腹膜后淋巴结的临床分期的不准确性。值得关注的是,对于放疗后复发的病例,预防性放疗可能会妨碍后续的化疗或外科治疗。

NSGCT 患者放疗剂量为 4 000～5 000 cGy,而治疗精原细胞瘤所需剂量要大得多。对于临床分期Ⅰ期的非精原细胞瘤,推荐的照射标准是 4～5 周内,主动脉旁及同侧骨盆淋巴结照射剂量为 4 000～4 500 cGy。主动脉旁放射的长期并发症包括放射性小肠炎、肠梗阻及骨髓抑制,发生率为 5%～10%。

随着时间延长,发生继发恶性肿瘤的风险也在增加,总体复发率为 18%。继发的恶性肿瘤与放疗和化疗的不良反应有关。临床分期为 $T_{1\sim3}$、N_0、M_0 的 NSGCT 采用放疗,复发者采用化疗者 5 年生存率可以达到 80%～95%。

(3)随访:如果临床分期十分准确,能够确实肿瘤局限于睾丸内,那么单纯行睾丸切除术的生存率将等同于 RPLND。但是由于分期的不准确性,RPLND 仍然是精确区分睾丸癌病理分期Ⅰ和病理分期Ⅱ的唯一方法。临床分期不足在最理想的治疗组中也高于 25%。但是,大约 70% 行RPLND 的患者分期为 $T_{1\sim3}$、N_0、M_0,因此,这些患者并没有从此手术中得到治疗的益处。另外,有 5%～10% 的患者在 RPLND 的术区之外复发。因此,术后 2 年内需要密切随访。第 1 年每 2 个月需查胸部正位片及肿瘤标记物一次,第 2 每 4 个月复查上述指标一次。2 年后如果无复发,随访可以一年一次。患者一般为肺部复发,提示其在淋巴管播散之前便出现了血源性扩散。RPLND 手术证实为阴性的患者腹膜后的复发是极少见的。

许多研究对 $T_{1～3}$ 的患者预后的影响因素进行了评估,并预测睾丸切除术后阳性淋巴结的存在及睾丸切除术和 RPLND 术后的复发率。这些研究主要采纳了 6 个因素,包括原发肿瘤的临床分期($pT \geq 2$);脉管(包括淋巴管)的侵袭;胚胎细胞癌的存在;卵黄囊成分的缺失;睾丸切除术前增高的肿瘤标记物。Freedman 等发现,睾丸静脉受累、淋巴系统受累、卵黄囊成分的缺失及胚胎细胞癌的存在,这 4 个指标可以作为复发前兆的独立指标。这项研究的 259 名患者中,存在 3 个或 4 个因素 55 名患者,其复发率为 58%;存在 2 个因素的 89 名患者复发率为 24%,存在一个因素的 81 名患者复发率为 10%,不存在上述因素的 8 名患者复发率为 0。

一般而言,在原发肿瘤中胚胎性癌占有显著比例(高于 40%)的患者被认为是复发的高危人群。病变侵及附睾或者白膜(T_2 期或更高)的患者具有更高的复发率。最后,也是最重要的,血管或淋巴管的侵犯与肿瘤的复发关系密切。所以,基于上述风险因子的观测,治疗需要个体化。肿瘤转移风险较低的患者可以实施密切地随访,而具有显著转移风险的患者可以选择化疗或是 RPLND。

(4)初始化疗:与 RPLND 相比,化疗对于 $T_{1～3}$ 期肿瘤患者的打击较小,其效果显著并且能够同时清除随访期间出现的一些不确定因素。$T_{1～3}$ 期无淋巴及远处转移的 NSGCT 患者在接受 2 个疗程的博来霉素、依托泊苷及顺铂后生存率为 95%～100%。初始化疗还有一个优点就是能够治疗腹膜后腔外的转移病灶,而 RPLND 对此确无能为力。然而,年轻患者接受化疗后的长期效果目前还不明确。支持者认为辅助化疗尽管对于一部分 $T_{1～3}$ 期无淋巴及远处转移患者有治疗过度的嫌疑,但复发率很低及不用经受密集的随访对患者还是有益的。

2.ⅡB 期非精原细胞瘤型生殖细胞瘤的治疗

(1)手术治疗:单独进行手术探查对淋巴结转移的准确率为 90% 以上。当行剖腹探查发现可疑淋巴结时,建议实施双侧淋巴结切除术。在早期的肾脏以下淋巴转移患者中,肾脏以上淋巴转移并不常见。在没有发现可疑淋巴结转移灶时,常规行肝上区淋巴结切除不能提高局部手术效果。许多研究表明Ⅱ期患者行双侧 RPLND 手术对疾病的治疗是确切的。手术的治疗效果与复发、组织病理特征及肿瘤的大小无关,但肿瘤较小的患者术后复发率相对较低。

(2)RPLND 术后辅助化疗:手术治疗被认为是临床分期ⅡA($T_{1～3}$、$N_{0～1}$、M_0)患者治疗的标准方法。目前,腹膜后淋巴结被完整切除后辅助化疗是否必须还处于争论中。在病理分期ⅡA 和ⅡB($T_{1～3}$、N_2、M_0)的患者中,争论的焦点是如何进行辅助化疗。因为这些患者 2 年无瘤存活率为 60%～80%,这表明 20%～40% 的患者肿瘤会复发,通常为肺转移。这些患者可以通过 3～4 个疗程的联合化疗进行补救性治疗。

如果该期患者只有很小的腹膜后肿块,仅仅切除就足够了,而腹膜后较大的肿块必须在行 RPLND 后接受 2 个疗程的术后辅助化疗。辅助化疗的缺点是对于有阳性淋巴结的患者,近 50% 的患者将治疗过度,并出现相应的并发症;另一个缺点就是术后辅助化疗需要对患者进行更为严格的随诊。

(3)初始化疗:在 20 世纪 70 年代,由于 N_3 期患者复发率及肿瘤无法切除的比例较高,同时多种药物联合应用在治疗弥漫性肿瘤中的效果明显,对于那些晚期及肺转移的患者首选化疗。

这些晚期肿瘤患者确实也从这种治疗方案中受益。因为化疗在治疗扩散性肿瘤中效果显著。

在美国,手术治疗仍然是ⅡA及ⅡB患者治疗的标准方式,然而许多癌症中心都支持在这部分患者中进行初始化疗。Horwich的研究表明仅仅有17%的ⅡA患者及39%的ⅡB患者在化疗后需要再次行RPLND。尽管对于大多数患者来说,化疗避免了经受双侧RPLND及其所导致的射精功能异常,但化疗确实存在一定的并发症,如无精症。

(4)放疗:对于$T_{1\sim3}$、$N_{1\sim2}$、M_0的NSGCT患者,放疗也是一种合适的治疗方案。然而,随着化疗的有效性逐步提高,放疗很大程度上已经被废用了。与RPLND相似,预防性放疗目的是根除腹膜后肿瘤。但是,许多$T_{1\sim3}$、N_5、M_0患者肿瘤同时存在于腹膜后腔外。目前,对处于此期的患者,化疗还是最为有效的治疗方案,附加放疗可以被应用于有巨大淋巴结残留及手术切除术后残留肿块的患者中。

3.ⅡC期与Ⅲ期非精原细胞瘤型生殖细胞瘤的治疗

(1)预后良好与预后不良的比较:随着化疗的进行,预后的多样性表现得非常明显,因此有必要将患者分为低风险(优良预后)和高风险(不良预后)两类。国际生殖细胞统一分类系统采用治疗前血清肿瘤标记物(AFP、bHCG、LDH)水平和不良预后影响因素,即除外肺脏转移的其他转移作为指标。这个分类系统包括三个级次分类,即优、中、差预后肿瘤,但临床应用中患者则被分为具有优良预后(优或中等预后)或不良预后(差预后)两类。

依据这个分类,化疗被精简。对于那些预计有较好预后的患者(如优良预后),治疗目标是保持较高治愈率的同时降低治疗相关的毒性。而对于进展期的患者应当采用更强效的化疗。

对于病灶播散的患者,3个周期的博来霉素,依托泊苷,顺铂方案成为标准治疗方案。长春碱、放线菌素D、博来霉素、环磷酰胺、顺铂化疗方案与4个周期的依托泊苷、顺铂方案是等效的。但当卡铂替代顺铂或博来霉素被取消时,获得的效果不佳。更近的一项研究表明4周期的依托泊苷、顺铂方案与3个周期的博来霉素、依托泊苷、顺铂方案具有相同的疗效和毒性。

另一方面,对于预后不良患者的治疗目的是在患者可以耐受治疗不良反应下的前提下改善其所获得的完全有效率。这些患者常在诊断时即感觉不适,这归因于诸如大块的腹部病灶,腔静脉压迫和营养不良等因素。由于预后不良肿瘤进展快,因此提倡尽可能早地开始化疗。预后不良肿瘤的标准治疗方案是常规进行4个周期的博来霉素、依托泊苷、顺铂化疗,治愈率不低于70%。基于在补救治疗中的成功应用,已经进行了两个比较上述方案与异环磷酰胺替代依托泊苷方案和长春碱、异环磷酰胺和顺铂方案优劣的研究。两组间,2年内总存活数没有明显差别,但长春碱、异环磷酰胺和顺铂方案的毒性更大。

关于比较4个周期的博来霉素、依托泊苷、顺铂化疗方案与2个周期大剂量化疗后追加2周期(均应用博来霉素、依托泊苷、顺铂)方案的研究已经在进行。但Nichols等先前的研究表明,将标准剂量博来霉素、依托泊苷、顺铂方案与博来霉素、依托泊苷和大剂量顺铂组成的化疗方案进行比较时,大剂量顺铂有明显毒性。而且在研究中大剂量化疗并没有显示生存益处。其他包括周期变更化疗药物的化疗方案应用于预后不良的肿瘤,此方案旨在通过将肿瘤暴露于不同化疗药物从而预防和避免耐药。

大剂量化疗配合自体骨髓移植可以应用于预后不良的肿瘤,完全有效率达35%~45%,长期存活率25%。虽然大多数预后不良的生殖细胞肿瘤患者经一线治疗后可达到持续的完全缓解,但20%~30%的肿瘤患者复发或不能达到初次治疗的完全有效率并最终死亡。出于上述原因,大剂量化疗配合自体骨髓移植的对策已经被研究作为预后不良生殖细胞肿瘤的一线治疗。

这种应用大剂量化疗配合自体骨髓移植的方法已经产生了可喜的效果。此外,末梢血干细胞移植配合大剂量化疗应用于预后不良的患者也取得了可喜的效果。

总之,对于预后不良的生殖细胞肿瘤患者,只基于传统化疗的方案,并不能取得明显改善存活率的疗效。翘首以待关于 2 周期大剂量化疗的后追加两个周期博来霉素、依托泊苷、顺铂并配合以干细胞或自体骨髓移植复苏的方案的新近试验结果。

(2)进展期生殖细胞肿瘤化疗后残余病灶的处理:尽管化疗后腹膜后腔残留有活力生殖细胞肿瘤的危害已明确,但对于化疗后有残余瘤的患者进行 RPLND 的适应证仍存争议,并且没有明确的标准。化疗后肿瘤标记物升高者禁忌化疗后行辅助手术治疗。

对于肿瘤标记物从观察期到化疗后始终正常的患者,可不考虑影像学检查结果,全部以手术作为处理手段。化疗后,残留肿瘤通常可以被 CT 平扫所发现,发生率约 10%。病理学技术在改进,但仍不太可能常规地将全部切除组织逐层切片用以评估肿瘤残存,这就意味着有恶性组分可能会因为采样误差而漏诊。

早期回顾性研究显示,依据切除标本的组织病理学分析,RPLND 划分了 3 种亚型的患者:40%坏死/纤维化,40%成熟畸胎瘤,20%残存的非精原细胞瘤型生殖细胞瘤。仅发现有坏死/纤维化组织提示无须后续治疗,但有活力的生殖细胞肿瘤患者需要追加化疗。

RPLND 与肺部、纵隔病灶清除同期进行时,需要特别关注的是避免过度的静脉液体输注,因为低氧血症将诱发博来霉素毒性,特别是肺部纤维化。不过,博来霉素毒性可以通过术中、术后的严密监测,减少用力吸氧,限制术中和术后即刻的输液量等手段降到最低水平。

对于进展期肿瘤,在手术切除联合化疗后残存瘤中出识别畸胎瘤是相对较近的现象。切除残存畸胎瘤的原因是多种的。无痛的畸胎瘤生长,被认为是畸胎瘤生长的症状,可能危害生命器官的功能。已经明确,成熟畸胎瘤向肉瘤和腺癌恶性转化后其对化疗是耐药的。良性或恶性畸胎瘤对放化疗皆相对不敏感,实性或囊性良性畸胎瘤的膨胀性生长会影响生命器官的功能。

化疗后 RPLND 包括切除残存肿瘤和全部双侧淋巴结的清扫。这项处理的相关并发症比率为 18%,其归因于手术的技术困难及诸如博来霉素治疗引起的肺容量的减少。

(3)补救化疗:应用顺铂的联合化疗治疗播散性生殖细胞肿瘤有效率达 70%。3 个周期化疗后血清肿瘤标记物正常的患者,残存肿瘤应当予以手术切除。对于化疗后残存肿瘤被切除的患者或是那些对传统诱导治疗过程没有效果的患者,应用不同药物的补救化疗是有效的。在应用顺铂的联合化疗期间表现出进展的患者,不应当再应用联合顺铂的补救化疗方案。对于顺铂治疗后肿瘤进展的患者,顺铂仍然有效,并应当用于补救方案。

睾丸癌是异环磷酰胺敏感肿瘤,单剂应用反应率达 22%。异环磷酰胺联合长春碱、顺铂补救化疗方案对于初始化疗失败的患者可达到 30%无瘤生存。对于应用异环磷酰胺的患者,开始时应加用美司钠以预防出血性膀胱炎。对于初始化疗即接受长春碱、依托泊苷的患者,应当应用长春碱、异环磷酰胺、顺铂补救化疗方案。接受了依托泊苷的患者应当应用长春碱。

对于一、二线化疗方案没有反应的患者,三线治疗方案包括大剂量化疗配合以自体骨髓移植或干细胞移植。对于接受自体骨髓移植的患者,可以用卡铂替代顺铂。

(4)手术在血清肿瘤标记物阳性患者中的应用:对于血清肿瘤标记物阳性患者的标准治疗方案可以是化疗,79%患者达到显著的无病生存率,60%患者血清肿瘤标记物恢复到正常范围。

七、预后

睾丸肿瘤的病死率较高,不做治疗 80% 在 2 年内死亡。20 世纪 70 年代以后,睾丸生殖细胞肿瘤的治疗取得突破性进展,手术加放疗,尤其是加上以顺铂为主的联合化疗,使病死率从 50% 降至 10% 左右,生存率显著提高。目前睾丸生殖细胞肿瘤的 5 年和 10 年生存率已达 93%~100%,临床 I 期生存率超过 95%,II 期生存率也达到 90% 左右,广泛播散生殖细胞肿瘤的 5 年生存率也达到 50% 左右。

睾丸肿瘤的预后与肿瘤的组织类型、细胞分化程度、病理改变、临床分期、肿瘤标志物水平等因素密切相关。组织学细胞类型(除绒癌以外)对肿瘤复发的影响不如临床分期重要。

精原细胞瘤生长缓慢,局部侵犯力较低,故转移较迟,浸润较少。绝大多数可转移至腹膜后淋巴结,转移到实质器官者为少数,晚期时可出现广泛血行转移。经过有效治疗,肿瘤可在 2~10 年中复发。在精原细胞瘤中精母细胞型预后最好,典型型预后亦好,间变型的恶性度高,易转移,预后不良。

畸胎瘤的成人型肿瘤体积较大,易与其他肿瘤成分混合存在,30% 患者最终死于远处转移;儿童型肿瘤细胞成分成熟较好,故预后较好。

胚胎癌体积较小,但恶性度高,局部浸润力强,肿瘤局部呈进行性生长和浸润,易早期出现腹膜后淋巴结转移和血行转移,预后不良。

绒癌常与其他肿瘤成分混合存在,恶性度高,易早期经血行转移到肺、肝、脑、骨等,预后差。

非精原细胞瘤采用顺铂为主的联合化疗(PVB 方案或 BEP 方案)的完全缓解率为 80%,治疗无效者 85% 死于 2 年内,15% 死于 3 年内。

判断肿瘤预后的重要因素:①睾丸肿瘤中有无血管、淋巴管侵犯,有则预示着复发、转移的可能性大;有则转移率 86%,无则仅 19%。②睾丸肿瘤中有无滋养层和胚胎性成分,有则预示着复发、转移的可能性大;如为未分化癌或缺乏卵黄囊成分,则预示着高复发率。③肺转移灶的大小与多少。④睾丸肿瘤的分期越高,复发、转移的可能性越大。⑤肿瘤标志物越高,预后越差。⑥经阴囊途径手术是复发的重要因素。

(燕在春)

第六节　其他睾丸肿瘤

5%~6% 的睾丸肿瘤为非生殖细胞肿瘤,而性索-性腺间质肿瘤占非生殖细胞肿瘤的大部分,其中大多数是睾丸间质或支持细胞源性,其次是间叶源性、造血组织和杂类肿瘤及瘤样病变。转移性肿瘤很少见。

一、睾丸间质细胞瘤

睾丸间质细胞瘤又称为 Leydig 细胞瘤,是罕见的睾丸肿瘤,占睾丸肿瘤的 1%~3%,最早于 1895 年由 Sacchi 报道。其可发生于任何年龄,好发年龄段分别是 5~10 岁及 30~50 岁。大多数为良性肿瘤,多见于儿童病例;恶变病例仅占 10%,多见于年龄较大者。

睾丸间质细胞瘤临床表现主要有睾丸肿大或睾丸肿大并伴男性乳房发育,少数病例还伴有假性性早熟。睾丸肿大可发生于单侧或双侧,以单侧为主。约 30％的病例出现乳房发育。所有青春期患儿均出现性早熟表现,如外生殖器增大、多毛、声音变低、过早骨骼发育,大约 10％还伴有乳房发育。成年人仅有 20％～40％的出现内分泌症状,其中乳房发育最常见,常伴有性欲丧失、勃起功能障碍与不育。其他女性化表现有体毛与色素晕消失,睾丸与前列腺萎缩。

诊断主要依靠临床表现及辅助检查,如 B 超、CT,但确诊仍需病理学检查。肿瘤转移与否与肿瘤的病理形态学密切相关。10％～14％间质细胞瘤是恶性的,甚至睾丸切除 10 年后仍能发生转移。恶性肿瘤直径常＞5 cm,伴有局部浸润和瘤体坏死。此外,若发现细胞的异型性、核分裂象(多为非典型核分裂象)、胞质内脂褐素缺如和瘤内淋巴管瘤栓等组织学特征改变则考虑恶性。发现或已存在转移也可以诊断为恶性。DNA 含量及倍体的测定可作为判断肿瘤的良恶性依据之一,并可作为睾丸间质细胞瘤预后的形态学依据。恶性间质细胞瘤的主要转移部位为腹膜后及腹股沟淋巴结,其他部位包括肝、肺、骨等。术后转移时间为 8～32 个月。

睾丸间质细胞瘤治疗上以手术切除为主,切除睾丸或加腹膜后淋巴结清扫术。对放疗和化疗不敏感。良性间质细胞瘤切除后无须进一步治疗。恶性间质细胞瘤患者存活期在 2 个月～7 年,平均存活期为 2 年。

二、睾丸支持细胞瘤

1944 年 Teilum 首先报道睾丸支持细胞瘤。支持细胞瘤又称 Sertoli 细胞瘤,临床极其少见,占睾丸肿瘤的 1％左右。

睾丸支持细胞瘤能发生在任何年龄,大约 1/3 患者小于 10 岁,另 1/3 患者为 20～45 岁,其余为 40～60 岁。约 10％的病变为恶性。

支持细胞瘤的瘤体较小,很少超过 3 cm。典型的支持细胞瘤呈实性,边界清楚的肿瘤,为黄色或灰白色病变伴有囊性成分。组织学成分为上皮小管或间质,也可伴有精原细胞瘤、绒毛膜上皮癌及畸胎瘤成分,为未分化间质细胞,体积小,呈圆形、多角形或梭形,胞质甚少,核小而深染,可向管状形态或间质细胞分化。分化良好的管状型,可见管腔。少数肿瘤细胞分裂相异常活跃,有恶性征象,偶可发生转移。

睾丸支持细胞瘤好发于隐睾及两性畸形患者的睾丸。主要临床表现为睾丸肿块,呈圆形或卵圆形,质地韧,部分患者有疼痛和触痛缓慢,多单发。10％～38％患者有男性乳腺增大。青春期前患者偶有性早熟。血清雄激素、雌激素、促性腺激素水平多升高。

睾丸支持细胞瘤应先行根治性睾丸切除。如为良性肿瘤,切除后,男性肿大的乳腺可很快消失。应定期随访。如有转移,则应按睾丸生殖细胞瘤处理,选用放疗化疗或腹膜后淋巴结清除术。

三、睾丸性腺母细胞瘤

睾丸性腺母细胞瘤是一种较罕见的肿瘤,占睾丸肿瘤的 0.5％,仅在性腺发育不全的患者中偶然发现。大多数患者的发病年龄在 30 岁以前。

肿瘤发病多位于性腺一侧或双侧性腺,肿瘤直径可达数十厘米,也可小到仅在显微镜下才能发现。肿瘤病变呈黄色或灰白色。肿瘤在显微镜下可见三种细胞:间质细胞、支持细胞和生殖细胞。

患者的临床表现主要与性腺发育不全有关,3/4 患者表现为隐睾和尿道下裂,1/4 表现为女性,有停经、下腹部肿块。

该肿瘤的治疗应作根治性睾丸切除术,首先应进行根治性睾丸切除。性腺胚细胞瘤混合有生殖细胞者,预后良好。如混合精原细胞瘤或其他生殖细胞瘤,即应按生殖细胞瘤的类型和临床分期进行治疗。

四、睾丸类癌

类癌起源于胚胎原始肠道黏膜 Kulchitsky 细胞,可发生于机体的任何部位,多见于胃肠道,偶见于支气管、纵隔、胸腺等处。原发性睾丸类癌是一种非常罕见、低度恶性肿瘤,多发生于中老年人,以 40～60 岁多见。

睾丸类癌分为原发性类癌和转移性类癌。原发性类癌分为伴有畸胎瘤类癌和单纯性类癌两种。

类癌发病隐匿而缓慢,临床表现主要为睾丸无痛性圆形肿块,生长缓慢,表面光滑,质韧,无压痛,故早期诊断相当困难。极个别的原发性睾丸类癌患者可出现类癌综合征,表现为颜面潮红、腹泻、哮喘、低血压、心脏损害等症状,往往提示类癌可能已有肝转移。类癌的确诊主要依赖于肿瘤细胞的嗜银性或电镜下见到细胞内有膜结合的分泌颗粒或免疫组化染色。

睾丸类癌在治疗上应作根治性睾丸肿瘤切除,同时应密切观察追踪。对伴有畸胎瘤类癌或有淋巴结转移者可行腹膜后淋巴结清扫术和放、化疗。

五、睾丸恶性淋巴瘤

睾丸恶性淋巴瘤占睾丸恶性肿瘤的 2％～5％,以转移灶多见,原发者少见。60 岁以上老年人睾丸恶性肿瘤中淋巴瘤占 40％～50％。睾丸恶性淋巴瘤在左右睾丸的发病率大致相同,双侧睾丸同时累及发生率达 10％～30％。

临床表现为无痛性睾丸弥漫性肿大,少数患者伴有疼痛或不适,睾丸增大可迅速发展或缓慢增长。肿大的睾丸质地硬,表面光滑或有结节,无压痛。病程数周至数月,双侧发病或相继发病,晚期肿瘤可侵犯附睾、精索或浸润血管,并发生血行扩散,也可局部浸润或淋巴转移。由于左右两侧睾丸没有直接的淋巴和静脉相连接,除非肿瘤多中心性,否则不会相互转移。

睾丸恶性淋巴瘤的确诊依赖于病理学诊断,尤其是免疫组化检查结果。从快速冷冻切片到常规病理,睾丸恶性淋巴瘤与精原细胞瘤难以鉴别,常规病理在确定是睾丸恶性淋巴瘤还是精原细胞瘤时,如免疫组化白细胞共同抗原(＋)、胎盘 AKP(－)则支持睾丸恶性淋巴瘤的诊断;如白细胞共同抗原(－)、胎盘 AKP(＋)则为精原细胞瘤;并且可同时检测组织标本中 CD20、AEP、细胞角蛋白等指标的表达,以进一步辅助诊断。

睾丸恶性淋巴瘤大多为继发性,为全身恶性淋巴瘤的局部表现。原发性恶性淋巴瘤是睾丸肿瘤中恶性度高、预后最差的一种,睾丸恶性淋巴瘤需行根治性睾丸切除术,术后应行放疗或化疗,但治疗效果不十分满意。大部分患者于术后 1～2 年死亡,5 年生存率仅约为 12％。仅约10％可较长期存活。

(燕在春)

第七节 肾 盂 癌

肾盂癌发病高发年龄为 75～79 岁,很少在 40 岁以前发生,发病率随年龄增长而增加。我国平均发病年龄为 55 岁。男性发病率高于女性,男:女为(2～3):1。肿瘤多为单侧发生。肾盂癌以尿路上皮癌最为多见,鳞状细胞癌和腺癌少见。

肾盂癌的患者发生膀胱癌的概率较高,因此如发现肾盂肿瘤则须常规进行膀胱检查。

一、尿路上皮癌

尿路上皮癌是肾盂恶性上皮性肿瘤最常见的组织学类型,占肾盂肿瘤的 85%。常为多灶性,20% 以上的患者在诊断时已有多处而不是一处病变。近 50% 的患者同时发生膀胱癌。在单侧肿瘤患者中仅有 3% 对侧形成肿瘤。

(一)病因

1.巴尔干肾病

巴尔干肾病是一种退行性间质性肾病,多发于巴尔干半岛。巴尔干肾病患者罹患肾盂癌的概率要远高于一般人群,但两者膀胱癌的发病率并没有显著差异。肿瘤多为多中心,且双侧病变的发生率也较高。由于巴尔干肾病本身已造成了不同程度的肾损害,多数患者手术时需尽量采用保留肾单位的术式。

2.吸烟

与膀胱癌相似,吸烟是引发肾盂肿瘤的最重要的可变危险因素。吸烟者的发病率约为非吸烟者的 3 倍。其危险率随吸烟时间的长短、数量的增加而增加。即便是已戒烟的人群,其发病率也是无吸烟史的人群的 2 倍左右。

3.镇痛药

长期大量使用镇痛药,特别是非那西汀,是肾盂癌的另一危险因素。服用镇痛药的男性发生肾盂肿瘤的概率可增加 4～8 倍,女性为 10～13 倍。组织学上,滥用镇痛药可导致基底膜增厚和肾乳头瘢痕形成。肾乳头坏死和滥用镇痛药既是独立的危险因素,又可产生协同效应。两者同时发生,可使危险度增加 20 倍。

4.职业接触

几种职业及职业接触可增加肾盂肿瘤的发病率。具有最高危险率的职业是化工、石油化工、塑料工业,此外还有接触焦炭、煤、沥青及焦油。肿瘤发生与职业接触之间可有较长的时间间隔,达 15 年甚至更长。

5.其他

其他危险因素包括应用二氧化钍、环磷酰胺治疗,乳头坏死,尿路感染和结石等。

(二)病理

1.组织分型

(1)乳头状型:肿瘤质脆,粉白色,有宽窄不同的蒂,多数标本可融合成直径＞1 cm 大小,表面细颗粒状或绒毛状。多个小肿瘤可融合成直径＞2 cm 的较大肿瘤,呈菜花状,充塞肾盂,使之扩张。此型向肾盂壁浸润性生长不明显,常推压肾盂肌层,形成弧形较清楚的边界。该型肿瘤常多灶性发生,甚至可出现几乎每一肾盏均见乳头状肿物。

(2)平坦型:肾盂局部黏膜增厚、粗糙、灰白色,病变处由于纤维组织增生、炎性细胞浸润,致使肾盂壁局部增厚、僵硬。

(3)结节肿块型:肿瘤呈球形突入肾盂,基底部向肾盂壁甚至肾实质浸润性生长,形成较大肿物,切面灰白色,颗粒状,质脆,有出血、坏死灶。部分病例癌瘤破坏,占据肾脏一半,甚至全肾。

2.转移方式

肾盂癌有多种转移方式,包括直接侵犯肾实质或周围组织、淋巴转移、血行转移和上皮种植。上皮种植既可发生于顺尿流方向,也可发生于逆尿流方向,但以前者最为常见。肾盂癌的淋巴转移主要取决于肿瘤的位置和浸润深度。最常见的血行转移部位为肝、肺和骨。在非常少见的情况下可出现肿瘤直接破入肾静脉或下腔静脉。

(三)临床表现

1.血尿

血尿为最常见的症状,可发生于56%~98%的患者。早期即可出现间歇无痛性血尿,可为肉眼或镜下血尿。镜下血尿常见于早期或分化良好的肿瘤,偶可出现蠕虫样血条。血尿严重程度与病变的良恶性无关。

2.疼痛

1/3患者有腰部钝痛,疼痛的原因主要为继发于逐渐加重的尿路梗阻和肾盂积水。当血块通过输尿管部时可发生肾绞痛。

3.晚期症状

患者出现消瘦、体重下降、贫血、衰弱、下肢水肿、腹部肿物及骨痛等转移症状。如有膀胱刺激征,往往是伴发膀胱肿瘤。肿瘤局部扩散可能出现同侧精索静脉曲张、后腹膜刺激征。

4.无症状

约15%的患者可无症状,为偶然发现。

(四)诊断

1.尿细胞学检查

上尿路肿瘤的尿细胞学检查阳性率低于膀胱癌。分化良好的肿瘤细胞学检查常呈阴性。对于尿细胞学检查异常伴尿路造影充盈缺损的患者,诊断仍须谨慎。细胞学检查对1级肿瘤诊断的准确性为20%,2级和3级肿瘤为45%~75%。输尿管导管引流尿发现瘤细胞诊断上尿路肿瘤的准确率相对较高。为提高阳性率亦可应用等渗盐水冲洗。在监视下用特制的刷子,通过输尿管导管于病变处刷取标本送检,敏感性可达91%,特异性为88%,准确性为89%。一般来说,该技术比较安全,并发症不多,但有出现上尿路严重出血和穿孔的风险,脱落的肿瘤细胞尿路种植的可能性也存在。高渗离子造影剂可影响尿细胞学检查的准确性,因此,应在尿路造影之前收集检查标本。

2.尿路造影

尿路造影是肾盂癌诊断的基本方法。无论是排泄性或逆行性尿路造影都可以发现充盈缺损,上尿路上皮肿瘤50%~70%可发现充盈缺损,不规则,和集合系统管壁相连。肾盂内肿瘤有时发生肾盏不显影,有10%~30%上尿路肿瘤引起梗阻,使集合系统不显影,这是肿瘤有浸润的表现。检查上尿路肿瘤时必须双侧同时检查,尤其应注意健侧有无可疑病变,对决定治疗方案有重要参考价值。在逆行性尿路造影时,造影剂应稀释为 1∶(2～3)浓度,过浓的造影剂可掩盖充盈缺损。

3.CT

可用于诊断和分期。尿酸结石有时可以在腹平片上不显影,但其 CT 值可＞100 Hu(80～250 Hu),而尿路上皮癌平均 CT 值为 46 Hu(10～70 Hu),易于鉴别。在与肾癌鉴别时,尿路上皮癌密度接近于肾实质,而肾癌密度则低于肾实质,CT 值相对低。但 CT 不能区分 T_a 和 T_1 期肿瘤。CT 对估计肿瘤的局限性、浸润范围及转移情况都有帮助,可能发现肾实质及输尿管周围软组织、静脉、淋巴结侵犯情况及肝转移灶。

CT 尿路造影也逐渐应用于肾盂癌的影像学诊断,其对肾实质损害的评价有较高准确性。

随着技术的不断进展,CT 尿路造影三维成像和尿路造影有相似的价值。其发现肿瘤的准确性接近 100％,特异度为 60％,具有较好的阴性预测价值。这种方法的主要缺点在于患者接受射线剂量较大。

4.B 超

B 超诊断上尿路上皮肿瘤价值有限,但可以区分尿路上皮肿瘤与阴性结石。对于超声检查示肾积水的患者,若临床怀疑肾盂癌,必须进一步行尿路造影检查。

5.MRI

尚无优于 CT 的报道,但 MRI 水成像可代替逆行性尿路造影,尤其是尿路存在梗阻性病变时。MRI 亦有助于发现肿瘤是否侵入周围软组织器官及淋巴结,对肿瘤的分期有重要意义。

6.输尿管镜

可用于诊断上尿路肿瘤。在输尿管镜下取得的活检标本的病理结果与手术标本的病理结果有较好的一致性。但由于活检标本量较小,很难据此判断肿瘤的分期,需结合其他影像学资料进行综合分析。并非所有的患者均需行此检查。一般情况下,仅在尿路造影及其他影像学检查难于明确诊断,或行输尿管镜后可能改变治疗方案时,方采用此检查方法。由于检查时可能穿透输尿管,同时创伤尿路上皮黏膜,易于肿瘤种植,因此必须严格选择适应证。经皮肾镜一般不用于肾盂癌诊断,以免肿瘤种植。

需要注意的是,泌尿系统的肾盂、输尿管、膀胱和尿道都覆盖着尿路上皮,在解剖学上是既连续又分开的器官。尿路上皮接触的都是尿液,尿内如果有致癌物质,就可能引起任何部位的尿路上皮发生肿瘤。因此,尿路上皮肿瘤常为发生顺尿流方向多器官肿瘤。半数以上的肾盂癌可同时或先后发生对侧肾盂、输尿管、膀胱、尿道等一个或多个器官肿瘤。由此可见,在进行肾盂癌的检查时,一定要全面了解这个尿路的情况,避免遗漏病变。

(五)治疗

肾盂癌应积极治疗。治疗应根据肿瘤的分期和分级。低分期低级肿瘤无论保守手术还是根治性手术疗效都好。中等分化肿瘤根治手术效果好。高分期肿瘤不论选择保守、根治手术都预后不良。G1 肿瘤保留组织手术的复发率仅 7％,5 年生存率可达 75％,根治手术达 88％。G2 肿瘤保留组织手术复发率为 28％,2 年生存率 46％,根治手术 2 年生存率 90％。低分化肿瘤保留组织手术后生存时间很短,不能发现复发。

1.手术治疗

根治性肾输尿管全切除术是传统的基本的治疗方法,开放或腹腔镜手术均可采用,亦可行腹腔镜联合开放手术(腹腔镜下行肾切除术和输尿管切除术,开放手术行远端输尿管和输尿管开口切除）。手术切除必须包括患肾、输尿管全长及输尿管开口处的膀胱壁。如果保留一段输尿管或其在膀胱的开口，肿瘤在残留输尿管或其开口的复发率可达 33％～75％。如果肿瘤位置接近肾上极或有侵犯肾上腺的表现（影像学或术中探查），须同时进行肾上腺切除术，因为在进展期肿瘤患者中肾上腺转移并不罕见。手术可以分两切口进行，不要切断输尿管，以免肿瘤转移。

在开放手术的同时，一般均行区域淋巴结清除术。一般认为上尿路肿瘤如果已有淋巴结转移，往往存在远处转移灶，淋巴结清除术可否提高生存率存在疑问。但如果是高分期分化不良的肾盂癌，淋巴结清除术可能有好处。淋巴结清扫的范围主要包括同侧肾门淋巴结、邻近的主动脉旁淋巴结和腔静脉旁淋巴结。

肾输尿管全切除术可以有效地提高患者的 5 年生存率，尤其是对于高分级浸润性病变的患者。但对局部进展期的患者疗效相对较差。

2.保肾手术

适用于孤立肾、双侧病变或肾功能衰退者，尽可能保留原有功能。为避免肿瘤播散或种植，应选用开放手术而非腹腔镜手术。如果肿瘤侵犯肾实质，可同时行肾部分切除术。肾盂癌往往难于施行保守手术。术后复发率和肿瘤的分级相关：1 级肿瘤的复发率为 10％，2 级为 30％，3 级为 60％。

3.内镜治疗

主要适用于孤立肾、双侧病变及肾功能减退的患者。如患者健侧肾脏正常，患侧病变较小、分级低，亦可采用内镜治疗，但复发率较高。内镜下活检对确定肿瘤分级的准确性可达 78％～92％。可以通过肿瘤分级来估计肿瘤的浸润深度：85％的 1 级、2 级肿瘤为 T_a 或 T_1 期，67％的 4 级肿瘤为 T_2 或 T_3 期。输尿管镜下切除术对低分级低分期肿瘤的效果较好。对于浸润性病变，由于肿瘤的深度较深，进行切除时可导致严重出血或穿透输尿管，所以术前需谨慎评估病变。因此，高分级、高分期的患者应采取传统的开放或腹腔镜肾切除术。手术并发症为输尿管穿孔或狭窄。经皮肾镜治疗 2 级肿瘤后的生存率与开放手术相似，但对 3 级肿瘤则生存率不及开放手术。

4.放疗

在高分级的浸润性肿瘤，可在术后配合放疗，剂量一般为 37～60 Gy。局部放疗可降低局部肿瘤复发率，可能会提高生存率。对骨转移灶的局部放疗可达到减轻疼痛的目的。

5.化疗

腔内化疗可以有效地降低肿瘤复发率，主要适用于肾功能不良和双侧性多发浅表肿瘤、原位癌及局部切除后的辅助治疗。给药途径可采取经皮置管、置入 D-J 管逆行灌注等。可选用的药物有 BCG、丝裂霉素、多柔比星和噻替哌。主要的并发症为败血症、BCG 感染引起的全身症状、肾盂输尿管纤维化和梗阻等。对晚期肿瘤，可行全身化疗。化疗方案主要为 MVAC 方案（甲氨蝶呤、长春新碱、多柔比星、顺铂）。

6.动脉栓塞

对存在难以治疗的转移灶或其他疾病而不适于立即手术切除的肾盂癌患者，动脉栓塞可以减轻症状并延缓肿瘤发展。

7.随访

肾盂癌的 5 年生存率根据肿瘤分期的不同存在很大差异，此外，肿瘤的预后也和患者的年龄有一定关系。

由于尿路上皮癌具有多中心复发的倾向,因此定期随访非常重要,并且应特别注意其余尿路上皮器官发生肿瘤的可能性。常规的术后评估应包括对膀胱、同侧(如采取保留肾单位治疗)及对侧泌尿道,以及泌尿系统外可能发生转移的器官。术后一年内每3个月须进行一次随访,内容包括查体、尿常规及膀胱镜检查。尿细胞学检查可能对发现肿瘤复发,特别是高分级肿瘤,有一定的帮助。

1%～4%的患者可出现双侧病变,所以均须进行 IVU 或逆行性尿路造影以评估同侧及对侧尿路情况。B超和CT可对肿瘤和隐性结石进行鉴别。如果造影出现充盈缺损,则需进一步行输尿管镜检查。检查的频率很大程度上取决于肿瘤的分级、分期,一般情况下,术后2～3年内每半年进行一次,之后可每年进行一次。

此外,还应行胸片、肝功酶学检查、骨扫描等评估有无远处转移。

二、鳞癌

肾盂鳞状细胞癌少见,占肾盂癌的14%。其组织来源仍然是尿路上皮。一般认为与慢性炎症刺激或滥用止痛药物有关,常伴有肾盂肾炎、肾结石及肾盂黏膜白斑。鳞癌通常为中低分化,易于早期浸润及转移。肾结石患者或结石取出后仍然有经常性严重血尿者,应警惕肾盂鳞状细胞癌的存在。CT对鳞癌的诊断很重要,因为鳞癌比尿路上皮癌更容易向外围扩展,并且可能合并结石。其5年生存率近乎为0。

三、腺癌

肾盂腺癌少见,占肾盂癌的比例低于1%,主要见于妇女,与肾结石、梗阻和肾盂肾炎有关。单一性腺癌少见,常为肠型、黏液型或印戒细胞型混合存在。长期炎症刺激(结石和反复感染等)导致尿路上皮腺性化生,发生腺性或囊性肾盂炎是腺癌发生的原因和基础。大多数腺癌是高分级的,有广泛浸润,预后很差。

(杨　磊)

第八节　肾母细胞瘤

肾母细胞瘤又称肾胚胎瘤、Wilms 瘤,是小儿泌尿系统中最常见的恶性肿瘤。该病绝大多数发生于小儿,少数成人及老年人亦可发生。男女发病无差别,双侧肾脏病发率相同。

一、病理

此病有2种类型。一种是偶发的,其发病高峰年龄为3.5岁。另一种为遗传性的(呈常染色体显性遗传),发病高峰年龄为2.5岁。常伴有先天性无虹膜、偏身肥大、巨舌、多囊肾、神经纤维瘤。另外,有5%～10%的病例患有双侧肿瘤,但如果伴有先天性无虹膜,则发生双侧肿瘤的概率会有所增加。

肾母细胞瘤通常和多种临床综合征伴发,如 Denys-Drash 综合征、WAGR 综合征、Beckwith-Wiedemann综合征等。其中最常伴发的症状为先天性无虹膜症(约 1.1%的肾母细胞瘤患者有此症状）。发现此症状的患儿须每隔 3～4 个月进行一次检查,以使肿瘤能在早期被发现。

肿瘤起源于后肾母细胞。大多数肾母细胞瘤为单发,但是有 7％呈单侧肾脏多发,5％～10％累及双侧肾脏。肾母细胞瘤可发生于肾实质的任何部位,生长迅速,多为圆形实性肿块,周围包绕纤维性假包膜,与周围肾实质分界清楚。切面呈均一的灰白色或棕色,质地柔软。常有出血与坏死,间有囊腔形成。肿瘤原发于肾脏,可破坏并压迫正常肾组织,也可侵犯肾门、腹主动脉旁淋巴结和肾静脉,亦可侵入肾盂,但少见。肿瘤突破肾包膜后,可广泛浸润周围组织和器官。

肾母细胞瘤从胚胎性肾组织发生,是由间质、上皮和胚芽三种成分组成的恶性混合瘤。有些病例可仅呈现两种或一种成分。间质组织占肿瘤绝大部分,包括腺体、神经、分化程度不同的胶原结缔组织、平滑肌和横纹肌纤维、脂肪及软骨等成分。此外,偶尔可见纤毛上皮、黏液或移行上皮组织。

肾母细胞瘤的组织成分和预后有关,故目前按其组织结构将肿瘤分为两类。①良好组织类型:包括上皮型、间叶型、胚芽型和混合型,以及囊性部分分化型肾母细胞瘤和胎儿横纹肌瘤型肾母细胞瘤。②不良组织类型:为未分化型,占肾母细胞瘤的 4.5％。

所有双侧性肾母细胞瘤及 15％～20％的单侧肾母细胞瘤与遗传有关。和肿瘤相关的基因主要有 $WT1$ 和 $WT2$ 基因。$WT1$ 基因位于染色体 11p,与肾脏和性腺的正常发育有关。它的缺如主要见于肾母细胞瘤伴先天性无虹膜症,突变主要见于 Denys-Drash 综合征。$WT2$ 基因位于 11p15,主要与 Beckwith-Wiedemann 综合征有关。

二、临床表现

肾母细胞瘤常在父母给孩子洗澡或穿衣服时触及腹部包块而被发现,肿块常位于上腹一侧季肋部,表面光滑,中等硬度,无压痛,有一定活动度。少数肿瘤巨大,超越腹中线则较为固定。其他临床症状主要有腹痛、血尿和高血压。20％的患者亦可表现为恶心和呕吐。有时外伤引起肿瘤破裂继发急腹症可作为首发症状。偶见贫血和肿瘤产生的红细胞生成素所致的红细胞增多症。如果肿瘤发生转移,则可出现肝功酶学的异常。肾母细胞瘤最常见的转移部位属淋巴结、肺和肝转移,除此以外,偶见其他部位的转移(如骨和脑)。如果出现不合规律的转移,应考虑原发肿瘤并非肾母细胞瘤。

三、诊断

小儿发现上腹部光滑肿块,即应想到肾母细胞瘤的可能。B 超、X 线、CT 及 MRI 对诊断有一定意义,但很难通过术前的影像学检查明确诊断。超声可检出肿物是否为来源于肾的实质性肿瘤,可发现肾静脉及下腔静脉是否被肿瘤侵犯,对手术有指导意义。IVU 所见与肾癌相似,显示肾盂肾盏受压、拉长、变形、移位和破坏。若肿瘤较大不显影,则可见大片软组织阴影。尿路造影的另一个重要作用是评价对侧肾脏的功能及发现先天尿路畸形。CT 和 MRI 可显示肿瘤范围及邻近淋巴结、器官、肾静脉和下腔静脉有无累及,有无转移及双侧病变。CT 对术前估计切除的可能性有很大帮助,对于肿瘤的临床分期也有一定作用。

肾母细胞瘤须与巨大肾积水、多囊肾、成神经细胞瘤等相鉴别。肾积水柔软、有囊性感,B 超下容易和肿瘤相鉴别。成神经细胞瘤为交感神经节肿瘤,多表现为腹部坚硬肿块,呈大结节状,常固定并超越腹中线。成神经细胞瘤可早期转移至颅骨和肝,IVU 可见被肿瘤向下推移的正常肾。尿 VMA 和骨髓穿刺检查有助于与成神经细胞瘤鉴别。

四、治疗

肾母细胞瘤是小儿恶性实体肿瘤中应用手术、化疗和放疗综合治疗最早、效果最好的。此病如在早期发现并治疗,生存率可达到100%。不良组织类型者预后较良好组织类型者差。

(一)手术切除

手术切除是主要的治疗方法,并且为分期提供了重要信息。早期经腹行患肾切除术。术前静脉注射长春新碱等化疗,可代替术前照射。切除增大淋巴结活检有助于肿瘤分期。如静脉内有瘤栓,须取出瘤栓。腔静脉瘤栓的形成并不意味着预后不良。术后肿瘤局部复发的危险因素包括肿瘤生物学行为不良、肿瘤未被完整切除及未评价淋巴结情况。如肿瘤复发,则患儿的2年生存率约为43%。

(二)化疗

化疗适用于所有的肾母细胞瘤患者。必要的术前化疗和坚持术后规律化疗是很重要的治疗手段。少数肿瘤过大,手术困难,宜先化疗4～12周,待肿瘤缩小后再行手术。无论肿瘤的组织学类型如何,放线菌素D、环磷酰胺、长春新碱、多柔比星、顺铂都是有效的。术后放疗并配合放线菌素D 15 μg/kg,自手术日起每天静脉点滴共5天,第1个疗程与第2个疗程间隔6周,以后每3个月1个疗程,共5次。亦有用长春新碱1.5 mg/m²,每周1次,共10次,以后每2周静脉注射1次作为维持量,可用至化疗完成。两药同时应用疗效更好。

(三)放疗

放疗术前放疗适用于曾用化疗而肿瘤缩小不明显的巨大肾母细胞瘤。6～8天给800～1 200 cGy,2周内肿瘤缩小再行手术。术后放疗开始时间应不晚于术后第10天,否则局部肿瘤复发机会增加。肿瘤局限于肾脏内的2岁以内的婴幼儿可不做放疗。对于肿瘤有较好组织学分化的患者来说,放疗适用于Ⅲ期或更晚的患者。而对于肿瘤组织学分化不太好的患者来说,放疗适用于Ⅱ期患者。

综合治疗后,肾母细胞瘤的2年生存率可达60%～94%。2～3年无复发应认为已经治愈。双侧肾母细胞瘤可配合上述辅助治疗行双侧肿瘤切除。

(燕在春)

第九节 肾 癌

一、病因

肾细胞癌是起源于肾实质泌尿小管上皮系统的恶性肿瘤,又称肾腺癌,简称为肾癌,占肾脏恶性肿瘤的80%～90%。包括起源于泌尿小管不同部位的各种肾细胞癌亚型,但不包括来源于肾间质及肾盂上皮的各种肿瘤。

吸烟被认为可能与肾癌有关,没有发现其他明确的环境因素。一些特殊类型的肾细胞癌有明确的遗传因素,染色体3p25-26的 *VHL* 基因与透明细胞癌,*c-met* 基因与遗传性乳头状透明细胞癌有关。

二、病理

绝大多数肾癌发生于一侧肾脏,常为单个肿瘤,10%~20%为多发病灶。多发病灶病例常见于遗传性肾癌及肾乳头状腺癌的患者。肿瘤多位于肾脏上、下两极,瘤体大小差异较大,直径平均7 cm,常有假包膜与周围肾组织相隔。双侧肾脏先后或同时发病者仅占散发性肾癌的2%~4%。

(一)WHO肾细胞癌病理分类

WHO共推出3版肾脏肿瘤分类标准,以往应用最广泛的是1981年第一版WHO分类标准。1998年WHO根据对遗传性肾细胞癌(RCC)的研究结果,结合RCC组织形态学、遗传学、肿瘤细胞起源等特点推出第二版肾实质上皮性肿瘤分类标准,根据形态学的改变肾乳头状腺癌分为Ⅰ型和Ⅱ型两型。由于在许多RCC组织中都可见到梭形细胞成分或细胞质内含有嗜酸颗粒,所以1998年分类中取消了以往分类中的肉瘤样癌和颗粒细胞癌这两种病理类型。2004年WHO依据RCC组织形态学、免疫表型、遗传学的特点结合RCC患者的临床表现及影像学改变对1997年的肾细胞癌病理组织学分类进行了修改,保留了原有肾透明细胞癌、肾乳头状腺癌(Ⅰ型和Ⅱ型)、肾嫌色细胞癌3个分型,2004年分类系统沿用了1998年未分类的RCC概念,使这一体系成为一个动态系统,将目前不能明确具体分型的RCC归为此类,有待今后进一步研究确定。2004年分类系统将集合管癌进一步分为Bellini集合管癌和髓样癌,此外增加了多房囊性肾细胞癌、Xp11易位性肾癌、成神经细胞瘤伴发的癌、黏液性管状及梭形细胞癌分型,并将传统分类中的颗粒细胞癌归为高分级的透明细胞癌,对各亚型中的未分化癌成分在肿瘤组织中所占比例进行描述。与以往不同,这一新的分型和诊断标准是将每一类型的RCC视为一种独立疾病。

(二)常见肾细胞癌亚型病理特点

1.肾透明细胞癌

肾透明细胞癌(clear cell renal cell carcinoma,CCRCC)是最常见的肾癌病理亚型,占肾癌的60%~85%。既往曾使用的"肾颗粒细胞癌"因为在其他类型的肾癌亚型中也能见到胞质嗜酸性的细胞,胞质中的"颗粒"不再是肾颗粒细胞癌的专有特征,由于"肾颗粒细胞癌"中癌细胞核分级的级别高,现将它归为高分级的CCRCC。

(1)大体检查:双侧肾脏发病率相等,少于5%的病例可呈多中心性发生或累及双侧肾脏;肾皮质内实性球形结节,与周围肾组织界限清楚,可见假包膜;因癌细胞中含有丰富的脂质,切面呈金黄色。肿瘤中常见坏死、出血、囊性变,切面可呈现多彩状,偶见钙化或骨化。

(2)组织病理学:癌细胞胞质透明或嗜酸性,胞膜清楚;组织中可见小的薄壁血管构成的网状间隔;肿瘤细胞呈巢状和腺泡状结构;呈肉瘤样结构的肿瘤成分中可见到瘤巨细胞,提示预后不良;部分肿瘤中可见坏死、纤维黏液样间质及钙化、骨化。

(3)常用的免疫组化抗体:CK8、CK18、vimentin、CD10和EMA阳性。

2.肾乳头状腺癌

肾乳头状腺癌(papillary renal cell carcinoma,PRCC)占肾癌的7%~14%。国内有些专业书籍将其翻译成嗜色细胞癌。其发病年龄、性别、男女发病率比例、症状和体征与肾透明细胞癌相似。就诊时大多数病例处于Ⅰ期。大多数文献中报道肾乳头状腺癌患者预后良好。

(1)大体检查:病变累及双侧肾脏和多灶性者较透明细胞癌多见;大体多呈灰粉色,出血、坏死、囊性变多见。

（2）组织病理学：根据组织病理学改变将其分为Ⅰ型和Ⅱ型2个亚型。肿瘤细胞呈乳头状或小管状结构，乳头核心可见泡沫状巨噬细胞和胆固醇结晶；肿瘤细胞较小，胞质稀少（Ⅰ型）或肿瘤细胞胞质丰富嗜酸性，瘤细胞核分级高（Ⅱ型）；可见大片坏死和肉瘤样区域，前者提示预后较好，而后者则是预后不良的指标。研究显示，Ⅰ型PRCC患者生存期长于Ⅱ型患者。

（3）常用的免疫组化抗体：与透明细胞性肾细胞癌相似，现有的研究认为，肾乳头状腺癌CK7呈阳性，且Ⅰ型较Ⅱ型阳性率为高。

3.肾嫌色细胞癌

肾嫌色细胞癌（chromophobe renal cell carcinoma，CRCC）占肾癌的4%～10%。平均发病年龄60岁，男女发病率大致相等。与其他肾癌亚型相比无特殊的临床症状和体征。影像学上多显示瘤体较大，肿瘤密度或信号均匀，无出血、坏死和钙化。

（1）大体检查：肿瘤无包膜但边界清楚，大小4～20 cm，切面呈质地均一的褐色，可见有坏死，但出血灶少见。

（2）组织病理学：肿瘤呈实体性结构，可出现灶状钙化及厚纤维间隔；与透明细胞肾细胞癌不同，瘤体中的血管为厚壁血管，而非薄壁血管；瘤细胞体积大，呈多角形，胞质透明略呈网状，细胞膜非常清晰（嫌色细胞），亦可见嗜酸性胞质的瘤细胞，瘤细胞核的核周空晕是此型的特征之一，并可见双核细胞；Hale胶体铁染色示肿瘤细胞质呈弥漫阳性。

（3）常用的免疫组化抗体：CK阳性，波形蛋白阴性，CMA弥漫阳性，凝集素和小清蛋白阳性，肾细胞癌抗原弱阳性，CD10阴性。另外胞质呈Hale胶体铁阳性反应。

4.集合管癌

Bellini集合管癌是指来源于Bellini集合管的恶性上皮性肿瘤；肾髓质癌来源于近皮质区的集合管，患者几乎均伴有镰状细胞性血液病。集合管癌罕见，不到肾恶性肿瘤的1%。预后差，患者平均生存期约1年。

（1）大体检查：两者均发生于肾中央部分，切面实性，灰白色，边界不清，可见坏死。

（2）组织病理学：需要指出的是，Bellini集合管癌常为排除性诊断，肿瘤部位对于作出诊断很重要，组织学上可见不规则的小管状结构，细胞高度异型性；肾髓质癌镜下呈低分化的、片状分布的肿瘤，瘤细胞排列呈腺样囊性结构，瘤体内可见较多的中性粒细胞浸润，同时可见镰状红细胞。

（3）常用的免疫组化抗体：有关这方面的研究较少。Bellini集合管癌低分子量角蛋白、高分子量角蛋白（如34βE12、CK19）阳性，同时有波形蛋白阳性，与前述几种类型的肾细胞癌不同，CD10阴性；肾髓质癌可表达低分子量角蛋白（CAM5.2），但不表达高分子量角蛋白（34βE12等）。

（三）分级

WHO推荐将Fuhrman分级中的Ⅰ、Ⅱ级合并为一级即高分化、Ⅲ级为中分化、Ⅳ级为低分化或未分化。

（四）TNM分期

肾肿瘤最大径≤4 cm与肿瘤最大径在4～7 cm的患者手术后的肿瘤复发率和患者的5年生存率存在差别，为此AJCC癌症分期将之前分期中的T_1期分成T_{1a}和T_{1b}。T_{1a}肿瘤局限于肾内、最大径≤4 cm；T_{1b}肿瘤局限于肾内，最大径＞4 cm，但≤7 cm。

AJCC病理分期中评价N分期时，要求所检测淋巴结数目至少应包括8个被切除的淋巴结，如果淋巴结病理检查结果均为阴性或仅有 1 个阳性,被检测淋巴结数目<8 个,则不能评价为 N_0 或 N_1。但如果病理确定淋巴结转移数目≥2 个,N 分期不受检测淋巴结数目的影响,确定为 N_2。

三、临床表现

肾癌的临床表现是多样化的,早期的临床表现缺乏特异性,既往经典的血尿、腰痛、腹部肿块的"肾癌三联症"的临床出现率不到 15%,这些患者诊断时往往已为晚期。近十余年无症状肾癌的发现率逐年增高,国内文献报道其比例为 13.8%～48.9%,平均为 33%,国外报道高达 50%。10%～40% 的患者出现副瘤综合征,表现为高血压、贫血、体重减轻、恶病质、发热、红细胞增多症、肝功能异常、高钙血症、高血糖、血沉增快、神经肌肉病变、淀粉样变性、溢乳症、凝血机制异常等改变。30% 初诊患者为转移性肾癌,可由于肿瘤转移所致的骨痛、骨折、咳嗽、咯血等症状就诊。

四、诊断

肾癌的临床诊断主要依靠影像学检查,胸部 X 线片和腹部 CT 平扫加增强扫描是治疗前临床分期的主要依据,治疗方案的选择需参考治疗前的临床分期,如先选择手术治疗,应根据手术后病理检查结果进行病理分期,如病理分期与临床分期不符,应以病理分期为准对术前的治疗方案进行修订。

(一)实验室检查

实验室检查包括血、尿、便常规检查及病毒指标、血生化及血液肿瘤标志物检查,目前尚没有公认的、可用于肾癌诊断、鉴别诊断及预后判断的肿瘤标志物。只有极少数肾癌患者尿脱落细胞中可发现癌细胞,尿脱落细胞检查不作为常规检查项目。实验室检查结果一般不作为诊断肾癌的直接证据,但可为肾癌的诊断、决定治疗方案及预后判定提供参考依据。血清尿素氮、肌酐主要用于评价肾功能状况,而肝功能、全血细胞计数、血红蛋白、血钙、血糖、血沉、碱性磷酸酶和乳酸脱氢酶等指标的异常及治疗前后变化可为评价疗效、判断预后提供参考依据。

(二)影像学检查

各种影像学检查可为肾肿瘤的临床诊断、评价 RCC 的临床分期、决定治疗方案、疗效评价及治疗后的随访等提供重要的参考依据。

1.胸部 X 线片

为肾癌患者的常规检查项目,应摄胸部的正、侧位片,可以发现肺部结节、肺转移及其他肺部及胸部病变。胸部 X 线片是术前临床分期的主要依据之一。

2.B 型超声波检查

B 超检查在健康人群查体中是肾脏肿瘤筛查的主要手段,也是诊断肾肿瘤最常用的检查方法,B 超的回声可笼统反映出肿瘤内的组织学特点,大部分 RCC 的 B 超声像图表现为低回声或等回声,少部分表现为高回声;肿瘤内存在无回声区及周边有低回声声晕也被认为是判断恶性的指征。但有部分 RCC 不具备这些特点,需借助 CT 或 MRI 等进行鉴别诊断。B 超检查诊断 RCC 的敏感性及特异性与肾肿瘤的大小密切相关,对肿瘤最大径<5 mm、5～10 mm、10～15 mm、15～20 mm、20～25 mm 与 25～30 mm 的肾肿瘤,B 超与 CT 检出敏感性分别为 0 与 47%、21% 与 60%、28% 与 75%、58% 与 100%、79% 与 100%、100% 与 100%。常规超声检查对

肾脏小肿瘤的检出不如 CT 敏感,但在 $10\sim35$ mm 的病变中,超声与 CT 检查鉴别肿物为囊性或实性的准确率分别为 82% 与 80%。

B 超声像图表现:①小肿瘤肾轮廓可无明显改变,仅被膜稍隆起;较大的肾肿瘤其肾轮廓可局限性增大,肾结构失常,部分晚期肾癌与周围组织有粘连分界不清。②小肾癌常表现为高回声或低回声、均匀、光整;中等大的肿瘤多为低回声、不均匀;大的肾癌内回声极不均,由于肿瘤内有出血、坏死、液化,可出现不规则的无回声暗区。③肿瘤压迫肾盂时,可出现肾盂变形移位,甚至中断。④肾癌早期多无肾周血管受侵,中、晚期可出现肾静脉内或下腔静脉内瘤栓形成,表现为管腔阻塞,呈低回声。⑤中、晚期肾癌在肾门旁,腹膜后见有大小不等圆形或椭圆形低回声结节,均匀,多为淋巴结转移。

3.彩色多普勒检查

除具有 B 超的声像图表现外,彩色血流显示肾脏弓形血管环中出现彩色血流受压、中断,并有不规则的血管分支进入肿瘤,肿瘤内血流多较丰富,可测到高阻高速的动脉频谱。

4.超声造影检查

近年来超声造影剂的研究取得进展,静脉内注射超声造影剂能提高血流的回声,增强多普勒信号,提高低速细小血流的检出,同时,谐波超声造影能显示肿瘤的微血管,进行肿瘤微血管的实时成像,为肾脏肿瘤的评估提供了新的平台。超声造影能够很好显示肾脏内各级血管分支、肾组织及其肿瘤外周或内部微小血管灌注情况,提高了肾脏肿物的良恶性鉴别诊断率,尤其在囊性肾癌或囊肿内壁结节或囊肿恶变的诊断方面,其可明显改善普通彩超偏低的血流显示率,从而明确诊断,并增加了超声与病理诊断的符合率。

注射超声造影剂后,良、恶性肿瘤内血流的显示都相应增强,但增强程度和持续时间有显著差异,恶性肿瘤血流显像增强程度明显高于良性肿瘤(肾血管瘤除外),造影剂廓清也较良性肿瘤快,可根据这些特点来判断肿物的良恶性。超声造影在肾囊肿、脓肿等良性病灶中无血流信号增强;在胚胎性肾肿瘤、错构瘤表现为在动脉相明显增强,延迟相明显消退。RCC 和肾错构瘤彩色血流都可增强,但 RCC 增强程度较肾错构瘤高,且消退快。RCC 假包膜在灰阶超声上显示为肿瘤周围的低回声声晕,而在谐波超声造影后显示为肿瘤周围的缓慢增强带。对碘过敏及肾功能不全的患者也可通过超声造影检查获得满意的肾脏增强扫描结果。

5.腹部 X 线平片及静脉尿路造影

腹部 X 线平片(kidneys, ureters and bladder, KUB)和静脉尿路造影(intravenous urography, IVU)检查不是诊断肾癌常规的检查项目,而是在临床需要时进行的检查。KUB 可显示腹部及盆腔一些实质性脏器的轮廓、肾脏及肋骨的位置等,可为开放性手术选择手术切口提供帮助。

IVU 亦称排泄性尿路造影,以往称静脉肾盂造影,对观察病变重点在肾脏者现仍用此名称。在诊断集尿系统病变方面其使用价值仍未衰减:①造影前作腹部平片,可排除有无泌尿系统阳性结石及钙化。钙化常见于结核及肿瘤。结核钙化多呈弧形、斑片状。KUB 显示 $14\%\sim18\%$ 瘤体内有钙化,多呈斑片、斑点状,偶见大斑块状。②造影时,对比剂通过肾脏分泌进入尿路,静脉注药 5 分钟后可观察肾实质显影情况、有无占位病变,粗略地判断肾脏功能。肾功能减退者,对比剂分泌缓慢,肾实质显影不佳或不显影。③对比剂进入尿路后,显示全尿路充盈情况,有无充盈缺损及狭窄,管壁是否光整及柔软,有无移位。④造影观察肾脏形态,位置,效果较平片好。但其对 $\leqslant2$ cm 的肾肿瘤检出率仅 21%,$2\sim3$ cm 肾肿瘤的检出率约 52%,对肾癌诊断符合率为

30%～60%。对未行 CT 增强扫描无法评价对侧肾功能者需行 IVU 或核素肾图检查,对碘过敏及肾衰竭患者需用其他方法检查。

肾肿瘤的 IVU 表现:①肿瘤较小,位于肾实质内或其腹侧及背侧时,组织密度对比差或前后重叠,不能显示,肾脏形态可表现正常。肿瘤位于肾边缘区或肿瘤大时可引起肾脏变形,表现为肾脏不规则增大或局部膨隆有肿块突出。②肿瘤可压迫肾盂肾盏使之移位、拉长、变窄或扩张。肿瘤可破坏肾盂肾盏,表现为肾盂肾盏边缘不光整、毛糙及消失。③肾肿瘤形态可呈圆形或不规则,多为低密度肿块,密度不均匀可有不规则钙化。④肾功能可表现正常、下降或消失。

6.CT

CT 具有密度及空间分辨率高的特点,对肾脏肿块的检出率近 100%,肿瘤诊断正确率达95%以上。

肾癌的 CT 表现:①肾脏形态可由于肿瘤的大小及所在部位不同而有不同表现。②肾盂、肾盏可表现为受压、破坏及梗阻扩张。③绝大部分肿瘤呈圆形、椭圆形及不规则的结节或肿块,可有分叶,位于肾实质内呈局限外凸性生长;增强前呈等密度、高密度或低密度,边缘不清楚;肿块较小时密度均匀,肿块大时常伴出血、坏死,造成密度不均匀。增强后,在动脉早期肿瘤周围及边缘可见纤曲的肿瘤血管呈结节、弧状或条状;在实质期大部分肿瘤有中～高度强化,密度不均匀增高。少部分肿瘤增强不明显或不增强。由于肿瘤血管常形成动静脉瘘,在增强早期肿瘤内对比剂已较早排出,因此增强后肾实质期时肿瘤密度低于肾实质呈低密度肿块。增强后显示肿瘤密度较增强前更加不均匀,坏死区增多及明显;显示肿瘤边界较增强前清楚或大部分清楚,但不锐利,少部分肿瘤边界模糊。有 2%～3%肿瘤呈浸润生长致肾脏体积增大,或沿着肾周浸润生长,肿瘤边界显示不清。增强后,肿瘤呈不规则片状,弥漫浸润分布,密度低及不均匀,或包绕肾脏。另有 5%～7%肿瘤呈囊状或囊实性,影像学诊断上称为囊型肾癌,肿瘤增强前呈低密度,密度不均匀,低密度区明显。增强后肿瘤实性部分有中～高度强化,表现为不规则片状、结节或块状,如有分隔,隔壁厚薄不均,囊壁厚且不规则。肿瘤与肾实质分界模糊。④CT 平扫显示 8%～18%瘤体内有钙化,钙化形态为不规则点状、小曲线、条状、斑片状或不规则大块状,散在分布在瘤体内或边缘部。⑤约 17%出现肾静脉或下腔静脉瘤栓。此时血管增粗,增强后血管内可见低密度软组织影,沿血管走行分布。瘤栓长者可达心房。⑥肾癌的淋巴结转移首先达肾周、肾门及腹膜后主动脉和下腔静脉周围。此区域出现软组织孤立结节或融合成团。

多层螺旋 CT(multislice spiral CT,MSCT)可在不影响影图像质量的前提下在任意平面重组图像,且通过多平面重建(multi-planar reformation,MPR)、最大密度投影(maximum intensity projective,MIP)及容积重建(volume Rendering,VR)技术等重建方式可清楚显示肾脏动脉及其分支、肾静脉及下腔静脉的情况,可增加囊性肾癌的分隔、结节的强化等恶性特征。MSCT 和 MRI 在 RCC 临床分期中的价值相似。MSCT 具有高的空间分辨力,显示静脉内微小癌栓时,其敏感度高于 MRI。但 MSCT 平扫无法区分血液和栓子的密度差别,对栓子的显示需行增强扫描。当癌栓阻塞、肿瘤或淋巴结增大压迫阻碍了对比剂流入时,MSCT 无法准确显示腔静脉癌栓的上缘范围,影响了分期的准确性。

多层螺旋 CT 血管造影(multislice spiral CT angiography,MSCTA)和对比剂增强磁共振血管成像(contrast enhanced magnetic resonance angiography,CEMRA)可以准确评价肾血管的数目、走行及肿瘤与其周围动脉分支的毗邻关系。MSCT 尿路成像能够获得类似于逆行肾盂造影的影像,可更加直观地显示肿瘤与集合系统的关系。

7.MRI

MRI 检查对肾肿瘤分期的判定的准确性略优于 CT,特别在静脉瘤栓大小、范围及脑转移的判定方面 MRI 优于 CT。MRI 的对比分辨力高于 CT,不需对比剂即可将血液与栓子区分开来。T_1WI 能很好地显示肾脏的解剖结构,与周围组织器官的关系,因肾脏的中低信号与周围高信号强度的肾周脂肪形成鲜明对比,肾皮、髓质常在 T_1WI 能清楚显示,皮质的信号强度高于髓质。矢状位和冠状位 T_2WI 对确定肾脏肿瘤的范围和肿瘤是否来源于肾脏很有价值,同时亦对肾癌外侵扩散的范围及分期有较大价值。

肾癌的 MR 信号变化多种多样,甚至与肾皮质的信号相似,且小的肾癌有时无法检出,因而 MRI 不宜作为肾癌诊断的首选影像方法,但当 CT 或其他检查难于确定肾脏肿瘤的性质时,MRI 对确定肿瘤的来源与性质有一定价值。肾细胞癌的信号强度在 T_1WI 与邻近的肾实质相比可呈较高信号或低信号,因瘤内常有出血和坏死,T_2WI 呈不均匀高信号。MRI 能清楚地显示肾周脂肪、肾静脉、下腔静脉有无受侵或瘤栓形成。冠状位或矢状位可较横断位更清楚地显示肾脏的上下极,比 CT 更容易确定肿瘤的侵犯范围。MRI 上血液的流空现象使血管呈低信号,而肾静脉、下腔静脉内瘤栓则表现为中等(T_1WI)或高信号(T_2WI),与之形成鲜明对比。对肿瘤是否包绕这些血管 MRI 亦可作出判断。鉴别肿大的淋巴结与小血管 MRI 常较 CT 更容易。研究认为,CT 和 MRI 对于在肾癌的 T_1、T_2 期和 T_{3b} 期的分期准确率基本相同,但 MRI 对 T_{3a}、T_4 期的准确率要高于 CT。

超高场强(>2.0 T)磁共振设备、梯度回波(gradient echo,GRE)、平面回波成像(echo planar imaging,EPI)技术的发展及新的快速扫描序列的开发应用,使 MRI 图像单层成像时间甚至达亚秒级水平(10~50 帧/秒),大大减少了脏器的运动伪影。磁共振血管造影(magnetic resonance angiography,MRA)对肾动脉主干的显示与数字减影血管造影(digital subtraction angiography,DSA)无差异,MRA 对肾动脉分支显示的特异性可达 100%,对肾动脉狭窄、肾动脉瘤及肾动静脉畸形的诊断及肾功能的评价都有重要作用。此外,弥散加权成像(diffusion weighted imaging,DWI)、表观扩散系数(apparent diffusion coefficient,ADC)、磁共振灌注成像(perfusion weighted imaging,PWI)、磁共振波谱分析(magnetic resonance spectroscopy,MRS)及 MRI 新型对比剂、介入磁共振成像技术等的开发和应用又可进一步提高 MRI 的诊断和鉴别诊断符合率。

8.肾血管造影

肾动脉造影检查单独作为肾癌的诊断方法应用并不普遍,多在行肾动脉栓塞术时同时进行,肾癌的血管造影可表现:肾动脉主干增宽、肾内血管移位、肿瘤新生血管、动静脉瘘等。在临床上怀疑静脉瘤栓时,可行下腔静脉、肾静脉造影,了解瘤栓的大小、范围,以利于制订手术方案。肾血管造影对诊断肾肿瘤的价值有限,不作为肾癌诊断的常规检查项目,但对需姑息性肾动脉栓塞治疗或保留肾单位手术前需了解肾血管分布及肿瘤血管情况者可选择肾血管造影检查。

(三)核医学检查

1.PET 和 PET-CT

PET 和 PET-CT 也用于 RCC 的诊断、分期和鉴别诊断。研究表明,肾脏肿瘤的恶性程度越高,细胞膜葡萄糖转运体-1(glucose transporter-1,GLUT-1)的表达增高,对 FDG 摄取增加。静脉注射氟-18 标记脱氧葡萄糖(^{18}F-FDG)后约 50% 未经代谢直接由肾脏排泄,^{18}F-FDG 不被肾小管重吸收,放射性药物浓聚在肾集合系统,影响肾脏病变的显示,而淋巴结转移和远处转移不受影响。由于 RCC 血运较丰富,肿瘤组织缺氧较轻,GLUT-1 表达较低,线粒体内己糖激酶活性较低,故肿瘤组织葡萄糖代谢水平相对较低,此外肾细胞癌组织内 6-PO$_4$-脱氧葡萄糖(FDG-6-PO$_4$)分解酶过高,均可导致肿瘤组织摄取 FDG 较低或不摄取,可出现假阴性。

多组研究表明 ^{18}F-FDG PET 对肾脏原发肿瘤的诊断准确度不如 CT,但对 RCC 的淋巴结转移和远处转移的诊断要优于 CT、MRI、超声、X 线片及骨显像等其他传统影像检查方法,且转移淋巴结很少出现假阴性。

近年来有研究用对肾集合系统干扰较小的 C-11 标记醋酸盐(^{11}C-acetate)作为肾 PET 显像剂。RCC 与正常肾组织对[11]C-acetate 的摄取率相同,但清除率明显低于正常或非肿瘤肾组织,故[11]C-acetate 能很好地鉴别 RCC 与非肿瘤肾组织,提高 PET 对 RCC 的诊断准确率。氟-18 标记脱氧胸腺嘧啶(fluorine-18 fluorothymidine,[18]F-FLT)是目前研究较为热门的一种核酸代谢 PET 显像剂,可反映肿瘤细胞的增殖。

2.核素骨显像检查

核素全身骨显像发现骨转移病变可比 X 线片早 3～6 个月。骨转移常见部位为躯干骨、四肢骨、颅骨。但须注意在有退行性骨关节病、陈旧性骨折等病变时,核素骨显像可出现假阳性。对孤立性的骨放射性浓聚或稀疏区需行 X 线摄片、CT 或 MRI 扫描证实确认是否有骨质破坏,以明确是否有骨转移。

3.肾显像

肾显像是肾小球滤过率测定、肾静态显像和肾断层显像的总称。它既能显示肾脏的血供、形态和在腹部的位置,又能提供多项肾功能指标。对肾肿瘤的定位准确率近似于 MRI 而优于 B 超和 CT。核素肾显像目前应用不普遍,用[99m]Tc-DTPA 和[99m]Tc-葡萄糖酸钙行核素系列肾显像,将其用于肾肿瘤诊断的研究,结果显示,核素系列肾显像有助于:①准确显示肾占位性病变的位置,对鉴别肾占位性病变的良恶性有参考价值。②鉴别腹膜后肿物为肾内或肾外。③明确尿漏的存在与否及其情况。④可对分肾功能做定量分析。

(四)组织学检查

在非肿瘤性肾病肾穿刺活检已成为常规检测手段。但由于 CT 和 MRI 诊断肾肿瘤的准确性高达 95% 以上,而肾穿刺活检有 15% 假阴性率及 2.5% 假阳性率,可能出现针吸活检的并发症(包括出血、感染、动静脉瘘、气胸,发生率<5%)、穿刺道种植(<0.01%)、死亡(<0.031%)等问题,故不推荐将肾穿刺活检作为肾癌诊断的常规检查项目,对影像学诊断难以判定性质的小肾肿瘤患者,可以选择行保留肾单位手术或定期(1～3 个月)随诊检查,不推荐对能够进行保留肾单位手术的肾肿瘤患者行术前穿刺检查。对不能手术治疗,需系统治疗或其他治疗的晚期肾肿瘤患者,治疗前为明确诊断,可选择肾穿刺活检获取病理诊断。

五、治疗

(一)局限性肾癌的治疗

1.局限性肾癌的定义

局限性 RCC 是指 AJCC 癌症分期中的 $T_{1\sim2}N_0M_0$ 期,临床分期为 Ⅰ、Ⅱ 期,通常称为早期 RCC。

2.局限性肾癌的治疗原则

外科手术是局限性肾癌首选治疗方法,可采用根治性肾切除术或保留肾单位手术。对不适于开放性外科手术、需尽可能保留肾单位功能、有全身麻醉禁忌、肾功能不全、肿瘤最大径<4 cm且位于肾周边的肾癌患者可选择射频消融、高强度聚焦超声、冷冻消融治疗。

根治性肾切除术可经开放性手术或腹腔镜手术进行。可选择经腹或经腰部入路。根治性肾切除术加区域或扩大淋巴结清扫术只有利于病理分期,疗效同根治性肾切除术相同。局限性RCC根治性肾切除术前无须常规应用肾动脉栓塞。手术后尚无标准辅助治疗方案。根治性肾切除术后5年生存率为75%~95%,手术病死率约为2%,局部复发率1%~2%。

3.根治性肾切除术

根治性肾切除术手术入路和手术方式的选择:开放性根治性肾切除术的手术入路主要有经腰部、腹部和经胸腹联合切口三大入路。在开展经典根治性肾切除术的早期为了尽早结扎肾血管把经腹切口作为RCC外科手术的标准入路,但当瘤体较大、肿瘤位于肾门周围或肾脏周围粘连明显等状况下,在手术中有时很难先结扎肾血管。对RCC开放性手术入路的选择除参考肿瘤的分期、肿瘤的部位、患者的体型等因素外,更多的是取决于主刀医师对各种手术入路掌握的熟练程度,同时根据手术中具体情况决定是否能早期结扎肾血管。Clayman等完成首例腹腔镜根治性肾切除术,经过临床实践证明,腹腔镜根治性肾切除术和肾部分切除术治疗RCC的疗效与同期开放性手术相同,已成为治疗局限性肾癌的标准术式。

(1)区域或扩大淋巴结清扫术:双侧肾脏的区域淋巴结包括肾门淋巴结、下腔静脉旁淋巴结(下腔静脉前淋巴结、下腔静脉后淋巴结、下腔静脉外侧淋巴结)、腹主动脉旁淋巴结(腹主动脉前淋巴结、腹主动脉后淋巴结、主动脉外侧淋巴结)、肾脏淋巴引流区域范围内的腹膜后淋巴结。区域淋巴结清扫范围包括:右侧从右膈肌脚,沿下腔静脉周围向下达腹主动脉分叉处的淋巴结及右侧肾脏淋巴引流区域范围内的腹膜后淋巴结;左侧从左膈肌脚,沿腹主动脉周围向下达腹主动脉分叉处的淋巴结及左侧肾脏淋巴引流区域范围内的腹膜后淋巴结。扩大淋巴结清扫范围在区域淋巴结清扫范围基础上加上腹主动脉和下腔静脉间淋巴结及患肾对侧腹主动脉或下腔静脉前后淋巴结。

对局限性RCC患者行区域或扩大淋巴结清扫术的意义可能仅仅起到了准确判定肿瘤分期的作用,而对远期疗效无明显提高。对局限性RCC患者在行RN时,不必常规进行区域或扩大淋巴结清扫术。

(2)保留同侧肾上腺的根治性肾切除术:经典RN切除范围包括患肾同侧肾上腺。Siemer等总结1 635例经病理证实RCC的临床资料,其中1 010例行经典的RN,患者5年无病生存率75%,而625例保留同侧肾上腺的患者5年无病生存率为73%,统计学分析两组未见显著性差别($P=0.17$)。由于早期RCC的比例增高及术前的CT、MRI等检查可以明确绝大多数肾上腺转移,同时考虑到对侧肾上腺转移引起的肾上腺皮质功能低下也可导致患者死亡,许多学者认为常规切除同侧肾上腺对大部分RCC患者属于过度治疗。中华泌尿外科学会制订的《肾细胞癌诊治指南》中推荐符合下列4个条件者可以选择保留同侧肾上腺的RN:①临床分期为Ⅰ或Ⅱ期。②肿瘤位于肾中、下部分。③肿瘤最大径<8 cm。④术前CT显示肾上腺正常。但在此种情况下如手术中发现同侧肾上腺异常,应切除同侧肾上腺。

(3)保留肾单位手术:保留肾单位手术(nephron sparing surgery,NSS)是保留肾脏的手术总称,包括肾部分切除术、肾脏楔形切除术、肾肿瘤剜除术等。大量的临床研究结果证明,对适当的患者选择NSS是可行的。以下是三种NSS的适应证。①适应证:肾癌发生于解剖性或功能性的孤立肾,根治性肾切除术将会导致肾功能不全或尿毒症的患者,如先天性孤立肾、对侧肾功能不全或无功能者及双侧肾癌等。②相对适应证:肾癌对侧肾存在某些良性疾病(如肾结石、慢性肾盂肾炎等)或其他可能导致肾功能恶化的疾病(如高血压、糖尿病、肾动脉狭窄等)的患者。③可选择适应证:临床分期 T_{1a} 期(肿瘤≤4 cm),肿瘤位于肾脏周边,单发的无症状肾癌,对侧肾功能正常者可选择实施 NSS。

目前对 NSS 的适应证、相对适应证学术界无争议,对符合这两个适应证的肾肿瘤大小及部位也无明确的限定,一般适用于 4 cm 以下的肿瘤。鉴于目前腹腔镜 NSS 手术中阻断肾蒂的时间长于开放性手术,手术中及手术后的并发症也高于开放性手术,故开放性手术仍是 NSS 的标准术式。NSS 肾实质切除范围应距肿瘤边缘 0.5~1.0 cm。

(4)腹腔镜手术:1990 年 Clayman 等完成首例腹腔镜根治性肾切除术(laparoscopic radical nephrectomy,LRN),腹腔镜手术现已被广泛应用于多种泌尿男性生殖系疾病的治疗,国内、外 LRN 也非常普及,已是局限性 RCC 外科治疗的常规术式。腹腔镜手术方式包括腹腔镜根治性肾切除术和腹腔镜肾部分切除术。手术途径分为经腹腔、腹膜后及手助腹腔镜。切除范围及标准同开放性手术。同开放性手术相比 LRN 具有减轻手术后切口疼痛、切口及瘢痕小、住院时间短、术后恢复快等优势,长期随访结果显示两种术式疗效相同。多数学者认为腹腔镜手术适用于 $T_{1\sim2}$ 期的局限性 RCC 患者,对熟练掌握腹腔镜技术的医师选择 T_{3a} 期肿瘤为腹腔镜手术适应证也是可行的;甚至有学者认为对瘤栓局限在肾静脉内的 RCC 患者行 LRN 也是可行的;也有学者主张对伴有远处转移的 RCC 患者应用腹腔镜手术切除原发病灶,这样将有利于患者手术后尽早进行系统治疗。随着临床研究的不断深入,现有的一些观念也将逐渐发生变化。

(5)微创治疗:射频消融(radio-frequency ablation,RFA)、高强度聚焦超声(high-intensity focused ultrasound,HIFU)、冷冻消融治疗肾癌处于临床研究阶段,尚无循证医学Ⅰ~Ⅲ级证据水平的研究结果,远期疗效尚不能确定,应严格按适应证慎重选择,一般不作为能采用外科手术治疗患者的首选治疗方案。如进行此类治疗需向患者说明。

适应证:不适于开放性外科手术者、需尽可能保留肾单位功能者、有全身麻醉禁忌者、肾功能不全者、肿瘤最大径<4 cm 且位于肾周边的肾癌患者。

(二)局部进展性肾细胞癌治疗

1.局部进展性肾细胞癌定义

局部进展性肾细胞癌(locally advanced RCC)是指伴有区域淋巴结转移和/或肾静脉瘤栓和/或下腔静脉瘤栓和/或肾上腺转移或肿瘤侵及肾周脂肪组织和/或肾窦脂肪组织(但未超过肾周筋膜),无远处转移的 RCC,AJCC 癌症分期为 $T_{3a\sim3c}$,临床分期为Ⅲ期,大家习惯上称为中期 RCC。肾周脂肪受侵者术后 5 年生存率为 65%~80%,伴有下腔静脉瘤栓患者术后 5 年生存率为 40%~60%。

2.局部进展性肾细胞癌治疗原则

局部进展性肾癌首选治疗方法为根治性肾切除术,对局部进展性肾细胞癌患者手术后尚无标准辅助治疗方案。由于淋巴结转移的肾细胞癌患者单纯行 RN 预后差,故主张对绝大多数淋巴结转移的肾细胞癌患者行 RN 后需要行辅助性内科治疗。而对转移的淋巴结或血管瘤栓需根据病变程度、患者身体状况、主刀医师的技术水平等因素选择是否切除。对未能彻底切净的Ⅲ期肾癌可选择术中或术后放疗或参照转移性肾癌的治疗。

3.肾细胞癌伴区域淋巴结转移的外科治疗

Blute 等通过对临床资料的分析,提出肾癌淋巴结转移的高危因素包括:①肿瘤临床分期 T_3

或 T_4。②肿瘤最大径>10 cm。③核分级为Ⅲ～Ⅳ级。④肿瘤组织中含有肉瘤样成分。⑤肿瘤组织中有坏死。如果低于2个危险因素的患者淋巴结转移的概率仅为0.6%,具有2～4个危险因素的患者淋巴结转移的概率为10%,如果同时具有以上5个危险因素的患者则淋巴结转移的概率为50%。

对肾细胞癌伴淋巴结转移的患者是否在行 RN 时加区域或扩大淋巴结清扫术尚缺乏多中心随机对照研究结果。一般主张对局部进展性肾细胞癌患者在行 RN 时应尽可能切除所有肉眼可见的肿大淋巴结。

4.肾细胞癌伴肾上腺转移的外科治疗

对局部进展性肾细胞癌患者行 RN 应考虑切除同侧肾上腺,但绝大多数肾上腺转移的患者伴有远处转移,治疗上应以内科治疗为主,单纯外科治疗仅适合于孤立性肾上腺转移的患者。需注意的是双侧肾上腺转移引起的肾上腺皮质功能低下就可导致患者死亡,所以慎重考虑对双侧肾上腺转移的患者实施手术治疗。

5.肾细胞癌伴静脉瘤栓的外科治疗

RCC 一个特殊的生物学特点就是易侵及下腔静脉形成瘤栓,其发生率为4%～10%,远高于其他器官的肿瘤,而许多伴肾静脉或下腔静脉瘤栓的肾细胞癌患者影像学检查并无远处转移征象。对无淋巴结或远处转移的伴肾静脉或下腔静脉瘤栓的肾细胞癌患者行 RN 并能完整取出肾静脉及下腔静脉瘤栓者,手术后的5年生存率可达到45%～69%。手术方案需根据瘤栓侵及的范围制订。根据瘤栓侵及范围将静脉瘤栓程度分为五级。①0级:瘤栓局限在肾静脉内。②Ⅰ级:瘤栓侵入下腔静脉内,瘤栓顶端距肾静脉开口处≤2 cm。③Ⅱ级:瘤栓侵入肝静脉水平以下的下腔静脉内,瘤栓顶端距肾静脉开口处>2 cm。④Ⅲ级:瘤栓生长达肝内下腔静脉水平,膈肌以下。⑤Ⅳ级:瘤栓侵入膈肌以上下腔静脉内。

腔静脉瘤栓长度是否影响预后目前尚存有争议,而腔静脉壁受侵则是预后不良影响因素。Hatcher 等报道腔静脉瘤栓手术后5年生存率为69%,如果腔静脉壁受侵则5年生存率为25%。多数学者认为伴肾静脉或下腔静脉瘤栓的局部进展性肾细胞癌患如果伴有下列3个因素之一则手术治疗的效果不佳:①肿瘤侵及肾周脂肪。②瘤栓直接侵及腔静脉壁。③区域淋巴结转移。Ⅲ级和Ⅳ级下腔静脉瘤栓的外科手术需在低温体外循环下进行,腔静脉瘤栓取出术的病死率为5%～10%。

多数学者认为 TNM 分期、瘤栓长度、瘤栓是否浸润腔静脉壁与预后有直接关系。对临床分期为 $T_{3b}N_0M_0$ 的患者行下腔静脉瘤栓取出术,不推荐对 CT 或 MRI 扫描检查提示有下腔静脉壁受侵或伴淋巴结转移或远处转移的患者行此手术。

6.局部进展性肾癌的术后辅助治疗

局部进展性肾癌根治性肾切除术后尚无标准辅助治疗方案。肾癌属于对放射线不敏感的肿瘤,单纯放疗不能取得较好效果。术前放疗一般较少采用,不推荐术后对瘤床区进行放疗,但对未能彻底切净的Ⅲ期肾癌可选择术中或术后放疗或参照转移性肾癌的治疗。

(三)转移性肾细胞癌的治疗

有25%～30%肾细胞癌患者在初次诊断时伴有远处转移,局限性 RCC 行 RN 后20%～40%的患者将出现远处转移,在 RCC 患者中有30%～50%最终将发展成为转移性 RCC。

1.转移性肾癌的定义

伴有远处转移的 RCC 称为转移性肾细胞癌(metastatic renal cell carcinoma,mRCC),AJCC

癌症分期为Ⅳ期,包括 $T_4N_0M_0$ 期肾癌。

2.转移性肾癌的治疗原则

mRCC 应采用以内科为主的综合治疗,外科手术主要为 mRCC 辅助性治疗手段,极少数患者可通过外科手术而获得较长期生存。

3.转移性肾癌的外科治疗

对 mRCC 的原发病灶切除术被称为减瘤性肾切除术(cytoreductive nephrectomy,CRN)或辅助性肾切除术,故手术后对转移病灶需要内科治疗和/或放疗。远处转移患者单纯手术治疗后5 年生存率为 $0\sim5\%$。

中华泌尿外科学会制定的《肾细胞癌诊治指南》中推荐对 mRCC 应采用以内科为主的综合治疗。外科手术主要为 mRCC 辅助性治疗手段,极少数患者可通过外科手术而获得较长期生存。对体能状态良好、Motzer mRCC 预后评分低危险因素的患者应首选外科手术,切除肾脏原发灶可提高 IFN-α 和/或 IL-2 治疗 mRCC 的疗效。对根治性肾切除术后出现的孤立性转移瘤及肾癌伴发孤立性转移、行为状态良好的患者可选择外科手术治疗,上述转移灶切除手术可视患者的身体状况与肾脏手术同时进行或分期进行。

(1)减瘤性肾切除术:对 CRN 实际价值的评价一直存有争议,多数泌尿外科医师认为 CRN后有部分 mRCC 患者的转移灶可自然消退,同时切除原发病灶和转移灶可增加治愈的机会,减少肿瘤负荷有利于后续治疗,手术可缓解患者的症状。但有部分学者认为肾细胞癌术后转移灶自然消退的比例太低,不能作为选择手术的理由,此外手术可增加并发症及病死率、手术后可造成患者免疫功能降低不利于后续治疗,肾动脉栓塞或放疗同样可达到缓解症状的作用。研究结果显示 CRN+IFN-α 可明显延长无疾病进展时间、改善患者的生存期。现在主流观点认为选择体能状态评分好的患者行 CRN+免疫治疗可作为对 mRCC 治疗的标准模式。也有学者认为由于有相当数量的 mRCC 患者 CRN 后无法进行后续治疗或病变进展或死于手术过程中及术后的并发症,建议对 mRCC 患者先行全身治疗,仅在转移灶出现缓解之后再行辅助性 CRN,以避免手术相关的死亡。

对 mRCC 患者的选择 CRN 和手术的时机尚无统一的标准,多数人认为选择 CRN 的指征如下:①手术能够切除>75%的瘤负荷。②无中枢神经系统、骨或肝脏的转移。③足够的心、肺功能储备。④ECOG 体能状态评分 $0\sim1$ 分。⑤肿瘤的主要成分为透明细胞癌。但 mRCC 患者手术病死率为 $2\%\sim11\%$,仅有 0.8%的患者在行 CRN 后转移瘤会自然消退,不应仅以自然消退为目的选择 CRN。

(2)侵及邻近器官或组织的肾细胞癌外科治疗:肾细胞癌常呈膨胀性生长,极少数肾细胞癌呈浸润性生长,肿瘤浸润范围可超过 Gerota 筋膜,侵及后腹壁、腰大肌、腹膜后神经根及邻近脏器,相关的外科手术报道不多。多数报道认为如果肾细胞癌侵及邻近器官,很少有患者手术后能生存过 5 年。

(3)手术后复发肿瘤的外科治疗:RN 后局部复发率为 $2\%\sim4\%$,肾细胞癌患者手术后如能定期复查,加上影像诊断技术的进展,可较早发现局部复发的肿瘤,部分患者仍有再次手术根治的机会。

(4)伴有区域淋巴结转移的转移性肾细胞癌的外科治疗:局限性肾细胞癌伴淋巴结转移者预后不良,mRCC 患者伴有淋巴结转移也是预后不良的征兆。对于临床诊断 mRCC 伴区域淋巴结转移的患者行 CRN 时是否需要行区域或扩大淋巴结清扫术尚存有争议。

4.转移性肾癌的内科治疗

20 世纪 90 年代起,中、高剂量 IFN-α 和/或 IL-2 一直被作为 mRCC 标准的一线治疗药物,有效率约为 15%。以吉西他滨、氟尿嘧啶或卡培他滨、顺铂、多柔比星为主的化疗作为转移性非透明细胞癌的一线治疗方案。2005 年底美国 FDA 批准索拉非尼作为晚期肾癌的一线和二线用药,至 2008 年 NCCN 和 EAU 的《肾细胞癌诊治指南》中都推荐将分子靶向治疗药物(索拉非尼、舒尼替尼、西罗莫司、贝伐单抗联合干扰素)作为 mRCC 主要的一、二线治疗用药。2006 年 4 月至 2007 年 8 月间,索拉非尼在中国进行了Ⅲ期临床试验,结果证实索拉非尼对我国 mRCC 患者的疾病控制率同国外的Ⅲ期临床试验相同。为此中华泌尿外科学会制订的《肾细胞癌诊治指南》(2007 版和 2008 第一版)都推荐将索拉非尼作为 mRCC 治疗的一线和二线用药。舒尼替尼和西罗莫司也即将在中国进行治疗晚期肾癌的Ⅲ期临床试验,如果试验结果能证实这两个药物对中国的晚期肾癌患者有效,我们对晚期肾癌患者的治疗方案又将多两种选择。

(1)细胞因子治疗:干扰素-α(interferon-α,IFN-α)是治疗 mRCC 有效的药物之一,也是第一个用于临床的基因重组细胞因子,早在 1983 年就有应用 IFN-α 治疗 mRCC 的报道。临床上用于治疗 mRCC 的主要有 $IFN-\alpha_2 a$ 和 $IFN-\alpha_2 b$。

文献中将 IFN-α 的用量分为低剂量($\leqslant 3$ MIU/d)、中等剂量($5\sim 10$ MIU/d)和高剂量($\geqslant 10$ MIU/d)。IFN-α 的最佳用药剂量及疗程目前尚无定论,常用治疗剂量是 $9\sim 18$ MIU/d,皮下或肌内注射,每周 3 次。为增加患者对干扰素的耐受能力,可采用阶梯式递增方案,即开始时用 3 MIU 3 次/周×1 周,6 MIU 3 次/周×1 周,以后改为 9 MIU 3 次/周×($8\sim 10$)周。大多数学者建议 3 月为 1 个疗程,少数学者主张治疗持续用药时间为 1 年。

应用 IFN-α 治疗期间,应每周检查血常规 1 次,每月查肝功能 1 次,白细胞计数$<3\times 10^9$/L 或肝功能异常时应停药,待恢复后再继续进行治疗。如患者不能耐受每次 9 MIU 剂量,则应减量至每次 6 MIU,甚至每次 3 MIU。

白细胞介素-2:白细胞介素-2(interleukin 2,IL-2)是另一个治疗 mRCC 有效的细胞因子,文献上根据每天应用 IL-2 的剂量分为高剂量方案和中低剂量方案,一般认为对用药剂量达到患者需要住院监护的程度称为高剂量方案。

研究结果显示中低剂量 IL-2 治疗中国人 mRCC 的疗效与国外报道相同,且能延长患者生存,不良反应以轻、中度为主,患者能够耐受。推荐 IL-2 的用药剂量:18 MIU/d 皮下注射 5 d/周×($5\sim 8$)周。

(2)分子靶向治疗:是指在肿瘤分子生物学的基础上,将与肿瘤相关的特异分子作为靶点,利用靶分子特异制剂或药物对肿瘤发生发展过程中关键的生长因子、受体、激酶或信号传导通路进行封闭或阻断,实现抑制肿瘤细胞生长、促进肿瘤细胞凋亡、抑制肿瘤血管生成等作用而达到抗肿瘤作用的方法或手段。

肾细胞癌具有独特的分子发病机制,针对这些异常发病机制的分子靶向药物在晚期肾癌的治疗中已经取得了突破性进展。2005 年 12 月和 2006 年 1 月美国 FDA 分别批准了将索拉非尼和舒尼替尼用于治疗 mRCC,标志着肾癌的治疗已经进入分子靶向治疗时代。2008 年 NCCN、EAU 的《肾细胞癌诊治指南》都将分子靶向治疗药物(索拉非尼、舒尼替尼、西罗莫司、贝伐单抗联合干扰素-α)作为 mRCC 的一、二线治疗用药。

索拉非尼:索拉非尼是 RAF 激酶的强效抑制剂,可以通过抑制癌细胞的信号传导而达到抑制肿瘤细胞增殖的作用,也可通过抑制促进肿瘤生长的 c-Kit 及 Flt-3 受体酪氨酸激酶活性而抑制癌细胞的增殖。此外索拉非尼通过抑制 VEGFR 和 PDGFR 酪氨酸激酶的活性,抑制肿瘤新生血管的形成而达到抗肿瘤作用。推荐索拉非尼用量 400 mg,每天 2 次。

舒尼替尼:舒尼替尼是另一多靶点酪氨酸激酶抑制剂(tyrosine kinase inhibitor,TKI),是一种口服的小分子药物,能够抑制 VEGF-R2、VEGF-R3、VEGF-R1 及血小板衍生生长因子(PDGFR-β)、K IT、FLT-3 和 RET 的酪氨酸激酶活性,通过特异性阻断这些信号传导途径达到抗肿瘤效应。

mTOR 抑制剂:磷脂酰肌醇-3-激酶(phos-phoinositide-3-kinase,PI3K)介导的丝氨酸/苏氨酸激酶(serine/threonine-protein kinase,Akt)信号传导系统参与肿瘤血管形成及癌细胞的生长和分化,mTOR 在 PI3K/Akt 信号传导通路中对调节细胞的新陈代谢和决定细胞生长或分化发挥重要作用。西罗莫司及其衍生物可特异地抑制 mTOR 活性,2007 年 5 月美国 FDA 批准将 mTOR 抑制剂西罗莫司(CCI-779)用于 mRCC 的治疗。

贝伐单抗:贝伐单抗(bevacizumab,BEV)是针对血管内皮生长因子(vascular endothelial growth factor,VEGF)的单克隆抗体,尚在临床试验中。

(3)化疗:吉西他滨、氟尿嘧啶(5-FU)或卡培他滨、顺铂主要用于 mRCC 的治疗,吉西他滨联合氟尿嘧啶或卡培他滨主要用于以透明细胞为主型的 mRCC;吉西他滨联合顺铂主要用于以非透明细胞为主型的 mRCC;如果肿瘤组织中含有肉瘤样分化成分,化疗方案中可以联合多柔比星。化疗有效率 10%～15%。推荐将化疗作为转移性非透明细胞癌患者的一线治疗方案。

(4)肿瘤疫苗:肿瘤疫苗的早期制备方法是使用灭活的癌细胞或其裂解物,目前研究热点是利用树突状细胞(dendritic cell,DC)能呈递抗原的特点,引入肿瘤相关多肽、蛋白、基因或将整个肿瘤细胞与 DC 融合制备肿瘤疫苗。应用肿瘤疫苗治疗晚期肾癌处于 Ⅰ～Ⅱ 期临床试验阶段,尚无明确的疗效。

(5)过继细胞免疫治疗:在肿瘤病灶,常常发现有大量的淋巴细胞浸润,这些淋巴细胞被称为肿瘤浸润性淋巴细胞(tumor infiltrating lymphocyte,TIL)。体外实验结果表明,这些 TIL 活化后对自体肿瘤细胞有特异性杀伤功能,其杀伤肿瘤细胞的活性比 LAK 细胞强 50～100 倍。但临床试验研究的结果显示 TIL 细胞并没有表现出优于 LAK 细胞的体内抗瘤作用。

5.转移性肾癌的放疗

对局部瘤床复发、区域或远处淋巴结转移、骨骼或肺转移患者,姑息放疗可达到缓解疼痛、改善生存质量的目的。近些年开展的立体定向放疗(γ 刀、χ 刀、三维适形放疗、调强适形放疗)对复发或转移病灶能起到较好的控制作用,尤其是对肾癌脑转移者放疗是重要的治疗方法,但应当在有效的全身治疗基础上进行。尸检结果显示,死于肾癌的患者中 15% 有脑转移,60%～75% 脑转移的患者有临床症状或体征,主要表现为头痛(40%～50%),局灶性神经症状(30%～40%)及癫痫(15%～20%)等症状和体征。肾癌脑转移应采用以内科为主的综合治疗,但对伴有脑水肿症状的患者应加用皮质激素;脑转移伴有其他部位转移的患者,激素和脑部放疗是治疗脑转移的重要手段。对行为状态良好、单纯脑转移的患者可选择脑外科手术(脑转移灶≤3 个)、立体定向放疗(脑转移瘤最大直径 3～3.5 cm)或脑外科手术联合放疗。

(四)遗传性肾癌的诊治原则

1.遗传性肾癌的诊断

遗传性肾癌(或称家族性肾癌)少见,占肾癌的 2%～4%。临床诊断时需参照以下 4 个基本原则:①患病年龄以中、青年居多,有无家族史。②肾肿瘤常为双侧、多发,影像学上具有各种肾细胞癌亚型的特点。③有相应遗传综合征的其他表现,如VHL综合征可合并中枢神经系统及视网膜成血管细胞瘤、胰腺囊肿或肿瘤、肾上腺嗜铬细胞瘤、附睾乳头状囊腺瘤、肾囊肿等改变。④检测证实相应的染色体和基因异常。

2.遗传性肾癌的治疗

文献报道的遗传性肾癌中以VHL综合征居多,其他类型的遗传性肾癌罕见,多为个案报道或小样本病例报道。大部分遗传性肾癌与VHL综合征的治疗方法和原则相近。

VHL综合征肾癌治疗原则:肾肿瘤直径<3 cm者观察等待,当肿瘤最大直径≥3 cm时考虑手术治疗,以NSS为首选,包括肿瘤剜除术。

(五)肾癌预后的影响因素

影响肾癌预后的最主要因素是病理分期,此外,组织学分级、患者的行为状态评分、症状、肿瘤中是否有组织坏死、一些生化指标的异常和变化等因素也与肾癌的预后有关。既往认为肾癌的预后与组织学类型有关,肾乳头状腺癌和嫌色细胞癌的预后好于透明细胞癌;肾乳头状腺癌Ⅰ型的预后好于Ⅱ型;集合管癌预后较透明细胞癌差。

1.pTNM分期

pTNM分期是目前肾细胞癌最重要的预后影响因素。2002年TNM分期中T_{1a}、T_{1b}、T_2期之间的区别主要依据肾肿瘤的大小,T_{3a}～T_{3c}期的区别依据肿瘤侵及的组织或器官。肿瘤的大小和肿瘤的侵及范围可以从一些方面反映肾癌病变程度,但并不能充分反映出肾癌的生物学特点,所以肾癌的TNM分期标准也在不断地进行修订。将肿瘤侵及肾上腺的患者分在T_4期,并认为肾上腺受侵是局部进展性RCC患者独立的预后不良因素。

淋巴结转移显著影响RCC患者的预后,无论T或M分期如何,伴有淋巴结转移的RCC患者预后不良,淋巴结转移的RCC患者的5年肿瘤特异性生存率为11%～35%。mRCC中无淋巴结转移的患者的中位生存期明显长于伴有淋巴结转移的患者(14.7个月和8.5个月)。CT和MRI诊断淋巴结转移的假阴性率较低,但特异性较差,影像上提示淋巴结肿大但术后只有30%～42%病理证实有淋巴结转移。区域或扩大淋巴结清扫术的价值目前尚存有争议,一些学者认为根治性肾切除术加淋巴结清扫术有可能治愈部分只存在单纯淋巴结转移的患者,已经发生远处转移的RCC患者淋巴结清扫术无明确价值。

2.癌细胞分级

按国际抗癌协会(UICC)的TNM分期,Ⅰ～Ⅳ级的T_1期RCC患者5年肿瘤特异性生存率分别为91%、83%、60%和0。证实癌细胞分级与肾癌手术后5年生存率之间有很强的相关性,是RCC患者重要的预后因素。以癌细胞核多型性程度为依据的核分级方案有几种,但所有分级系统存在的主要问题是可重复性差,特别在非甲醛溶液固定或固定差的组织切片中,对核仁及其大小的评价结果往往与病理医师的主观因素相关。

3.组织学亚型

WHO将RCC组织学亚型分为透明细胞癌、乳头状细胞癌、嫌色细胞癌、集合管癌4种亚型,各亚型在肾癌中所占比例分别为60%～85%、7%～14%、4%～10%、1%～2%,对依据现有诊断水平不能确定的肾细胞癌分型归为未分类肾细胞癌。经单变量分析,嫌色细胞癌的预后要好于乳头状细胞癌,而乳头状细胞癌又好于透明细胞癌。肾乳头状腺癌又分为Ⅰ型和Ⅱ型,肾乳头状腺癌Ⅰ型癌细胞多为高分化,肾乳头状腺癌Ⅱ型癌细胞多为低分化,故Ⅰ型患者的预后好于Ⅱ型。集合管癌侵袭性强,出现远处转移早,肾髓样癌是集合管癌的亚型,几乎只发生于患镰刀状红细胞贫血的黑人青年,预后很差。

4.肉瘤样结构

WHO肾实质肿瘤新分型中将梭形细胞成分作为高分级(低分化)RCC组织结构。2%～5%RCC组织中有肉瘤样改变,肉瘤样结构可出现在所有的RCC组织学亚型中,肾透明细胞癌、乳头状细胞癌、嫌色细胞癌和集合管癌肿瘤组织中伴有肉瘤样变的比例分别为5%、3%、9%和29%。在肿瘤组织中肉瘤样成分所占比例的多少影响患者预后,肉瘤样成分比例超过5%,患者预后差,现把肉瘤样分化作为RCC患者独立的预后指标。

5.肿瘤组织坏死

肿瘤组织坏死是指除细胞变性(如透明样变、出血和纤维化)之外的其他任何程度的镜下肿瘤坏死。肿瘤组织坏死被认为是肿瘤进展的标志,对患者的预后判定有参考意义,组织坏死程度与肿瘤大小、肿瘤分期及Fuhrman分级有关。

6.微小血管受侵

肾癌患者发生微小血管浸润的比例为25%～28%。有微小血管浸润的患者肿瘤易复发、肿瘤特异性生存时间短。Van Poppel等对180例RCC患者术后随访4年发现,微血管浸润的RCC患者发生进展的比例为39.2%,而无微小血管浸润者为6.2%,多因素分析发现微血管浸润是RCC患者独立预后因素。

7.集合系统受侵

集合系统受侵的患者预后不良,3年肿瘤特异性生存率为39%,显著低于集合系统未受侵的患者(62%)。对于T_1和T_2期RCC患者,集合系统受侵者的死亡风险是未侵者的1.4倍,中位生存时间为46个月。T_1期患者集合系统受侵和未受侵的3年肿瘤特异性生存率分别为67%和81%,而T_2期RCC患者集合系统受侵与未受侵者的5年肿瘤特异性生存率分别为33.3%和76.9%,对于≥T_3期的RCC患者,集合系统是否受侵与不良预后并无明显的相关性。Palapattu等对此进行多因素分析显示,集合系统受侵常与RCC组织学亚型(如透明细胞癌)、肿瘤相关症状(血尿等)、高分级、高分期、肿瘤大小、有无转移等因素相关,认为集合系统受侵不是独立的预后因素。

8.患者的体能状态评分和临床表现

Karnofsky和ECOG评分是最常用的评价患者行为状态的标准,多数研究认为Karnofsky和ECOG评分是mRCC患者独立的预后因素,评分差者预后不良。Tsui等总结ECOG体能状态评分对各期肿瘤患者预后的影响,ECOG体能状态评分差是独立的预后判定指标。ECOG评分0分与1分的患者5年肿瘤特异生存率分别为81%和51%。Frank等回顾性分析759例各期RCC患者临床资料后认为ECOG体能状态评分差是患者的死亡危险因素之一,但不是肿瘤特异性生存的独立预后因素。

RCC患者的临床表现与预后也有相关性,Schips等总结683例RCC患者的临床资料,分析肿瘤相关临床症状与预后的关系,141例(20.8%)患者伴有肿瘤相关的临床症状,无症状与有症状RCC患者5年生存率、无疾病进展生存率、肿瘤特异性生存率分别为82%、79%、86%与60%、55%、65%。有症状患者的生存率明显低于无症状患者($P=0.000\ 1$)。AUA会议上Kawata等对比252例有症状与无症状肾透明细胞癌的预后,有症状(n=108)与无症状(n=144)肾透明细胞癌患者5年肿瘤特异生存率分别为59.7%、93.1%。文献报道中与预后相关的临床表现还有血尿、腰部疼痛或不适、食欲缺乏、患者就诊前6个月内体重减轻超过10%、恶病质、查体时可触及肿瘤等。Kim 等报道,在 250 例 pT_1 期 RCC 患者中,恶病质的发生率为 14.8%,并认为恶病质是独立的不良预后因素,显著影响患者无复发生存时间和肿瘤特异性生存时间(风险比分别为 3.03 和 4.39)。

9.实验室检测指标

RCC 患者的一些实验室检测指标异常与预后也有相关性的研究报道,AUA 会议上 Magera 等报道,在 1 122 例局限性肾透明细胞(pNX/N_0M_0)患者中术前红细胞沉降率(erythrocyte sedimentation rate,ESR)、血红蛋白、血钙、血肌酐及碱性磷酸酶异常的发生率分别为:44.8%(152/339)、38.2%(425/1 113)、9.0%(79/874)、18.0%(201/1 114)及 85.9%(781/909)。单因素分析显示 ESR 快、贫血、高血钙、血肌酐及碱性磷酸酶增高与局限性肾透明细胞癌患者预后的风险比分别为:3.56、2.42、1.68、1.50、0.91;多因素分析各指标异常的风险比分别为 2.04、1.68、1.44、1.19 及 0.76。也有文献报道伴有血小板增多症(血小板计数>$400×10^9/L$)的 RCC 患者预后不良。血小板增多可导致肿瘤侵袭力增高的级联反应,并可能与肿瘤的血管形成有关。伴有或不伴有血小板增多症的局限性 RCC 患者根治性肾切除术后肿瘤特异性生存期分别为 45.2 个月、76.6 个月;而伴有或不伴有血小板增多症的 mRCC 患者,两组患者平均生存期分别为 34 个月、18 个月。Motzer 等总结了 670 例 mRCC 预后影响因素,提出血清乳酸脱氢酶(lactate dehydrogenase,LDH)高于正常上限 1.5 倍以上、低血红蛋白(女性<10 g/L,男性<12 g/L)、血清钙>10 mg/dL(离子校正后浓度)是 RCC 预后不良的影响因素。其他因素如 ESR>70 mm/h、中性粒细胞计数<$6×10^9/L$、血清清蛋白<4 g/dL 也是预后不良因素,此外 IL-6、β-微球蛋白、C 反应蛋白、血清碱性磷酸酶浓度及血清肌酐浓度与肿瘤分期、分级有关,但不是独立的肾癌预后因素。

10.RCC 多因素评分系统

早期的多因素评估系统主要针对 mRCC 患者的疗效评价,Maldazys 等提出的多因素评分系统包括 PS、肺转移及出现转移的时间。Elson 等提出的多因素评分系统包括 ECOG 体能状态评分、初次确诊时间(>1 年或≤1 年)、转移灶数量、化疗情况及体重减轻情况等。以后陆续推出了多个 RCC 预后多因素评分系统。

国内、外应用较为广泛的是 Motzer 评分系统。Motzer 等通过对应用 IFN-α 作为一线治疗方案的 463 例 mRCC 疗效的总结,提出 Karnofsky 评分<80 分、LDH>正常上限 1.5 倍、低血红蛋白、血清钙>10 mg/dL,从诊断至开始 IFN-α 治疗的时间<1 年是 5 个预后不良因素,并根据每位患者伴有不良因素的多少将 mRCC 患者分为低危(0)、中危(1~2 个)和高危(≥3 个)三组,三组患者的中位生存期分别为 30 个月、14 个月、5 个月。Mekhail 等总结 353 例 mRCC 影响预后的因素,提出在 Motzer 4 个不良因素的基础上(LDH 增高、高钙血症、低血红蛋白、从诊断至开始 IFN-α 治疗的时间短),增加先前接受过放疗和伴有肝、肺和腹膜后淋巴结转移部位的多少(0~1 个部位、2 个部位、3 个部位)共六项作为预后不良的危险因素,将 Motzer 对 mRCC 患者评分系统修改为低危(0~1 项)、中危(2 项)和高危(≥2 项)三组。并报道依据 Motzer 评分标准低危、中危和高危 mRCC 分别占 19%、70%和 11%,患者中位生存期分别为 28.6 个月、14.6 个月和 4.5 个月。按修订后的 Motzer 评分标准低危、中危和高危 mRCC 分别占 37%、35%和 28%。患者中位生存期分别为 26.0 个月、14.4 个月和 7.3 个月。2004 年 Motzer 等将之前提出的 5 个危险因素中低血红蛋白标准进行了修改,女性<11.5 g/L,男性<13 g/L,将 mRCC 患者危险程度分组修改为:低危(0)、中危(1 个)和高危(≥2 个)三组。

此外,还有 UISS(UCLA Integrated Staging System)、Kattan-nomogram、诺摩图(Nomogram)、Cindolo、Yaycioglu、SSIGN(stage,size,grade and necrosis)多因素评分系统,各种评分系统对预后判断有一定的差别。

(六)随诊

随诊的主要目的是检查是否有复发、转移和新生肿瘤。中华泌尿外科学会制订的《肾细胞癌诊治指南》中推荐肾癌患者的随诊应按以下原则进行。

对行 NSS 的患者术后第一次随诊应在术后 4～6 周进行,需行肾 CT 扫描,主要了解肾脏形态变化,为今后的复查做对比之用。此外需评估肾脏功能、失血后的恢复状况及有无手术并发症等。

常规随诊内容:①病史询问。②体格检查。③血常规和血生化检查:肝、肾功能及术前检查异常的血生化指标,如术前血碱性磷酸酶异常,通常需要进一步复查,因为复发或持续的碱性磷酸酶异常通常提示有远处转移或有肿瘤残留。如果有碱性磷酸酶异常增高和/或有骨转移症状如骨痛,需要进行骨扫描检查。碱性磷酸酶增高也可能是肝转移或副瘤综合征的表现。④胸部 X 线片(正、侧位)。胸部 X 线片检查发现异常的患者,建议行胸部 CT 扫描检查。⑤腹部超声波检查。腹部超声波检查发现异常的患者、NSS 及 T_3～T_4 期肾癌手术后患者需行腹部 CT 扫描检查,可每 6 个月 1 次,连续 2 年,以后视具体情况而定。

各期肾癌随访时限如下。①T_1～T_2:每 3～6 个月随访 1 次,连续 3 年,以后每年随访 1 次。②T_3～T_4:每 3 个月随访 1 次,连续 2 年,第 3 年每 6 个月随访 1 次,以后每年随访 1 次。③VHL 综合征治疗后:应每 6 个月进行腹部和头部 CT 扫描 1 次,每年进行一次中枢神经系统的 MRI 检查、尿儿茶酚胺测定、眼科和听力检查。

(杨 磊)

第十节 膀 胱 癌

膀胱癌是人类常见恶性肿瘤之一。据美国癌症协会统计,膀胱癌在男性是继前列腺癌、肺癌和直肠癌以后排名第四位的恶性肿瘤,占男性恶性肿瘤的 5%～10%;在女性排名第九位。在欧洲,意大利北部、西班牙和瑞士日内瓦男性发病率最高,为 30/10 万。我国膀胱癌的发病率也较高,且呈逐年最高趋势,近 15 年平均增长速度为 68.29%。

一、病因

膀胱癌病因还不清楚,比较明确的因素为接触化学致癌物质与内源性色氨酸代谢异常。

(一)化学致癌物质

一些芳香胺类的化学物质,如 β-萘胺、4-氨基联苯、联苯胺和 α-萘胺,经皮肤、呼吸道或消化道吸收后,自尿液中排出其代谢产物如邻羟氨基酚作用于尿路上皮而引起肿瘤,因尿液在膀胱中停留时间最长,故膀胱发病率最高。这些致癌物质多见于染料工业、皮革业、金属加工及有机化学等相关工作,致癌力强度按前述顺序递减,人与该类物质接触后致发生癌的潜伏期为 5～50 年,多在 20 年左右。

（二）内源性色氨酸代谢异常

色氨酸正常的最终代谢产物为烟酸,当有代谢障碍时则出现中间代谢产物积聚,如 3-羟犬尿氨酸原、3-羟邻氨基苯酸及 3-羟-2-氨基-苯乙酮等,这些中间产物均属邻羟氨基酚类物质,已在动物试验中证实诱发小鼠膀胱肿瘤。

（三）其他

近年发现吸烟与膀胱肿瘤有明显关系,吸烟者比不吸者膀胱癌发病率高 4 倍;人工甜味品如糖精等可能有膀胱致癌作用,另外长期服用镇痛药非那西丁,或肾移植患者长期服用环孢素 A 等免疫抑制剂亦能增加发生膀胱肿瘤危险。

患埃及血吸虫病后,由于膀胱壁中血吸虫卵的刺激容易发生膀胱肿瘤。我国血吸虫病由日本血吸虫病所致,不引起这种病变。膀胱黏膜白斑病、腺性膀胱炎、结石、长期尿潴留、某些病毒感染及药物环磷酰胺等也可能诱发膀胱肿瘤。

二、临床表现

（一）血尿

绝大多数膀胱肿瘤患者的首发症状是无痛性血尿,如肿瘤位于三角区或其附近,血尿常为终末出现。如肿瘤出血较多时,亦可出现全程血尿。血尿可间歇性出现,常能自行停止或减轻,容易造成"治愈"或"好转"的错觉。血尿严重者因血块阻塞尿道内口可引起尿潴留。血尿程度与肿瘤大小、数目、恶性程度可不完全一致,非上皮肿瘤血尿情况一般不很明显。

（二）膀胱刺激症状

肿瘤坏死、溃疡、合并炎症及形成感染时,患者可出现尿频、尿急、尿痛等膀胱刺激症状。

（三）其他

当肿瘤浸润达肌层时,可出现疼痛症状,肿瘤较大影响膀胱容量或肿瘤发生在膀胱颈部,或出血严重形成血凝块等影响尿流排出时,可引起排尿困难甚至尿潴留。膀胱肿瘤位于输尿管口附近影响上尿路尿液排空时,可造成患侧肾积水。晚期膀胱肿瘤患者有贫血、水肿、下腹部肿块等症状,盆腔淋巴结转移可引起腰骶部疼痛和下肢水肿。

三、诊断

成年人尤其年龄在 40 岁以上,出现无痛性血尿,特别是全程血尿者,都应想到泌尿系统肿瘤,而首先应考虑膀胱肿瘤的可能。查体时注意膀胱区有无压痛,直肠指诊检查双手合诊注意有无触及膀胱区硬块及活动情况。膀胱肿瘤未侵及肌层时,此项检查常阴性,如能触及肿块,即提示癌肿浸润已深,病变已属晚期。

下列检查有助于筛选或明确诊断。

（一）尿常规

有较长时间镜下血尿,相差显微镜分析提示血尿来源于下尿路者,应该警惕有无膀胱肿瘤的发生。由于膀胱肿瘤导致的血尿可为间歇性,故 1～2 次尿常规正常不能除外膀胱癌。

（二）尿液脱落细胞检查

尿细胞学(UC)检查是膀胱癌的重要检测手段,特别是检出高级别肿瘤[包括原位癌(Cis)]。细胞体积增大、胞核-胞质比例增高、核多形性、核深染和不规则及核仁突起等是高级别膀胱癌的特征性所见。为了防止肿瘤细胞的自溶漏诊及增加阳性率,一般连续检查 3 天的尿液,留取尿液标本后应及时送检。

尿标本可取自患者自解尿液或膀胱冲洗液,多数资料证明自解尿液的阳性率要比膀胱冲洗液的阳性率低 20%,但前者无创,取材方便;后者有创,但可获取更多的肿瘤细胞,细胞的保存亦较完好。尿细胞学检查对高级别肿瘤的敏感度为 60%～90%,特异度为 90%～100%。对低级别肿瘤敏感度仅为 30%～60%,但特异度仍在 85%以上。

总的说来,尿细胞学检查的敏感性随膀胱癌细胞分级、临床分期的增高而增高。尿细胞学检查对诊断 Cis 尤为重要,因 Cis 癌细胞黏附力差,易于脱落,膀胱镜检查不易发现。

(三)肿瘤标志物检测

虽然有许多文献报道尿液中的肿瘤标志物可用于诊断膀胱癌,但目前尚无足够的临床资料证明这些标志物可取代膀胱镜检在膀胱肿瘤诊断中的作用。尽管如此,它们以快速、简便、非侵袭性及较敏感等优点在临床上仍有广阔的应用空间。

1.以尿液中物质为检测对象的肿瘤标志物

(1)膀胱肿瘤抗原:膀胱肿瘤抗原(bladder tumor antigen,BTA)是膀胱肿瘤在生长过程中释放的蛋白水解酶降解基底膜的各种成分形成的胶原片段、糖蛋白和蛋白多糖等释放进入膀胱腔内形成的复合物。

有两种检测 BTA 方法:BTA stat 和 BTA-TRAK,前者为定性试验,后者为定量试验,均检测患者尿中补体因子 H-相关蛋白。由于所定阈值不一,其敏感度和特异度文献报道分别为 50%～80% 和 50%～75%,随肿瘤级、期的增高而升高。膀胱有炎症和血尿时可出现假阳性。

(2)核基质蛋白:核基质是充盈于细胞核内,除了核膜、染色质和核仁以外的三维网状结构,是细胞内部的结构支架,其主要成分为 RNA 和蛋白质。核基质蛋白(nuclear matriXproteins,NMP)是核基质的主要组成部分,NMP22 属于 NMP 的一种,又称有丝分裂器蛋白,在细胞死亡后被释放,以可溶性复合物或片段的形式存在于人尿液中。采用酶联免疫吸附试验(ELISA)测定其浓度,敏感度为 60%～70%,特异度为 60%～80%。由于 NMP22 由已死亡和濒死尿路上皮细胞释放而来,故在尿路结石、炎症、血尿时可出现假阳性。

(3)存活素:存活素(survivin,SV)也称尿液凋亡抑制蛋白,是一个具有潜在价值的肿瘤标志物。SV 在成人健康组织中不能被检测到,但在许多人类肿瘤中却表达丰富。据报道采用斑点印迹试验检测尿中存活素,敏感度为 64%～100%,特异度为 78%～93%,可用于膀胱癌的辅助诊断。

2.以尿脱落细胞为检测目标的肿瘤标志物

(1)端粒酶:端粒酶是真核细胞染色体末端的一段特殊的 DNA 结构,在细胞分裂时,该区的端粒酶能复制 40～200 个碱基对的 DNA 序列,随着每个细胞的分裂,体细胞的端粒进行性缩短,停止分化并衰老,端粒酶失活。许多恶性肿瘤细胞的无限增殖中端粒酶被激活以维持肿瘤细胞不断合成 DNA,其端粒酶活性远高于那些高度增殖的正常细胞的酶活性,正常体细胞内端粒酶无活性可测及。

各级膀胱上皮细胞癌患者尿中均有端粒酶活性表现,故检测端粒酶的 RNA 水平有助于诊断膀胱癌,但端粒酶活性与肿瘤的分期分级无关。本试验特异度较高,但敏感度和重复性差,结合细胞学检查,可以提高膀胱肿瘤的诊断准确率。

(2)流式细胞光度术:流式细胞光度术(FCM)是测量细胞 DNA 含量异常的检查膀胱肿瘤细胞学方法。正常尿液内应没有非整倍体干细胞系,超二倍体细胞应少于 10%,非整倍体细胞超过 15％ 则可诊断为肿瘤。非整倍体细胞增多与肿瘤恶性度成正比,采用 FCM 方法,能比较早期的诊断膀胱肿瘤。

（3）UroVysion 试验:采用多色荧光原位杂交（fluorescence in situ hybridization,FISH）探针,检测尿脱落细胞染色体异常,又称 FISH 试验。本试验可与尿细胞学检查相结合,除了保持很高的特异度之外,还大大提高了敏感度,用于诊断膀胱癌具有很好的前景,但费用昂贵,目前仅用于少数大的研究单位。

（四）膀胱镜检查

膀胱镜检查对诊断具有决定性意义。膀胱镜检查应包括全程尿道和膀胱,检查膀胱时应边观察边慢慢充盈,对膀胱壁突起要区分真正病变还是黏膜皱褶。应避免过度充盈以免掩盖微小病变,如 Cis。绝大多数病例可通直接看到肿瘤生长的部位、大小、数目,以及与输尿管开口和尿道内口的关系,并可在肿瘤附近及远离之处取材,以了解有无上皮变异或原位癌,对决定治疗方案及预后很重要。取活检时须注意同时从肿瘤根部和顶部取材,分开送病检,因为顶部组织的恶性度一般比根部的高。若未见肿瘤,最后做膀胱反复冲洗,收集冲洗液连同检查前自解尿液送细胞学检查。

1.移行上皮细胞肿瘤

（1）乳头状瘤:乳头状瘤生长于膀胱黏膜上,初期可能仅仅表现为一红色小点,或有轻微隆起。逐渐长大后成为带有长蒂的肿瘤,顶端有数目不等的细长绒毛,像水草一样在膀胱冲洗液中飘动,呈橘黄色外观,可清晰地看到乳头内的血管分布。

（2）乳头状癌:表浅乳头状癌呈深红色或灰色,蒂粗而短,限于固有膜或浅肌层,表面的乳头短而粗,充水时活动性差。浸润性乳头状癌呈团块状或结节状,暗红或褐色,表面无乳头或乳头融合,中间有坏死组织,基底部宽广,不活动,周围黏膜呈充血水肿、增厚等浸润表现（图 9-1）。少数肿瘤表面可有钙盐沉着,是恶性度高的表现。在膀胱镜下分化较好的乳头状癌与乳头状瘤不易鉴别,确诊需靠病理检查。

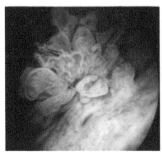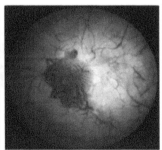

图 9-1　乳头状癌

（3）浸润癌:呈褐色或灰白色,可覆盖有灰绿色脓苔或磷酸盐沉淀,表面有坏死、凹陷、溃疡、周边隆起、边缘不清、周围膀胱壁增厚、僵硬、或有卫星灶。

（4）原位癌:表现为局部黏膜发红,与黏膜充血和增生相似。

2.腺癌

腺癌常位于膀胱的顶部,与其起源于脐尿管的残端有关。腺癌一般倾向于向膀胱外生长,故早期较难发现。进展期腺癌穿破膀胱黏膜后,特别是形成溃疡后才可被膀胱镜检发现。癌性溃疡边缘隆起,中心凹陷,周围有肿瘤浸润和炎性水肿,并伴有出血坏死,腺癌含有分泌黏液的细胞,故癌性溃疡底部常有黏液和炎性分泌物覆盖。

3.鳞状细胞癌

鳞状细胞癌可呈现团块状、溃疡型、菜花状或广基乳头状肿块,表面不光滑,可有出血坏死。周围有充血水肿等炎症表现。伴有结石时可见结石区膀胱壁片状隆起或溃疡。

4.非上皮细胞性肿瘤

这些肿瘤在临床上均少见,且表现各异。如畸胎瘤可表现为隆起的膀胱内肿块上长有毛发;血管瘤表现为膀胱壁上深红色或紫蓝色的肿块。

(五)超声检查

超声检查能在膀胱适度充盈下清晰显示肿瘤的部位、数目、大小、形态及基底宽窄等情况,能分辨出0.5 cm以上的膀胱肿瘤,同时还能检测上尿路是否有积水扩张,是目前诊断膀胱癌最为简便、经济、具较高检出率的一种诊断方法。

超声检查有经腹(TABUS)、经直肠(TRUS)和经尿道(TUUS)三种路径,其中TABUS最为简便易行,检查迅速,患者无痛苦,短时间内可多次重复检查,是膀胱癌术前诊断和分期、术后复查的首选方法,但TRUS和TUUS能更清晰显示膀胱癌部位及浸润程度,可对膀胱癌进行更为准确的分期。

超声诊断术前分期主要根据肿瘤侵入膀胱壁的深度及是否有盆腔转移而定。浸润与肿瘤生长方式或形态及基底部宽窄有一定关系,如乳头状向腔内凸出、蒂细小的肿瘤浸润浅,多属于 T_1 期;广基状肿瘤浸润深,多为 T_3 或 T_4 期。

彩色多普勒超声检查还可显示肿瘤基底部血流信号,但膀胱肿瘤血流征象对术前肿瘤分期、分级帮助不大。

超声检查漏诊、误诊的原因,多与肿瘤大小和发生部位有关,如小的隆起性病灶及直径小于0.5 cm的肿瘤,超声难以发现;位于膀胱顶部及前壁的肿瘤易受肠腔气体或腹壁多重反射等伪差干扰而遗漏,位于颈部的肿瘤不易与前列腺增生和前列腺癌相鉴别,故超声诊断多需与膀胱镜、CT等其他检查相结合。

(六)X线

尿路平片(KUB平片)不能用于膀胱肿瘤的诊断,但可以了解有无伴发的泌尿系统结石。静脉肾盂造影(IVU)可以了解有无上尿路同时发生的肿瘤,较大的膀胱肿瘤可见膀胱内的充盈缺损。

(七)CT

CT检查能清晰地显示1 cm以上的膀胱肿瘤,肿块较小时,常为乳头状,密度多均匀,边缘较光整。较大肿块者密度不均,中央可出现液化坏死,边缘多不规则,呈菜花状。CT薄层扫描能增加肿瘤的检出率。CT平扫CT值24.6~46.4 Hu,增强后CT值为33.8~81.5 Hu,呈轻至中度强化,强化无显著特异性。

CT扫描可分辨出肌层、膀胱周围的浸润,用于膀胱癌的分期诊断。CT对壁内浸润程度的区分不够满意,即对癌肿早期(T_1~T_{3a})分期的准确性受到一定限制,但当肿瘤突破膀胱向外侵犯时(T_{3b}期以上),能清晰显示周围脂肪层中的软组织块影,进一步侵犯前列腺及精囊时,可使膀胱精囊角消失,前列腺增大密度不均。输尿管内口受累时可出现输尿管扩张积水。CT还可清晰显示肿大淋巴结,大于10 mm者被视为转移可能,但肿大淋巴结不能区分是转移还是炎症,有时需结合临床分析。采用多层螺旋CT容积扫描可进行三维重建从而可以多方位观察膀胱轮廓及肿块情况,对膀胱上下两极多方位观察膀胱轮廓及肿块情况,对膀胱上下两极的病变的分期具有明显的优越性。

CT 对早期局限于膀胱壁内的<1 cm 的肿块不易显示,易漏诊,需结合膀胱镜检查。另外,CT 平扫有时因尿液充盈不够,也易掩盖病灶的检出,故若临床有血尿病史而平扫未发现问题者,需作增强扫描。在检查前必须让膀胱充盈完全并清洁肠道,若膀胱未完全充盈则很难判断膀胱壁是否有增厚。

CT 仿真膀胱镜可获取与膀胱镜相似的视觉信息,是膀胱镜较好的替代和补充方法。施行CT 仿真膀胱镜时,一种方法是将尿液引出,用气体充盈膀胱,然后进行扫描,将所获数据进行三维重建。采用 CT 仿真膀胱镜检查准确率为 88%,CT 仿真膀胱镜对>5 mm 的肿块能准确识别,并可以显示小至 2 mm 的黏膜异常。CT 仿真膀胱镜检查还可经静脉或经膀胱注入造影剂进行对比。

（八）MRI

MRI 诊断原则与 CT 相同。凸入膀胱的肿块和膀胱壁的局限性增厚在 T_1WI 上呈等或略高信号,T_2WI 上呈低于尿液的略高信号,但小肿瘤有时被尿液高信号掩盖显示不满意。

MRI 对肿瘤的分期略优于 CT,判断膀胱肌壁受侵程度较 CT 准确。MRI 虽不能区分 T_1 期和 T_2 期,但可区分 T_2 期与 T_{3a} 期,即可较好显示肌层的受累情况,对膀胱壁外受累及邻近器官受累情况亦优于 CT。若 T_2WI 表现为肿瘤附着处膀胱壁正常低信号带连续性中断,表示肿瘤侵犯深肌层。若膀胱周围脂肪受侵,则 T_1 或 T_2 像上可见脂肪信号区内有低信号区,并可见膀胱壁低信号带已经断裂。但 MRI 显示淋巴结转移情况并不优于 CT。

应用造影剂行 MRI 检查进行检查,可更好区分非肌层浸润性肿瘤与肌层浸润性肿瘤及浸润深度,也可发现正常大小淋巴结有无转移征象。例如,应用铁剂作为增强剂可鉴别淋巴结有无转移:良性增大的淋巴结可吞噬铁剂,在 T_2 加权像上信号强度降低,而淋巴结转移则无此征象。最近有人评价钆增强 MRI 对膀胱癌分期的准确程度,MRI 分期准确率为 62%,32% 出现分期过高,但在区分非肌层浸润性肿瘤与肌层浸润性肿瘤或区分肿瘤局限于膀胱与否方面,MRI 分期准确率则分别提高到 85% 和 82%。

（九）5-氨基乙酰丙酸荧光膀胱镜检查（PDD）

5-氨基乙酰丙酸（5-ALA）荧光膀胱镜检查是通过向膀胱内灌注 5-ALA 产生荧光物质特异性地积聚于肿瘤细胞中,在激光激发下产生强烈的红色荧光,与正常膀胱黏膜的蓝色荧光形成鲜明对比,能够发现普通膀胱镜难以发现的小肿瘤、不典型增生或原位癌,检出率可以增加 20%～25%。损伤、感染、化学或放射性膀胱炎、瘢痕组织等可以导致此项检查出现假阳性结果。

（十）诊断性经尿道电切术

诊断性经尿道电切术（TUR）作为诊断膀胱癌的首选方法,已逐渐被采纳。如果影像学检查发现膀胱内有肿瘤病变,并且没有明显的膀胱肌层浸润征象,可以酌情省略膀胱镜检查,在麻醉下直接行诊断性 TUR,这样可以达到两个目的,一是切除肿瘤,二是对肿瘤标本进行组织学检查以明确病理诊断、肿瘤分级和分期,为进一步治疗及判断预后提供依据。

如果肿瘤较小,可以将肿瘤连带其基底的膀胱壁一起切除送病理检查;如果肿瘤较大,先将肿瘤的表面部分切除,然后切除肿瘤的基底部分,分别送病理检查,基底部分应达到膀胱壁肌层。肿瘤较大时,建议切取肿瘤周边的膀胱黏膜送病理检查,因为该区域有原位癌的可能。为了获得准确的病理结果,建议 TUR 时尽量避免对组织烧灼,以减少对标本组织结构的破坏,也可以使用活检钳对肿瘤基底部及周围黏膜进行活检,这样能够有效地保护标本组织不受损伤。

四、治疗

膀胱癌复发或进展的倾向与分期、分级、肿瘤多发病灶、肿瘤大小和早期复发率有关。肿瘤分期分级高、多发、体积大和术后早期复发的患者,肿瘤复发和浸润进展的可能性大,因此需要根据肿瘤复发或进展的风险制订治疗方案。一般将膀胱肿瘤按肿瘤浸润深度分为非肌层浸润性膀胱癌(Tis,T_a,T_1)和肌层浸润性膀胱癌(T_2以上),不同肿瘤的生物学行为有较大差异,因此治疗上应该区别对待。

(一)非肌层浸润性膀胱癌的治疗

非肌层浸润性膀胱癌又称为表浅性膀胱癌,占全部膀胱肿瘤的 $75\%\sim85\%$,其中 T_a 占 70%、T_1 占 20%、Tis 占 10%。T_a 和 T_1 虽然都属于非肌层浸润性膀胱癌,但两者的生物学特性有显著不同,由于固有层内血管和淋巴管丰富,因此 T_1 容易发生肿瘤扩散。

1.手术治疗

(1)经尿道膀胱肿瘤切除术:经尿道膀胱肿瘤切除术(TURBT)既是非肌层浸润性膀胱癌的重要诊断方法,同时也是主要的治疗手段。经尿道膀胱肿瘤切除术有两个目的:一是切除肉眼可见的全部肿瘤,二是切除组织进行病理分级和分期。TURBT 术应将肿瘤完全切除直至露出正常的膀胱壁肌层。在肿瘤切除后,最好进行基底部组织活检,以便于病理分期和下一步治疗方案的确定。

TURBT 手术应注意以下几个问题。

闭孔神经反射及处理:膀胱肿瘤好发于膀胱侧壁。闭孔神经通过盆腔时与膀胱侧壁相连,支配着骨盆、膀胱、大腿内侧区域,电切时电流刺激闭孔神经,常出现突发性大腿内侧内收肌群收缩的神经反射,是膀胱穿孔的主要原因。一般 TURBT 手术中采用的腰麻或硬膜外麻醉不能防止闭孔神经反射的发生,若将手术区受刺激部位的闭孔神经远端加以阻滞,可以有效阻滞其受到刺激后引起的兴奋传导,减弱或避免闭孔神经反射的发生。

在切除膀胱侧壁肿瘤时,应警惕闭孔反射的发生,膀胱不要充盈过多,采用最小有效的切割电流进行切割。肿瘤较小时,改用电凝摧毁肿瘤。手术时电切环稍伸出电切镜鞘,进行短促电切,以便发生闭孔反射时及时回收电切环。

必要时可行闭孔神经封闭,具体方法如下。①经闭孔法:于患侧耻骨水平支下缘,耻骨结节外侧 2 cm 处进针,针尖斜向患侧盆壁,缓慢进针,待针尖碰到盆壁后回抽无血即可注入局麻药。②耻骨上法(经腹壁法):在耻骨结节外上方 $2\sim2.5$ cm 处、耻骨水平支上缘进针,针尖亦斜向骨盆壁,碰到盆壁回抽无血即可注射局麻药。③膀胱内直接注射法:该方法需有专用的注射针头,或自制一个能在膀胱镜下使用的注射针头。麻醉后置入膀胱镜,经膀胱镜置入膀胱注射针头,在肿瘤附近或在膀胱侧壁刺入针头 $0.5\sim0.8$ cm,或碰到骨头感,回抽无血即可注入麻醉药。前两种方法患者取膀胱截石位,患侧小腿轻度外展,导尿排空膀胱。选用采用 7 号 10 cm 注射针头或腰麻针头穿刺,其中耻骨上法因进针方向与闭孔神经行走方向垂直不易准确定位,效果较差,临床上少用;经闭孔法进针方向与神经走行方向一致,阻滞效果相对较好。若有脉冲针麻仪则可刺入针头后接通电流,同侧下肢有抽动,则表明针刺点准确;若无下肢抽动,需重新调整穿刺方向,直至下肢有抽动。麻醉药一般可选用 $0.5\%\sim1\%$ 的利多卡因溶液,或 0.5% 罗哌卡因 10 mL。

膀胱肿瘤的再次电切:有些学者认为首次 TURBT 时往往有 $9\%\sim49\%$ 的肿瘤分期被低估,

而再次电切可以纠正分期错误,亦可发现残存肿瘤,尤其是对于高复发和进展风险的肿瘤,如 T_1 肿瘤。

再次电切与首次电切的理想间隔时限尚未明确。大多数作者认为最好在首次电切后 2～6 周行再次电切,主要是经此间隔时间后,首次电切导致的炎症已消退。但也有少数作者认为不必等待 2 周以上。对于再次电切的手术部位并无一致意见。但大家公认应在首次电切部位进行,而且切除标本中应包含膀胱肌层组织。外观正常的膀胱黏膜不常规活检,仅当存在可疑的病变区域或尿细胞学检查为阳性时需行随机活检。

膀胱肿瘤合并良性前列腺增生症的同期手术:对于膀胱肿瘤合并良性前列腺增生症患者是否能同时开展电切手术,临床医师主要有两个方面的顾忌。一是患者能否耐受手术,这个问题需结合患者的内科情况及膀胱肿瘤大小、前列腺大小等综合考虑,大多数患者能够耐受同期施行手术。另一个更为关注的顾忌为同期手术是否会导致前列腺窝的肿瘤种植。国外曾有人报道同期开放手术导致前列腺手术创面肿瘤种植,前列腺窝的复发占复发的 34.8%,建议分期手术。但多数学者认为同期的 TUR 是安全的,前列腺电切创面表面覆有 1～4 mm 厚的凝固层,无血液循环,肿瘤细胞不易种植。

但同期手术应由腔内操作技术熟练、经验丰富的医师施行。因同期手术风险大,高压下施行 TURP 手术时间不宜过长;切除膀胱肿瘤时谨慎操作,尽量避免膀胱穿孔,过早的膀胱穿孔会影响下一步的手术操作;术中密切观察下腹部变化,以及时放液,避免压力过高导致膀胱内电切创面穿孔;中叶突入膀胱影响操作时,先切除部分中叶腺体,再切除肿瘤,这有利于膀胱肿瘤的彻底切除;TURP 结束后应常规再次检查膀胱肿瘤创面及膀胱颈部,警惕肿瘤被遗漏。施行 TURBT 时采用蒸馏水灌洗,肿瘤切除完成后反复冲洗,吸净组织块,尽可能减少肿瘤种植。

(2)经尿道激光手术:激光手术可以凝固,也可以气化,其疗效及复发率与经尿道手术相近。但术前需进行肿瘤活检以便进行病理诊断。激光手术对于肿瘤分期有困难,一般适合于乳头状低级别尿路上皮癌,以及病史为低级别、低分期的尿路上皮癌。目前临床上常用的激光有钬激光和绿激光等。

钬激光的脉冲时间极短(0.25 毫秒),组织穿透深度限制在 0.5～1.0 mm,热弥散少,对周围组织的热损伤范围小,气化切割效应较好,止血效果明显,使手术操作几乎在无血视野下进行。其切割、气化肿瘤过程中无电流产生,释放热量少,其手术过程中可达到较精确解剖层次,其止血及电凝效果被认为优于电切。切除肿瘤时,应先将肿瘤周围 1 cm 范围黏膜及基底封闭,以减少术中肿瘤转移机会。

绿激光渗透组织深度仅 800 μm,使热能被限制在表浅组织中很小的范围内,组织气化效果确切(组织温度达 100 ℃时,其内部会形成小气泡,气泡膨胀使组织基质分裂)。除气化作用,激光束在留下的组织上产生一条很薄的凝固带,深 1～2 mm,可限制热能向深层组织扩散,防止损伤深层组织。绿激光对组织的气化切割、切开、止血同时完成,可达到非常精确的解剖层次。因为绿激光光束是侧向发射的,只要旋转光纤就可以做到使激光从组织上扫过,因此创面或周围无焦灼样外观,创面新鲜,无意外损伤。

(3)光动力学治疗:光动力学治疗(photody-namic therapy,PDT)的机制是光照射后,光敏剂与分子氧反应,生成具有细胞毒性的自由基和活性单态氧,破坏细胞,并引起局部非特异性免疫反应和强烈的炎症反应,从而破坏肿瘤组织。PDT 主要适用于肿瘤多次复发,对化疗及免疫治疗无效的难治性膀胱癌及原位癌,或不能耐受手术行姑息治疗者。

最初用于膀胱癌光动力学治疗的光敏剂是 HPD,需做皮肤划痕试验,排泄较慢,易发生光毒反应,用药后须避光 1 个月以上。后来又有了 Porphines 等光敏剂,这些光敏剂均须经静脉或口服给药,无法克服皮肤光毒反应。新一代光敏剂 5-ALA 可膀胱局部灌注给药,避免皮肤光敏反应等不良反应的出现。

5-ALA 膀胱灌注的肿瘤光动力学治疗方法:将浓度为 3% 的 5-ALA 溶液 50 mL 经尿管注入膀胱,尽量保留较长时间(4 小时以上),经尿道置入球形激光散射装置,激光功率设置为 3.9 W,以波长为 633 nm 激光行膀胱内照射 20 分钟左右。照射时一般采取全膀胱照射,以达到根治效果,必要时需辅助以 B 超来定位。为防止照射不均匀,还可用导光介质来充盈膀胱以使膀胱各区获得较一致的光量达到更好的治疗效果。照射过程中须保持膀胱容量的恒定及避免膀胱出血,否则容量改变及血液吸收激光均对照射量产生影响。在照射时可用激光测量器测量光的强度,总光量应为直射光量的 5 倍。膀胱照射后通常留置 Foley 导尿管,使膀胱松弛,有膀胱痉挛者可使用解痉药物。患者术后不需避光。

2.术后辅助治疗

(1)术后膀胱灌注化疗。TURBT 术后有 10%~67% 的患者会在 12 个月内复发,术后 5 年内有 24%~84% 的患者复发,以异位复发为主。复发的主要原因:①原发肿瘤未切净。②术中肿瘤细胞脱落种植。③来源于原已存在的移行上皮增殖或非典型病变。④膀胱上皮继续受到尿内致癌物质的刺激。

非肌层浸润性膀胱癌 TURBT 术后复发有两个高峰期,分别为术后的 100~200 天和术后的 600 天。术后复发的第一个高峰期同术中肿瘤细胞播散有关,而术后膀胱灌注治疗可以大大降低由于肿瘤细胞播散而引起的复发。尽管在理论上 TURBT 术可以完全切除非肌层浸润的膀胱癌,但在临床治疗中仍有很高的复发概率,而且有些病例会发展为肌层浸润性膀胱癌。单纯 TURBT 术不能解决术后高复发和进展问题,因此建议所有的非肌层浸润性膀胱癌患者术后均进行辅助性膀胱灌注治疗。

TURBT 术后即刻膀胱灌注化疗:TURBT 术后 24 小时内完成化疗药物膀胱腔内灌注。对于低危非肌层浸润性膀胱癌患者可以术后行即刻灌注表柔比星或丝裂霉素等化疗药物,肿瘤复发的概率很低,因此即刻灌注后可以不再继续进行膀胱灌注治疗。但化疗药物对肿瘤细胞的杀伤作用都遵循一级动力学原理,即只能杀死(伤)大部分肿瘤细胞,而不是全部,故对相对高危的膀胱肿瘤患者,仍推荐采用维持膀胱灌注化疗的方案。另外,对于术中有膀胱穿孔,或多发膀胱肿瘤手术创面大的患者,为避免化疗药物吸收带来的不良反应,也不主张行即刻膀胱灌注化疗。

术后早期膀胱灌注化疗及维持膀胱灌注化疗:对于中危和高危的非肌层浸润性膀胱癌,术后 24 小时内即刻膀胱灌注治疗后,建议继续膀胱灌注化疗,每周 1 次,共 4~8 周,随后进行膀胱维持灌注化疗,每月 1 次,共 6~12 个月。研究显示,非肌层浸润性膀胱癌维持灌注治疗 6 个月以上时不能继续降低肿瘤的复发概率,因此建议术后维持膀胱灌注治疗 6 个月。但也有研究发现表柔比星维持灌注 1 年可以降低膀胱肿瘤的复发概率。灌注期间出现严重的膀胱刺激症状时,应延迟或停止灌注治疗,以免继发膀胱挛缩。

膀胱灌注化疗的药物:20 世纪 60 年代即有膀胱内灌注噻替哌可降低非肌层浸润性膀胱癌术后复发率的报道。此后新药不断出现,常用的包括羟喜树碱(HCPT)、表柔比星(EPI)、阿霉素(ADM)、丝裂霉素(MMC)等,均有大量的文献报道。但这些药物临床应用的最佳剂量、灌注的频率、维持治疗的时间目前仍无最佳方案。化学药物灌注能降低肿瘤的复发率,但尚无研究表明其能阻止肿瘤的进展。不同于系统化疗,膀胱内灌注化疗药物的疗效与局部药物浓度成正比而不是与药物剂量,同时还依赖于药物与膀胱壁的接触时间,灌注药物的最佳 pH、局部的浓度也尤为重要。

非肌层浸润性膀胱癌术后膀胱灌注方案的选择应根据具体情况而定。这些用药依据包括药物作用特点、细胞对化疗药物耐药性的特点及膀胱肿瘤的生物学性状等,如 ADM、MMC 等属于细胞周期非特异性(CCNSA)药物,其疗效呈剂量依赖性,因此,要求在患者能够耐受的前提下,药物浓度应足量。而 HCPT、依托泊苷(VP-16)等属细胞周期特异性药物(CCSA),其疗效呈时机依赖性,单次用药只能杀灭对药物较敏感的生长期细胞,不可能杀死全部肿瘤群细胞,因此,要求多次用药,而单次药物剂量不一定需要达到患者所能耐受的最大剂量,但要注意保证一定的用药时间,最好是与 CCNSA 药物联合应用。

关于化疗次数,多次灌注优于单次灌注。因为无论是 CCNSA 还是 CCSA,对癌细胞的杀伤都服从于一级动力学原理,即只能按一定比例而不能全部杀死恶性肿瘤细胞。此外,还可能存在药物耐药性问题。单次灌注不可能达到消灭全部残留细胞的目的,虽然机体自身免疫能消除部分化疗后残留肿瘤细胞,但多一份残留细胞毕竟多一分复发的概率。所以,采用联合用药和重复用药,可以消灭不同生长周期的肿瘤细胞,也可逐次杀灭增殖不活跃的肿瘤细胞,提高化疗效果。

膀胱灌注化疗常用药物包括阿霉素、表柔比星、丝裂霉素、吡柔比星、羟喜树碱等。尿液的 pH、化疗药的浓度与膀胱灌注化疗效果有关,并且药物浓度比药量更重要。化疗药物应通过导尿管灌入膀胱,膀胱内保留时间需依据药物说明书可选择 0.5～2.0 小时。灌注前不要大量饮水,避免尿液将药物稀释。表柔比星的常用剂量为 50～80 mg,丝裂霉素为 20～60 mg,吡柔比星为 30 mg,羟喜树碱为 10～20 mg。其他的化疗药物还包括吉西他滨等。膀胱灌注化疗的主要不良反应是化学性膀胱炎,程度与灌注剂量和频率相关,TURBT 术后即刻膀胱灌注更应注意药物的不良反应。多数不良反应在停止灌注后可以自行改善。

化疗药物的耐药性:虽然可供选择的膀胱腔内化疗药物较多,但并非每一患者都对这些药物敏感。那彦群使用肿瘤细胞原代培养技术和 MTT 比色法测定了 24 例膀胱癌组织对灌注化疗药物的敏感性,结果显示不同个体对化疗药物的敏感性存在明显差异,如 ADM、MMC、HCPT和顺铂对不同个体膀胱癌细胞的抑制率分别为 0～95.1％、0～85.7％、0～99.0％和 0～56.8％,相同的组织学类型和分化程度的膀胱癌对同一药物的敏感性差别也很大。

肿瘤细胞对化疗药物的耐受性有可能是固有的,亦有可能是在治疗过程中获得的,后者往往为多药耐药性(MDR)。MDR 是指肿瘤细胞接触一种抗肿瘤药物后,不仅对该药产生耐药性,而且对其他结构及作用机制不同的药物也产生交叉耐药性。

因而对不同个体应用同一种药物治疗具有一定的盲目性,为提高膀胱肿瘤的化疗效果,对不同患者应用采取个体化疗方案。有条件的单位可以直接用从患者机体取材的肿瘤细胞做原代培养,这种方法最大优点是肿瘤细胞刚刚离体,生物学性状尚未发生很大变化,能较真实地反映整个肿瘤细胞群体的特性及不同供体的个体差异,在一定程度上能代表体内状态,检测结果能用于指导临床。在选择灌注药物时,选择肿瘤细胞最敏感的药物如同采用细菌学培养加药物敏感实验指导抗生素应用一样。有作者报道用 MTT 法测定膀胱癌对 4 种化疗药物的敏感性,并对据此进行的化疗效果进行随访,结果药敏组的单位时间复发率显著低于使用 MMC 的对照组(P＜0.05)。

肿瘤细胞对不同的化疗药物的耐受机制也是不一样的,可以充分利用这个特点选择合理的化疗药物。如 ADM 属抗生素类抗癌剂,对原位癌效果较好,但反复使用易诱导 P-gp、MRP 等表达,并产生经典的 MDR,许多原发性耐药现象也包括对 ADM 耐药。因此,治疗时要充分考虑耐药性问题,有条件者可通过免疫组织化学方法检测 P-gp 和 MRP 的表达情况,阳性者避免使用 ADM。治疗后复发者不宜再采用该药及经典耐药机制中耐药谱中的药物,如表阿霉素、长春新碱、VP-16 等。而 MMC 为烷化剂,对高分级和有肌层浸润的膀胱癌效果较好。膀胱肿瘤细胞对 MMC 亦可产生耐药性,其耐药机制多与谷胱甘肽 S-转移酶 π 活性增强、DT 黄递酶和 P450 还原酶减少等有关,不同于 P-gp 等介导的经典耐药机制。因此,对 MMC 治疗失败的病例,再次治疗必须更换治疗方案。但在经典的 MDR 现象中,MMC 仍敏感,故用 ADM 等治疗失败的患者亦可考虑选用 MMC 治疗。

由于肿瘤细胞对药物耐药具有不确定性,因此,为提高治疗效果,许多学者提倡采用联合用药行膀胱腔内灌注。联合用药的依据可根据肿瘤细胞增殖周期动力学特点、药物作用机制及常见的耐药谱特点等建立。Sekine(1994)经临床观察,认为序贯采用 MMC 和 ADM 行膀胱腔内灌注是治疗膀胱原位癌的首选方案。对反复化疗失败的患者,可以采用 BCG 治疗。笔者单位采用 MMC 和 HCPT 联合序贯膀胱灌注治疗,也取得了较好的疗效。

(2)术后膀胱灌注免疫治疗。卡介苗(BCG)为膀胱腔内灌注的常用生物制剂,为一种活的生物菌,具有一定的抗原性、致敏性和残余毒性,对表浅、无肌层浸润的膀胱肿瘤和原位癌效果较好。其抗肿瘤的机制仍不十分清楚,目前比较明确的有两点:①BCG 与膀胱黏膜接触后引起膀胱黏膜的炎症反应,从而激发局部的细胞免疫反应,形成有胶原纤维包绕的成纤维细胞、巨噬细胞、淋巴细胞团,干扰肿瘤细胞生长。②BCG 对黏膜上皮细胞及肿瘤细胞具有直接细胞毒作用。Michael 等(1991)通过体内外试验研究发现 BCG 黏附于移行上皮肿瘤细胞及体外培养的膀胱癌细胞株 T24、MBT22,并被这些细胞摄入,随后通过细菌增殖使细胞溶解,或生成某些有毒产物对细胞产生毒性作用。

BCG 膀胱灌注适合于高危非肌层浸润性膀胱癌的治疗,可以预防膀胱肿瘤的进展。但 BCG 不能改变低危非肌层浸润性膀胱癌的病程,而且由于 BCG 灌注的不良反应发生率较高,对于低危非肌层浸润膀胱尿路上皮癌不建议行 BCG 灌注治疗。对于中危非肌层浸润膀胱尿路上皮癌而言,其术后肿瘤复发概率为 45%,而进展概率为 1.8%,因此,中危非肌层浸润膀胱尿路上皮癌膀胱灌注的主要目的是防止肿瘤复发,一般建议采用膀胱灌注化疗,某些情况也可以采用 BCG 灌注治疗。

BCG 膀胱灌注的剂量:BCG 治疗一般采用 6 周灌注诱导免疫应答,再加 3 周的灌注强化以维持良好的免疫反应。BCG 灌注用于治疗高危非肌层浸润膀胱尿路上皮癌时,一般采用常规剂量(120～150 mg);BCG 用于预防非肌层浸润膀胱尿路上皮癌复发时,一般采用低剂量(60～75 mg)。研究发现采用 1/4 剂量(30～40 mg)BCG 灌注治疗中危非肌层浸润膀胱尿路上皮癌时,其疗效与全剂量疗效相同,不良反应却明显降低。不同 BCG 菌株之间的疗效没有差别。BCG 灌注一般在 TURBT 术后 2 周开始。BCG 维持灌注可以使膀胱肿瘤进展概率降低 37%。需维持 BCG 灌注 1～3 年(至少维持灌注 1 年),因此有文献建议在 3、6、12、18、24、36 个月时重复 BCG 灌注,以保持和强化疗效。

BCG 膀胱灌注的主要不良反应为膀胱刺激症状和全身流感样症状,少见的不良反应包括结核败血症、前列腺炎、附睾炎、肝炎等。因此,TURBT 术后膀胱有开放创面或有肉眼血尿等情况下,不能进行 BCG 膀胱灌注,以免引起严重的不良反应。有免疫缺陷的患者,如先天性或获得性免疫缺陷综合征(AIDS)、器官移植患者或其他免疫力低下的患者,均不宜行 BCG 的治疗,因为不会产生疗效。活动性结核患者也不宜应用 BCG 灌注治疗,以免引起病情恶化。

免疫调节剂:一些免疫调节剂与化疗药物一样可以预防膀胱肿瘤的复发,包括干扰素(IFN)、白细胞介素-2(IL-2)、钥孔戚血蓝素(key-hole limpet hemocyanin,KLH)等。

IFN 是一种糖蛋白,为膀胱内灌注最常采用的生物制剂,能够上调宿主的免疫反应,具有抗病毒、抗增生及免疫调节等作用。膀胱内应用重组 IFN 可以通过增加免疫细胞在膀胱壁内的浸润而增加 NK 细胞和细胞毒性 T 淋巴细胞的细胞毒性作用,即既有增强全身免疫系统的功能,又有增强膀胱内局部免疫的功能。目前国外多采用 IFN-α 进行膀胱内灌注,推荐使用剂量为每次 $10^7 \sim 10^8$ U。膀胱内应用 IFN-α 的毒副作用相对轻微,发生率为 27%,主要是类似流感症状的发热、寒战、疲乏和肌肉疼痛等。

IL-2 是另一种常用的免疫调节剂。通常采用腔内灌注或肿瘤部位注射的方式亦取得了较好的疗效,但是使用的剂量及方案还有待于规范。

(3)复发肿瘤的灌注治疗。膀胱肿瘤复发后,一般建议再次 TURBT 治疗。依照 TURBT 术后分级及分期,按上述方案重新进行膀胱灌注治疗。对频繁复发和多发者,建议行 BCG 灌注治疗。

(4)T_1G_3 膀胱癌的治疗。T_1G_3 膀胱癌通过 BCG 灌注治疗或膀胱灌注化疗,有 50% 可以保留膀胱。建议先行 TURBT 术,对术后病理诊断分级为 G_3 而标本未见肌层组织的病例,建议 2~6 周后再次行 TURBT 术获取肌层组织标本。无肌层浸润者,术后行 BCG 灌注治疗或膀胱灌注化疗药物。对于 2 周期 BCG 灌注治疗或 6 个月膀胱灌注化疗无效或复发的病例,建议行膀胱根治性切除术。

(二)肌层浸润性膀胱癌的治疗

1.根治性膀胱切除术

根治性膀胱切除术同时行盆腔淋巴结清扫术,是肌层浸润性膀胱癌的标准治疗,可以提高浸润性膀胱癌患者生存率,避免局部复发和远处转移。该手术需要根据肿瘤的病理类型、分期、分级、肿瘤发生部位、有无累及邻近器官等情况,结合患者的全身状况进行选择。文献报道浸润性膀胱癌患者盆腔淋巴结转移的可能性为 30%~40%,淋巴结清扫范围应根据肿瘤范围、病理类型、浸润深度和患者情况决定。

(1)根治性膀胱切除术的指征:根治性膀胱切除术的基本手术指征为 $T_2 \sim T_{4a}$,$N_{0\sim x}$,M_0 浸润性膀胱癌,其他指征还包括高危非肌层浸润性膀胱癌 T_1G_3 肿瘤,BCG 治疗无效的 Tis,反复复发的非肌层浸润性膀胱癌,保守治疗无法控制的广泛乳头状病变等,以及保留膀胱手术后非手术治疗无效或肿瘤复发者和膀胱非尿路上皮癌。

(2)根治性膀胱切除术的手术方法及范围:根治性膀胱切除术的手术范围包括膀胱及周围脂肪组织、输尿管远端,并行盆腔淋巴结清扫术;男性应包括前列腺、精囊,女性应包括子宫、附件和阴道前壁。如果肿瘤累及男性前列腺部尿道或女性膀胱颈部,则需考虑施行全尿道切除。对于性功能正常的年龄较轻男性患者,术中对周围神经血管的保护可以使半数以上患者的性功能不受影响,但术后需严密随访肿瘤复发情况及 PSA 变化情况。

手术过程中的淋巴结清扫为预后判断提供重要的信息。目前主要有局部淋巴结清扫、常规淋巴结清扫和扩大淋巴结清扫三种。局部淋巴结清扫仅切除闭孔内淋巴结及脂肪组织;扩大淋巴结清扫的范围包括主动脉分叉和髂总血管(近端)、股生殖神经(外侧)、旋髂静脉和 Cloquet 淋巴结(远端)、髂内血管(后侧),包括闭孔、两侧坐骨前、骶骨前淋巴结,清扫范围向上达到肠系膜下动脉水平;常规淋巴结清扫的范围达髂总血管分叉水平,其余与扩大清扫范围相同。有学者认为扩大淋巴结清扫对患者有益,可以提高术后的5年生存率,但该方法仍存在争议。阳性淋巴结占术中切除淋巴结的比例(淋巴结密度)可能是淋巴结阳性高危患者的重要预后指标之一。

目前根治性膀胱切除术的方式可以分为开放手术和腹腔镜手术两种。与开放手术相比,腹腔镜手术具有失血量少、术后疼痛较轻、恢复较快的特点,但手术时间并不明显优于开放性手术,而且腹腔镜手术对术者的操作技巧要求较高。近来机器人辅助的腹腔镜根治性膀胱切除术可以使手术更精确和迅速,并减少出血量。

(3)根治性膀胱切除术的生存率:随着手术技术和随访方式的改进,浸润性膀胱癌患者的生存率有了较大的提高。根治性膀胱切除术围术期的病死率为$1.8\%\sim2.5\%$,主要死亡原因有心血管并发症、败血症、肺栓塞、肝功能衰竭和大出血等。患者的总体5年生存率为$54.5\%\sim68\%$,10年生存率为66%。若淋巴结阴性,T_2期的5年和10年生存率分别为89%和78%,T_{3a}期为87%和76%,T_{3b}期为62%和61%,T_4期为50%和45%。而淋巴结阳性患者的5年和10年生存率只有35%和34%。

2.保留膀胱的手术

对于身体条件不能耐受根治性膀胱切除术,或不愿接受根治性膀胱切除术的浸润性膀胱癌患者,可以考虑行保留膀胱的手术。施行保留膀胱手术的患者需经过细致选择,对肿瘤性质、浸润深度进行评估,正确选择保留膀胱的手术方式,并辅以术后放疗和化疗,且术后需进行密切随访。

浸润性膀胱癌保留膀胱的手术方式有两种:经尿道膀胱肿瘤切除术(TURBT)和膀胱部分切除术。对于多数保留膀胱的浸润性膀胱癌患者,可通过经尿道途径切除肿瘤。但对于部分患者应考虑行膀胱部分切除术:肿瘤位于膀胱憩室内、输尿管开口周围或肿瘤位于经尿道手术操作盲区的患者,有严重尿道狭窄和无法承受截石位的患者。近来有学者认为对于T_2期患者,初次TURBT术后$4\sim6$周内再次行TURBT并结合化疗与放疗有助于保全膀胱。

浸润性膀胱癌患者施行保留膀胱手术的5年生存率为$58.5\%\sim69\%$,T_2期的3年生存率为61.2%,T_3期的3年生存率为49.1%。

3.尿流改道术

浸润性膀胱肿瘤患者行膀胱全切术后常需行永久性尿流改道术。目前尿流改道术尚无标准治疗方案,有多种尿流改道的手术方法在临床上应用,包括不可控尿流改道、可控尿流改道、膀胱重建等。手术方式的选择需要根据患者的具体情况,如年龄、伴发病、预期寿命、盆腔手术及放疗史等,并结合患者的要求及术者经验认真选择。保护肾功能、提高患者生活质量是治疗的最终目标。神经衰弱、精神病、预期寿命短、肝或肾功能受损的患者对于有复杂操作的尿流改道术属于禁忌证。

(1)不可控尿流改道:采取最直接的路径,将尿液引流至体外。常用的方法为回肠膀胱术,手术方式简单、安全、有效,主要缺点是需腹壁造口、终身佩戴集尿袋。经过长期随访,患者出现肾功能损害约为27%,造瘘口并发症发生率约为24%,输尿管回肠吻合口并发症发生率约为14%,病死率约为1%。伴有短肠综合征、小肠炎性疾病、回肠受到广泛射线照射的患者不适于此术式。对预期寿命短、有远处转移、姑息性膀胱全切、肠道疾病无法利用肠管进行尿流改道或全身状态不能耐受其他手术者可采取输尿管皮肤造口术。

(2)可控尿流改道如下。可控贮尿囊:该术式繁多,但主要由相互关系密切的三部分组成。首先利用末段回肠及盲升结肠等,切开重组成大容量、低压力、顺应性及调节性强的贮尿囊;将输尿管与贮尿囊行抗逆流的吻合,形成输入道,这是防止上行性输尿管肾积水,上尿路感染及保护肾功能的重要步骤;最后是利用末端回肠或阑尾形成有足够长度和阻力的抗失禁输出道。除了需建成单向活瓣结构外,保持贮尿囊内低压是防止逆流的重要因素。在多种术式中值得推荐的是使用缩窄的末段回肠做输出道的回结肠贮尿囊,使用原位阑尾做输出道的回结肠贮尿囊及去带盲升结肠贮尿囊。

可控贮尿囊适用于:①预期寿命较长、能耐受复杂手术。②双侧肾脏功能良好可保证电解质平衡及废物排泄。③无上尿路感染。④肠道未发现病变。⑤能自行导尿。此术式适于男女患者,能自行插管导尿,不需佩戴腹壁集尿器,因此患者有较高的生活质量。

随访发现该术式早、晚期并发症发生率分别为 12% 和 37%。晚期并发症主要有输尿管狭窄或梗阻、尿失禁、导尿困难和尿路结石,代谢并发症也比较常见。正确的病例选择、术前指导及选用合适的肠段和早期治疗,可以减少大多数患者的这些并发症。主要缺点是需要腹壁造口。

利用肛门控制尿液术式:利用肛门括约肌控制尿液的术式包括尿粪合流术,如输尿管乙状结肠吻合术、结肠直肠吻合术,由于这种术式易出现逆行感染、高氯性酸中毒、肾功能受损和恶变等并发症,现已很少用;尿粪分流术,比较常用的方法为直肠膀胱、结肠腹壁造口术,该方法简单,能建立一个相对低压、可控的直肠储尿囊,现在仍为许多医院所采用。采用肛门括约肌控制尿液的术式患者肛门括约肌功能必须良好。

(3)膀胱重建或原位新膀胱:原位新膀胱术由于患者术后生活质量高,近 10 年内已被很多的治疗中心作为尿流改道的首选术式。此术式主要优点是不需要腹壁造口,患者可以通过腹压或间歇清洁导尿排空尿液。缺点是夜间尿失禁和需要间歇性的自我导尿。早、晚期并发症发生率分别为 20%~30% 和 30%,主要由输尿管与肠道或新膀胱与尿道吻合口引起。另一缺点是尿道肿瘤复发,为 4%~5%,如膀胱内存在多发原位癌或侵犯前列腺尿道则复发率高达 35%,因此术前男性患者须常规行前列腺尿道组织活检,女性行膀胱颈活检,或者术中行冷冻切片检查,术后应定期行尿道镜检和尿脱落细胞学检查。

原位新膀胱主要包括回肠原位新膀胱术、回结肠原位新膀胱术、去带回盲升结肠原位新膀胱术。一些学者认为回肠收缩性少、顺应性高,可达到好的控尿率,黏膜萎缩使尿液成分重吸收减少,手术操作不甚复杂,比利用其他肠道行原位新膀胱术更为优越。乙状结肠原位新膀胱易形成憩室和有癌变的危险,因此不适合作为长期的尿流改道,在其他改道术失败时可选用。胃原位新膀胱仅见个案报道和小样本病例报道,远期疗效需要进一步观察,一般主张在肠道严重缺损、骨盆接受过放疗或其他疾病无法利用肠道时可选用。

原位新膀胱的先决条件是完整无损的尿道和外括约肌功能良好,术中尿道切缘阴性。一般来说,任何形式的可控性尿流改道,都要求患者有正常的肾功能。因为肾功能差的患者在无论使用小肠或结肠行可控性尿流改道术后均会出现严重的代谢紊乱。而回肠膀胱术,则是在患者肾功能较差的情况下唯一可以考虑的尿流改道手术。前列腺尿道有侵犯、膀胱多发原位癌、骨盆淋巴结转移、高剂量术前放疗、复杂的尿道狭窄及不能忍受长期尿失禁的患者为原位新膀胱术的禁忌证。

(王 勇)

第十一节 输 尿 管 癌

近 20 年,输尿管移行细胞癌的发病率有升高的趋势。50%～73%发生在输尿管下 1/3。与膀胱移行细胞癌和肾盂移行细胞癌的生物学特性相似。

输尿管鳞状细胞癌少见,占输尿管原发癌的 4.8%～7.8%,多为男性,60～70 岁多见。25%的患者有输尿管或肾盂结石。左右侧输尿管受累概率相同。65%发生在输尿管下 1/3。一般认为与尿路上皮鳞状化生有关。发现的病例大多已经是临床Ⅲ～Ⅳ期。有报道最长存活期为 3 年,大多数患者 1 年内死亡。

输尿管腺癌更少见,多见于 60～70 岁。72%是男性,常合并肾盂或输尿管的其他恶性上皮成分,40%合并结石。

一、临床表现

输尿管癌最常见的症状是肉眼或镜下血尿,占 56%～98%。其次是腰部疼痛,占 30%,典型为钝痛,如果有血凝块等造成急性梗阻,可出现绞痛。另有约 15%没有症状,在体检时发现。晚期还会出现消瘦、骨痛和厌食等症状。

二、诊断

输尿管癌患者早期无症状,后期主要表现为无痛性肉眼或镜下血尿。诊断主要依靠辅助检查。

(一)影像学表现

传统的方法是静脉肾盂造影,现在 CT 尿路造影的应用越来越广泛。CT 尿路造影现在还能进行三维成像,在泌尿系统成像的效果与静脉造影相同。

输尿管移行细胞癌静脉造影主要表现为充盈缺损和梗阻。这要与血凝块、结石、肠气、压迫、脱落的肾乳头鉴别。结石可以通过超声或 CT 鉴别。其他的充盈缺损需要进一步行逆行尿路造影或输尿管镜来鉴别。评估对侧肾功能是重要的,因为存在双侧受累的可能,而且可以判断对侧肾功能,以选择治疗方法。

CT 和 MRI 可以帮助确定侵犯程度,是否存在淋巴结和远处转移,以判断临床分期。有研究显示,CT 判断 TNM 分期的准确度是 60%。

(二)输尿管镜检

通过静脉尿路造影或逆行尿路造影诊断的准确率是 75%左右,联合输尿管镜检准确率能达到 85%～90%。55%～75%的输尿管肿瘤与膀胱肿瘤是低级别和低分期,输尿管浸润性肿瘤较膀胱更常见。由于输尿管镜活检标本较小,所以在确定肿瘤的分期时,应该结合影像学确定肿瘤的形态和分级。

三、治疗

(一)内镜治疗

内镜治疗输尿管肿瘤的基本原则与膀胱肿瘤相同。单肾、双侧受累、肾功能不全或并发其他严重的疾病是内镜治疗的指征。对侧肾功能正常的患者,如果肿瘤体积小、级别低,也可以考虑内镜治疗。

1.输尿管镜

输尿管下段肿瘤可以通过硬镜逆行治疗,而上段肿瘤可以选择逆行或顺行,软镜更适合逆行治疗。

2.经皮肾镜

主要治疗输尿管上段肿瘤,可以切除较大的肿瘤,能够获得更多的标本以使分期更准确,经皮肾通道还可以用于辅助治疗。准确的穿刺是关键,穿刺中盏或上盏顺利到达肿瘤位置。术后 4～14 天,再次通过造瘘口观察是否有残余肿瘤,如果没有,则在基底部再次取材,并用激光烧灼。没有肿瘤,则拔除肾造瘘管。如果需要进一步的辅助治疗,则更换 8F 的造瘘管。经皮通道破坏了泌尿系统的闭合性,有肿瘤种植的风险,并发症也比输尿管镜多,主要有出血、穿孔、继发性肾盂、输尿管交界处梗阻等。

(二)开放手术

1.输尿管部分切除术

适应证:①输尿管中上段非浸润性 1 级/2 级肿瘤。②通过内镜不能完全切除的肿瘤。③需要保留肾单位的 3 级肿瘤。

方法:通过影像学和输尿管镜确定肿瘤的大体位置,距离肿瘤 1～2 cm 切除病变输尿管,然后端端吻合。

2.末端输尿管切除

适应证:不能通过内镜完全切除的输尿管下段肿瘤。

方法:接近膀胱的下段和壁内段的输尿管可以通过膀胱外、膀胱内或内外联合的方式切除。整个下段切除,如果不能直接吻合膀胱,首先选择膀胱腰肌悬吊。如果缺损过长,可行膀胱翻瓣。

3.开放式根治性肾输尿管切除术

适应证:体积大、级别高的浸润性输尿管上段肿瘤。多发、体积较大、快速复发中等级别,非浸润性输尿管上段肿瘤的肿瘤也可以行根治性全切。范围包括肾脏、输尿管全长和输尿管口周围膀胱黏膜。

(1)肾脏、肾周脂肪和肾周筋膜完全切除:传统上还包括同侧的肾上腺。如果肾上腺在术前影像学和手术中观察是正常的,可以保留。

(2)输尿管下段切除:包括壁内段、输尿管口和周围的膀胱黏膜。输尿管残端的肿瘤复发的风险是 30%～75%。需要牢记:移行细胞癌可能种植在非尿路上皮表面,所以保持整个系统闭合是重要的,尤其对于级别高的肿瘤。

传统末端切除术:可以经膀胱、膀胱外或膀胱内外相结合。经膀胱对于完整的输尿管切除是最可靠的,包括输尿管口周围 1 cm 的膀胱黏膜。

经尿道切除输尿管口:用于低级别的上段肿瘤中。患者截石位,经尿道切除输尿管口和壁内段输尿管,直到膀胱外间隙,这样避免再做一个切口。如果是腹腔镜手术就不用这种方法,因为需要另作一切口取出标本。这种方法破坏了尿路的完整性,有局部复发的可能。

脱套法:术前输尿管插管,输尿管尽量向远侧游离后切断,远端输尿管与导管固定,患者改为截石位,输尿管被牵拉脱套到膀胱,然后切除,但输尿管有被拉断的可能。

淋巴结切除术:根治性肾输尿管切除术应该包括局部淋巴结切除。对于中上段输尿管肿瘤,同侧的肾门淋巴结和主动脉旁和腔静脉旁淋巴结需要清除。是否进行局部淋巴结清除仍有争议,但这样做并不增加手术时间,也不会带来更多的并发症,还可能对患者的预后有利。

(三)腹腔镜根治性肾输尿管切除术

开放式根治性肾输尿管切除术是上尿路上皮癌的金标准,但现在腹腔镜根治术被认为更适合。指征与开放手术相同,可以经腹腔、经腹膜后或手助式。与开放手术相比,术后恢复快、疼痛轻、住院时间短并且美观。所有的腹腔镜手术包括肾切除和输尿管切除两部分。始终需要注意肿瘤种植的风险。切口的选择也很重要,不仅只是取出标本还要满足末端输尿管的切除。

(燕在春)

第十二节　前　列　腺　癌

前列腺癌是男性泌尿生殖系统中最重要的肿瘤,也是人类特有的疾病。本病多发生在 50 岁以上,随年龄增长而增加,国外尸检资料显示,60 岁组病例中的 1/3、70 岁组病例中的 1/2、80 岁组病例中的 3/4 存在着无临床症状的潜伏性前列腺癌。我国属于前列腺癌的低发区,但随着人类长寿、诊断技术的提高以及环境改变,我国的前列腺癌已较为多见,成为我国老年男性的常见肿瘤。

一、病因

前列腺癌的病因不明,大量临床资料提示,前列腺淋病、病毒及衣原体感染、性活动强度及激素的影响可能与发病有关。另外,高脂肪饮食、大量饮酒、环境污染及职业因素(过多接触镉)与发病也有一定关系。近年来的研究表明,细胞的遗传学损伤在前列腺癌的发病过程中起着重要作用。环境因素如放射、化学物质、物理损伤所致的 DNA 突变或其他类型异常,即原癌基因的激活和抑癌基因的丢失或突变,可在敏感细胞中产生致癌作用。

二、病理

前列腺癌最多发生于后叶,两侧叶偶有发病。前列腺癌一般分为 3 个类型。①潜伏型:小而无症状,不转移,常见于尸检;②临床型:有局部症状,侵犯明显,而转移较晚;③隐藏型:原发灶小、不易被发现,但常有早期广泛转移。

95% 的前列腺癌为腺癌,少数为黏液癌、移行上皮癌和鳞状上皮癌。肿瘤多发生在前列腺外周带,约 85% 的前列腺腺体内有多个病灶。

前列腺癌可直接蔓延至尿道、膀胱颈、精囊及膀胱三角,但很少侵及直肠。淋巴转移最常累及闭孔及髂内淋巴结,髂外、髂总、主动脉旁和锁骨上淋巴结亦可累及。血行转移最常见的为骨转移,部位依次为骨盆、腰椎、股骨、胸椎、肋骨等。另外尚可转移致肺及肝脏。

三、临床表现

早期前列腺癌常无症状,当肿瘤增大,阻塞尿路时可出现与前列腺增生相似的症状,如尿流缓慢、尿频、尿急、排尿不尽、排尿困难等。血尿并不常见,晚期可出现腰痛、腿痛、大便困难等局部侵犯、受压的症状。一些患者以转移症状就医,而无前列腺原发症状。

四、诊断

早期前列腺癌临床不易诊断,血清酸性磷酸酶(PAP)及前列腺特异抗原(PSA)测定有时可提供线索。潜伏型的前列腺癌常在尸检中发现。对 50 岁以上患者,出现膀胱颈阻塞症状时经直肠指诊扪及前列腺硬结节,常提示前列腺癌。肿瘤晚期腺体增大坚硬、结节状、固定时诊断较易。常辅以下列检查以最后明确诊断。

(一)生化检查

血清酸性磷酸酶(PAP)、前列腺特异抗原(PSA)的检测对肿瘤的诊断、分期及预后的判断均有帮助。

(二)超声波检查

B 型超声通过对前列腺异常回声的部位、包膜形态,对膀胱颈、直肠的侵犯情况等的探测,有助于诊断及分期,经直肠的腔内超声检查对前列腺癌的诊断更为准确。

(三)影像学检查

静脉尿路造影可发现肿瘤压迫所致的输尿管、肾盂积水。骨骼照片可发现骨转移灶,放射性核素骨扫描更早、更易发现骨转移灶。CT 及 MRI 分辨率高,对肿瘤的诊断及分期更为准确,但对早期病变诊断仍困难。

(四)活体检查

前列腺活检可以明确前列腺结节的性质及肿瘤病理分级,是诊断前列腺癌最可靠的方法,常采用 B 超引导下经直肠细针穿刺抽吸活检,此法操作简便,穿刺准确可靠,创伤小,是可疑前列腺癌的首选诊断方法。

五、鉴别诊断

前列腺癌须与前列腺良性疾病如前列腺增生、慢性前列腺炎等相鉴别,PAP 及 PSA 测定和血浆锌的测定均有助于良恶性的鉴别。

六、分期

(一)国际抗癌联盟(UICC)修订后的前列腺癌 TNM 分期

1.T——原发肿瘤

T_x:原发肿瘤无法估计。

T_0:未发现肿瘤。

T_{1a}:切除标本中偶然发现(<5% 的切除标本)。

T_{1b}:切除标本中偶然发现(>5% 的切除标本)。

T_{1c}:指检未发现,PSA 检出。

T_{2a}:肿瘤不到一叶的 1/2。

T_{2b}:肿瘤超过一叶的 1/2,但非两叶。

T_{2c}:肿瘤侵及两叶。

T_{3a}:单侧包膜外扩散。

T_{3b}:侵及一侧或两侧精囊;双侧包膜外扩散。

T_{4a}：侵犯膀胱颈、外括约肌或直肠。

T_{4b}：侵入肛提肌或盆壁固定。

2.N——区域淋巴结

N_0：无区域淋巴结转移。

N_1：有区域淋巴结转移。

3.M——远处转移

M_0：无远处转移。

M_{1a}：骨转移。

M_{1b}：其他部位转移，有或无骨转移。

(二)北美地区较多采用的分类法

(1)A 期：在前列腺中有局灶的改变(直径＜5 mm)或仅有镜下改变。

(2)B 期：肿瘤结节直径不低于 5 mm 或多发性，但均局限在包膜内，局限于一叶为 B1 期。两叶均有累及为 B2 期。

(3)C 期：肿瘤超出前列腺包膜，累及精囊、尿道及膀胱。

(4)D 期：有远处转移。有淋巴转移，主要为盆腔、腹主动脉旁者为 D1 期；有骨及其他脏器转移者为 D2 期。

七、治疗

前列腺癌的治疗主要有内分泌疗法、化学疗法、放射疗法及手术疗法。

(一)内分泌疗法

内分泌治疗是晚期前列腺癌的主要治疗方法，常用的方法有雌激素治疗，抗雄性激素类药物治疗，促性腺释放激素类似物促进剂及肾上腺酶合成抑制剂治疗等。

(二)化疗

内分泌治疗失败后，可选用单药或联合化疗，常用药物有环磷酰胺(CTX)、阿霉素(ADM)、泰素、长春新碱(VCR)、磷酸雌二醇氮芥(EMP)、顺铂(DDP)、氟尿嘧啶(5-FU)等。

(三)放疗

目前主要用于前列腺癌局部无法手术或切除病灶无明显转移者，对有转移者可起到姑息减症的作用。

八、预后

前列腺癌的预后与其分级、分期的关系极大。A 期的患者，尤其是 A1(T_{1a})期。其治疗与否对生存率不产生影响，有淋巴结转移者预后差。细胞分化好的预后较好。A、B 期、C 期及 D 期患者的 5 年生存率分别为 70％、50％、25％。故对进展期前列腺癌，如予以积极治疗，则生存率可有很大提高。

（王　勇）

第十章

泌尿外科手术护理配合

一、睾丸切除术

(一)术前准备

1.器械敷料

小儿阑尾器械、剖腹单、基础敷料包、手术衣、持物钳、灯把手。

2.一次性物品

1-0丝线、2-0丝线、3-0丝线、小儿阑尾针、4-0羊肠线、手套、电刀手柄、吸引器连接管、吸引器头、敷贴。

(二)手术体位

水平仰卧位。

(三)麻醉方法

硬膜外麻醉。

(四)手术配合

(1)常规消毒铺巾。

(2)切口:术前已确诊为睾丸肿瘤,行同侧腹股沟斜切口;非睾丸肿瘤者行阴囊外上部切口;双侧非睾丸肿瘤切除者采用阴囊正中切口。如未明确睾丸病变性质者,采用阴囊高位切口。

(3)分离精索:如为睾丸肿瘤,经腹股沟切口。依次切开皮肤、皮下及腹外斜肌腱膜,牵开腹内斜肌,分离精索,直至腹股沟内环附近,于内环略下方先分离、结扎切除输精管,再用血管钳钳夹并切断精索血管,用1-0丝线于近端结扎,7×17圆针、2-0丝线缝扎。

(4)切除睾丸:将精索远端向上牵拉,用手指沿远端精索伸入阴囊内,于睾丸壁层鞘膜外进行分离,将阴囊内容物拉出切口之外,于睾丸底部钳夹,切断并结扎睾丸韧带。

(5)引流缝合:彻底止血后,于阴囊底部另做一小切口,放入橡皮片引流,再缝合切口。用2-0丝线间断缝合腹外斜肌腱膜,3-0丝线缝合切口。阴囊正中切口用4-0肠线缝合。

(五)手术配合注意事项

(1)手术前严格执行查对制度,认真做好患者的心理护理。

（2）手术结束后将阴囊托起,或加压包扎,以防阴囊内出血血肿形成。

二、阴茎下曲矫正及尿道成形术

(一)术前准备

1.器械敷料

小儿阑尾器械、尿道成形专用器械、剖腹单、基础敷料包、手术衣、持物钳、灯把手。

2.一次性物品

1-0丝线、2-0丝线、3-0丝线、2-0羊肠线、5-0可吸收线、小儿缝合针、50 mL注射器、电刀手柄、吸引器连接管、手套、敷贴、6#或8# Foley导尿管、引流袋、膀胱造瘘管或膀胱穿刺套装（14# Foley导尿管）。

(二)手术体位

水平仰卧位。

(三)麻醉方法

硬膜外麻醉或气管内插管全身麻醉。

(四)手术配合

（1）常规消毒铺巾。

（2）自尿道外口插入6#或8# Foley导尿管,50 mL注射器向膀胱内注入生理盐水使膀胱充盈。

（3）于耻骨联合上2 cm处行膀胱穿刺造瘘,置入膀胱造瘘管,6×14角针2-0丝线固定。如果用膀胱穿刺套装,直接置入14# Foley导尿管,打气囊固定即可。

（4）用1-0丝线牵引包皮于龟头侧,取阴茎腹侧正中切口,绕过尿道外口延至阴茎头,将阴茎腹侧皮肤向外侧分离,彻底切除尿道周围的瘢痕组织,充分伸直阴茎。

（5）修剪尿道外口组织至正常宽度。

（6）取阴囊正中带蒂皮瓣长约3 cm、宽约1 cm,注意保护皮瓣血运,上翻于阴茎,皮瓣呈对边吻合,用5-0可吸收线连续缝合,成形的新尿道与原尿道外口间断吻合。于冠状沟环切包皮,游离阴茎皮肤。包皮正中戳孔,转移至腹侧,包埋成形尿道。5-0可吸收线缝合阴囊、阴茎皮肤及包皮,包扎切口。

(五)手术配合注意事项

（1）患儿体位宜妥善固定,注意保护皮肤防止损伤。

（2）手术前做好患者的心理护理。

（3）备好各种用物。确保各仪器处于功能位。

三、腹腔镜精索静脉高位结扎术

(一)术前准备

1.器械敷料

腹腔镜胆囊器械、腹腔镜器械（10 mm电子镜、10 mm Trocar 1个、5 mm Trocar 2个、气腹针1个、分离钳2把、剪刀1把、二氧化碳管1套）、剖腹单、基础敷料包、手术衣、持物钳。

2.一次性物品

1-0丝线、3-0丝线、腹腔镜缝针、敷贴、手套、5 mL注射器。

3.仪器

腹腔镜、气腹机。

(二)麻醉方法

气管插管全身麻醉。

(三)手术体位

水平仰卧位。

(四)手术配合

(1)常规消毒铺巾。

(2)脐下缘穿刺1个10 mm Trocar观察通道,直视下于左、右两侧麦氏点各穿刺1个5 mm Trocar。

(3)镜下观察内环口及输精管位置后,于腹股沟外环头侧,精索静脉上方剪开或撕开后腹膜1～2 cm。

(4)牵拉患侧睾丸,可见精索静脉随之移动,游离精索静脉后在其上下端1-0丝线双重结扎,腹膜后切口可不予缝合。

(5)关闭气腹,缝合穿刺口,敷贴粘贴切口。

(五)手术配合注意事项

(1)术前认真访视患者,做好患者的心理护理。

(2)术中严格执行查对制度。

(3)术前应备齐用物,确保各种仪器处于功能位。

四、腹腔镜鞘状突高位结扎术

(一)术前准备

1.器械敷料

腹腔镜胆囊器械、腹腔镜器械(3 mm镜子、5 mm Trocar 2个、气腹针1个、分离钳1把、穿刺针1个、二氧化碳管1套)、剖腹单、基础敷料包、手术衣、持物钳。

2.一次性物品

1-0丝线、手套、敷贴、5 mL注射器。

3.仪器

腹腔镜、气腹机。

(二)麻醉方法

静脉复合麻醉。

(三)手术体位

水平仰卧位,臀部垫高。

(四)手术配合

(1)常规消毒铺巾。

(2)于脐孔上缘、左侧腹直肌外缘平脐水平,切开皮肤3 mm,穿刺建立操作通道。

(3)置入腹腔镜探查腹腔,可见患侧鞘状突呈喇叭口状,腹膜突入腹股沟管。

(4)于患侧内环口体表投影处切开皮肤2 mm,刺入带线穿刺针。在操作钳的辅助下,于腹膜外缝合鞘状突内侧半圈,刺破腹膜进入腹腔,分离钳拉住缝线,留线拔针,缝线两端留在体外。

再次将带线穿刺针刺入缝合外侧半圈后,把第二根线内侧线端插入第一根线线圈内,拔出穿刺针。然后抽出第一根线时将第二根线带出。将鞘膜囊内气体或液体挤回腹腔,皮下打结,完成鞘状突的荷包缝合。

(5)关闭气腹,包扎切口。

(五)手术配合注意事项

(1)术中注意小儿气腹压力。保持呼吸通畅。

(2)其余同阴茎下曲矫正术。

五、腹腔镜肾上腺肿瘤剜除术

(一)术前准备

1.器械敷料

腹腔镜肾上腺器械、腹腔镜器械(气腹针 1 个、10 mm Trocar 1 个、5 mm Trocar 3 个、10 mm电子镜、分离钳 2 把、剪刀 1 把、扇形拉钩 1 把、普通钛夹及施夹器 1 把、冲洗吸引器 1 套、电凝线及电凝钩 1 套、超声刀刀头及手柄 1 套)开胸单、基础敷料包、手术衣。

2.一次性物品

1-0 丝线、2-0 丝线、3-0 丝线、手套、手术薄膜、敷贴、潘氏引流管、吸引器连接管。

3.仪器

腹腔镜、气腹机、超声刀。

(二)麻醉方法

气管插管全身麻醉。

(三)手术体位

经腹腔入路常采用 70°侧卧位,经腹膜后入路多采取 90°侧卧位。

(四)手术配合——腹膜后肾上腺切除术

1.Trocar 位置

放置第一只 10 mm Trocar 于患侧腋中线髂嵴上 2 cm 处,作为观察镜通道。腹膜后间隙建立后,在腹腔镜直视下于腋前线及腋后线肋缘下 1～2 cm 处,穿刺置入两只 5 mm Trocar 作为腹腔镜操作通道。

2.腰大肌显露

将腹腔镜镜头指向背侧,稍加分离即可清晰地显露腰大肌。

3.肾上腺的显露

肾筋膜前叶与融合筋膜之间、肾筋膜后叶与侧椎筋膜之间、腰方肌与腰大肌前方均为无血管平面。以电钩或吸引器于无血管三角区向头侧分离,可直达肾脂肪囊上极。于肾脂肪囊内做钝性分离,即可显露肾上腺外侧支。

4.肾上腺的游离

解剖肾上腺外侧上角,电凝锐性分离肾上腺侧面、下面、前面,完全游离肾上腺。

5.确认和结扎肾上腺静脉

于左肾上腺下内方左肾静脉及肾上腺之间可分离出左中央静脉,右肾上腺静脉位于右肾上腺及腔静脉之间,同样可选择结扎或钛夹夹闭肾上腺静脉。

6.肾上腺切除及取出

解剖分离肾上腺的上面和后面,最后完整切除肾上腺或腺瘤。标本通过第一穿刺孔或体表小切口取出。

(五)手术配合注意事项

(1)仪器设备应于手术前妥善放置在适当位置,并调整好参数,以利手术顺利进行。

(2)术中严格执行查对制度。密切观察病情。保持静脉通路通畅。

(3)体位摆放要以充分暴露手术野、使患者舒适为原则,固定要牢固,腰桥对准手术部位。

(4)各种导光纤维用后擦拭干净盘好,不可打折成角。

(5)镜子等精密仪器应轻拿轻放,避免震动。

(6)缝合切口前将腰桥摇平,以减轻腰部张力。

(7)腹腔镜器械应严格按照内镜消毒规范认真刷洗消毒。

六、腹腔镜肾囊肿去顶减压术

(一)术前准备

1.器械敷料

腹腔镜肾囊肿器械、腹腔镜器械(气腹针 1 个、10 mm Trocar 1 个、5 mm Trocar 2 个、10 mm电子镜、分离钳 2 把、剪刀 1 把、冲洗吸引器 1 套、电凝线及电凝钩 1 套、超声刀刀头及手柄 1 套)开胸单、基础敷料包、盆、手术衣。

2.一次性物品

1-0 丝线、2-0 丝线、3-0 丝线、手套、敷贴、潘氏引流管、5 mL 注射器。

(二)麻醉方法

气管插管全身麻醉。

(三)手术体位

经腹腔途径常采用 70°侧卧,而经腹膜后入路多采取 90°侧卧位。

(四)手术配合

1.经腹腹腔镜肾囊肿去顶减压术

(1)Trocar 位置:于患侧锁骨中线脐水平下 4 cm 处建立第一只 Trocar,作为观察镜通道。在腹腔镜的直视下于锁骨中线外侧 2 cm 肋缘下 2 cm 及 5 cm 处穿刺置入两只 Trocar 作为操作套管。

(2)切开侧腹膜:于结肠脾曲外侧缘以电钩切开侧腹膜,使结肠充分下移,稍加分离则可暴露肾脂肪囊。

(3)肾囊肿显露:根据局部的隆起初步判定囊肿位置,切开肾周筋膜及脂肪囊,暴露肾脏。沿肾被膜分离找到肾囊肿并逐步分离至囊肿完全显露。

(4)囊肿去顶:用电钩于囊肿中心切一小切口,吸出积液。用抓钳提起囊壁,在距肾皮质0.5 cm处剪除囊壁。将腹腔镜伸入囊内,观察囊内情况,如有囊内间隔或复合囊肿,在明确与肾盂无相通后,可行切除或再次去顶减压。以电凝棒将残留囊壁电灼,以防止复发。

(5)止血:电凝残留囊壁边缘,创面冲洗后彻底止血,放置引流管,清点用物,缝合切口。

2.腹膜后腹腔镜肾囊肿去顶减压术

(1)Trocar 位置:放置第一只 Trocar 于患侧腋中线髂嵴上 2 cm 处,作为观察镜通道。腹膜后间隙建立后,在腹腔镜的直视下于腋前线及腋后线肋缘下 2 cm 处穿刺置入两只 Trocar 作为腹腔镜操作通道。

(2)腰大肌显露:在腹膜后间隙稍加分离即可清晰地显露腰大肌。

(3)肾囊肿的显露:以电钩通过肾筋膜后叶与侧椎筋膜之间无血管平面向头侧分离,直至肾脂肪囊清晰显露。切开肾脂肪囊后,沿肾被膜分离即可找到肾囊肿并逐步分离至囊肿完全显露。

(4)囊肿去顶:用电钩切开囊肿中心,吸出积液。剪除囊壁后将腹腔镜伸入囊内,观察囊内情况,以电凝棒电灼残留囊壁黏膜以防止复发。

(5)止血:电凝残留囊壁边缘,创面彻底止血,放置引流管,清点用物,缝合切口。

(五)手术配合注意事项

同腹腔镜肾上腺肿瘤剜除术。

七、肾切除术

(一)术前准备

1.器械敷料

剖腹器械、肾切除专用器械、开胸单、手术衣、基础敷料包、盆。

2.一次性物品

1-0 丝线、2-0 丝线、3-0 丝线、剖腹针、电刀手柄、吸引器连接管、手套、敷贴、手术薄膜、潘氏引流管、引流袋。

(二)手术体位

90°侧卧位。

(三)麻醉方法

气管插管全身麻醉。

(四)手术配合

(1)常规消毒铺巾。

(2)于腰部肋缘下切开,自肋脊角开始,斜行向下至髂嵴上方两横指处为止。

(3)切开皮肤、皮下组织、电刀止血,两块纱布垫保护切口两侧,洗手换刀。

(4)拉钩撑开切口,暴露腰部肌层,切开背阔肌、腹外斜肌,用弯血管钳止血,1-0 丝线结扎。用腹腔拉钩暴露切口,切开腰筋膜及腹横肌深达肾周围脂肪囊。

(5)腹腔自动拉钩撑开,推开腹膜,切开肾周围脂肪囊,以手指剥离周围脂肪、筋膜及粘连,切勿撕破肾包膜囊,完全游离肾脏至肾蒂部。

(6)分离输尿管,剥开周围粘连至输尿管下段,用大弯血管钳夹住、切断输尿管,残端用丝线双重结扎。

(7)肾脏及上段输尿管全部游离后,用三把肾蒂钳夹住肾蒂血管,仔细检查后离断肾蒂。8×20圆针、1-0 丝线缝扎肾蒂血管,松去钳子,再重复缝扎一次。

(8)肾蒂结扎后,仔细检查,如无出血,即可冲洗切口,放置引流管。

(9)清点器械、敷料、常规缝合切口。以 10×28 圆针、1-0 丝线缝合腰背筋膜及肌肉,3-0 丝线缝合皮下,10×28 角针、3-0 丝线缝皮。

(10)纱布覆盖切口,敷贴固定,引流管连接引流袋。

(五)手术配合注意事项

(1)术前认真检查肾蒂钳,保证功能良好。

(2)其余同腹腔镜肾上腺肿瘤剜除术。

八、肾部分切除术

(一)术前准备

1.器械敷料

剖腹器械、肾切除专用器械、开胸单、基础敷料包、手术衣、盆。

2.一次性物品

1-0 丝线、2-0 丝线、3-0 丝线、电刀手柄、吸引器连接管、手套、敷贴、手术薄膜、剖腹缝针、潘氏引流管、引流袋。

(二)麻醉方法

气管插管全身麻醉。

(三)手术体位

90°侧卧位。

(四)手术配合

(1)常规消毒铺巾。

(2)做标准肾脏切口或腰部斜切口。

(3)手指钝性游离肾脏,周围粘连多时,注意勿撕破肾包膜。暴露病变区域,分离肾门周围组织直至肾门充分暴露。

(4)分离上段输尿管及肾蒂周围组织,露出肾蒂血管,用肾蒂钳夹住肾蒂,暂时阻断血液循环,减少术中出血,记录阻断时间,定时开放。

(5)根据需切除的区域,确定刀切平面,用长刀柄、小圆刀片,环形或纵行切开病变区的肾包膜。用黏膜剥离子推下肾包膜,切除肾脏病变部分。

(6)肾结石患者应注意预防结石遗留,可用手轻轻探查肾盂,但勿使肾盂裂伤。

(7)放开肾蒂钳,仔细观察有无出血,注意肾脏颜色。肾脏若全部游离,需用 6×14 圆针、2-0 丝线间断缝合肾包膜几针,固定肾脏。

(8)清理切口,清点器械、敷料,放置负压引流管,逐层关闭切口。

(五)手术配合注意事项

(1)及时记录肾脏阻断时间,每 30 分钟放松 1 次,必要时应提醒手术者,以免阻断时间过长,引起肾脏坏死。

(2)余同肾切除术。

九、腹腔镜单纯性肾切除术

(一)术前准备

1.器械敷料

腹腔镜肾器械、腹腔镜器械(气腹针 1 个、12 mm Trocar 1 个、10 mm Trocar 1 个、5 mm Trocar 2 个、10 mm 电子镜、分离钳 2 把、剪刀 1 把、扇形拉钩 1 把、普通钛夹及施夹器 1 把、冲洗吸引器 1 套、电凝线及电凝钩 1 套、超声刀刀头及手柄 1 套、后腹膜腔囊扩张气囊、12 mm hemolock夹钳)开胸单、手术衣、基础敷料包、盆。

2.一次性物品

1-0 丝线、2-0 丝线、3-0 丝线、电刀手柄、吸引器连接管、手套、敷贴、手术薄膜、剖腹缝针、潘氏引流管、引流袋、50 mL 注射器。

3.仪器

腹腔镜、气腹机、超声刀。

(二)手术体位

经腹腔入路常采用 70°侧卧位,经腹膜后入路多采取 90°侧卧位。

(三)麻醉方法

气管插管全身麻醉。

(四)手术配合

1.经腹腹腔镜肾切除术

(1)Trocar 的位置:观察通道多建立于患侧髂前上棘上方二横指处。气腹建立后,直视下于患侧锁骨中线外侧 2～3 cm、脐上 2 cm 处穿刺 5 mm Trocar 作为操作通道。需镜下打结或牵开脏器时可于腋前线适当位置置入第四个 Trocar 辅助。

(2)切开后腹膜:于升(降)结肠反折处切开后腹膜,右侧从盲肠部向上切开至肝水平,左侧从髂总血管处切开至脾脏下缘,钝性分离腹膜,使结肠充分下坠,显露 Gerota 筋膜。

(3)输尿管游离:输尿管常位于性腺静脉深面,在肾下极内侧稍加分离即可显露,小心地将右输尿管游离出来。

(4)肾脏前方的游离:切开 Gerota 筋膜并解剖显露肾上极,柔和分离,将肾上腺与肾脏分离开,小心仔细向下分离达肾脏的前面。

(5)肾蒂的解剖和处理:仔细分离肾静脉的分支后分别以钛夹夹闭或结扎。以抓钳、吸引器或电钩等器械完成对肾蒂的解剖分离。肾蒂离断时应先动脉再静脉,肾动脉可以以 3 个 Hemolock夹夹闭后切断,肾动脉近端留置 2 个 Hemolock 夹。

(6)肾脏的切除:向后侧逐步解剖分离肾蒂残端,向上后方抬起肾脏以充分游离肾脏后方,直接在肾被膜表面操作,完成对整个肾脏的游离。用钛夹夹住或丝线结扎输尿管,在钛夹间切断输尿管,完成肾脏的切除。

(7)标本取出:将切除的标本放入标本袋内,可采用 2、3 穿刺孔间小切口将标本取出。

2.腹膜后腹腔镜肾切除术

(1)Trocar 的位置:观察通道多建立于患侧腋中线髂前上棘上方二横指处。采用球囊扩张或直接扩张法建立腹膜后腔隙。气腹建立后,直视下于患侧腋前线及腋后线肋缘下 3 cm 处穿刺 5 mm Trocar 作为操作通道。需镜下打结时可于腋中线肋缘下置入第四个 Trocar 辅助。

(2)输尿管的显露及游离:腹腔镜进入后腹膜腔后,可清楚地看到腰大肌,通过肾筋膜后叶与侧锥筋膜之间无血管平面向腰大肌内侧稍向深处分离,即可显露输尿管,钝性分离输尿管周围组织使输尿管游离。

(3)游离肾蒂并处理:沿输尿管内缘向上游离即可到达肾盂和肾蒂。首先游离暴露出肾动脉并以钛夹夹闭或结扎。肾静脉常位于肾动脉下方,离断肾动脉后可游离肾静脉,而后分别游离切断肾上腺静脉等其他小分支。肾静脉可经结扎后或以切割缝合器离断。

(4)肾脏的游离:消除血运的肾脏将变软、变小,所以在 Gerota 筋膜下可轻易地将整个肾脏游离。

(5)切断输尿管:用钛夹夹闭输尿管,切断输尿管,完成肾脏的切除。

(6)标本取出:将切除的标本放入标本袋内可采用2、3穿刺孔间小切口将标本取出,放置引流管。

(五)手术配合注意事项

同腹腔镜肾上腺肿瘤剜除术。

十、腹腔镜根治性肾切除术

(一)术前准备

同腹腔镜单纯性肾切除术。

(二)麻醉方法

气管插管全身麻醉。

(三)手术体位

经腹腔入路常采用70°侧卧位,经腹膜后入路多采取90°侧卧位。

(四)手术配合

1.Trocar 的位置

观察通道多建立于患侧腋中线髂前上棘上方二横指处。采用球囊扩张或直接扩张法建立腹膜后腔隙。气腹建立后,直视下于患侧腋前线及腋后线肋缘下 3 cm 处穿刺 5 mm Trocar 作为操作通道。需镜下打结时可于腋中线肋缘下置入第四个 Trocar 辅助。

2.输尿管的显露及游离

明确判定腰大肌后,在肾下极 Gerota 筋膜外,通过前述的肾筋膜后叶无血管区向腰大肌内侧稍向深处分离,即可显露输尿管,并使之游离。

3.肾蒂显露及游离

肾蒂血管游离必须在 Gerota 筋膜外进行,同时应注意肾门淋巴结情况,尽力做到整块切除。肾蒂离断仍要遵循先动脉再静脉的原则,避免术中肿瘤血行播散。动静脉的离断方法与单纯性肾切除相同。

4.切断输尿管

将输尿管尽量向远侧游离后,以钛夹夹闭或丝线结扎输尿管并切断输尿管。

5.肾脏的游离切除

由于在 Gerota 筋膜外为疏松结缔组织构成的无血管区,以电凝钩将整个肾脏及肾脂肪囊游离,完成肾脏的切除。游离顺序多为肾脏背侧、上极、腹侧至下极。

6.淋巴结清扫

彻底清扫肾门周围淋巴结。

7.标本取出

将切除的肾脏、肾周脂肪及肾门淋巴结放入标本袋内,采用2、3穿刺孔间小切口将标本完整取出。

(五)手术配合注意事项

同腹腔镜单纯性肾切除术。

十一、输尿管切开取石术

（一）术前准备

1.器械敷料

剖腹器械包、膀胱专用器械、剖腹单、基础敷料包、手术衣。

2.一次性物品

手套、1-0丝线、2-0丝线、3-0丝线、手术薄膜、敷贴、潘氏引流管、8#普通尿管、双J管（F6、F7）、导丝、液状石蜡、5-0可吸收线、20 mL注射器。

（二）麻醉方法

硬膜外麻醉或腰麻。

（三）手术体位

输尿管上段取石术的体位同肾切除术，中段及下段取石术取水平仰卧位，患侧可稍垫高。

（四）手术配合

1.显露上段输尿管

（1）切口：上起第12肋间或略下，下至髂前上棘内上方。

（2）切开肌层：切开腹外斜肌、腹内斜肌及腹横肌。在切断腹横肌时，注意避免损伤肋下神经、血管、髂腹下神经和髂腹股沟神经。

（3）显露输尿管：进入腹膜后间隙之后，可见输尿管位于腹膜后的腰大肌之前，精索内动、静脉（或卵巢动、静脉）横越输尿管，应加保护，避免损伤。

2.显露中段输尿管

（1）切口：上起髂嵴中点上方两横指，顺腹外斜肌至腹直肌外缘。

（2）切开肌层：切开腹外斜肌、腹内斜肌及腹横肌，进入腹膜后间隙。

（3）显露输尿管：将腹膜及腹腔内容物向内拉开，此处输尿管常与腹膜粘连，易与腹膜一起被拉开而不易找到。精索内（卵巢）血管在此段输尿管的外下侧跨过髂动、静脉。

3.显露下段输尿管

（1）切口：上起髂前上棘内侧约2 cm处，向下向腹中线做弧形切口，至耻骨联合上1 cm处。

（2）切开肌层：沿肌纹切开腹外斜肌，切断腹内斜肌及腹横肌，再横行切断联合肌腱，必要时可切开腹直肌前鞘。肌肉切开后，在切口下角可看到腹壁下动、静脉，应避免损伤。必要时也可将其结扎、切断，以利手术进行。

（3）显露输尿管：在输尿管下段，女性有子宫动、静脉，男性有输精管和精索内动、静脉跨越，分离时应注意保护。

4.明确结石部位

用手指沿输尿管触摸，常可摸到一处鼓起的硬性团块，即为结石嵌顿之处。如不能明确，应随时参考X线片，然后钝性分离该段输尿管周围组织。

5.切开输尿管取石

在结石上、下端各用一纱布带牵拉输尿管，以防结石滑走。在输尿管周围放纱布垫，以防切开输尿管时脓液或尿液外溢污染周围组织。纵行切开结石处的输尿管，用弯止血钳或镊子取出结石。

6.探查

用吸引器吸尽外溢的尿液。经输尿管切口插入输尿管导管,上至肾盂、下至膀胱,探查输尿管有无结石、狭窄或其他原因造成的梗阻。

7.缝合输尿管

用 5-0 可吸收线间断缝合输尿管 2～3 针。缝线仅可穿过外层和肌层,避免穿过黏膜,取出切口周围的保护纱布垫,将周围的脂肪组织覆盖输尿管缝合处,用 1～2 针可吸收线固定脂肪组织。

8.缝合切口

检查伤口无出血及异物存留,在输尿管切口旁置引流管。将手术台放平,逐层缝合肌肉、皮下组织及皮肤。

(五)手术配合注意事项

(1)取出结石要妥善保管。

(2)余同腹腔镜肾上腺肿瘤剜除术 1～3 条。

十二、后腹腔镜输尿管切开取石术

(一)术前准备

1.器械敷料

腹腔镜输尿管器械包、腹腔镜器械(气腹针 1 个、10 mm Trocar 1 个、5 mm Trocar 3 个、10 mm电子镜、分离钳 2 把、剪刀 1 把、扇形拉钩 1 把、持针器 1 把、冲洗吸引器 1 套、电凝线及电凝钩 1 套、超声刀刀头及手柄 1 套)开胸单、基础敷料包、盆、手术衣。

2.一次性物品

手套、1-0 丝线、2-0 丝线、3-0 丝线、手术薄膜、敷贴、潘氏引流管、8# 普通尿管、双 J 管(F6、F7)、双 J 管导丝、输尿管导管、后腹腔扩张气囊、液状石蜡、5-0 可吸收线、20 mL 注射器。

3.仪器

腹腔镜、气腹机、超声刀。

(二)麻醉方法

气管插管全身麻醉。

(三)手术体位

同腹腔镜肾癌切除术。

(四)手术配合

(1)于髂嵴上方置入第一个 Trocar。建立后腹腔、充入二氧化碳,压力为 1.6～1.9 kPa。直视下置入其他 Trocar,腹腔镜探查手术野,了解有无活动性出血和腹膜损伤。根据术前定位,在结石段输尿管相应平面切开肾周筋膜,在脂肪囊内寻找输尿管。

(2)游离输尿管:在结石上方用钳子轻夹输尿管,防止结石滑至肾盂。用腹腔镜精细剪刀在结石段输尿管上方全层剪开输尿管壁,松动并取出结石。探查输尿管内有无残余结石及其他病变,并做相应处理。

(3)置入双 J 管:经穿刺套管将双 J 管前端置入后腹腔,拔出套管针重新置入,将双 J 管尾端置于套管外,经输尿管切口将双 J 管插入输尿管内。

(4)用 5-0 可吸收线全层缝合输尿管切口。检查手术野无活动性出血,腹膜后留置潘氏引流管,经腋中线切口引出体外。放出后腹腔内气体,常规缝合切口。

(五)手术配合注意事项

(1)妥善保管取出的结石。

(2)余同腹腔镜肾上腺肿瘤剜除术。

十三、后腹腔镜输尿管癌根治术

(一)术前准备

同腹腔镜肾癌切除术,另备电切器械一套(12°膀胱镜、封闭鞘、可旋转外管鞘、内管鞘、被动式工作把手)、电切环、艾力克。

(二)麻醉方法

气管插管全身麻醉。

(三)手术体位

先截石位,电切输尿管口,再改健侧90°侧卧位。

(四)手术配合

1.取截石位

探查整个膀胱,确定有无肿瘤及其他病变,对患侧输尿管口进行电切,围绕管口电切一周,切至脂肪层。

2.改健侧90°侧卧位

手术步骤同腹腔镜根治性肾切除术。

(五)手术配合注意事项

(1)术中设置电切功率90 W,电凝功率70 W,球状电极电凝功率100 W。

(2)同腹腔镜根治性肾切除术。

十四、膀胱切开取石术

(一)术前准备

1.器械敷料

剖腹器械、膀胱专用器械、剖腹单、基础敷料包、盆、手术衣、持物钳。

2.一次性物品

1-0丝线、2-0丝线、3-0丝线、剖腹针、手套、电刀手柄、手术薄膜、敷贴、菌状引流管、潘氏引流管、液状石蜡、2-0肠线(或2-0可吸收线)、20 mL注射器。

(二)麻醉方法

硬膜外麻醉。

(三)手术体位

水平仰卧位,骶尾部垫高。

(四)手术配合

(1)术前留置尿管,注入生理盐水200～300 mL充盈膀胱并用血管钳夹闭导尿管。

(2)切口:耻骨上正中切口。

(3)切开膀胱:用纱布推开腹膜后,将膀胱壁四角用4把组织钳夹住提起,切开膀胱,显露结石。

(4)取出结石:取石钳取出结石。仔细探查膀胱,确认无结石残留。

(5)膀胱造瘘:2-0肠线(或2-0可吸收线)全层缝合膀胱,置菌状引流管行膀胱造瘘。膀胱前间隙置潘氏引流管。

(6)清点器械敷料,关腹。

（五）手术配合注意事项

(1)术中密切观察患者生命体征的变化。

(2)保持静脉通路通畅。术中防止电烫伤。

(3)缝合膀胱前要清点器械敷料。

(4)取出结石要妥善保管。

十五、膀胱部分切除术

（一）术前准备

1.器械敷料

剖腹器械、膀胱专用器械、剖腹单、基础敷料包、盆、手术衣。

2.一次性物品

1-0 丝线、2-0 丝线、3-0 丝线、剖腹针、手套、手术薄膜、敷贴、22#菌状引流管、潘氏引流管、液状石蜡、2-0 肠线(或 2-0 可吸收线)、20 mL 注射器、无菌导尿包。

（二）麻醉方法

硬膜外麻醉。

（三）手术体位

水平仰卧位。

（四）手术配合

(1)术前留置导尿管,注入生理盐水 200～300 mL 充盈膀胱,并用血管钳夹闭导尿管。

(2)切口:耻骨上正中切口。

(3)切开膀胱:用纱布推开腹膜后,将膀胱壁四角用 4 把组织钳夹住提起,然后切开膀胱,显露肿瘤。

(4)切除病变:用高频电刀或组织剪在距肿瘤边缘 2 cm 处,将以肿瘤为核心的膀胱壁做部分切除。粘连的腹膜一并切除。如果肿瘤位于输尿管口,应将输尿管口连同下端输尿管一并切除,将输尿管重新吻合于膀胱壁无肿瘤部位。

(5)止血:病变部膀胱壁切除后,如有活动出血,即予缝扎或电凝止血。

(6)冲洗膀胱:用灭菌蒸馏水冲洗,以破坏残存肿瘤细胞。

(7)膀胱造瘘:2-0 肠线全层缝合膀胱,膀胱内置 22#菌状引流管行膀胱造瘘。膀胱前间隙置潘氏引流管。

(8)清点器械敷料,关腹。

（五）手术配合注意事项

同膀胱切开取石 1～3 条。

十六、全膀胱切除术

（一）术前准备

1.器械敷料

剖腹器械、膀胱专用器械、剖腹单、基础敷料包、盆、手术衣。

2.一次性物品

1-0 丝线、2-0 丝线、3-0 丝线、剖腹针、手套、电刀手柄、3L 手术薄膜、敷贴、菌状引流管、潘氏引流管、8#普通尿管、F6 输尿管导管、双 J 管(F6、F7)、双 J 管导丝、液状石蜡、2-0 肠线、5-0 可吸收线、20 mL 注射器。

(二)麻醉方法

气管插管全身麻醉。

(三)手术体位

水平仰卧位,骶尾部垫高。

(四)手术配合

1.切口

下腹正中切口或弧形横切口。

2.探查腹腔

切开前腹膜,探查肝脏及腹膜后和盆腔淋巴结有无转移,如肝脏无转移,可行手术。盆腔以上淋巴结如有肿大,应首先将高位的肿大淋巴结送冰冻切片检查,明确有无转移;有转移者不宜手术。

3.切断输尿管

在盆腔边缘切开后腹膜,游离两侧输尿管至膀胱入口处,远端结扎及缝扎,留待与膀胱一并切除。近端内插入输尿管导管,用丝线固定导管,将其放入橡皮手套内以免尿液污染创口。

4.分离膀胱

继续将膀胱顶部和后部腹膜剥离,当腹膜与膀胱壁粘连,疑有局部浸润时,应在距粘连部边缘 2 cm 以上处环形剪开腹膜,使粘连部腹膜保留在膀胱壁上,留待一并切除。然后,从后腹膜侧切口将腹膜向侧壁分离,分别切断、1-0 丝线结扎闭塞的脐动脉和输精管。沿两侧输精管下段向内、向下分离,直至膀胱底部。将膀胱上动脉切断和结扎。将髂总动脉分叉处以下的淋巴结与输精管一起向下分离。钝性分离膀胱和前列腺,直至前列腺顶部。分离前列腺和直肠之间的 Denovillier 筋膜时,注意防止损伤直肠前壁。将耻骨前列腺韧带分离切断,结扎其间的阴茎背深静脉。

5.切断尿道

将尿道内导尿管拔出,尿道用长钳钳夹后切断,将近端向上翻起,远端用 2-0 肠线缝扎。

6.局部清理

将膀胱及前列腺侧韧带和供应膀胱及前列腺的膀胱下动脉切断、结扎。将前列腺、精囊、膀胱及局部淋巴结(髂血管附近、股神经之内及腹主动脉分叉之下的淋巴结)一并取出。

7.乙状结肠或回肠代膀胱

双侧输尿管乙状结肠用 5-0 可吸收线吻合或回肠膀胱吻合,内置 F6 双 J 管。肠管端端吻合。

8.腹壁造瘘

代膀胱腹壁造瘘。如不行肠代膀胱,将双侧输尿管直接用 5-0 可吸收线行腹壁造瘘。

9.引流缝合

在膀胱窝置潘氏引流管,切口逐层缝合。

（五）手术配合注意事项

（1）术中严格无菌操作，接触肠道器械应单独放置。

（2）手术时间较长，术中加强患者的皮肤护理。

（3）保持通畅的静脉通路，术中加强病情观察。

（4）术前备好各种引流管。

十七、腹腔镜根治性全膀胱切除术

（一）术前准备

1.器械敷料

腹腔镜膀胱器械包、腹腔镜器械（气腹针 1 个、10 mm Trocar 1 个、5 mm Trocar 4 个、10 mm电子镜、分离钳 2 把、剪刀 1 把、扇形拉钩 1 把、普通钛夹及施夹器 1 把、冲洗吸引器 1 套、电凝线及电凝钩 1 套、超声刀刀头及手柄 1 套、血管结扎束手柄 1 套）剖腹单、基础敷料包、手术衣。

2.一次性物品

电刀手柄、吸引器连接管、5-0 可吸收线、手套、1-0 丝线、2-0 丝线、3-0 丝线、手术薄膜、敷贴、普通引流管、潘氏引流管、8# 普通尿管、单 J 管（F6、F7）、单 J 管导丝、液状石蜡、5-0 肠线、20 mL注射器等。

3.仪器

腹腔镜、高频电刀、超声刀、血管结扎束。

（二）麻醉方法

气管插管全身麻醉。

（三）手术体位

30°头低足高卧位，臀部垫高。

（四）手术配合

（1）建立人工气腹，气腹压力在 1.6～1.9 kPa，置入观察镜及操作器械。

（2）进入腹腔后，沿着膀胱直肠陷凹腹膜返折处横向打开腹膜，分离腹膜找到输精管，仔细分离后用 1-0 丝线结扎离断输精管。

（3）提起输精管，在膀胱背侧游离出精囊。在精囊下方分离横行剪开狄氏筋膜，暴露直肠前脂肪组织，在前列腺后方分离至前列腺尖部。

（4）借助输精管与输尿管交叉的解剖关系，提起输精管在其后外方分离出输尿管，至近膀胱入口处，远端结扎后离断输尿管。

（5）在耻骨后间隙的疏松结缔组织中分离出膀胱前壁，直至盆内筋膜返折处和耻骨前列腺韧带，用电凝钩依次打开。

（6）用 2-0 可吸收线在前列腺尖部两侧缝扎阴茎背静脉复合体后切断，进一步游离至前列腺尖部。

（7）超声刀结合单、双极电凝或血管结扎束切断膀胱前列腺侧韧带，其内包括膀胱上动脉、膀胱下动脉等血管，电凝彻底止血。处理前列腺侧韧带，以创造操作空间。

（8）提起膀胱，紧贴前列腺尖部离断膜部尿道，用 2-0 可吸收线缝合尿道断端。

（9）沿髂总血管及髂外血管至腹股沟内环处将血管周围的淋巴脂肪组织切除，应仔细电凝，防止创面广泛渗血。

(10)扩大脐下观察镜 Trocar 孔,小切口长为 4～6 cm,将切除的膀胱连同清扫的淋巴脂肪组织取出。

(11)留置盆腔内引流管。

(五)手术配合注意事项

(1)体位摆放要以充分暴露手术野、使患者舒适为原则。

(2)腹腔镜器械应严格按照内镜清洗消毒规范认真刷洗消毒。

(3)余同腹腔镜肾上腺肿瘤剜除 1～3 条。

十八、腹腔镜前列腺癌根治术

(一)术前准备

1.器械敷料

腹腔镜前列腺器械、腹腔镜器械(0° 10 mm 电子镜、气腹针、10 mm Trocar 1 个、5 mm Trocar 4 个、分离钳 2 把、剪刀 1 把、扇形拉钩 1 把、转换器 1 个、普通钛夹及施夹器各 1 个、超声刀头及手柄 1 套、电凝线及电凝钩 1 套)、剖腹单、基础敷料包、手术衣、盆。

2.一次性物品

1-0 丝线、2-0 丝线、3-0 丝线、腹腔镜针、吸引器管、手套、手术薄膜、敷贴、潘氏引流管、液状石蜡、5 mL 注射器、20 mL 注射器、PDS 缝线、2-0 可吸收线、22# 硅胶 Foley 导尿管。

3.仪器

腹腔镜、超声刀、双极电凝或血管结扎束、气腹机。

(二)麻醉方法

气管插管全身麻醉。

(三)手术体位

30°头低足高位,臀部垫高。

(四)手术配合

(1)建立操作通道:一般采用 5 部位穿刺法,脐下置入直径为 10 mm 观察镜 Trocar,4 个器械操作 Trocar 分别置入左、右麦氏点,腹直肌两侧外缘平髂嵴水平,必要时可在耻骨联合上两横指处置入另一个 5 mm Trocar。

(2)麻醉成功后,在脐下刺入气腹针,建立人工气腹,气腹压力 1.6～1.9 kPa。

(3)置入观察镜后,在腹腔镜监视下,分别置入器械操作 Trocar。

(4)横向打开膀胱直肠陷窝最下方的腹膜返折处,找到输精管,在精囊后方向下游离。

(5)提起两侧输精管,在精囊后平面分离前列腺后间隙,可见紧张的狄氏筋膜并切开,分离直肠前列腺间隙至前列腺尖部。

(6)在耻骨后间隙分离,电凝切开盆内筋膜返折处和耻骨前列腺韧带。

(7)2-0 可吸收线在前列腺尖部两侧缝扎阴茎背静脉复合体后切断,进一步游离至前列腺尖部。

(8)剪刀在前列腺膀胱交接处剪开膀胱颈,将尿管提起,仔细剪开膀胱颈后壁,将游离的精囊和输精管残端提出,暴露出前列腺后间隙。

(9)超声刀凝断前列腺后壁两侧的血管束,钝性分离前列腺后壁,注意保留前列腺后外侧的海绵体神经血管束。

(10)进一步游离前列腺尖部,用剪刀整齐剪断。用 2-0 可吸收线在膀胱和尿道之间吻合,先在 5～7 点做连续缝合,置入 22# 硅胶 Foley 导尿管,然后依次在 1 点、11 点两处间断缝合打结。

(11)前列腺特异抗原>10 ng/mL 的患者行盆腔淋巴结清扫术。

(12)将切除的标本装入自制的标本袋,从脐下扩大的 Trocar 切口取出。从一侧的麦氏点 Trocar 口放置耻骨后引流管。

(五)手术配合注意事项

(1)腹腔镜器械刷洗应严格按照内镜消毒规范认真刷洗。

(2)余同腹腔镜肾上腺肿瘤剜除 1～5 条。

十九、经尿道膀胱肿瘤电切术

(一)术前准备

1.器械敷料

电切器械、27# 电切镜 1 套(12°镜子、封闭鞘、可旋转外管鞘、内管鞘、被动式工作把手、电切环)、剖腹单、基础敷料包、手术衣、持物钳。

2.一次性物品

手套、无菌保护套、一次性灌注连接管、3L 手术薄膜、20 mL 注射器、22# 三腔硅胶尿管,无菌液状石蜡。

3.电切灌注液

5％的甘露醇液。等离子电切,使用灌注液为 0.9％的生理盐水注射液。

4.仪器

摄像显示系统、冷光源、奥林巴斯电刀。

(二)手术体位

截石位,臀部超过床沿 5 cm。

(三)麻醉方法

硬膜外麻醉或气管插管全身麻醉。

(四)手术配合

(1)建立静脉通路,麻醉成功后摆截石位。电刀负极板紧密粘贴在患者腿部,调节好电刀的功率,脚踏板置于术者的右侧。连接好专用接水槽。

(2)常规消毒铺巾。电切器械安装后涂无菌液状石蜡备用。

(3)正确连接电切镜各导线。灌注连接管同时连接两袋灌注液,将灌注液调整至适宜高度,保证一定的压力。

(4)置入电切镜,探查膀胱的情况,寻找肿瘤并认真观察输尿管口的位置。

(5)观察清楚后行经尿道膀胱肿瘤电切术,将肿瘤完全切除,深达深肌层,范围超过肿瘤 2 cm。

(6)肿瘤切除干净后,用艾力克冲洗,保留好标本。

(7)检查有无出血后置三腔硅胶尿管。送患者回病房交接。

(五)手术配合注意事项

(1)电切过程中应嘱咐患者不能随意活动,控制咳嗽,以免发生膀胱穿孔。

(2)术中如出现闭孔反射,应辅助按压同侧下肢。必要时备好局麻药,做闭孔神经封闭用。

（3）使用电刀时应注意防止电烫伤。

（4）经尿道前列腺电切综合征是经尿道前列腺电切术最危险的并发症,严重者可引起死亡。应严密观察病情,及时发现处理经尿道前列腺电切综合征。

（5）术中随时观察并调节电切功率大小,一般功率为 100 W,电凝功率为 80 W,球状电极电凝功率为 100 W。等离子电切功率为 280 W,电凝功率为 80 W,球状电极电凝功率为 150 W。

（6）术中及时更换电切液,保持术野的清晰。

（7）各种导光纤维使用时及术后处理,不可打折成角。

（8）镜子等精密仪器应彻底清洗,轻拿轻放,避免震动。

（9）妥善保留好标本送病理检验。

二十、经尿道前列腺电切术

（一）术前准备
同经尿道膀胱肿瘤电切术。

（二）手术体位
同经尿道膀胱肿瘤电切术。

（三）麻醉方法
同经尿道膀胱肿瘤电切术。

（四）手术配合
（1）建立静脉通路,麻醉成功后摆截石位。电刀负极板紧密粘贴在患者腿部,调节好电刀的功率,脚踏板置于术者的右侧。连接好专用接水槽。

（2）常规消毒铺巾,电切器械安装后涂无菌液状石蜡备用。

（3）正确连接电切镜各种导线。灌注连接管同时连接两袋灌注液,将灌注液调整至适宜高度,保证一定的压力。

（4）提起阴茎经尿道缓慢置入电切镜,首先观察膀胱的情况,注意有无憩室、肿瘤和结石,观察三角区和左右输尿管口位置与增大腺体的关系。观察尿道内口形态、前列腺、尿道长度、精阜、侧叶与精阜的关系。

（5）观察清楚后进行经尿道前列腺电切术,电切的过程中要保持灌注液的持续灌注,以保证术野的清晰。灌注液的温度为 30～35 ℃,因低温灌注液对心血管系统的影响很大,加温后可减少心血管并发症。

（6）密切观察病情,警惕经尿道前列腺电切综合征的发生。

（7）腺体切除后用艾力克吸出切除的组织。然后观察是否有出血并彻底止血,检查排尿控制情况。

（8）留置导尿管与无菌尿袋相接,收集切除的组织送病理。

（9）协助患者穿好衣裤后送回病房。

（五）手术配合注意事项
（1）前列腺电切的患者多为老年患者,因此应做好心理护理、皮肤护理。术前详细了解有无心血管及其他系统的疾病。

（2）余同经尿道膀胱肿瘤电切术。

二十一、输尿管镜气压弹道碎石术

(一)术前准备

1.器械敷料

电切器械,基础敷料包、手术衣、持物钳。

2.一次性物品

手套、液状石蜡、16#Foley 导尿管、3L 脑科手术薄膜、无菌保护套、20 mL 注射器、F5 双 J 管、3 L 生理盐水。

3.仪器

摄像及显示系统、冷光源、WOLF 输尿管镜、瑞士产 EMS 第三代气压弹道联合超声碎石机、压力灌注泵、空气压缩机、输尿管镜异物钳、直径 1 mm 气压弹道探针、弹道连接帽、回弹帽、斑马导丝。

(二)麻醉方法

硬膜外麻醉或静脉复合麻醉。

(三)手术体位

截石位。

(四)手术配合

(1)常规消毒铺巾。检查并正确连接各仪器,调节好功率,连接注水泵。

(2)输尿管镜置入膀胱后,患侧输尿管口置入斑马导丝,在其引导下将输尿管镜缓慢的置入输尿管内。

(3)行输尿管镜检查,发现结石行弹道碎石,持物钳取出结石。

(4)输尿管内留置双 J 管。

(5)退出输尿管镜,留置导尿管。护送患者回病房。

(五)手术配合注意事项

(1)卧位摆放时注意避免腓总神经受压损伤。

(2)嘱硬膜外麻醉患者术中不能随意活动,控制咳嗽等,以免发生输尿管的损伤。

(3)碎石过程中减慢水流速度,将体位调整为头高足低位,以免结石被冲入肾盂内。

(4)输尿管镜及异物钳等精密仪器做好维护及保养。

二十二、经皮肾镜气压弹道联合超声碎石术

(一)术前准备

1.器械敷料

经皮肾镜器械、电切器械包、基础敷料包、手术衣、持物钳。

2.一次性物品

1-0 丝线、10×28 角针、手套、液状石蜡、无菌引流袋、3L 脑科手术薄膜、无菌保护套、16#Foley导尿管、20#T 形管、F5 双 J 管、F7 输尿管导管、3 L 生理盐水。

3.仪器

摄像及显示系统、冷光源、WOLF 输尿管镜、经皮肾镜、瑞士产 EMS 第三代气压弹道联合超声碎石机、水压灌注泵、B 超机、空气压缩机、直径 3 mm 的中空超声探针、直径 2 mm 气压弹道

探针、筋膜扩张器、穿刺针、F16剥皮鞘、套叠式金属扩张器、斑马导丝。

（二）麻醉方法

全身麻醉,特殊情况下采用局麻。

（三）手术体位

截石位和俯卧位,或取90°侧卧位。

（四）手术配合

(1)在上肢建立通畅的静脉通路,配合做好心电监护和气管插管全身麻醉。摆好截石位。通过尿道,在输尿管镜下行患侧输尿管逆行置F7输尿管导管。目的是术中注水形成人工肾积水以利于穿刺,并防止肾结石堵塞输尿管,留置Foley导尿管。

(2)取俯卧位,肾区腹侧用软枕垫高30°,胸部放置一软枕,头脚稍低,双手自然放于头侧,头下垫一软头圈并偏向一侧,定时将头转向另一侧防止面部器官受压损伤。

(3)常规消毒铺巾后,在患者肾区粘贴3个脑科手术薄膜。

(4)检查摄像系统和光源系统,迅速接好各种导线及导水管。碎石采用EMS Ⅲ代气压弹道超声碎石机。气压弹道能量设为100%,频率设为12 Hz,超声能量设为70%,占空比设为70%。随时调节灌洗液的流量和水压,流量和压力太小,常会造成肾镜视野不清,影响器械操作;流量和压力过大,会造成结石被灌洗液冲走,使其位置不易固定,不利于取石,并增加水中毒的概率。

(5)灌洗液的连接:将3 L生理盐水灌洗液悬挂于输液架上,用无菌冲洗管一端连接灌洗液,经过水压灌注泵,另一端连接于肾镜的进水阀门开关上。

(6)使用4.5M Hz的B超穿刺探头检查,穿刺点一般选择在12肋下或11肋间、肩胛下角线至腋后线范围。B超引导下沿穿刺线将17.5 G穿刺针置入肾盏后组,拔出针芯,助手向留置的输尿管导管内注入无菌生理盐水,形成"人工肾积液",见尿液溢出。如无尿液溢出,则自针鞘向肾内注水,如推注无阻力并在B超监视下见液体进入肾盏,说明针鞘远端位于肾盏内;如推注有阻力则应在B超监测下调整穿刺针的深度。自针鞘置入斑马导丝,退出针鞘。首先用筋膜扩张器扩张至F16,保留导丝和F16剥皮鞘,输尿管镜观察是否位于肾盏内。如未进入肾盏,则将输尿管镜沿导丝置入肾盏内,再将剥皮鞘沿输尿管镜推入肾盏。然后将套叠式金属扩张器安装至F16,通过导丝置入肾盏,退出剥皮鞘,套叠式扩张至F22。沿扩张器将肾镜外鞘推入肾盏,保留导丝和肾镜外鞘,拔出套叠式扩张器,置入经皮肾镜。寻找结石,行经皮肾镜气压弹道联合超声碎石术。一般首先用直径3 mm的中空的超声探针边粉碎结石边将碎石吸出体外。如结石硬度较高,则改用直径2 mm气压弹道探针将结石碎成小块,再用超声碎石系统将结石进一步粉碎吸出。最后顺行向输尿管内置入F5双J管,留置20#T形管行肾造瘘。退出镜鞘,10×28角针1-0丝线缝扎固定造瘘管。

(7)手术结束,关闭显示器、冷光源、摄像机、B超机、水压灌注泵、空气压缩机、气压弹道联合超声碎石机,拔出电源。妥善放置各种导线及冲洗管。术后搬动患者过床时,注意造瘘管的移位及脱落以免造成出血。患者麻醉清醒后将其安全送回病房。

（五）手术配合注意事项

(1)涂红霉素眼膏,保护眼角膜。全身麻醉患者全身肌肉松弛,摆放体位时保护好各关节,以免发生脱位。俯卧位时注意面部的保护,避免长时间受压,应将头部置于软头圈上,并定期更换方向。

(2)患者的保温:非手术区加盖小棉被;灌注液加温至30~35 ℃。

（3）为了保证术野的清晰，术中应保证生理盐水的连续灌注。

（4）术中注意患者体位的舒适与安全。及时观察尿液及灌注液的颜色，出血多时遵医嘱用止血药或中止手术。密切观察患者呼吸、脉搏、血压、心电图、血氧饱和度、灌洗液的出入量等，及时观察患者有无稀释性低钠血症的征象。

（5）弹道与超声功率的设置：弹道的能量输出为 100%，使用连续冲击波模式；超声的能量输出为 70%，占空比为 70%。

（6）使用超声吸引时，一定要保持吸引有效，以确保超声碎石的效果与超声探针的保护。

（7）仪器的保护：肾镜使用时应轻拿轻放，用后擦干上油；超声手柄与探针连接要紧密，以保证超声的有效传递；空气加压泵用后将余气放净，以免残留空气中的水分对仪器产生损伤；各导线用后擦净盘好放置，勿折弯。

（8）器械与管道使用前应严格灭菌。用后刷洗干净，管腔内保持干燥。

（9）术中搬动患者要注意各种引流管的保护，以免脱出。

（江璐璐）

参 考 文 献

［1］郝川,李承勇.泌尿外科典型病例［M］.上海:上海科学技术文献出版社,2022.

［2］黄翼然.泌尿外科临床实践［M］.上海:上海科学技术出版社,2021.

［3］潘长景.泌尿外科常见疾病诊疗［M］.昆明:云南科技出版社,2020.

［4］郝鹏.泌尿外科治疗精要［M］.北京:中国纺织出版社,2022.

［5］李文光.临床泌尿外科疾病新进展［M］.开封:河南大学出版社,2021.

［6］董理鸣,张惜妍.实用泌尿外科疾病的诊治与临床护理［M］.北京:中国纺织出版社,2021.

［7］刘定益.泌尿微创手术学［M］.郑州:河南科学技术出版社,2020.

［8］李刚琴.临床泌尿外科基础与治疗［M］.北京:科学技术文献出版社,2019.

［9］王悍.泌尿外科影像学［M］.郑州:河南科学技术出版社,2021.

［10］曹龙滨,尹永胜,欧仁杰,等.现代泌尿外科诊疗实践［M］.哈尔滨:黑龙江科学技术出版社,2022.

［11］张骞,李学松.实用泌尿外科腹腔镜手术学［M］.北京:北京大学医学出版社,2021.

［12］李文光.临床泌尿外科疾病新进展［M］.郑州:河南大学出版社,2021.

［13］郑军华,陈山.泌尿及男性生殖系统感染与炎症［M］.北京:人民卫生出版社,2022.

［14］王磊.新编泌尿疾病诊断与治疗［M］.天津:天津科学技术出版社,2020.

［15］程勇,吴英昌,李成林,等.外科疾病诊断与手术［M］.青岛:中国海洋大学出版社,2022.

［16］周睿.泌尿系统肿瘤综合治疗［M］.北京:中国纺织出版社,2021.

［17］杨东红.临床外科疾病诊治与微创技术应用［M］.北京:中国纺织出版社,2021.

［18］陈定华.泌尿外科常见疾病诊疗技巧［M］.天津:天津科学技术出版社,2019.

［19］代雨欣,陈兴春.外科护理学思维导图［M］.重庆:西南师范大学出版社,2021.

［20］李征.泌尿外科常见病治疗及微创应用［M］.北京:科学技术文献出版社,2020.

［21］刘小雷.实用外科疾病诊疗思维［M］.北京:科学技术文献出版社,2021.

［22］刘志宇,杨玻.前列腺疾病诊疗经验与手术技巧［M］.郑州:河南科学技术出版社,2021.

［23］王义.泌尿系统结石诊治［M］.郑州:河南科学技术出版社,2022.

［24］林栩.泌尿系统疾病诊断与治疗精要［M］.北京:科学技术文献出版社,2020.

［25］汤育新,曹庆东.走进外科学［M］.广州:广州中山大学出版社,2021.

［26］郭俊生.现代泌尿外科疾病手术实践［M］.沈阳:沈阳出版社,2019.

［27］刘定益.前列腺疾病诊疗学［M］.郑州:河南科学技术出版社,2021.

［28］刘蕊旺.现代泌尿外科基础与临床研究［M］.长春:吉林科学技术出版社,2019.

［29］许克新.功能泌尿外科手术学［M］.北京:人民卫生出版社,2022.

［30］蔡平昌.现代泌尿外科诊疗实践［M］.昆明:云南科技出版社,2020.

［31］赵秀瑶,付强,张景坤,等.现代外科常见病与微创手术［M］.哈尔滨:黑龙江科学技术出版社,2022.

［32］袁智,周成富.泌尿外科疾病诊疗指南［M］.北京:化学工业出版社,2022.

［33］刁会丰.实用泌尿外科疾病治疗精粹［M］.哈尔滨:黑龙江科学技术出版社,2021.

［34］韩涛,徐恩义,隋荣成.泌尿系统疾病及外科诊疗技术［M］.长春:吉林科学技术出版社,2021.

［35］吕建林.实用泌尿超声技术［M］.北京:中国科学技术出版社,2021.

［36］岳东峻.泌尿外科患者院内感染的原因分析及其防治策略［J］.实用药物与临床,2020,23(1):66-68.

［37］王林辉,吴震杰,朱清毅.中国泌尿外科单孔腹腔镜技术的发展与展望［J］.中华泌尿外科杂志,2020,41(11):807-810.

［38］于书慧,王为,车新艳,等.泌尿外科患者短期留置导尿管的循证护理研究［J］.护理学杂志,2020,35)179:93-97.

［39］张君,桑林,张龙龙,等.腹腔镜超声在泌尿外科达芬奇机器人手术中的应用价值［J］.中国超声医学杂志,2020,36(10):911-916.

［40］辛以军,王科.加速康复外科理念在泌尿外科腹腔镜前列腺癌根治术围手术期的应用效果评价［J］.中国健康教育,2021,37(9):854-856.